Leutert

Systematische und
funktionelle Anatomie
des Menschen

Gerald Leutert

Systematische und funktionelle Anatomie des Menschen

für medizinische Assistenzberufe

Nachdruck der siebten Auflage

Prof. Dr. med. habil. Gerald Leutert
Direktor des Instituts für Anatomie
der Universität Leipzig

Die Deutsche Bibliothek – CIP-Einheitsaufnahme

Leutert, Gerald:
Systematische und funktionelle Anatomie des Menschen : für
medizinische Assistenzberufe / Gerald Leutert. – Nachdr. der
7. Aufl. – Berlin : Ullstein-Mosby, 1994
  ISBN 3-86126-519-2

Mit 174, zum Teil farbigen Abbildungen sowie 9 mehrfarbigen und 2 einfarbigen Tafeln

1.– 6. Auflage, 1969–1988 (Verlag Volk und Gesundheit, Berlin)
7. Auflage 1990 (Verlag Gesundheit, Berlin)
  Nachdruck 1994

© Ullstein Mosby GmbH & Co. KG, Berlin, 1994

Dieses Werk ist urheberrechtlich geschützt. Die daraus begründeten Rechte, insbesondere die der Übersetzung, des Nachdrucks, des Vortrages, der Entnahme von Abbildungen und Tabellen, der Funksendung, der Mikroverfilmung oder der Vervielfältigung auf anderen Wegen und der Speicherung in Datenverarbeitungsanlagen, bleiben, auch bei nur auszugsweiser Verwertung, vorbehalten.
Produkthaftung: Für Angaben zu Dosierungsanweisungen und Applikationsformen übernimmt der Verlag keine Gewähr.

Printed in Germany

ISBN 3-86126-519-2

Vorwort

Die „Systematische und funktionelle Anatomie des Menschen" hat von der 5. zur 6. Auflage eine gründliche und umfangreiche Überarbeitung erfahren. Dabei wurden besonders neue Ergebnisse der morphologischen Forschung auf den Gebieten Immunologie, Muskulatur und endokrines System berücksichtigt. Da die 6. und 7. Auflage – mit neuem äußeren Gesicht – sehr schnell vergriffen waren, entschlossen sich Verlag und Autor, einen Nachdruck der 7. Auflage ohne Verzögerung folgen zu lassen. Ich hoffe, daß auch diese 7. Auflage nicht die letzte sein wird, und bitte deshalb alle, die mit meinem Buch umgehen und über große praktische Erfahrungen verfügen, Vorschläge für Veränderungen und eventuelle Ergänzungen an mich oder den Verlag zu richten. Seien Sie versichert, daß wir alle Hinweise dankbar aufnehmen und gewissenhaft prüfen werden.

Gerald Leutert

Inhaltsverzeichnis

Einleitung	11
Zytologie	12
Zellteilungen	16
Gewebe	21
Epithelgewebe	21
Binde- und Stützgewebe	25
Bindegewebe	25
Knorpelgewebe	29
Knochengewebe	31
Knochenentwicklung	34
Muskelgewebe	37
Glatte Muskulatur	37
Quergestreifte Muskulatur	38
Herzmuskulatur	39
Nervengewebe	40
Nervenendkörperchen	42
Druck- und Berührungsempfänger	43
Temperaturempfänger	43
Schmerzempfänger	43
Endorgane der Tiefensensibilität	44
Motorische Endplatten	45

ORGANSYSTEME

Orientierung am Körper	46
Bewegungssystem	47
Knochenverbindungen	48
Allgemeiner Gelenkaufbau	48
Wirbelsäule	49
Allgemeiner Bauplan	51
Halswirbel	52
Brustwirbel	53
Lendenwirbel	54
Kreuzbein	54
Steißbein	54
Verbindungen der Wirbel	54
Articulationes intervertebrales	56
Oberes Kopfgelenk	57
Unteres Kopfgelenk	58
Wirbelkanal	58
Form der Wirbelsäule	58
Thorax	59
Rippen	59
Brustbein	60
Rippen-Wirbel-Gelenke	60
Rippen-Brustbein-Verbindungen	60
Thoraxformen	60
Schultergürtel	61
Clavicula	62
Scapula	62
Inneres Schlüsselbeingelenk	62
Äußeres Schlüsselbeingelenk	64
Humerus	64
Schultergelenk	65
Radius und Ulna	66
Ellenbogengelenk	68
Proximales und distales Radioulnargelenk	70
Knochen der Hand	71
Handgelenke	72
Handwurzel-Mittelhandgelenke	73
Fingergelenke	74
Allgemeiner Aufbau der Muskeln	74
Muskeln des Schultergürtels	77
Muskelketten des Schultergürtels	82
Faszien der Schultergürtelmuskeln	86
Muskeln des Oberarmes	86
Beuger	86
Strecker	88
Faszien der oberen Extremitäten	88
Achselhöhle	89
Achsellücken	89

Muskeln des Unterarmes 90
Beuger 90
Radiale Muskeln 93
Strecker 94
Muskeln der Hand 97
Muskeln des Daumenballens 97
Muskeln des Kleinfingerballens 97
Muskeln der Handmitte 98
Sehnenscheiden der Hohlhand 100
Sehnenscheiden des Handrückens 100
Muskelketten der oberen Extremitäten . . . 101
Muskelketten des Schultergelenkes 101
Muskelketten des Ellenbogengelenkes 103
Muskelketten der Radioulnargelenke 104
Muskelketten der Handgelenke 104

Becken 105
Darmbein 106
Sitzbein 108
Schambein 108
Kreuzbein-Darmbein-Gelenk 108
Das Becken als Ganzes 109
Femur 110
Hüftgelenk 112
Patella 113
Tibia 114
Fibula 116
Kniegelenk 116
Verbindungen von Tibia und Fibula 120
Knochen des Fußes 121
Oberes Sprunggelenk 123
Unteres Sprunggelenk 124
Fußwurzelzwischengelenke 125
Fußwurzel-Mittelfuß-Gelenke 125
Zehengrundgelenke 126
Mittel- und Endgelenke der Zehen 126
Form des Fußes 126
Längsgewölbe 126
Quergewölbe 127
Faszien der unteren Extremität 127
Hüftmuskeln 128
Adduktoren 131
Vordere Muskeln des Oberschenkels 133
Hintere Muskeln des Oberschenkels 134
Schenkeldreieck 135
Adduktorenkanal 135
Muskeln des Unterschenkels 136
Strecker 136
Fibulare Muskeln 137
Beuger 137

Muskeln des Fußes 140
Strecker 140
Beuger 141
Muskeln des Großzehenballens 141
Muskeln des Kleinzehenballens 141
Muskeln der Fußmitte 141
Sehnenscheiden des Fußes 142
Muskelketten der unteren Extremität . . . 142
Dorsale Stammesmuskulatur 146
Ventrale Stammesmuskulatur 148
Zwerchfell 149
Bauchmuskeln 150
Faszien der vorderen Bauchwand 152
Rektusscheide 153
Leistenkanal 154
Lacuna musculorum und vasorum 155
Zusammenwirken und Ketten der Bauchmuskeln 155
Atemmechanik 157
Zungenbein 160
Halsmuskeln 160
Oberflächliche Muskeln 160
Suprahyale Muskeln 161
Infrahyale Muskeln 162
Scalenusgruppe 163
Tiefe Schicht 163
Halsfaszie 164
Schädel 164
Os occipitale 166
Os temporale 166
Os sphenoidale 167
Os frontale 167
Os parietale 167
Os ethmoidale 168
Maxilla 168
Os palatinum 168
Os zygomaticum 168
Os lacrimale 168
Os nasale 169
Vomer 169
Concha nasalis inferior 169
Mandibula 169
Schädel als Ganzes 169
Schädeldach 169
Schädelbasis 170
Augenhöhle 171
Nasenhöhle 172
Fossa infratemporalis 173
Fossa pterygopalatina 173

Kiefergelenk 173
Kaumuskeln 174
Gesichtsmuskeln 175

Verdauungssystem 175
Mundhöhle 176
Rachen 183
Speiseröhre 183
Bauchfell 183
Magen-Darm-Kanal 184
Magen 184
Duodenum 184
Jejunum 185
Dickdarm 185
Mastdarm 185
Mikroskopischer Aufbau 186
Leber 188
Gallenblase 190
Bauchspeicheldrüse 191
Mikroskopischer Aufbau 192
Milz 193
Mikroskopischer Aufbau 194
Netz und Netzbeutel 194

Atmungssystem 196
Nase 196
Kehlkopf 196
Luftröhre 197
Lungen 197
Mikroskopischer Aufbau 199
Pleura 200

Herz und Gefäßsystem 201
Lungenkreislauf 201
Körperkreislauf 201
Herz 203
Gefäße des Herzens 207
Herzbeutel 208
Gefäße des Lungenkreislaufs 209
Gefäße des Körperkreislaufs 209
Arterien 209
Äste des Aortenbogens 209
Aorta descendens 213
Venen 216
Pfortader 218
Mikroskopischer Aufbau von Arterien 219
Venen und Kapillaren 219
Hirnblutleiter 222

Lymphsystem 222
Regionäre Lymphknoten 223
Mikroskopischer Aufbau eines Lymphknotens 224
Thymus 226

Blut 226

Urogenitalsystem 230
Harnorgane 230
Niere 230
Mikroskopischer Aufbau 232
Harnleiter 234
Harnblase 235
Mikroskopischer Aufbau 235
Weibliche Harnröhre 235
Männliche Geschlechtsorgane 236
Hoden 236
Mikroskopischer Aufbau 236
Nebenhoden 236
Samenleiter 236
Samenblase 238
Prostata 238
Penis 238
Männliche Harnröhre 238
Weibliche Geschlechtsorgane 239
Ovarium 239
Mikroskopischer Aufbau 239
Tuba uterina 241
Uterus 242
Mikroskopischer Aufbau 242
Vagina 244
Äußere Geschlechtsorgane 244
Muskeln des Beckenbodens 244

Innersekretorische Drüsen 245
Hypophyse 245
Nebenniere 247
Schilddrüse 248
Epithelkörperchen 248
Langerhans-Inseln 248
Keimdrüsen 248
Epiphyse 249
Paraganglien 249

Nervensystem 249
Animales oder zerebrospinales Nervensystem 250
Rückenmark 250

Eigensystem und Bahnensystem des Rückenmarks	252
Reflexbogen	252
Aufbau eines Spinalnerven	254
Cauda equina	255
Gehirn	255
Medulla oblongata	256
Brücke	257
Rautengrube	258
Kleinhirn	258
IV. Ventrikel	260
Mesencephalon	260
Diencephalon	261
Telencephalon	262
Hirnrinde	262
Graue Kerne	264
Weiße Substanz	265
Seitenventrikel	266
Hirnventrikel	266
Leitungsbahnen des Zentralnervensystems	267
Pyramidenbahn	268
Bahnen der Oberflächensensibilität	269
Bahnen der Tiefensensibilität	271
Bahnen des extrapyramidalen Systems	273
Reflexbahnen für Schmerz und Temperatur, optische und akustische Reflexbahnen	275
Häute des Rückenmarks und Gehirns	275
Hirnnerven	276
Rückenmarknerven	280
Rami ventrales	280
Rami dorsales	290
Vegetatives Nervensystem	291
Sympathikus	291
Truncus sympathicus	295
Pars cervicalis	295
Pars thoracica	297
Pars abdominalis	297
Pars pelvina	298
Prävertebrale Ganglien	298
Eingeweidereflexbogen	298
Head – Zonen	300
Verbindung zwischen Eingeweiden und Muskulatur	301
Verbindung zwischen Eingeweiden und Blutgefäßen	302
Parasympathikus	303
Pars encephalica	303
Pars sacralis	305
Haut und Sinnesorgane	305
Haut	305
Oberhaut	305
Lederhaut	307
Unterhaut	307
Brustdrüse	308
Geruchsorgan	308
Geschmacksorgan	308
Sehorgan	309
Augapfel	309
Äußere Hilfsorgane	311
Statoakustisches Organ	312
Äußeres Ohr	312
Mittelohr	312
Innenohr	313
Konstitution	313
Konstitutionstypen	314
Körperoberfläche	315
Sachwortverzeichnis	320

Einleitung

Das Wort Anatomie leitet sich von „anatémnein" ab, welches aus dem Griechischen stammt und „zerschneiden, zergliedern" bedeutet. Die Anatomie stellt demnach einen Wissenskomplex dar, dessen Einzelerkenntnisse durch die Zergliederung mit dem Skalpell (Präparation) gewonnen wurden. Es gehört zu den Grundzügen der Anatomie, daß der Analyse der Bestandteile und deren gründlicher Beschreibung die Synthese zum gesamten Organismus folgt. Was künstlich durch das Messer getrennt wurde, muß gedanklich wieder zum Ganzen vereint werden; denn der menschliche Organismus reagiert im Gesunden wie im Kranken immer als Ganzes. Vom Primat der Materie ausgehend, bildet der dialektische Materialismus die erkenntnistheoretische Grundlage der Anatomie.
Durch die Erfindung des Mikroskops eröffneten sich dem Bestreben, die Organe in möglichst kleine, erkennbare Teile zu zergliedern, neue Wege. Es ist das Verdienst so bedeutender Forscher wie LEEUWENHOEK und MALPIGHI, dieses epochemachende Gerät im 17. Jahrhundert in die Wissenschaft eingeführt zu haben. Neue Strukturen wurden beobachtet und beschrieben. Trotzdem dauerte es fast bis zur Mitte des 19. Jahrhunderts, ehe SCHLEIDEN die Zelle als Elementarbaustein der Pflanzen erkannte. Ein Jahr später fand SCHWANN am tierischen Organismus einen analogen gesetzmäßigen, zellulären Aufbau. Damit war der Grundstein für die *Zytologie* (Zellenlehre) gelegt. Sie erhielt ihren krönenden Abschluß durch die *Zellularpathologie* RUDOLF VIRCHOWS, nach welcher die Zelle das kleinste Formelement im Gesunden wie im Kranken ist. Sie stellt die gestaltliche und funktionelle Grundeinheit der Lebewesen dar.
Der Organismus besteht nicht allein aus Zellen, sondern auch aus zwischen den Zellen liegender Substanz, der Interzellularsubstanz. Beide, Zellen und Interzellularsubstanz, bilden morphologisch[1] und funktionell eine Einheit, indem zwischen ihnen enge Wechselbeziehungen bestehen. Gleichartige Zellen und dazugehörende Interzellularsubstanz werden unter dem Begriff *Gewebe* zusammengefaßt. Sie stellen das Baumaterial der Organe und Organsysteme dar. Die Lehre von den Geweben bezeichnet man als *Histologie*[2].
Der Untersuchung von Zellen und Geweben stehen heute eine Vielzahl von Apparaten und Verfahren zur Verfügung. Das klassische Gerät ist das *Mikroskop*, dessen Objekte mit Tageslicht (mittlere Wellenlänge 550 nm*) durchstrahlt werden, deshalb auch Lichtmikroskop genannt. Sein Auflösungsvermögen beträgt maximal 140 nm. Das bedeutet, daß man Teilchen mit einem Durchmesser von weniger als 140 nm nicht mehr wahrnehmen kann. Vergleichsweise sei erwähnt, daß mit bloßem Auge ausschließlich Teilchen von 250 µm = ¼ mm und größer erkennbar sind. Nur dünne Objekte lassen Tageslicht durchtreten. Zu diesem Zweck werden mit einem besonderen Schneidegerät, dem Mikrotom, Schnitte von im Mittel 10 µm Dicke hergestellt. Es sind Schnittdicken von 1–2 µm erreichbar. Nach entsprechender Behandlung zeigen die Präparate im Mikroskop das vielgestaltige, lichtoptische Bild der Gewebe.
Das Auflösungsvermögen ist durch Verwendung von Elektronenstrahlen (Wellenlänge kleiner

[1] morphe = Gestalt, Form
[2] histós = Gewebe
* 1 nm (Nanometer) = 0,001 µm (Mikrometer) = 0,000 001 mm

als 1 Å)[1] anstelle von Lichtwellen mehr als hundertfach gesteigert worden. Im *Elektronenmikroskop*, das als Linsen elektromagnetische Felder besitzt, sind Teilchen bis zu 0,45 nm = 4,5 Å erkennbar. Mit diesem Großgerät der morphologischen Forschung ist man in der Lage, in die sog. Ultrastruktur der Zellen und Gewebe einzudringen und größere Moleküle und Molekülgruppen sichtbar zu machen. Die dazu nötigen dünnen Schnitte liefert das Ultramikrotom, dessen mögliche Schnittdicke 10–50 nm beträgt. Neben der Elektronenmikroskopie gibt es noch eine Vielzahl von Methoden, die einen Einblick in das submikroskopische, unter dem Auflösungsvermögen des Lichtmikroskopes liegende Gefüge der lebenden Materie gewähren, so die Röntgenographie, Polarisationsmikroskopie und Dunkelfeldmikroskopie. Sie stellen wertvolle Ergänzungen der Elektronenmikroskopie dar.

Die Frage nach dem chemischen Aufbau der Zellen und Gewebe hat seit jeher die Morphologen bewegt. Entscheidende Fortschritte wurden jedoch erst in den letzten Jahrzehnten erzielt. Aus dem Bemühen, in der Histologie chemische Aussagen machen zu können, ist die Histochemie entstanden. Der gewaltige Aufschwung, den die Immunologie in den letzten Jahren erfahren hat, fand auch in der Morphologie seinen Niederschlag. Durch die Kopplung immunologischer und histochemischer Reaktionen konnte die Aussage über die Spezifität des stofflichen Aufbaus der Zellen und Gewebe wesentlich erhöht werden. Die Immunhistochemie ist heute in der Lage, besonders im Bereich sezernierender Zellen deren Funktion exakt festzulegen. Lichtmikroskopie, Ultrastrukturforschung und Histochemie bilden die Grundlagen der modernen Biologie wie auch der menschlichen Anatomie.

Zytologie

Der kleinste mit den Eigenschaften des Lebens versehene Baustein des tierischen und menschlichen Organismus ist die *Zelle*. Zu den Eigenschaften des Lebens gehören Stoffwechsel, Erregbarkeit, Erregungsleitung, Wachstum, Vermehrung, Altern und Tod. All diese Faktoren kennzeichnen die einzelligen Lebewesen (Protozoen) wie die vielzelligen (Metazoen), zu denen auch der Mensch zählt.

Die *Form* der Zellen ist unterschiedlich. Sie hängt von der unmittelbaren Umgebung und von Erbfaktoren ab. In flüssigen Medien liegt gewissermaßen die Urform vor, die Kugel, bedingt durch die überall gleiche Oberflächenspannung (z. B. weiße Blutzellen). Knorpelgewebe besitzt ovale, Deckgewebe (Epithel) vieleckige, Knochengewebe mit Fortsätzen versehene Zellen, glatte Muskelzellen sind spindelförmig.

Auch die *Größe* wechselt. Die meisten Körperzellen weisen einen Durchmesser von 5–25 µm auf. Eizellen als größte menschliche Zellen messen etwa 150 µm. Erythrozyten (rote Blutzellen) sind 7,5 µm groß.

Jede Zelle (Abb. 1 und 2) besteht aus *Zellkern* (Nucleus) und *Zelleib* (Zytoplasma). Die Volumina beider Bestandteile weisen ein für die betreffende Zellart charakteristisches Verhältnis auf, eine bestimmte *Kern-Plasma-Relation*, deren Verschiebung Formveränderungen auslösen kann.

Zellkern, Nucleus

Wie die Zellen, zeigen auch die Zellkerne sehr voneinander abweichende Formen. Neben runden, ovalen, bohnen- und spindelförmigen Kernen gibt es solche, die sich aus mehreren Seg-

---

[1] 1 Å = 0,1 nm

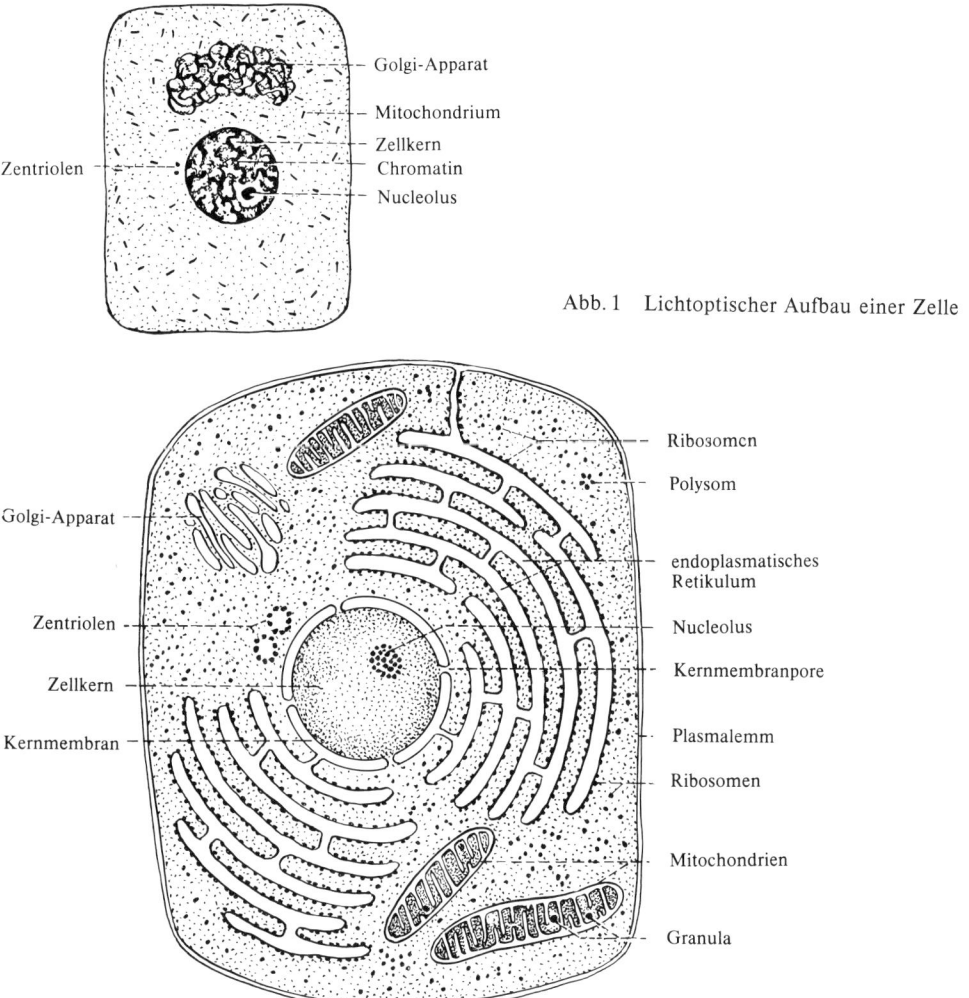

Abb. 1 Lichtoptischer Aufbau einer Zelle

Abb. 2 Elektronenmikroskopischer Aufbau einer Zelle

menten aufbauen, sog. segmentierte Kerne. Die Größe bewegt sich zwischen 5 und 20 µm. Die Bestandteile eines jeden Kernes sind *Kernmembran, Nucleolus, Chromatin* und *Karyoplasma*.

Die Kernmembran grenzt Kern und Plasma scharf gegeneinander ab. Sie ist etwa 20 nm (200 Å) dick, besteht aus zwei Lamellen, die eine schmale, locker strukturierte Zone einschließen, und enthält nur elektronenmikroskopisch sichtbare Poren von wechselnder Größe und Lokalisation. Sie stellt eine bedeutungsvolle Schranke im Stoffwechselgeschehen von Kern und Plasma dar. Der Stoffaustausch kann durch passive Diffusion, wobei die Poren wegen des geringen Diffusionswiderstandes bevorzugt werden, oder durch aktiven Transport erfolgen.

Der *Nucleolus* (Kernkörperchen), ein kugelförmiges Gebilde, kommt in der Ein- oder Mehrzahl vor. Deutlich erkennbar ist er in Zellkernen, deren Chromatinkörnchen locker gefügt sind (z.B. Nervenzellen). Er enthält neben Proteinen Ribonucleinsäure (RNS, internationale Schreibweise: RNA), einen Stoff, der nach Passage der Kernmembran im Zytoplasma die Eiweißsynthese in Gang bringt. Dabei kann der Nucleolus völlig verschwinden und sich später neu bilden. Elektronenmikroskopisch besteht er aus dicht nebeneinander liegenden, 10–30 nm großen Körnchen. Eine umschließende Membran fehlt.

Unter dem *Chromatin* versteht man die färbbare Substanz der Zellkerne. Sie ist gekörnt und von wechselnder Dichte und Anordnung. In Lymphozyten füllt sie den Kern fast vollständig aus, während sie in Leber- oder Nervenzellen unregelmäßig verteilt erscheint. Die Chromatinkörnchen stellen keine isolierten Partikel dar, sondern sind färbbare Abschnitte der Chromosomen, die auch in der Zeit zwischen den Zellteilungen (Interphase) ihre Individualität beibehalten. Die Färbbarkeit der Chromosomenabschnitte wird durch ihre stärkere Spiralisierung und Kondensierung hervorgerufen. Man bezeichnet diese Chromosomenabschnitte auch als Heterochromatin im Gegensatz zum Euchromatin, das schwach oder gar nicht anfärbbaren Anteilen der Chromosomen entspricht.

Den Raum zwischen Kernmembran, Nucleolus und Chromatin füllt das *Karyoplasma* (Kernsaft) aus, das auch im Elektronenmikroskop keine Strukturen erkennen läßt.

Die meisten Zellen besitzen *einen* Kern, Leberzellen häufig *zwei* Kerne, während Zellen, die in der Lage sind, andere, zugrunde gehende Zellen in sich aufzunehmen, zu phagozytieren, nicht selten 10–12 Kerne aufweisen (z. B. sog. mehrkernige Riesenzellen). *Kernlos* sind die roten Blutkörperchen (Erythrozyten) der Säugetiere und des Menschen. Es handelt sich um in funktioneller Hinsicht sehr spezialisierte Zellen, die sich aus ursprünglich kernhaltigen Zellen entwickeln und im Zuge ihrer Reifung den Kern verlieren. Erythrozyten leben nur etwa 100 Tage. Danach sterben sie ab, da sie die Teilungsfähigkeit verloren haben.

Zytoplasma

Da das Plasma der Zellen glasartig und durchscheinend ist, bezeichnet man es als *Hyaloplasma*[1] oder als Grundplasma. Es ist auch bei Betrachtung im Elektronenmikroskop eine strukturlose Masse, die zu 60–80 % aus Wasser besteht und Proteine einschließlich Enzymen, Lipide, Kohlenhydrate und Salze enthält. Beobachtungen an lebenden Zellen haben gezeigt, daß das Hyaloplasma ständig in fließender Bewegung ist und damit Eigenschaften von Flüssigkeiten besitzt. Andererseits kann man das Hyaloplasma reversibel dehnen, und streben verformte Zellen – z.B. beim Durchtritt von Poren – ihre ursprüngliche Gestalt an. Diese Eigenschaften (Elastizität) kommt festen Körpern zu. Substanzen, die Kennzeichen von Flüssigkeiten und festen Körpern besitzen, die ständig zwischen Sol- und Gelzustand wechseln, gehören zu den Kolloiden. Somit stellt das Hyaloplasma ein Kolloid dar.

Das Hyaloplasma verdickt sich am Rande der Zelle zu dem nur elektronenmikroskopisch sichtbaren *Plasmalemm* (Plasmahaut). Dieses mißt etwa 750 nm (75 Å) und baut sich aus einer Doppelmembran von Proteinmolekülen und einer lockeren Zwischenschicht von Phospholipiden auf. Es besitzt als wichtige Stoffwechselschranke zwischen Zelle und Interzellularsubstanz die Eigenschaften der Semipermeabilität (Halbdurchlässigkeit) und der selektiven Permeabilität (auswählende Durchlässigkeit).

In das Hyaloplasma sind die *Zellorganellen*, das *Paraplasma* und das *Metaplasma* eingelagert.

Die *Zellorganellen* stellen die zelleigenen Organe dar. Sie gliedern sich in endoplasmatisches Retikulum, Ribosomen, Mitochondrien, Zentriolen, Lysosomen, Golgi-Apparat und Peroxysomen.

Das *endoplasmatische Retikulum* ist im Lichtmikroskop nicht erkennbar. Im Elektronenmikroskop stellt sich ein System vielfältig verbundener, mehr oder weniger zueinander parallel angeordneter Doppelmembranen dar, deren Dicke 50–300 nm beträgt. Die Einzelmembran besteht

---

[1] hyalinos = gläsern

aus Proteinen und Lipiden. Das endoplasmatische Retikulum durchsetzt das Hyaloplasma und steht sowohl mit der Kernmembran wie auch mit dem Plasmalemm in Verbindung. Dem endoplasmatischen Retikulum können im Querschnitt etwa 10–20 nm messende Körnchen aufgelagert sein, die wegen ihres Gehaltes an Ribonucleinsäure (RNA) *Ribosomen* genannt werden. Mit Ribosomen besetztes endoplasmatisches Retikulum bezeichnet man als *rauhes* oder *granuläres endoplasmatisches Retikulum*, liegen keine Ribosomen unmittelbar an, spricht man vom *glatten endoplasmatischen Retikulum*, das besonders in Zellen mit intensivem Lipidstoffwechsel vorkommt. Neben den membrangebundenen Ribosomen enthält das Hyaloplasma auch freie Ribosomen, die sich teilweise rosettenartig zusammenfügen (Polysomen). Im rauhen endoplasmatischen Retikulum und in den freien Ribosomen vollzieht sich die Eiweißsynthese, weshalb man diese Strukturen auch als *Ergastoplasma* (tätiges Plasma) zusammenfaßt, das sich lichtoptisch vom Hyaloplasma wegen des RNA-Gehaltes durch seine Basophilie[1] unterscheidet.

Unter *Mitochondrien* (wörtlich Fadenkörner) versteht man 0,5–2 µm große fadenförmige Gebilde, die sich in schlängelnder Bewegung befinden und deren Form sich fortwährend ändert. Die Zahl der Mitochondrien hängt von der Funktion der Zelle ab. Zellen mit besonders regem Stoffwechsel weisen mehr Mitochondrien auf als solche, die mechanische Funktionen ausüben. Im elektronenoptischen Bild zeigen die Mitochondrien eine äußere Doppelmembran, deren innere Lamelle sich quer zur Längsrichtung des Mitochondriums einfaltet. Zwischen den Lamellen liegen in einer homogenen oder granulierten Matrix[2] einige osmiophile[3], bis zu 50 nm große Granula. Die Mitochondrien enthalten Enzyme[4], die der biologischen Oxydation der Nährstoffe und der Gewinnung energiereicher Phosphatverbindungen dienen. Sie sind die „Kraftwerke" der Zellen. In den Mitochondrien hat man auch DNA (s. S. 17) nachgewiesen. Die „mitochondriale DNA" macht etwa 1–2 % der Gesamt-DNA aus.

Als *Zentriolen* (Zentralkörperchen) bezeichnet man zylinderförmige Körper, deren Durchmesser 0,15 µm, deren Länge 0,5 µm beträgt. Sie liegen meist in unmittelbarer Nähe des Kernes und sind nicht selten doppelt vorhanden; sie werden dann *Diplosom* genannt. Aufgrund elektronenmikroskopischer Untersuchungen weiß man, daß sie Hohlzylinder darstellen, deren Wand aus 9 parallellaufenden Röhren besteht. Sie sind die Zellorganellen der indirekten Kernteilung (Mitose). Ohne ihr Mitwirken kann keine Mitose ablaufen. Auf diese Vorgänge wird später eingegangen.

Lysosomen sind rundliche Körper mit einem Durchmesser von etwa 0,4 µm. Sie zeichnen sich durch hohen Gehalt an hydrolytischen Enzymen aus, die beim Abbau von Zellteilen („intrazelluläre Verdauung") eine bedeutende Rolle spielen. Im elektronenoptischen Bild umschließt eine Lipoproteidmembran einen homogenen, granulären oder geschichteten Inhalt.

Der Begriff *Golgi-Apparat* leitet sich von dem Entdecker CAMILLO GOLGI ab. Er beschrieb 1898 in Nervenzellen um den Kern angeordnete, netzig verbundene, fädige Gebilde. Diese später als Golgi-Apparat bezeichneten Strukturen sind in allen Körperzellen nachweisbar. Ihre Lage wechselt. In Drüsenzellen findet man sie zwischen Kern und Oberfläche. Die einzelnen Fäden des Golgi-Apparates sind am Rande reich an Lipiden, während im Inneren die Eiweißkörper überwiegen. In Drüsenzellen unterliegt er zyklischen Veränderungen. Als erste Anzeichen der Sekretion zerfällt der Golgi-Apparat in sog. *Prosekretgranula*, welche die körnchenförmige Vorstufe des Sekretes darstellen. Nach Ausschwemmung der verflüssigten Körnchen bildet sich der Golgi-Apparat erneut. Im elektronenoptischen Bild besteht er aus zahlreichen Doppelmembranen, die sich mit größeren und kleineren Bläschen verbinden.

Peroxisomen sind rundliche Zellorganellen, deren Durchmesser etwa 1 µm beträgt. Sie enthalten

---

[1] Basophilie = Fähigkeit, basische Stoffe aufzunehmen
[2] Matrix = Mutterboden
[3] osmiophil = mit Osmiumsäure färbbar
[4] Enzym = Biokatalysator

Enzyme, welche das giftige Wasserstoffperoxid abbauen. Man findet Peroxisomen vorwiegend in Leberzellen und Epithelzellen der Nierenkanälchen.

Unter *Paraplasma* versteht man in das Hyaloplasma eingelagerte sog. tote Substanzen. Sie haben unmittelbar am Stoffwechselgeschehen der Zelle nicht teil und werden häufig gespeichert. Sie können als Körnchen, Schollen, Kristalle oder Vakuolen vorliegen, wobei Vakuolen Räume darstellen, die einen flüssigen oder halbflüssigen Inhalt umschließen.

Zu den paraplasmatischen Substanzen zählen *Eiweiße*, *Fette* und *Lipide*, *Kohlenhydrate*, *Dotter* und *Pigmente*. *Eiweiß* kommt als Körnchen und Kristalle vor, *Fett* und *Lipide* als Tröpfchen in Vakuolen, *Kohlenhydrate* als wechselnd große Körnchen und *Dotter* als Schollen in Eizellen. *Pigmente* können verschiedener Natur sein. *Melanin* ist als schwarzbrauner Farbstoff in bestimmten Zellen des Auges und der Oberhaut (Epidermis) enthalten, das gelbbraune *Lipofuscin* – auch Alternspigment genannt – tritt in Muskel- und Nervenzellen im Laufe des Lebens in zunehmendem Maße auf, und *Hämosiderin* entsteht im Gewebe beim Abbau des Blutfarbstoffes Hämoglobin.

Dem *Metaplasma* gehören faserförmige Differenzierungen des Hyaloplasmas an, die zu besonderen Leistungen fähig sind. Derartige Fasern trifft man im Epithel als *Tonofibrillen*, die der Verfestigung der Deckgewebszellen dienen, im Muskelgewebe als *Myofibrillen*, denen die Muskelkontraktion zuzuschreiben ist, und im Nervengewebe als *Neurofibrillen* an, die wahrscheinlich im Zusammenhang mit der Erregungsleitung stehen.

Zellteilungen

Das Wachstum der Organe und damit des Gesamtorganismus erfolgt bei den höheren Metazoen durch Zellteilung und Vermehrung der Interzellularsubstanz. Man unterscheidet vier Zellteilungsformen: *Mitose*, *Meiose*, *Amitose* und *Endomitose*.

Mitose (Abb. 3)

Der Begriff Mitose leitet sich von der Tatsache ab, daß während dieses Teilungsvorganges fadenförmige Strukturen[1], die Chromosomen sichtbar werden. Größe, Form und Zahl der Chromosomen sind bei den einzelnen Tierarten unterschiedlich.

Die Zellen des Menschen – ausgenommen die vereinigungsbereiten Geschlechtszellen – enthalten 46 Chromosomen. Sie gliedern sich entsprechend ihrer Darstellbarkeit und ihrem funktionellen Verhalten in 44 Autosomen und 2 Heterochromosomen. Bei den *Autosomen* gleichen sich immer 2 Chromosomen, weshalb man die Autosomen wiederum in 22 homologe Chromosomenpaare ordnet, welche bei der exakten Chromosomenbestimmung die Zahlen 1–22 erhalten. Die *Heterochromosomen* unterscheiden sich färberisch von den Autosomen und auch untereinander durch ihre Länge. Man bezeichnet das größere Heterochromosom als X-Chromosom, das kleinere als Y-Chromosom. Da die Heterochromosomen das Geschlecht bestimmen, heißen sie auch Geschlechtschromosomen. Die Körperzellen des weiblichen Organismus verfügen über 2 X-Chromosomen, die Körperzellen des männlichen Organismus über ein X- und ein Y-Chromosom. Den vollständigen Chromosomensatz nennt man diploid[2]. Die genaue Bezifferung lautet: ♀ 44 + xx; ♂ 44 + xy.

In reifen Geschlechtszellen liegt nur ein einfacher, haploider[3] Chromosomensatz vor – entweder

---

[1] mitos = Faden
[2] diploos = doppelt
[3] haploos = einfach

Zellteilungen 17

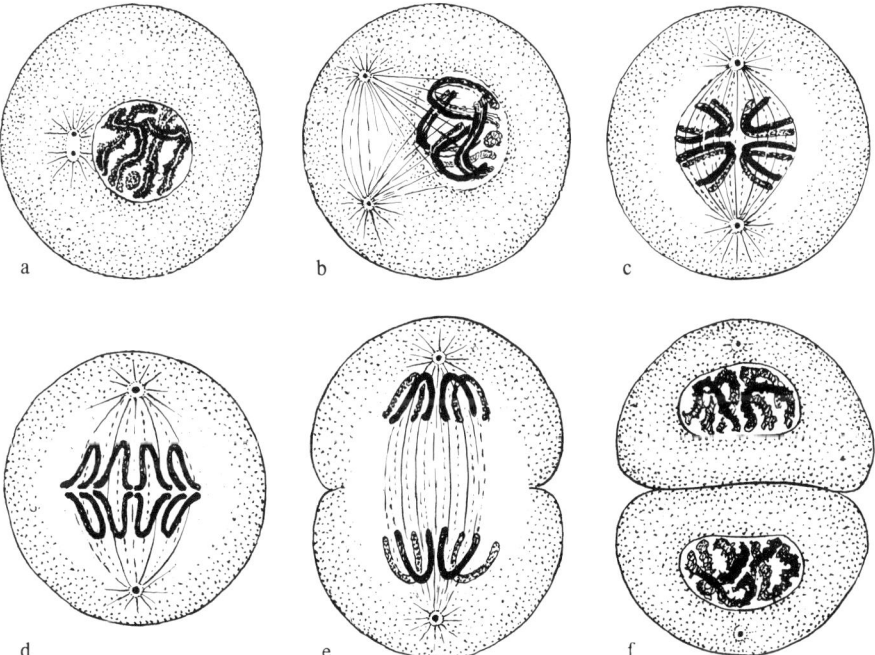

Abb. 3 Phasen der Mitose (nach KÜHN, verändert)
a und b Prophase, Entstehung der Zentralspindel, Auflösung der Kernmembran, c Metaphase, Anordnung der Chromosomen in der Äquatorialplatte; d und e Anaphase, Auseinanderweichen der längsgespaltenen Chromosomen; f Telophase, Bildung zweier Tochterzellen (Durchschnürung des Zelleibes, Entstehung der Kernmembran)

22 + x oder 22 + y –, der nach Verschmelzung der Geschlechtszellen wieder diploid wird. Auf diese Vorgänge wird im Abschnitt Meiose näher eingegangen.

Abweichungen vom diploiden Chromosomensatz werden bei bestimmten Erbkrankheiten (z. B. Down-Syndrom) beobachtet.

Die Form der *Chromosomen* hängt von der Phase (s. S. 19) der Mitose ab. Zu Beginn der Metaphase (Abb. 4a) besteht das Chromosom aus zwei gleich großen, fadenförmigen Gebilden, den *Chromatiden*, die im Bereich des *Zentromer*, einer punktförmigen Region, verbunden sind. Dadurch gliedert sich jede Chromatide in zwei Schenkel, die bei genauer mittelständiger Lage des Zentromer gleich lang sind. Liegt der Zentromer näher einem Ende der Chromatiden, sind die Schenkel zwangsläufig ungleich lang. Befindet sich der Zentromer am Ende der Chromatiden, besteht jede Chromatide aus nur einem Schenkel. Die Lage des Zentromer ist auch ausschlaggebend für die Ordnung der Chromosomen des Menschen in sieben Gruppen. Sekundäre Einschnürungen können nahe einem Ende der Chromatiden auftreten. Sie grenzen kleinere Stücke ab, die als Satelliten bezeichnet werden. Fünf Chromosomen des menschlichen Chromosomensatzes tragen solche *Satelliten*. Mit besonderen Färbemethoden stellen sich in den Chromatiden quere Bänder dar, die für die einzelnen Chromosomen charakteristisch sind und dadurch die genaue Bestimmung der Chromosomen ermöglichen. Jede Chromatide enthält als Primärstruktur ein Molekül Desoxyribonucleinsäure (DNS, internationale Schreibweise: DNA), welches die Chromatide von einem Ende zum anderen Ende durchzieht. Ein DNA-Molekül besteht aus zwei langen Strängen, die sich umeinander winden – Doppelhelixstruktur[1] der DNA (Abb. 4b) –

[1] Helix = Windung

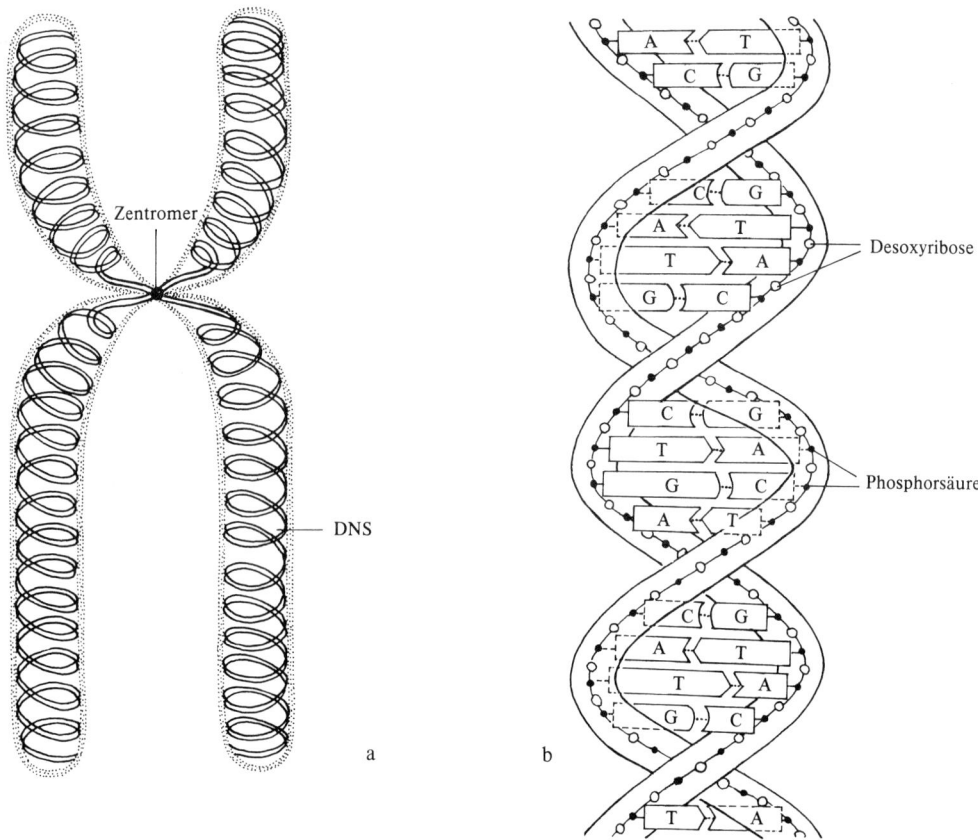

Abb. 4 a Schematische Darstellung des Aufbaus eines Chromosoms in der frühen Metaphase; b Doppelhelixstruktur der DNA

und miteinander über quere Brücken verbunden sind. Die Längsstränge werden in regelmäßigem Wechsel aus Desoxyribose (ein Kohlenhydrat mit 5 C-Atomen) und Phosphorsäure aufgebaut, die queren Brücken über organische Basen geknüpft. Dabei verbinden sich die Purinbase Adenin mit der Pyrimidinbase Thymin und die Purinbase Guanin mit der Pyrimidinbase Cytosin über Wasserstoffbrücken. Der isolierte DNA-Faden ist 2–3 nm (20–30 Å) dick. Durch starke Faltung und Schlingenbildung wird eine Dicke von etwa 10 nm (100 Å) erreicht, wobei in ziemlich regelmäßigen Abständen kleine kugelförmige Komplexe von Histonen[1] umzogen werden. Lysinreiche Histone stabilisieren das gefaltete DNA-Molekül auch an dessen Außenseite. Diese Sekundärstruktur bezeichnet man als Elementarfibrille, welche je nach Funktionszustand und Chromatidenabschnitt mehr oder weniger kondensiert ist. Auch die Elementarfibrille ist wiederum gefaltet, allerdings in Form kleiner und unregelmäßiger Windungen (Tertiärstruktur).
Dieses DNA-Molekül ist Träger der genetischen Information. Es enthält in linearer Anordnung die Erbfaktoren, die *Gene*, welche eine gewisse Selbständigkeit besitzen und austauschbar sind.
Die Dichte der Windungen ist unterschiedlich und hängt vor allem vom Funktionszustand ab. Während der Mitose erhöht sich der Spiralisierungsgrad durch Kontraktion des DNA-Fadens.

[1] Histon = basisches Eiweiß

Das DNA-Molekül besitzt für Zellteilung und Vererbung entscheidende Eigenschaften. Durch Lösung der sich zwischen den organischen Basen befindlichen Wasserstoffbrücken vermag es sich längs zu spalten und danach identisch zu reproduzieren. Dabei entsteht aus jedem der zwei Stränge ein weiterer neuer Strang, der mit dem Ausgangsstrang über organische Basen verbunden ist. Man bezeichnet diesen Vorgang, bei dem ein völlig gleichartiges DNA-Molekül und somit eine identische Kopie des genetischen Materials entsteht, als *Replikation*.

In ähnlicher Weise erfolgt die Weitergabe der genetischen Information an das Zytoplasma. Als Informationsträger tritt die Ribonucleinsäure (RNA) auf, die aus einem Strang von sich abwechselnden Gliedern von Ribose und Phosphorsäure besteht und als seitlich mit der Ribose verbundene organische Basen Adenin, Guanin, Cytosin und Uracil enthält. Thymin wird also im Gegensatz zur DNA durch Uracil ersetzt. Die RNA geht zwar aus der DNA hervor, stellt aber keine identische Kopie der DNA dar. Den Vorgang der Informationsübertragung nennt man *Transkription*. Die an der DNA gebildete RNA löst sich danach ab und gelangt als Boten-RNA oder messenger-RNA in das Zytoplasma, wo sie in den Ribosomen als Matrize für den Aufbau der Polypeptide dient (*Translation*).

Die Mitose läuft in vier Phasen ab, der Prophase, Metaphase, Anaphase und Telophase. Den Zeitraum zwischen zwei Mitosen bezeichnet man Interphase (s. auch S. 20).

Zu Beginn der *Prophase* streben die Zellen der Kugelform zu, gleichzeitig vergrößert sich der Kern durch Wasseraufnahme, wodurch es zur Verschiebung der Kern-Plasma-Relation und damit zur Kern-Plasma-Spannung kommt. Golgi-Apparat, Mitochondrien und endoplasmatisches Retikulum zerfallen in kleine Teilchen. Im Kern werden durch stärkere Spiralisierung der Elementarfibrillen die Chromosomen sichtbar. Sie liegen noch ungeordnet. Der Nucleolus ist verschwunden, die Kernmembran aufgelöst. Karyoplasma und Zytoplasma mischen sich zum Mixoplasma, das den Teilungsraum bildet und frei von Mitochondrien und paraplasmatischen Substanzen und dünnflüssiger als das periphere Zytoplasma ist.

Die Zentriolen rücken voneinander ab; zwischen ihnen spannen sich Eiweißfäden aus. Es beginnt sich die Zentralspindel zu bilden.

Zu Beginn der *Metaphase* erscheinen die Chromosomen gedrungener und kürzer. Jedes Chromosom ist bereits in zwei Chromatiden geteilt, die sich nur noch am Zentromer miteinander verbinden.

Die Zentriolen haben sich weiter voneinander entfernt, stehen einander an zwei Polen der Zelle gegenüber, so daß die Eiweißfäden in nach außen konvex geformten Bögen das Mixoplasma durchlaufen. Die Zentralspindel ist vollendet. Nunmehr treten die Zentromere zur Zentralspindel in Beziehung und verknüpfen sich mit deren Fäden.

Die Schenkel der Chromosomen werden nach außen gerichtet, wodurch die Chromosomen aus der Stabform in die Haarnadelform übergehen. Schnitte, welche die Zentralspindel horizontal treffen, zeigen ein sternförmiges Bild, Monaster (wörtlich Einstern) genannt. Den gesamten, die Chromosomen enthaltenden Zellabschnitt bezeichnet man als *Äquatorialplatte*. In diesem Bereich verharren die Kernschleifen nicht in Ruhe, sondern ihre Schenkel pendeln in Richtung beider Zentriolen.

Die *Anaphase*, welche relativ rasch abläuft, beginnt mit der endgültigen Trennung der Chromatiden durch Lösung der Verknüpfungsstelle am Zentromer. Die Chromatiden, nunmehr auch Tochterchromosomen genannt, weichen auseinander und werden mit dem Zentromer voran durch Zusammenziehen der Spindelfasern, die als kontraktiles Protein Aktomyosin enthalten, nach entgegengesetzten Zentriolen gerichtet und bewegt. Gleichzeitig streckt sich der Zelleib. Es entsteht das Bild des Diaster (wörtlich Zweistern).

Die *Telophase* bringt die Mitose zum Abschluß. Die Tochterchromosomen verlieren ihre geordnete Lage und werden durch Wasseraufnahme in ihren meisten Abschnitten entspiralisiert und dadurch unsichtbar. Verbleibende, färbbare Teile der Tochterchromosomen bilden das Chromatin. In der Teilungsebene entstehen zahlreiche Bläschen, die miteinander verschmelzen und dadurch das Plasmalemm an der Grenze der beiden Tochterzellen formieren. In den dadurch vollständig voneinander getrennten Zellen entsteht durch Absonderung von Karyoplasma die Kernmembran, im Kern wird der Nucleolus sichtbar, im Zytoplasma liegen in gleichmäßiger Verteilung die Mitochondrien, man erkennt den Golgi-Apparat und die nunmehr verdoppelten Zentriolen.

Die *Mitosedauer* ist unterschiedlich und liegt zwischen 30 und 180 min. Sie hängt unter anderem von der Temperatur ab. Temperaturerhöhung verkürzt die Mitosedauer. Auch die Länge der einzelnen Phasen ist nicht gleich. Am schnellsten läuft die Anaphase, am langsamsten die Metaphase ab. Störungen der Mitose rufen verschiedene Substanzen hervor, die man als Medikament in der Bekämpfung von bösartigen Tumoren einsetzt.

Der Zellzyklus gliedert sich in die vier Phasen der Mitose und die Interphase. Die *Interphase* beginnt mit einer Pause, einer Lücke (englisch gap) und wird mit G_1-*Phase* benannt. Die Länge dieses Zeitabschnittes differiert bei den verschiedenen Zellen beträchtlich; sie ist in erster Linie für die unterschiedliche Dauer des Zellzyklus verantwortlich. In der G_1-Phase werden Proteine, besonders Enzyme gebildet. In der sich anschließenden Synthesephase (*S-Phase*) kommt es zur Verdopplung des DNA-Moleküls, zur Replikation. Nunmehr besteht jedes Chromosom wieder aus zwei Chromatiden, die am Zentromer miteinander verbunden sind. Die S-Phase dauert etwa 7–15 h. Eine weitere Lücke (G_2-*Phase*) von 2–5 h folgt der S-Phase, danach beginnt die nächste Mitose.

Das Teilungsvermögen der Zellen ist unterschiedlich. Eine Gruppe von Zellen teilt sich während des ganzen Lebens eines Individuums. Diese Zellen befinden sich also ständig in Mitose oder zwischen zwei Mitosen; man bezeichnet sie als *intermitotische Zellen*. Eine weitere Gruppe differenziert sich nach Abschluß der Mitose und schert aus dem Zyklus aus. Die Phase, in welcher sie sich nunmehr befindet, nennt man G_0-*Phase*, die Zellen heißen *postmitotische Zellen*. Unter bestimmten Bedingungen kann ein Teil dieser postmitotischen Zellen sich doch wieder teilen, also in den Zellzyklus eintreten, weshalb man reversible und irreversible postmitotische Zellen unterscheidet.

Folgt nach der S-Phase keine Mitose, verlassen also die Zellen den Zyklus in der G_2-Phase, entstehen Zellen mit einem mehrfachen Bestand an Chromosomen, sog. polyploide Zellen.

Meiose

In freier Übersetzung heißt *Meiose*[1] Reduktionsteilung. Das Wesen dieser Teilungsform besteht in der Reduktion des *diploiden* Chromosomensatzes auf einen *haploiden*, d. h., die Anzahl der Kernschleifen wird auf die Hälfte verringert. Die Meiose kommt nur bei den Geschlechtszellen vor, also bei Ei- und Samenzellen. Sie ist nötig, damit nicht von Generation zu Generation die Anzahl der Chromosomen verdoppelt, sondern konstant gehalten wird. Durch Verschmelzung von Ei- und Samenzellen bei der Befruchtung ergänzen sich zwei haploide Chromosomensätze zu einem diploiden Satz, den dann alle Körperzellen besitzen.

Die Meiose läuft in den gleichen Phasen wie die Mitose ab, weist jedoch folgende Besonderheiten auf. In der späten Prophase legen sich homologe väterliche und mütterliche Chromosomen aneinander und tauschen einander entsprechende Abschnitte (Segmente) der Chromatiden aus. Diesen Vorgang bezeichnet man als *Paarung der Chromosomen*. Er führt durch den Austausch der Chromatidensegmente und damit von Erbfaktoren zur annähernd gleichen Verteilung der Erbsubstanz. Nachdem sich die Chromosomen während der Metaphase in der Äquatorialebene angeordnet haben, trennen sich in der Anaphase die homologen Chromosomenpaare, indem die Partner zu jeweils entgegengesetzten Zentriolen gelangen. Da eine Längsteilung der Chromosomen nicht erfolgt, wird der Chromosomensatz bei der folgenden Teilung des Zelleibes um die Hälfte verringert.

[1] meion = geringer

Amitose

Bei der *Amitose* werden fädige Gebilde, Chromosomen, nicht sichtbar. Wegen der unmittelbaren Streckung, Ein- und Durchschnürung von Kern und Zytoplasma ohne vorbereitende Vorgänge größeren Ausmaßes nennt man diese Zellteilungsform auch direkte Zellteilung. Während der Teilung des Zellkerns verdoppeln sich die Kernkörperchen. Nicht selten folgt der Kernteilung keine Zytoplasmateilung, wodurch zweikernige Zellen entstehen. Auch bei der Amitose werden die Chromosomen verdoppelt und verteilt, allerdings innerhalb des Zellkerns und ohne sichtbar zu werden. Da die Amitose schneller als die Mitose abläuft und spezifische Zytoplasmastrukturen, wie Mitochondrien und Golgi-Apparat, keine Veränderung erfahren, tritt sie vor allem bei hochentwickelten Zellen auf, die sehr intensiv in das Stoffwechselgeschehen einbezogen sind.

Endomitose

Endomitose heißt innere Mitose. Das bedeutet, daß die Kernmembran erhalten bleibt und sich alle Vorgänge im Kern abspielen. Da die Chromosomen sich zwar verdoppeln, anschließend aber nicht auf zwei Kerne verteilt werden, vervielfältigt sich der Chromosomensatz, eine Erscheinung, die *Polyploidie* genannt wird. Endomitosen kommen selten vor.

Zelltod

Die zum Zelltod führenden Veränderungen sind am Zellkern besonders gut erkennbar. Sie bestehen in Verklumpung des Chromatins (*Pyknose*) oder in einer Fragmentierung des Kerns (*Karyorrhexis*) oder in einer Auflösung des Kerns (*Karyolyse*). Nicht selten laufen Pyknose, Karyorrhexis und Karyolyse in einem Kern nacheinander ab.

Gewebe

Da Form und Funktion der Gewebe sehr unterschiedlich sind, teilt man sie in vier Gruppen ein: *Epithelgewebe, Binde- und Stützgewebe, Muskelgewebe, Nervengewebe.*

Epithelgewebe

Dieses Gewebe wird auch als *Deckgewebe* bezeichnet. Es kommt an der Körperoberfläche vor und kleidet die inneren Hohlorgane (z. B. Magen–Darm–Kanal, Atemwege) und Hohlräume (z. B. Brust- und Bauchhöhle) aus. Die Zellen liegen sehr dicht aneinander. Es bleibt wenig Raum für die zwischenzellige Substanz, die als *Kittsubstanz* die Zellen verbindet. Epithel und angrenzendes Bindegewebe sind immer durch eine Basalmembran getrennt.
Das Epithel kann ein- oder mehrschichtig sein. Bei mehrschichtigem Epithel erfolgt die Benennung nach der obersten Schicht. Je nach der Form der Epithelzellen unterscheidet man *Plattenepithel, kubisches Epithel, Zylinderepithel, Flimmerepithel, Übergangsepithel, Myoepithel* und *Neuroepithel.*

Plattenepithel

Einschichtiges Plattenepithel (Abb. 5a) besteht aus flachen Zellen, die in der Aufsicht vieleckig erscheinen. Es kleidet die Körperhöhlen aus und bildet die oberste Zellage der sog. serösen Häute wie Bauchfell (Peritonaeum), Brustfell (Pleura) und Herzbeutel (Perikard). Durch seine glatte Oberfläche und die Absonderung von seröser Flüssigkeit ermöglicht es ein reibungsarmes Gleiten der Bauch- und Brustorgane und des Herzens. Bauchfell und Brustfell sind in der Lage, eingedrungene Luft (Pneumothorax und nach Eröffnung der Bauchhöhle) zu resorbieren.
Beim *mehrschichtigen Plattenepithel* (Abb. 5b u. c) liegen auf der Basalmembran zunächst zylinderförmige Zellen. Darauf folgen vielgestaltige (polygonale) Zellen, die sich nach der Oberfläche abflachen, bis platte Epithelzellen den Abschluß bilden. Da die der Oberfläche nahen Zellen Hornsubstanz einlagern, verhornen können, unterscheidet man *unverhorntes* und *verhorntes mehrschichtiges Plattenepithel*. Das *unverhornte mehrschichtige Plattenepithel* kleidet die Mundhöhle aus und ist in der Speiseröhre, der Scheide, am Gebärmutterhals und auf den Stimmbändern zu finden. Es tritt an Stellen auf, die vorwiegend mechanischer Beanspruchung unterliegen. In Gebieten mit starker Einwirkung von Druck bildet sich *mehrschichtiges verhorntes Plattenepithel*. Dieses Gewebe bietet den darunterliegenden Organen einen wirkungsvollen Schutz. Es kommt im Bereich der äußeren Haut, und zwar der Epidermis (Oberhaut) vor (s. S. 305). Das Ausmaß der Verhornung hängt von der Intensität der Druckkräfte ab. So beobachtet man an der Fußsohle, an Handflächen und Fingerbeeren die größten Verhornungsgrade (4 mm), in Leisten-, Knie- und Ellenbeuge die geringsten (30 µm). Die einzelnen Schichten sind auf Abbildung 5c dargestellt.

Abb. 5 a Einschichtiges Plattenepithel im Querschnitt und in der Aufsicht; b mehrschichtiges unverhorntes Plattenepithel; c mehrschichtiges verhorntes Plattenepithel.
A Stratum germinativum B Stratum polygonale C Stratum granulosum D Stratum lucidum E Stratum corneum

Im Stratum germinativum erfolgt die Regeneration; das Stratum polygonale enthält Zellen, die über Tonofibrillen miteinander verbunden sind und durch deren bogenförmige Anordnung das darunter liegende Gewebe vor Druck schützen; im Stratum granulosum beginnt die Verhornung durch Einlagerung von Keratohyalinkörnchen; im Stratum lucidum gehen diese in Eleidin über, das die Schicht durchtränkt, wodurch die Zellgrenzen verschwinden; im Stratum corneum wandelt sich das Eleidin in Keratin, das als Hornschuppen an der Oberfläche abgestoßen wird.

Kubisches Epithel

Die Grundfläche der im Längsschnitt kubisch erscheinenden Zellen ist vieleckig, polygonal. Diese Epithelform existiert nur als einschichtiges Epithel, so daß alle Zellen der Basalmembran aufsitzen. Man findet es in den Drüsenendstücken und in den Nierenkanälchen. Als Epithel mit sehr intensivem Stoffwechsel vermag es, Stoffe abzusondern (Sekretion) und Stoffe aufzunehmen (Resorption).

Zylinderepithel (Abb. 6a)

Auch die Zylinderepithelzellen besitzen eine polygonale Grundfläche, nur erweisen sie sich im Längsschnitt höher als die kubischen Zellen. In den apikalen[1] Abschnitten verdichtet sich das Plasmalemm aneinandergrenzender Zellen, wodurch der Zugang zum Interzellularspalt verschlossen wird. Die freie Oberfläche der Zylinderepithelzellen trägt häufig feine Zytoplasmafortsätze, die in ihrer Gesamtheit sog. Stäbchensäume bilden, die der Verbesserung der Resorption wie auch als Schutz dienen (s. auch S. 187). Das Zylinderepithel kommt *einschichtig* (Magen-Darm-Kanal, Gallenblase), *zweischichtig* (große Drüsenausführungsgänge) und *mehrschichtig* (männliche Harnröhre, Bindehaut des Auges) vor.

Abb. 6
a Einschichtiges Zylinderepithel;
b mehrzeiliges Flimmerepithel

Flimmerepithel (Abb. 6b)

Bei dieser Epithelart handelt es sich um zylinderförmige Zellen, die auf der Oberfläche bewegliche Fortsätze, sog. *Kinozilien* oder Wimpern, tragen. Die Kinozilien fußen jeweils in einem im

[1] apex = Spitze; apikal = nach der Spitze, nach der Oberfläche zu

apikalen Zellabschnitt befindlichen Basalkörperchen, von dem eine zweigeteilte Wimperwurzel nach innen abgeht. Das Basalkörperchen stellt das Bewegungszentrum der Kinozilie dar. Bei seinem Verlust erlischt die Beweglichkeit. Außerdem regelt es Schlagrichtung und -folge der Wimpern. Unter normalen Bedingungen bewegen sich diese in einer Richtung und nacheinander. Dadurch sind sie in der Lage, kleinste Teilchen zu transportieren. Man unterscheidet *einschichtiges* Flimmerepithel (in den Bronchien, im Eileiter) und *mehrzeiliges* (in den Atemwegen). Diese Epithelform besteht aus Flimmerzellen, die alle der Basalmembran aufsitzen und sich wegen ihrer ungleichen Größe übereinander schieben. Bei einem mehrschichtigen Epithel dagegen grenzen nur die untersten Zellen an die Basalmembran, während die anderen aufeinander liegen. Mehrzeiliges Flimmerepithel enthält regelmäßig schleimbildende Drüsenzellen, sog. Becherzellen, welche die Oberfläche befeuchten.

Übergangsepithel (Abb. 7)

Es handelt sich um eine Epithelart, die sich wechselnden Füllungszuständen von Hohlorganen anzupassen vermag. Das Übergangsepithel ist das Epithel der ableitenden Harnwege und tritt vom Nierenbecken über den Harnleiter bis zur Harnblase auf. Drei verschiedene Zellformen lagern sich übereinander, die alle auf der dünnen Basalmembran fußen. Zu unterst liegen die flachen Basalzellen, es folgen die etwas größeren, aber auch noch platten Intermediärzellen, die mehrfach übereinander geschoben sind. Den oberflächlichen Abschluß bilden kubische Zellen, die sich teilweise kapuzenförmig in das Lumen vorwölben. Man spricht auch von „Plasmahauben". Nicht selten enthalten diese Zellen zwei Kerne. Sie sondern das Harnmukoid ab, einen Stoff, der die Epitheloberfläche überzieht und vor dem oft hypertonischen Harn Schutz bietet. Bei Füllung der Hohlorgane und damit verbundener Dehnung flachen sich die kubischen Zellen ab, während sich die darunter befindlichen Zellen aneinander vorbeischieben, so daß bei maximaler Dehnung nur noch zwei Schichten vorhanden sind.

Abb. 7
Übergangsepithel
a in entspanntem Zustand;
b in gespanntem Zustand

Myoepithel

Myoepithel ist in der Lage, sich zusammenzuziehen, da es feine kontraktile Fasern enthält. Man unterscheidet spindelförmige Zellen (*Stabzellen*) und verzweigte, mit Fortsätzen versehene Zellen (*Korbzellen*). Sie kommen an Drüsenendstücken und -schläuchen vor; sie unterstützen den Sekrettransport.

Neuroepithel

Man bezeichnet das Neuroepithel auch als *Sinnesepithel*. Es stellt die organspezifischen, die Erregungen aufnehmenden Zellen der Sinnesorgane dar. Der verschiedenen Bauweise der Sinnesorgane entsprechend, sind diese Zellen einander morphologisch wenig ähnlich. Im *Geschmacksorgan* lagern sie sich zwiebelschalenartig zusammen und bilden *Geschmacksknospen*; im *Riechorgan* sind sie birnenförmig; die *Netzhaut* des Auges besitzt als Neuroepithelzellen die *Stäbchen* und *Zapfen*; im *Hörorgan* sehen sie oval aus, ebenso im Gleichgewichtsorgan.

Binde- und Stützgewebe

Diese große Gewebsgruppe unterteilt man in Bindegewebe, Knorpel- und Knochengewebe.

Bindegewebe

Alle Bindegewebsformen leiten sich vom *embryonalen Bindegewebe* (Mesenchym) ab, einem sehr wenig differenzierten, noch vollkommen unausgereiften Gewebe, das aus sternförmig verzweigten, sich miteinander verbindenden Zellen und einer formlosen, zwischen den Zellen befindlichen Masse besteht. Im Laufe der Entwicklung entstehen aus dem Mesenchym *kollagenes, elastisches* und *retikuläres Bindegewebe* sowie *Fettgewebe, Knorpelgewebe, Knochengewebe, Muskelgewebe* und das *Blut*.
Die verschiedenen Bindegewebsarten werden durch zwischen den Zellen auftretende Fasern charakterisiert.

Kollagene Fasern sind unverzweigt, zu Bündeln vereint und um ihre Längsachse spiralig gedreht. Beim Kochen geben sie Leim[1]. In starken Säuren gehen sie in Lösung, in verdünnten quellen sie auf. Mechanisch beansprucht, erweisen sie sich als zugfest. Optisch reagieren sie positiv anisotrop (doppelbrechend). Sie bestehen aus parallel gelagerten Eiweißfadenmolekülen (Polypeptidketten). Im Elektronenmikroskop lassen sie eine Querstreifung in Abständen von 64 nm (640 Å) erkennen, indem helle und dunkle Abschnitte regelmäßig miteinander abwechseln.
Immunhistochemische und chemisch-analytische Untersuchungen haben ergeben, daß man mindestens 5 Typen von Kollagen unterscheiden kann. Kollagen vom Typ I kommt in Sehnen und Bändern vor. Es ist der Kollagentyp, der das zugfeste Material im straffen Bindegewebe bildet. Kollagen vom Typ II liegt in der Knorpelgrundsubstanz in maskierter Form vor (s. S. 29), Kollagen vom Typ III stellt das Material für die retikulären Fasern dar, Kollagen Typ IV befindet sich in Basalmembranen und Kollagen Typ V tritt in unmittelbarer Zellnähe als zirkumzelläres Kollagen auf.
Elastische Fasern verzweigen sich, verbinden sich mit benachbarten Fasern in kurzen Abständen und bilden dadurch elastische Netze und Membranen. Die einzelnen elastischen Fasern sind von wechselnder Dicke mit rundem bis ovalem Querschnitt. Gegen Säuren und Laugen besitzen sie eine beträchtliche Widerstands-

---

[1] kollagen = leimgebend

fähigkeit. In mechanischer Hinsicht erweisen sie sich als zugelastisch. Die Zugelastizität beträgt 100–140%, d. h., sie können um 100–140% der Eigenlänge gedehnt werden. Elastische Fasern besitzen einen geringeren Grad der optischen Anisotropie, der in Abhängigkeit von Alter und Organ variiert.

Als dritte Faserart kommen im Bindegewebe *retikuläre* Fasern vor. Wie die elastischen Fasern sind sie verzweigt, allerdings noch etwas enger, und formen gitterartige Membranen, weshalb man sie auch als Gitterfasern bezeichnet. Sie quellen in verdünnten Säuren nicht auf, sind äußerst zugelastisch und verhalten sich optisch anisotrop. Sie bestehen aus Kollagen vom Typ III.

Die Interzellularsubstanz des *kollagenen Bindegewebes* enthält vorwiegend kollagene Fasern, die Menge der elastischen Strukturen tritt sehr zurück. Nach der Anordnung des kollagenen Materials unterscheidet man *lockeres* und *straffes* kollagenes Bindegewebe.

Im *lockeren kollagenen Bindegewebe* sind die Fasern locker und ohne Bevorzugung einer Verlaufsrichtung gefügt. Die Stammzellen sind die *Fibrozyten* (Bindegewebszellen), mit spießförmigen Fortsätzen versehene Zellen, die in der Lage sind, Stoffe zu speichern. Sie stehen mit der Faserbildung in Zusammenhang. Von ihnen leiten sich *Perizyten*, die den Kapillaren (Haargefäßen) aufliegen, *Pigmentzellen*, die Melanin enthalten, und *Histiozyten* ab. Von deren ovalem Zellleib gehen breite Fortsätze aus, die ihre Form und Lage häufig wechseln. Dadurch vermögen sich die Histiozyten amöboid[1] fortzubewegen und in Gewebsspalten entlang zu kriechen. Weiterhin können sie Fremdkörper umfließen, in sich aufnehmen und im Zytoplasma fermentativ abbauen. Diese Eigenschaft bezeichnet man als Phagozytose[2]. Die Histiozyten spielen deshalb eine wichtige Rolle im Rahmen der Abwehr von Fremdkörpern bei Entzündungen. Im lockeren kollagenen Bindegewebe kommen weiterhin vor: *Plasmazellen*, plasmareiche Zellen mit exzentrisch gelagertem Kern, die Antikörper bilden, *Mastzellen*, ovale Zellen, die mit kleinen Körnchen vollgestopft sind, welche Heparin, Histamin und Hyaluronsäure enthalten, und eingewanderte weiße Blutzellen in Form von *Lymphozyten, Monozyten, neutrophilen, eosinophilen* und *basophilen Granulozyten*.

Da man die Funktion der *Lymphozyten* in letzter Zeit weitgehend aufklären konnte und die Lymphozyten dadurch sehr an Bedeutung gewonnen haben, soll auf sie näher eingegangen werden. Man unterscheidet große, im Querschnitt 10–15 µm messende Lymphozyten, die im Kern ein locker gefügtes Chromatin aufweisen und einen etwas breiteren Plasmasaum besitzen, und kleine Lymphozyten, deren querer Durchmesser etwa 7,5 µm beträgt, und die um einen chromatindichten Kern nur wenig, stark basophiles Zytoplasma erkennen lassen. Beide sind amöboid beweglich, beide können nicht phagozytieren.

Große Lymphozyten entstehen aus kleinen Lymphozyten, nachdem diese gewachsen sind und sich mitotisch geteilt haben. Die großen Lymphozyten differenzieren sich danach teils zu Plasmazellen, teils zu kleinen Lymphozyten.

Die Lymphozyten sind ständig in Bewegung, verändern ständig ihre Ortszugehörigkeit. Nachdem sie mehrere Stunden bis Tage im lymphatischen Gewebe verweilt haben, gelangen sie über Lymphgefäße ins Blut. Der Aufenthalt in den Blutgefäßen ist jedoch nur von kurzer Dauer – nur einige Stunden –, dann durchdringen sie die Wand postkapillärer Venolen und treffen wieder in lymphatischem Gewebe ein.

Das Schicksal der Lymphozyten ist unterschiedlich: 1. ein Teil der Lymphozyten geht bei der Erfüllung der Aufgaben zugrunde, 2. ein Teil gelangt in das Lumen der Schleimbeutel und zerfällt, 3. ein Teil transformiert sich zu Plasmazellen und geht danach zugrunde, 4. der größte Teil der Lymphozyten bildet sich zu Lymphoblasten um, aus denen neue Lymphozyten durch Mitose hervorgehen.

Die kleinen Lymphozyten unterscheiden sich nach Herkunft und Funktion. Die Lymphoblasten können aus den embryonalen Blutbildungsstätten in den Thymus einwandern und sich hier zu kleinen Lymphozyten differenzieren. Sie werden als *T-Lymphozyten* bezeichnet. Die Lymphobla-

[1] Amöbe = Einzeller, wörtlich Wechselnde
[2] phagein = fressen

Binde- und Stützgewebe

sten können sich aber auch im Knochenmark selbst zu kleinen Lymphozyten differenzieren; sie heißen *B-Lymphozyten*[1]. Beide Lymphozyten sind Träger der Immunität. Ihre Unterscheidung ist licht- wie elektronenmikroskopisch nicht möglich; die Trennung erfolgt immunologisch und histochemisch. Die T-Lymphozyten enthalten membranständige Antikörper und Antigenrezeptoren, die sich direkt mit dem Antigen in einer Antigen–Antikörper–Reaktion verbinden. Auf diese Weise werden Zellen mit artfremdem Eiweiß abgetötet (z. B. Absterben eines Transplantats). Wegen des unmittelbaren Kontaktes der T-Lymphozyten mit dem Antigen schreibt man ihnen die zellgebundene Immunität zu.

Die B-Lymphozyten enthalten in ihrer Zellmembran in hohem Maße Immunglobuline. Bei der Differenzierung der B-Lymphozyten zu Plasmazellen werden die Immunglobuline, die spezielle Antikörper darstellen – z. B. gegen Erythrozyten des Schafes –, an die Zellsäfte Blut oder Lymphe abgegeben. Wegen dieser Eigenschaft sieht man in den B-Lymphozyten die Träger der humoralen Immunität[2]. Die Immunglobuline reagieren dann in Blut oder Lymphe ebenfalls direkt mit den Antigenen.

Die B-Lymphozyten besitzen noch eine weitere, wichtige Eigenschaft. Sie sind in der Lage, nach

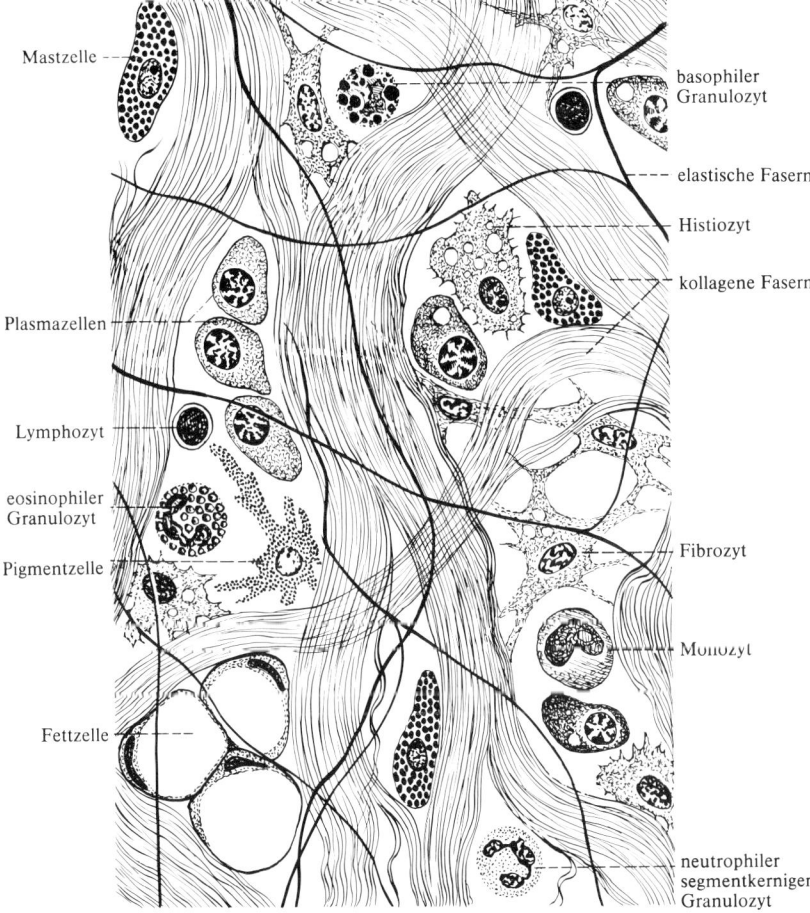

Abb. 8 Halbschematische Darstellung des lockeren kollagenen Bindegewebes

[1] bone-marrow = Knochenmark
[2] humor = Flüssigkeit

Kontakt mit einem ersten Antigen dieses wiederzuerkennen (Gedächtniszellen) und eine übermäßige Antikörperbildung in Gang zu setzen, auch dadurch, daß sich die wiedererkennenden Zellen selbst vermehren und Antikörper bilden und abgeben.

Das lockere kollagene Bindegewebe hat zahlreiche *Aufgaben* zu erfüllen. Es tritt als Bindeglied zwischen verschiedenen Geweben auf und erwirkt einerseits deren Zusammenhang, andererseits ihre Verschiebbarkeit gegeneinander. In zweiter Hinsicht stellt es den Umschlagort der Nährstoffe auf dem Wege zu den Organen dar, drittens geht von ihm die Regeneration der Stützgewebe nach Defekten aus, und viertens spielt es eine bedeutende Rolle im komplexen Geschehen der Entzündung.

Sehnen, Bänder und Aponeurosen[1] bestehen aus *straffem kollagenen Bindegewebe*. Die kollagenen Fasern sind in diesen Organen zu Bündeln vereint, verlaufen in Sehnen und Bändern längs und verbinden sich spitzwinklig, während sie sich in Aponeurosen nahezu rechtwinklig durchflechten. Als Zellen treten nur Fibrozyten auf, die sich den engen Raumverhältnissen anpassen und spindelförmige Gestalt annehmen.

Das Bild des *elastischen Bindegewebes* wird durch die *elastischen Fasern* bestimmt. Sie übertreffen die auch vorhandenen kollagenen Strukturen an Zahl beträchtlich. Elastisches Bindegewebe kommt beim Menschen in der Lunge und in bestimmten Bändern der Wirbelsäule (Nackenband, gelbe Bänder) vor.

Dem Mesenchym steht das *retikuläre Bindegewebe* (Abb. 9) morphologisch und funktionell sehr nahe. Es baut sich aus sternförmig verzweigten Zellen, *Retikulumzellen* auf, die sich über ihre Fortsätze verbinden. Den Retikulumzellen liegen *retikuläre Fasern* zur Verfestigung des Zellschwammes an. In den Maschen fließt Lymphe, die Lymphozyten und Makrophagen enthält. Das retikuläre Bindegewebe bildet das Grundgewebe für alle Lymphknoten, die Milz, die Tonsillen, die Lamina propria des Magen- und Darmkanals und das rote Knochenmark. In den lymphatischen Organen entstehen die B- und T-Lymphozyten aus unterschiedlich differenzierten Retikulumzellen. Die dendritischen Retikulumzellen bilden B-Lymphozyten, die in den Reaktionszentren (Primärfollikel) von Lymphknoten, Milz, Tonsillen und der Lamina propria des Verdauungskanals vorkommen. Von den interdigitierenden Retikulumzellen leiten sich die T-Lymphozyten ab. Sie liegen vor allem in den Lymphknoten zwischen den Lymphfollikeln und in der an das Mark grenzenden Zone (parakortikale Schicht) sowie in der Milz in den Lymphscheiden um die Blutgefäße. Zwei weitere Formen von Retikulumzellen kommen in allen Gebieten lymphatischen Gewebes vor. Es sind phagozytierende Zellen (histiozytäre Retikulumzellen) und faserbildende Zellen (fibroblastische Retikulumzellen).

Das retikuläre Bindegewebe ist zu vielen Leistungen fähig. Im Knochenmark dient es der Blut-

Monozyt (Makrophage)

Abb. 9
Retikuläres Bindegewebe

[1] Aponeurose = flächenhafte Sehne

bildung, in den lymphatischen Organen der Abwehr, in der Milz wird der Abbau des Hämoglobins eingeleitet, es vermag Lipide zu speichern.

Das *Fettgewebe* entwickelt sich aus retikulärem Bindegewebe. Durch Einlagerung von Fetttröpfchen in Retikulumzellen werden Kern und Plasma an den Rand gedrängt, die Fortsätze eingezogen und die Zellvolumina beträchtlich vergrößert. Fettzellen messen 40–120 µm im Durchmesser. Elastische, kollagene und retikuläre Fasern gliedern das Fettgewebe in Läppchen auf.

Man unterscheidet Baufett und Speicherfett. *Baufett* bildet druckelastische Polster und schützt bestimmte Organe und Weichteile vor direkter Druckeinwirkung, wie am Handteller, an der Fußsohle, in der Augenhöhle, an der Wange, im Kehlkopf, in verschiedenen Gelenken. Das *Speicherfett* macht in seiner Gesamtheit den subkutanen (unter der Haut befindlichen) Fettmantel, den Panniculus adiposus, aus. Es unterliegt augenscheinlichen, von Angebot und Bedarf abhängigen Veränderungen, während das Baufett in seiner Ausbildung und Menge weitgehend konstant bleibt.

Knorpelgewebe

Drei Arten von Knorpelgewebe kommen im menschlichen Organismus vor: *Hyaliner Knorpel*, *elastischer Knorpel* und *Faserknorpel*.

Am weitesten verbreitet ist der *hyaline*[1] *Knorpel*. Er besteht wie alle Gewebe aus Zellen und Interzellularsubstanz. Die *Knorpelzellen* sind oval geformt. Ihr Zytoplasma spannt sich zwischen Kern und Plasmalemm in Form von unterschiedlich breiten Fäden aus. Es enthält paraplasmatische Einschlüsse. Im hyalinen Knorpel lagern sich meist zwei oder mehrere Knorpelzellen zu einem ovalen Komplex zusammen, der in einer entsprechenden Aussparung der Grundsubstanz, in einer *Knorpelhöhle*, liegt. Die Wand dieser Höhle bildet die *Knorpelkapsel*. Knorpelkapsel und die von ihr umschlossenen Knorpelzellen faßt man unter dem Begriff *Chondron*[2] zusammen. Die *Interzellularsubstanz* oder *Knorpelgrundsubstanz* besteht aus zwei Anteilen. Den *geformten Anteil* stellen die kollagenen Fasern dar, die – wie auf S. 25 ausgeführt – zum Typ II gehören, den *ungeformten* bildet das Chondromukoid, ein Schleimstoff, der Chondroitinschwefelsäure enthält. Da das Chondromukoid den kollagenen Fasern angelagert ist und beide das gleiche Lichtbrechungsvermögen besitzen, werden die kollagenen Fasern *maskiert*, d. h., sie stellen sich mit einfachen Färbemethoden nicht dar. Man kann sie durch polarisiertes Licht sichtbar machen, da sie sich optisch anisotrop verhalten und deshalb, wenn sie längs getroffen sind, auf dunklem Grund hell aufleuchten. Die Knorpelgrundsubstanz reagiert in den ersten drei Lebensjahrzehnten sauer, weshalb sie sich mit basischen Farbstoffen anfärbt, sie verhält sich also basophil. Diese Basophilie fällt in unmittelbarer Nähe der Chondrone stärker aus. Den dadurch entstehenden, die Chondrone umziehenden Saum bezeichnet man als *Knorpelhof*. Knorpelhof und Chondron faßt man unter dem Begriff *Territorium* zusammen. Die zwischen den Territorien verbleibende Substanz heißt *Interterritorialsubstanz*. Ab dem 3. Lebensjahrzehnt ändert sich die Reaktion der Knorpelgrundsubstanz; sie wird basisch. Somit ist die Knorpelgrundsubstanz von diesem Zeitpunkt an azidophil und stellt sich mit sauren Farbstoffen dar. Der hyaline Knorpel besitzt keine Gefäße; die Ernährung muß durch Diffusion über die Grundsubstanz zu den Zellen erfolgen. Man zählt ihn deshalb zu den bradytrophen (langsam ernährten) Geweben.

Es gibt zwei Formen von hyalinem Knorpel, *hyalinen Knorpel mit* und *ohne Knorpelhaut* (Perichondrium). *Hyaliner Knorpel mit Perichondrium* (Abb. 10) bildet das Knorpelskelett der Nase; er kommt ferner an den brustbeinnahen Rippenabschnitten, im Kehlkopf und in der Luftröhre vor.

---

[1] hyalinos = glasartig
[2] chondros = Knorpel

Abb. 10 Hyaliner Knorpel mit Perichondrium
a histologisches Bild; b schematische Darstellung des Faserverlaufes und der Chondrone

Die Struktur dieser verschiedenen Organe wird durch die Anordnung der kollagenen Fasern bestimmt. Im Perichondrium verlaufen die kollagenen Faserbündel meist oberflächenparallel, biegen nach innen ab, durchziehen s-förmig und sich untereinander kreuzend den Knorpel und gliedern sich wieder in die Knorpelhaut der Gegenseite ein. Die Chondrone stehen senkrecht zur Oberfläche und werden von feinen kollagenen Fasern, die von den s-förmigen Zügen abgehen, umwickelt. Dadurch sind die Chondrone in die Gesamtkonstruktion einbezogen.

Der hyaline Knorpel mit Perichondrium besitzt einen funktionell erklärbaren Aufbau. Am Beispiel der U-förmigen Trachealknorpelspange soll dies erläutert werden. Die Knorpelhaut der konvexen Seite und die angrenzenden Knorpelabschnitte werden auf Zug beansprucht, den die kollagenen Fasern aufnehmen, und dem sie widerstehen. Alle übrigen Abschnitte unterliegen Druck, der an der konkaven Innenfläche am größten ist. Dieser Druck muß eine Umwandlung in Zug erfahren, da die kollagenen Fasern in erster Linie zugfest sind und nur bei Zugbeanspruchung die Formerhaltung des Korpels gewährleisten. Die Umformung erfolgt im Chondron in folgender Weise. Bei Druckeinwirkung haben die ovalen Knorpelzellen die Neigung, sich abzuflachen. Das ist jedoch nur in geringem Maße möglich, da sich sofort bei beginnender Verformung der Knorpelzellen die um die Chondrone vorhandenen, kollagenen Fibrillenwicklungen anspannen. Diese Zugspannung wird auf die s-förmigen Systeme übertragen und von diesen aufgenommen, so daß letztendlich die gesamten kollagenen Fasern der Trachealknorpelspange auf Zug beansprucht werden.

Hyaliner Knorpel ohne Perichondrium (Abb. 11) überzieht als Gelenkknorpel alle artikulierenden Flächen. Auch bei ihm bestimmen die kollagenen Fasern den inneren Aufbau.

Sie verlaufen arkadenförmig. Sie beginnen nahe dem Knochengewebe, steigen senkrecht zur Gelenkoberfläche auf, biegen hier in tangentiale Richtung um und kehren senkrecht wieder zur Basis des Gelenkknorpels zurück. Indem sich eine Vielzahl von arkadenförmigen kollagenen Systemen ineinander lagert, entstehen folgende Schichten: 1. *Tangentialfaserschicht* (an der Oberfläche, vom Scheitel der Arkaden gebildet), 2. *Übergangszone*, 3. *Radiärfaserschicht* (der senkrechte Abschnitt der Arkaden) und 4. *Kalkzone* (dieser knochennahe Bezirk ist teilweise verkalkt). Die Chondrone folgen mit ihrer Längsachse den kollagenen Zügen und werden wie beim hyalinen Knorpel mit Perichondrium von feinen Fasern, die sich von den arkadenförmigen abzweigen, umwickelt.

Auch die Struktur des Gelenkknorpels ist funktionell deutbar, auch hier geschieht eine Umwandlung von Druck in Zug. Durch die an den Gelenkenden auftretenden Druckkräfte werden die kollagenen Arkaden voneinander seitlich abgedrängt und dadurch gespannt. Außerdem treten die um die Chondrone verlaufenden Fibrillen der Verformung der Chondrone entgegen, indem auch sie sich straffen und die dabei auftretende Zugspannung auf die arkadenförmigen Bündel weiterleiten. Somit unterliegt die gesamte kollagene Konstruktion Zugbeanspruchung.

Abb. 11 Hyaliner Knorpel ohne Perichondrium (Gelenkknorpel)
a histologisches Bild; b schematische Darstellung des Faserverlaufs. A Tangentialfaserschicht B Übergangszone C Radiärfaserschicht D Kalkzone

Elastischer Knorpel ist sehr zellreich. Die einzelnen Knorpelzellen unterscheiden sich nicht prinzipiell von denen des hyalinen Knorpels, nur liegen sie meist einzeln in der Grundsubstanz; Chondronenbildungen sind also selten. Die Grundsubstanz enthält neben maskierten kollagenen Fasern elastische Fasern, die sich mit entsprechenden Farbstoffen ohne Schwierigkeiten darstellen lassen. Sie bilden engmaschige Netze und verleihen dieser Knorpelart die elastische Verformbarkeit. Elastischer Knorpel kommt in der Ohrmuschel, im äußeren Gehörgang, in der Ohrtrompete und im Kehldeckel vor.

Dem kollagenen Bindegewebe steht der *Faserknorpel* am nächsten, weshalb er auch als *Bindegewebsknorpel* bezeichnet wird. Er besitzt von allen Knorpelarten die wenigsten Zellen, die sich selten zu Chondronen vereinigen. Das Chondromukoid der Grundsubstanz ist in geringem Umfang vorhanden. Man findet es nur in unmittelbarer Nähe der Knorpelzellen, also im wesentlichen im Bereich des Knorpelhofes. Das bedeutet, daß nur hier die kollagenen Fasern maskiert sind, während sie sich in allen übrigen Bezirken mit den üblichen Färbemethoden darstellen lassen. Ihre Anordnung bestimmt die Struktur der verschiedenen Organe. Faserknorpel findet man in den Zwischenwirbelscheiben, den Disci articulares (Gelenkscheiben), den Menisci (halbmondförmige Gelenkscheiben des Kniegelenkes), den Gelenklippen und in der Symphyse (Schambeinfuge).

Knochengewebe

Morphologisch wie funktionell stellt das Knochengewebe das am höchsten differenzierte Stützgewebe dar. Es ist durch Festigkeit gegen Druck, Zug, Biegung und Drehung ausgezeichnet. Diese Eigenschaften sind auf seine äußere und innere Struktur zurückzuführen.

Wie alle Gewebe besteht auch das Knochengewebe aus Zellen und Interzellularsubstanz (Knochengrundsubstanz). Als *Osteozyten* bezeichnet man die Knochenzellen. Von einem ovalen bis spindelförmigen Zelleib gehen zahlreiche lange und schmale Fortsätze aus, die sich mit ebensolchen benachbarter Zellen verbinden. Die Knochenzellen liegen in nur wenig größeren Aussparungen der Knochengrundsubstanz, und zwar die Zelleiber in sog. Knochenhöhlchen, die Fortsätze in Knochenkanälchen, so daß die Grundsubstanz von einem System feiner Kanälchen und Höhlchen durchzogen wird. Die *Knochengrundsubstanz* setzt sich aus zwei Anteilen zusammen, einem geformten und einem ungeformten Anteil. Die *geformte Komponente* bilden kollagene Fasern vom Typ I, die in vielfältiger Weise angeordnet sind und, wie schon beim Knorpelgewebe, die innere Architektur bestimmen. Auf dieses Problem soll später speziell eingegangen werden. Die *ungeformte Komponente* gliedert sich in eine *organische Kittsubstanz* – ein halbflüssiges, kolloidales System von Mucopolysaccharide enthaltenden Eiweißkörpern – und *anorganische Salze*, welche die Grundsubstanz härten. Es handelt sich zu 85 % um Calciumphosphat, zu 10 % um Calciumcarbonat, zu 1,5 % um Magnesiumphosphat und zu 0,3 % um Calciumfluorid. Die kollagenen Fasern sind in die Kittsubstanz eingebettet, die anorganischen Salze lagern sich in Kristallform der Faseroberfläche an und werden durch Adsorptionskräfte an diese gebunden.

Es gibt zwei Knochenarten, *Geflechtknochen* und *Lamellenknochen*. Sie treten zeitlich nacheinander auf. Bei der Knochenbildung (Ossifikation) entsteht zunächst immer Geflechtknochen, der sekundär abgebaut und durch Lamellenknochen ersetzt wird. Die beiden Knochenarten unterscheiden sich durch Anordnung und Aufbau der Grundsubstanz. Beim *Geflechtknochen* bildet diese durch Vereinigung kurzer Knochenbälkchen ein Schwammwerk, das unregelmäßig große Hohlräume umschließt. Im Inneren der Grundsubstanz durchflechten sich die kollagenen Fibrillen vielfältig. Geflechtknochen trifft man beim Erwachsenen nur noch im Bereich der Schädelnähte, der Knochenrauhigkeiten und der knöchernen Innenohrkapsel an.

Alle anderen Skeletteile des Erwachsenen bestehen aus *Lamellenknochen* (Abb. 12). Diese Knochenart ist durch die lamelläre Bauweise der Grundsubstanz charakterisiert. Innerhalb schmaler, streifenförmiger Bezirke sind die kollagenen Fasern – es handelt sich um Typ 1 – zueinander parallel angeordnet. Da die Verlaufsrichtung der Faserbündel in ziemlich regelmäßigen Abständen wechselt, wird die Grundsubstanz in Lamellen aufgegliedert. Die innere Struktur des Lamellenknochens wird somit durch die Anordnung der kollagenen Fasern bestimmt. Zwischen mehrere, systemartig vereinte Lamellen schieben sich *Kittlinien*, die keine Fibrillen besitzen und nur aus organischer Knochensubstanz bestehen. Die Längsachse der Knochenzellen richtet sich den Fibrillen parallel, so daß der größte Teil der Fortsätze rechtwinklig zu den Faserbündeln steht.

Die unterschiedliche Anordnung der Lamellen bestimmt die Feinstruktur der einzelnen Knochen. Als Beispiel soll der Röhrenknochen dienen. Jeder Röhrenknochen besteht aus *Schaft* (Diaphyse) und *Gelenkenden*

Abb. 12 a Lamellenknochen (Ausschnitt aus der Diaphyse eines Röhrenknochens); b Aufbau eines Osteons (schematisch). Die Lamellen sind stufenweise abgetragen. Punkte und Striche geben die Anordnung der kollagenen Fasern wieder.

Binde- und Stützgewebe

(Epiphysen). Am Schaft verdichtet sich das Knochengewebe zur *Kompakta*, die schalenförmig das Mark umgibt. Die Gelenkenden besitzen eine nur schmale Randzone, die *Kortikalis*, welche zahllose, schwammartig aneinander gefügte Knochenbälkchen (*Spongiosa*) umgrenzt. Die *Kompakta* zeigt folgenden Aufbau. Unter der Knochenhaut (Periost) liegen zahlreiche, nahezu oberflächenparallele Knochenlamellen, die *äußeren Grundlamellen*. Darauf schließt sich eine Zone mit sehr unterschiedlich angeordneten Lamellen an. Charakteristisch sind für diese Schicht die *Osteone*.[1] Ein Osteon, auch *Havers-[2]System* genannt, enthält im Zentrum eine größere Aussparung, einen *Havers-Kanal*, in dem dünnwandige Blutgefäße verlaufen. *Speziallamellen (Havers-Lamellen)* umziehen den Havers-Kanal mehr oder weniger konzentrisch. Dabei sind die sich untereinander spitzwinklig verbindenden kollagenen Faserbündel spiralig um die Längsachse gewickelt, und zwar mit verschieden großen Steigungswinkeln, d. h. flache Spiralen mit kleinem Steigungswinkel wechseln mit steilen Spiralen und großem Steigungswinkel (Abb. 12b). Außerdem ändert sich die Verlaufsrichtung der Spiralen, indem sich die kollagenen Faserbündel wechselnd links- und rechtsspiralig verhalten. Auf diese Weise erhält jedes Osteon einen maximalen Festigkeitsgrad. Den Raum zwischen den Osteonen füllen *Schaltlamellen*. *Innere Grundlamellen*, deren Verlauf vielfältige Biegungen beschreibt, bilden den Abschluß zur Markhöhle.

Die viel schmalere *Kortikalis* ist im Prinzip in gleicher Weise aufgebaut. Kompakta und Kortikalis werden vom Periost aus mit *Gefäßen* versorgt. Dünnwandige Arterien und Venen gelangen über *Volkmann-Kanäle*[3] durch die äußeren Grundlamellen bis ins Zentrum der Osteone, bis zu den Havers-Kanälen.

Die *Spongiosa* verfügt nicht über Osteone. Man findet zwar zirkulär bzw. oval verlaufende Lamellensysteme, die jedoch keine Gefäße, sondern Teile des Knochenmarkes umgeben. Andere Lamellengruppen sind unter wechselnden Winkeln gegeneinander gekantet, nach Art von Gesteinstrümmern.

Wie das Knorpelgewebe besitzt auch das Knochengewebe einen funktionellen Aufbau, ja am Knochen wurde überhaupt zuerst die *funktionelle Bauweise* von Geweben erkannt. Bereits 1867 konnten der Mathema-

Abb. 13 Schematische Gegenüberstellung der Trajektorien eines Hebekrans und der Spongiosabälkchen im proximalen Femurende (nach H. von MEYER)

---

[1] Os = Knochen
[2] HAVERS, Clopton (1650–1702), Anatom in London
[3] VOLKMANN, Alfred Wilhelm (1800–1877), Physiologe in Halle

tiker CULMANN und der Anatom HERMANN V. MEYER nachweisen, daß das proximale Ende des Oberschenkelknochens (Femur) eine sog. trajektorielle Struktur besitzt (Abb. 13). *Trajektorien* sind graphisch darstellbare Linien größten Zuges und Druckes, die man theoretisch errechnen kann. CULMANN gab nun für einen Hebekran, der ähnlich wie das proximale Femurende geformt ist, Trajektorien an, die mit der Anordnung der Spongiosabälkchen weitgehend übereinstimmen. Dieses *funktionelle Prinzip* konnte an zahlreichen anderen Knochen bestätigt werden. Allgemein formuliert gilt: Bei reiner Zug- oder Druckbeanspruchung verlaufen die Trajektorien wie auch die Spongiosabälkchen parallel in Längsrichtung, bei Biegebeanspruchung bilden sie dagegen sich spitzwinklig kreuzende Bögen. PAUWELS konnte nachweisen, daß der Knochen im technischen Sinn ein Körper gleicher Festigkeit ist, d. h., daß die Spannungsgröße an allen Stellen gleich bleibt.
Mit der trajektoriellen Anordnung der Spongiosabälkchen erschöpft sich jedoch nicht die funktionelle Struktur des Knochens. Auch die Konstruktion der Osteone ist funktionell deutbar. Durch die spiralig angeordneten Fibrillenbündel, deren Steigungswinkel von Lamelle zu Lamelle wechselt, entstehen bei Beanspruchung Flächenpressungen, welche die Osteone versteifen.

Knochenentwicklung

Wie alle Binde- und Stützgewebe leitet sich das Knochengewebe vom Mesenchym, dem embryonalen Bindegewebe, ab. Bei der Entwicklung werden zwei Wege beschritten. Entweder entsteht das Knochengewebe durch direkte Verknöcherung des embryonalen Bindegewebes, als *desmale Ossifikation*[1] bezeichnet, oder es bildet sich aus dem Mesenchym zunächst Knorpelgewebe, das sekundär durch Knochen ersetzt wird, *chondrale Ossifikation* genannt.
Erste Anzeichen einer beginnenden *desmalen Ossifikation* (Abb. 14) sind Vermehrung und Vergrößerung der Mesenchymzellen, die sich an umschriebenen Stellen in plasmareiche und ziemlich großkernige Knochenbildungszellen, *Osteoblasten*, umwandeln. In unmittelbarer Nähe entstehen zahlreiche, miteinander verflochtene feinste Fibrillen. Durch Abscheidung einer amorphen (gestaltlosen) Kittsubstanz verbacken die Fibrillen. Die Osteoblasten werden eingemauert und damit zu Knochenzellen (Osteozyten). Osteoblasten bleiben nur an der Oberfläche des Knochenstückes erhalten, das sie saumartig umgeben. Die von Kalksalzen freie amorphe Kittsubstanz heißt *Osteoid*. Dieses Osteoid wird sekundär durch Ablagerung von Calciumphosphat (85%), Calciumcarbonat (10%), Magnesiumphosphat (1,5%) und Calciumfluorid (0,3%) gehärtet. Dabei treten diese Salze in der Kristallform des Hydroxylapatits auf und lagern sich den kollagenen Fasern an.
Da die entstandenen Knochenbälkchen netzartig aneinandergefügt und die Fasern in der Knochengrundsubstanz durchflochten sind, handelt es sich um Geflechtknochen, der im Verlauf jeder Ossifikation primär auftritt.

Abb. 14 Desmale Ossifikation

[1] Ossifikation = Verknöcherung; desmal = bandartig, bindegewebig

Binde- und Stützgewebe   35

Abb. 15 Chondrale Ossifikation

Bei der *chondralen Ossifikation* (Abb. 15) wird das Skelettstück zwar nicht in seiner endgültigen Größe, aber doch in seiner Form knorpelig vorgebildet und sekundär durch Knochen ersetzt. Am Beispiel eines Röhrenknochens soll dieser Vorgang geschildert werden. Die ersten Veränderungen kann man im Inneren der *Diaphyse* erkennen. Sie bestehen in blasiger Auftreibung und Vergrößerung der Knorpelzellen. Danach lagern sich in der Knorpelgrundsubstanz Kalksalze ab, die im Diaphysenzentrum makroskopisch und röntgenologisch sichtbare *Verkalkungspunkte* bilden. Wenig später schreitet die Verkalkung epiphysenwärts fort. Von der Knorpelhaut aus entsteht durch desmale Ossifikation ein schmaler Knochenmantel, der die Diaphyse umgreift. Diese sog. *Knochenmanschette* wird an mehreren Stellen gleichzeitig durch Knochenfreßzellen (*Osteoklasten*), die aus der zur Knochenhaut gewordenen Knorpelhaut stammen, kanalförmig zerstört. Den Osteoklasten folgen Gefäße. Gelangen die Osteoklasten an die verkalkte Knorpelgrundsubstanz, so sind sie in der Lage, auch diese zu phagozytieren. Sie heißen von nun an *Chondroklasten* (Knorpelfreßzellen). Die freigesetzten Knorpelzellen gehen teils zugrunde, teils werden sie zu Chondroklasten oder zu Osteoblasten. Durch die Tätigkeit der Knorpelfreßzellen entsteht ein nischenreicher Raum, der von eingewanderten Mesenchymzellen ausgefüllt wird. Man bezeichnet ihn als *primären Markraum*.
Den Resten der verkalkten Knorpelgrundsubstanz lagern sich Osteoblasten, die vor allem aus

dem Mesenchym stammen, auf und überziehen sie mit einem ungleichmäßigen Saum von Knochengewebe.

Die Knochenmanschette hindert eine Dickenausbreitung der Diaphyse und lenkt so die Ossifikationsvorgänge epiphysenwärts. Der morphologische Ausdruck dafür ist die säulenförmige Anordnung der Knorpelzellen, weshalb dieser Bezirk auch *Säulen-* oder *Reihenknorpel* genannt wird. An den Markraum grenzen blasig degenerierte Knorpelzellen und verkalkte Knorpelgrundsubstanz, die vom Markraum aus durch Chondroklasten zerstört werden. Dieser Abschnitt heißt *Eröffnungszone*. An der Grenze zur Epiphyse hört der Umbildungsvorgang auf. Hier bleibt zunächst eine Knorpelscheibe als sog. *Epiphysenfuge* bestehen, die eine Zuwachsfläche darstellt und erst im 20.–21. Lebensjahr durch Knochen ersetzt wird.

Knochenmanschette und im Inneren der Diaphyse gebildeter Knochen vereinigen sich. Es handelt sich um Geflechtknochen. Die Vorgänge, die zur Bildung der Knochenmanschette führen, bezeichnet man als *perichondrale Ossifikation*, diejenigen, welche sich im Inneren des knorpelig vorgeformten Skelettstückes abspielen, als *enchondrale Ossifikation*. Peri- und enchondrale Verknöcherung laufen in der Diaphyse vorerst isoliert ab, sind jedoch in fortgeschrittenerem Stadium nicht zu trennen.

Die *Epiphysen* verknöchern nur enchondral, außerdem wesentlich später, meist erst nach der Geburt. Etwa im Zentrum beobachtet man zunächst blasige Degeneration der Knorpelzellen und Verkalkung der Grundsubstanz. Von der Knorpelhaut dringen Gefäße ein, deren Weg von Chondroklasten gebahnt wird. Wie im Inneren der Diaphyse entsteht ein zerklüfteter, mesenchymgefüllter Markraum, dessen angrenzendes Knorpelgewebe teils zerstört wird, teils lagern sich Osteoblasten Resten verkalkter Knorpelgrundsubstanz auf und überziehen sie saumartig mit Geflechtknochen. Im Bereich der Gelenkflächen bleibt das Knorpelgewebe zeitlebens erhalten.

Nach der Geburt wird der Geflechtknochen bis auf wenige Stellen (s. o.) durch Lamellenknochen ersetzt. Bei diesem Umgestaltungsprozeß halten sich Abbau des Knochens von innen und Anbau an der Außenseite etwa die Waage. Osteoklasten zerstören vom Markraum aus das Knochengewebe, indem sie Grundsubstanz und Zellen auflösen und phagozytieren. Dadurch enthalten sie meist mehrere Zellkerne. Sie liegen in lakunenartigen Aussparungen. An der Außenseite sondern gleichzeitig Osteoblasten, die eng aneinandergrenzen, neues Knochengewebe lamellenförmig ab. Auf diese Weise entstehen die äußeren Grundlamellen. Vom Periost aus dringen Gefäße ein, die sich mit mehr oder weniger konzentrisch angeordneten Lamellen umgeben und somit Osteone bilden. Die zwischen den Osteonen vorhandenen Reste der Grundlamellen fungieren nun als Schaltlamellen. Zuletzt formen sich die inneren Grundlamellen, die den buchtenreichen Markraum auskleiden.

Knochenan- und -abbau kommen zeitlebens nicht zur Ruhe. Auch wenn die Knochenstücke vollkommen aus Lamellenknochen bestehen, unterliegen sie ununterbrochen Umbildungsprozessen. Dadurch verfügt das an und für sich feste Knochengewebe über plastische Eigenschaften und ist in der Lage, sich wechselnden äußeren Bedingungen anzupassen.

Die *Frakturheilung* geht in erster Linie vom Periost aus. Sie erfolgt nach Art einer *desmalen Ossifikation*. Das Gewebe, das die Bruchstücke verbindet, heißt *Kallus*. Zunächst entsteht gefäßreiches Bindegewebe, dessen Zellen sich in Osteoblasten umwandeln. Durch die Abscheidung von Osteoid verkleben die Bindegewebsfasern. Die Einlagerung von Kalksalzen bewirkt die Härtung der Grundsubstanz. Auf diese Weise bildet sich Geflechtknochen, der sekundär durch Lamellenknochen ersetzt wird.

Im höheren Alter nimmt die Intensität der Knochenbildung ab, während die Abbauvorgänge fast unvermindert anhalten. Das führt zur Reduzierung des Knochengewebes. Dabei verschwinden vor allem die funktionell weniger wichtigen Spongiosabälkchen, wodurch zwar die trajektorielle Struktur deutlicher hervortritt, der Knochen aber weniger vielseitig belastbar ist. Auch das innere Gefüge ändert sich. Die Bindung zwischen anorganischen Salzen, kollagenen Fasern und organischer Kittsubstanz läßt nach. Der Knochen wird brüchig.

Muskelgewebe

Dem Muskelgewebe ist die Fähigkeit zur Kontraktion eigen. Funktionell und morphologisch grenzt man *glatte Muskulatur*, *quergestreifte Muskulatur* und *Herzmuskulatur* voneinander ab.

Glatte Muskulatur

Die *glatte Muskelzelle* (Abb. 16) stellt das Bauelement dar. Sie ist spindelförmig und besitzt einen ebensolchen Kern. Die Länge wechselt. Meist beträgt sie 15–20 µm, im schwangeren Uterus (Gebärmutter) erreicht sie maximal 500 µm. Im Querschnitt mißt die glatte Muskelzelle 4–7 µm. Das Zytoplasma – hier *Sarkoplasma*[1] genannt – enthält kontraktile Fasern, die *Myofibrillen*. Diese reagieren in polarisiertem Licht *anisotrop* (doppelbrechend). Sie bauen sich aus Myofilamenten auf, die Aktomyosin, einen kontraktilen Eiweißkörper, enthalten.

Glatte Muskulatur findet man in den Wänden der Gefäße, des Magen-Darm-Kanals, der ableitenden Harnwege, in der Haut und im Auge. Die Kontraktion unterliegt nicht dem Willen; sie erfolgt langsam, wurmförmig. Im Magen-Darm-Kanal pflanzt sich die Kontraktion wellenförmig mastdarmwärts fort. Diesen Vorgang nennt man *Peristaltik*.

Quergestreifte Muskulatur

Wegen ihres Vorkommens wird die quergestreifte Muskulatur auch als Skelettmuskulatur bezeichnet. Sie stellt das dar, was beim Tier Fleisch heißt. Das Bauelement ist die *Muskelfaser* (Abb. 16) mit einem durchschnittlichen Querschnitt von 40–60 µm und einer maximalen Länge von 12,5 cm. Als *Sarkolemm* bezeichnet man die äußere Hülle der Muskelfaser. Sie umschließt das *Sarkoplasma* und besteht aus einer Basalmembran und eng verflochtenen Gitterfasern. Ovale

Abb. 16 a Glatte Muskulatur im Längs- und Querschnitt; b quergestreifte Muskulatur im Längs- und Querschnitt; c Herzmuskulatur im Längs- und Querschnitt

[1] sarkós = Fleisch

Zellkerne lagern sich der Innenseite des Sarkolemms an. Neben Mitochondrien – hier auch *Sarkosomen* genannt – enthält das Sarkoplasma die kontraktilen Fasern, die *Myofibrillen*. Diese reagieren im polarisierten Licht unterschiedlich. Stark anisotrope und schwach anisotrope Abschnitte wechseln in regelmäßigen Abständen miteinander ab. Da die stark anisotropen wie auch die schwach anisotropen Anteile der einzelnen Myofibrillen in gleicher Höhe liegen, erhält die gesamte Muskelfaser ein quergestreiftes Aussehen.

Die schwach anisotropen Bezirke kürzt man mit I[1], die stark anisotropen mit A ab. Den I-Abschnitt durchläuft eine dünne Zwischenmembran, der Z-Streifen. Den A-Abschnitt unterteilt die Mittelmembran M. Elektronenoptisch (Abb. 17) stellen sich beiderseits von M Aufhellungen, sog. H-Abschnitte, dar. Den etwa 2 µm langen Abstand von Z bis Z nennt man *Sarkomer*. Er gliedert sich in Z – I-Band – A-Band – H-Band – M – H-Band – A-Band – I-Band – Z.

Die Myofibrillen (Abb. 17) bestehen aus nur *elektronenoptisch* sichtbaren *dicken* und *dünnen Myofilamenten*. Die dicken Myofilamente liegen im A-Streifen, die dünnen im I-Streifen, schieben sich aber in den A-Streifen bis zum H-Abschnitt hinein. Die als M bezeichnete Mittelmembran stellt sich im Elektronenmikroskop nicht als vollständige Membran, sondern als knotenförmige Bildungen der dicken Myofilamente dar. Auch der Z-Streifen ist keine selbständige Struktur. Elektronenmikroskopische Untersuchungen haben ergeben, daß sich hier die dünnen Myofilamente auffasern und mit denen des folgenden Sarkomers verbinden. Bei der dem Willen unterliegenden Kontraktion werden die dünnen Myofilamente fast vollkommen in den A-Streifen hineingezogen, was ein fast vollständiges Verschwinden des I-Abschnittes zur Folge hat. Während der Muskelerschlaffung gleiten die dünnen Myofilamente wieder heraus. Die dicken Myofilamente bestehen aus *Myosin*, die dünnen aus *Aktin*. Bei der Kontraktion verbinden sie sich zu *Aktomyosin*.

Abb. 17 Elektronenoptischer Aufbau einer Myofibrille (schematisch)

Am Ende gehen die Muskelfasern in kollagene Fasern über, indem sich lichtoptisch die Myofibrillen in kollagenen Fibrillen fortsetzen. Im elektronenmikroskopischen Bild erscheinen an diesen Stellen einander gegenüberstehende Doppelmembranen.

Man unterscheidet drei verschiedene Typen von Muskelfasern. Es gibt große helle oder auch weiße Fasern, kleine dunkle oder auch rote Fasern und Zwischenformen.
Die großen *weißen Muskelfasern* messen im Querschnitt etwa 80–100 µm. Sie enthalten viele Myofibrillen, wenig Myoglobin (deshalb weiße Fasern) und in geringerem Maße Mitochondrien. Sie besitzen bei großer Kraftentfaltung eine hohe Kontraktions- und Erschlaffungsgeschwindigkeit und werden deshalb auch als „fast twitch fibres" – schnell zuckende Fasern – bezeichnet.

---

[1] Die Abkürzung der schwach anisotropen Abschnitte mit I ist darauf zurückzuführen, daß man noch vor Jahren diesen Abschnitt für isotrop hielt. Genaue polarisationsoptische Untersuchungen mit empfindlicheren Geräten haben jedoch eine schwache Anisotropie ergeben, welche durch gerichtete Strukturen hervorgerufen wird.

Sie arbeiten überwiegend anaerob glycolytisch, sind schlecht kapillarisiert und rasch ermüdbar. Die kleinen *roten Muskelfasern* haben einen Querschnitt von etwa 40–50 µm. Sie sind reich an Myoglobin (deshalb rote Fasern) und Mitochondrien, enthalten weniger Myofibrillen. Kontraktions- und Erschlaffungsgeschwindigkeit sind gering, ebenso die Kraftentfaltung. Man bezeichnet sie auch als „slow twitch fibres" – langsam zuckende Fasern. Sie gewinnen die Energie durch oxidativen Abbau von Glucose, Glycogen und z. T. auch von Fettsäuren. Sie sind gut kapillarisiert und ermüden langsam.

Da die weißen Muskelfasern schnelle Bewegungen herbeiführen, heißen sie auch *phasische Muskelfasern*, während die roten Muskelfasern für den Tonus, eine Ruhespannung ohne Bewegung, geeignet sind und deshalb auch *tonische Muskelfasern* genannt werden.

Die quergestreiften Muskeln des Menschen bestehen aus weißen wie roten Fasern, wobei je nach der vordergründigen Funktion – ob Bewegung oder Haltung – die eine oder andere Faserart überwiegt. Durch die Mischung der Fasern ist die Möglichkeit gegeben, die Bewegungen, die Kraftentfaltung, die Ausdauer, die Bewegungsgeschwindigkeit nahezu stufenlos zu regeln. Dabei arbeiten die motorischen Einheiten asynchron und lösen sich fließend ab.

Nicht alle Fasern eines Muskels kontrahieren sich gleichzeitig. Als Regel gilt, daß nur etwa zwei Drittel der Fasern gleichzeitig innerviert werden. Würden alle Fasern gleichzeitig erregt, wäre die Kraftentfaltung so groß, daß die Zerreißgrenze des Muskels erreicht wird. Die Masse der nicht erregten Muskelfasern wirkt auf die Muskelbewegung dämpfend und damit ausgleichend.

Die Muskelfasern werden von motorischen Neuronen (s. S. 267) über motorische Endplatten (s. S. 45) innerviert. Dabei versorgt ein Neuron eine in den einzelnen Muskeln sehr unterschiedliche Anzahl von Muskelfasern. Motorisches Neuron und die von ihm innervierten Muskelfasern faßt man unter dem Begriff „*Motorische Einheit* oder *Motoneuron*" zusammen. Es gibt große und kleine Motoneurone. In großen motorischen Einheiten versorgt ein Neuron sehr viele Muskelfasern, in kleinen motorischen Einheiten gelangt ein Neuron nur zu wenigen Muskelfasern. Je kleiner die Motoneurone sind, um so besser ist die Kraft des Muskels abstufbar, um so feiner sind die Bewegungen. Besonders kleine Motoneurone liegen beim Menschen vor in den äußeren Augenmuskeln (1:5–10, d. h., ein Neuron versorgt 5–10 Muskelfasern), den mimischen Muskeln, Kehlkopfmuskeln, Muskeln der Hand, besonders des Daumens (1:200–300). Große Motoneurone enthalten die Muskeln des Rumpfes und der Beine (1:500–2 000). Die motorischen Einheiten unterscheiden sich nicht nur durch die Zahl der zugehörigen Muskelfasern, sondern auch durch ihren Aufbau und ihre Funktion. *Große Motoneurone* sind schnelle motorische Einheiten mit geringer Erregbarkeit, hoher aber unregelmäßiger Entladungsfrequenz und hoher Leitungsgeschwindigkeit des zugehörigen Neuriten; sie bestehen aus weißen Muskelfasern. *Kleine Motoneurone* sind langsame motorische Einheiten mit hoher Erregbarkeit, geringer aber regelmäßiger Entladungsfrequenz und geringer Leitungsgeschwindigkeit des Neuriten; sie enthalten rote Muskelfasern.

Lockeres Bindegewebe fügt sich einerseits zwischen die Muskelfasern ein und faßt andererseits mehrere Muskelfasern zu Bündeln zusammen. Den äußeren Abschluß bildet die *Faszie*[1].

Herzmuskulatur

Die Herzmuskulatur (Abb. 16) baut sich aus Zellen auf. Diese erscheinen im Längsschnitt annähernd rechteckig, wobei die schmalen Seiten etwas schräg und treppenförmig gezackt verlaufen. An diesen gezackten Flächen verbinden sich die Herzmuskelzellen miteinander, und zwar nicht selten in der Weise, daß *einer* Endfläche *zwei* schmale Zellen anliegen, die von hier aus spitzwinklig auseinanderweichen. Durch eine Vielzahl solcher spitzwinkliger Anastomosen gewinnt die

---

[1] fascia = Binde

Herzmuskulatur ein schwammartiges Aussehen. Die Verzahnungsflächen der Herzmuskelzellen werden *Glanzstreifen* oder *Kittlinien* genannt. Den äußeren Abschluß einer Herzmuskelzelle bildet das aus einer Basalmembran und Gitterfasern bestehende *Sarkolemm*. Im Inneren enthält das Sarkoplasma ein oder zwei zentral liegende Zellkerne und *Myofibrillen*. Diese verlaufen in Längsrichtung, weichen in Kernnähe etwas zur Seite aus, wodurch ein sarkoplasmareicher, fibrillenfreier Hof entsteht. Herzmuskelzellen stellen sich im Querschnitt vieleckig dar. Sie messen im mittleren Lebensalter 20–25 µm. Sie sind quergestreift. Die Querstreifung ist mit der der Skelettmuskulatur vollkommen identisch. Im Bereich der Glanzstreifen beginnen bzw. enden die Myofibrillen.

Die Herzmuskulatur verfügt über differenzierte Zellen, die besonders befähigt sind, Erregungen weiterzuleiten. Sie verbinden sich strangartig zum *Erregungsleitungssystem*. Diese Zellen sind reich an Glycogen und arm an Myofibrillen.

Nervengewebe

Dieses am höchsten differenzierte Gewebe besteht aus *Nervenzellen* und *Nervenstützgewebe*, der sog. *Neuroglia*. Man teilt die Nervenzellen nach der Anzahl ihrer Fortsätze ein und unterscheidet *uni-*, *bi-* und *multipolare* Nervenzellen, d.h. Nervenzellen mit einem Fortsatz, zwei und mehreren Fortsätzen. Am häufigsten kommen *multipolare* Nervenzellen (Abb. 18) vor, und zwar vor allem in der Großhirnrinde und der grauen Substanz des Rückenmarkes. Ihr Zelleib besitzt eine Größe von 80–100 µm. Von ihm gehen mehrere Fortsätze aus. Die kurzen, in der Nähe verzweigten heißen *Dendriten*; ein langer unverzweigter Fortsatz, der *Neurit*, reicht vom Zelleib bis zum Erfolgsorgan. Diese Entfernung beträgt bis zu 1 m. Die Zellkerne zeichnen sich durch lokker strukturiertes Chromatin und einen dadurch meist deutlich sichtbaren Nucleolus aus. Das Zytoplasma, hier *Neuroplasma* genannt, enthält feine Fasern, *Neurofibrillen*, die sich im *Perikaryon*, dem Gebiet um den Zellkern, verflechten und nach den Fortsätzen zu parallel anordnen. In Form grober Schollen, sog. *Nissl-Schollen*[1], stellt sich das Ergastoplasma lichtmikroskopisch dar.

Abb. 18 Multipolare Nervenzelle
a Darstellung durch Versilberung; b Darstellung durch Färbung nach Nissl

[1] Nissl, Franz (1860–1919), Hirnanatom und Psychiater in Heidelberg

Die Schollen enthalten bedeutende Mengen von RNA und dienen der Eiweißsynthese. Bei Schädigung von Nervenzellen (z. B. infolge von Lues, Diphterie, Vergiftungen) lösen sie sich auf. Die Abgangsstelle des Neuriten bleibt als *Ursprungskegel* frei von Nissl-Schollen.
Im Elektronenmikroskop stellen sich die Nissl-Schollen als ein netzartiges Lamellensystem dar, an dessen Oberfläche und in dessen Maschen sich Ribosomen befinden. Die Neurofibrillen bestehen submikroskopisch aus Elementarfibrillen. Weiterhin lassen elektronenmikroskopische Aufnahmen im Neuroplasma feinste Röhrchen mit einem Durchmesser von 15–30 nm (150–300 Å; Neurotubuli) erkennen. Sie erstrecken sich wie die Neurofibrillen auch in die Fortsätze und verlaufen achsenparallel. Ihre funktionelle Bedeutung ist unbekannt.

Abb. 19
Markreiche Nervenfaser in der Aufsicht und im Längsschnitt

Die Neuriten werden auch als *Nervenfasern* (Abb. 19) bezeichnet, da sie durch Aneinanderlagerung die peripheren Nerven bilden. Eine Nervenfaser besitzt folgenden Aufbau: Im Zentrum liegt der *Achsenzylinder* oder das *Axon*, welches *Neuroplasma, Neurofibrillen, Neurotubuli* und *Mitochondrien* enthält. Es wird von der Markscheide umgeben, die aus *Myelin* besteht. Myelin stellt einen Lipid-Eiweiß-Komplex dar. Submikroskopisch findet dieser Komplex seinen Ausdruck in einem vielfachen Schichtenbau, indem regelmäßig Eiweiß- und Lipidlamellen miteinander abwechseln. Die Markscheide ist in regelmäßigen Abständen von 0,8–1 mm durch *Ranvier[1]-Schnürringe* unterbrochen. Den äußeren Abschluß bilden die *Schwann[2]-Zellen*. Sie stellen flächenhaft ausgebreitete Zellen dar, welche die Nervenfasern schlauchartig umhüllen. Man nennt sie auch *Schwann-Scheide* oder *Neurolemm*. Im Bereich der Ranvier-Schnürringe grenzen Axon und Zytoplasma der Schwann-Zellen unmittelbar aneinander.
Der Achsenzylinder dient der Erregungsleitung, während die Myelinscheide die einzelnen Nervenfasern gegeneinander isolieren soll.

Nicht alle Nervenfasern verfügen über eine gut entwickelte Markscheide. So kommen neben *markreichen* *markarme* und *marklose* Nervenfasern vor.
Innerhalb eines peripheren Nerven sind zahlreiche Nervenfasern durch kollagenes gefäßführendes Bindegewebe zu einer Einheit gefügt. Dabei fassen kollagene Fibrillen zunächst einige Nervenfasern zu Bündeln zusammen und mehrere Bündel werden wiederum von Bindegewebe umschlossen.
Echte *bipolare Nervenzellen* besitzt der menschliche Organismus nur in sehr geringem Umfang. Dagegen sind sog. *pseudounipolare* Zellen häufig. Bei diesen Nervenzellen verläßt zunächst ein Fortsatz den Zelleib, der sich jedoch in unmittelbarer Nähe T-förmig aufteilt, so daß also im Grunde zwei Fortsätze von der Zelle ausgehen. Derartige Nervenzellen sind in den Spinalganglien enthalten.

[1] RANVIER, Louis (1835–1922), Anatom in Paris
[2] SCHWANN, Theodor (1810–1882), Begründer der Zellenlehre, Anatom in Lüttich

Zelleib, Dendriten und Neurit faßt man unter dem Begriff *Neuron* zusammen. Der Name stammt von W. WALDEYER[1]. Man versteht darunter die morphologische und funktionelle Einheit des Nervensystems. Nach der Neuronentheorie des bedeutenden spanischen Neurohistologen CAJAL (1852–1934) baut sich das Nervensystem aus hintereinandergeschalteten Neuronen auf. Nur die Neuronen sind fähig, nervöse Funktionen auszuüben. Die Verknüpfung der Neuronen erfolgt durch *Synapsen*. Dabei zweigt sich der Achsenzylinder eines Neuriten vielfältig auf, verliert seine Markscheide und legt sich den verästelten Dendriten an. Es kommt zu keiner substantiellen Verschmelzung von Neurit und Dendrit, sondern im Bereiche der Synapsen ist elektronenoptisch ein Spalt von 20 nm (200 Å) Breite nachweisbar. Neurit und Dendrit sind miteinander verzapft, indem sich der verdickte Neurit in eine entsprechende muldenförmige Vertiefung des Dendriten einfügt (Abb. 20). Die synaptischen Endabschnitte von beiden enthalten keine Neurofibrillen, dagegen zahlreiche feine Bläschen und viele Mitochondrien. In den Bläschen sollen die Übertragersubstanzen Acetylcholin bzw. Adrenalin entstehen, während die Enzyme der Mitochondrien wahrscheinlich diese Stoffe wieder abbauen und dadurch die Reizübertragung beenden.

Im Gehirn und Rückenmark liegt zwischen den Nervenzellen Nervenstützgewebe, *Neuroglia*. Die Gliazellen sind sehr vielgestaltig. Sie besitzen zahlreiche, z. T. sehr lange Fortsätze. Sie haben wahrscheinlich nicht nur Stützfunktion, sondern dienen auch dem Stoffwechsel.

Abb. 20 Schematische Darstellung einer Synapse

Nervenendkörperchen

Der Aufnahme von Druck, Berührung, Schmerz, Temperatur und der Wahrnehmung der Tiefensensibilität dienen verschiedene Endkörperchen. Man unterscheidet:
1. Druck- und Berührungsempfänger;
2. Temperaturempfänger;
3. Schmerzempfänger;
4. Endorgane der Tiefensensibilität.

---

[1] WALDEYER, Wilhelm (1836–1921), Anatom in Berlin

Druck- und Berührungsempfänger

Druck und Berührung können auf verschiedene Weise in der Haut aufgenommen werden. Schon zwischen den Epithelzellen endigende freie Nervenfasern sind in der Lage, Druck- und Berührungsreize zu empfangen. Besonders geformte Organe sind:

a) *Meißner[1]-Tastkörperchen* (Abb. 170). Sie liegen unmittelbar unter der Epidermis in den Bindegewebspapillen des Coriums. Sie haben die Gestalt von Tannenzapfen und sind etwa 50 µm dick und 100 µm lang. Außen umgibt sie eine Bindegewebskapsel. Im Inneren schichten sich quergelagerte kolbenförmige Tastzellen übereinander. Die Meißner-Tastkörperchen werden von mehreren Nervenfasern versorgt, welche die Kapsel durchdringen, im Inneren ihre Markscheide verlieren und zwischen den Zellen in flachen Spiralen verlaufen. Ihre Neurofibrillen bilden zwischen den Tastzellen feine Netze.

b) *Vater[2]-Pacini[3]-Lamellenkörperchen* (Abb. 170). Sie befinden sich an der Grenze zwischen Kutis und Subkutis und in der Subkutis. Da sie einen Durchmesser von 2 mm und eine Länge von 4 mm besitzen, sind sie mit dem bloßen Auge sichtbar und können mit dem Skalpell präpariert werden. Sie bestehen aus 30–60 Bindegewebslamellen, die sich zwiebelschalenartig umeinanderlagern. Zwischen den Lamellen befindet sich eiweißhaltige Flüssigkeit. Im Inneren zeigen die Lamellenkörperchen den sog. Innenkolben, der in der Längsachse des Organs verläuft. Der Innenkolben enthält konzentrisch geschichtete Zellen. Die Lamellenkörperchen werden meist von einer Nervenfaser versorgt, welche beim Durchtritt durch die Lamellen ihre Markscheide verliert. Im Innenkolben gestalten sich die Neurofibrillen der Nervenfaser netzförmig.

Temperaturempfänger

Es müssen *Kälte-* und *Wärmeempfänger* unterschieden werden. Als *Kälteempfänger* gelten die *Krause[4]-Endkolben*. Sie liegen wie die Meißner-Tastkörperchen unter der Epidermis im Stratum papillare des Coriums, kommen aber auch häufig in der Tunica propria von Schleimhäuten (Mundhöhle, Bindehaut, Harnblase, äußere Geschlechtsorgane) vor. Es sind ovale Gebilde, welche von einer Kapsel umgeben werden und einen Innenkolben enthalten. Mehrere Nervenfasern durchziehen die Kapsel, büßen hier ihre Markscheide ein und verbinden sich im Inneren netzartig. Der Wärmeempfindung dienen die *Ruffini[5]-Körperchen*, welche sich wie die Vater-Pacini-Lamellenkörperchen an der Grenze zwischen Kutis und Subkutis befinden. Es sind spindelförmige, bis zu 1,5 mm lange Organe, in deren Innerem sich marklose Nervenfasern nach dem Durchtritt durch die kräftige Bindegewebskapsel verzweigen und teilweise mit kleinen Knöpfen enden.

Schmerzempfänger

Spezielle, schmerzempfangende Organe sind bisher nicht nachgewiesen worden. Der Schmerz wird von den freien Nervenendigungen aufgenommen, die sich vor allen Dingen im Stratum papillare und z.T. auch in den unteren Schichten der Epidermis befinden. Die Erregung erfolgt entweder durch direkte zerstörende mechanische Einwirkung oder durch chemische Stoffe, die von geschädigten Zellen abgegeben werden. Daraus ist zu ersehen, daß es sich bei der Schmerzentstehung immer um einen krankhaften Prozeß handelt. Den Schmerzen der Eingeweide eilen sicher Vorgänge voraus, die zur Schädigung der vegetativen Endfasern führen (Mangeldurchblutung, Spasmen, Schleimhautdefekte, Schwellungen). Die Schmerzleitung der Eingeweide soll in erster Linie über den Sympathikus erfolgen.

---

[1] MEISSNER, Georg (1829–1905), Anatom in Basel
[2] VATER, Abraham (1684–1751), Anatom in Wittenberg
[3] PACINI, Filippo (1812–1883), Anatom in Florenz
[4] KRAUSE, Wilhelm (1833–1910), Anatom in Göttingen und Berlin
[5] RUFFINI, Angelo (1864–1929), Anatom in Siena und Bologna

Endorgane der Tiefensensibilität

Abb. 21
Halbschematische Darstellung einer Muskelspindel

(Beschriftungen: Kapsel, Muskelfaser, Rezeptoren, motorische Endplatten, markarme Nervenfasern, markreiche Nervenfaser)

Sie liegen in wechselnder Zahl als spindelförmige Organe in quergestreiften Muskeln und deren Sehnen. Man unterscheidet *Muskelspindeln* und *Sehnenspindeln*.

a) *Muskelspindeln* (Abb. 21). Sie sind etwa 2–10 mm lang und 0,2 mm dick. Sie werden außen von einer bindegewebigen Kapsel umhüllt und enthalten im Inneren längsgerichtete Muskelfasern. Die Muskelfasern weisen nicht selten mittelständige Kerne auf. Durch die bindegewebige Hülle dringen etwa in der Spindelmitte markhaltige Nervenfasern, die sich der Oberfläche der Muskelfasern auflagern. Sie werden hier marklos und verzweigen sich auf dem Sarkolemm. Sie stellen den Rezeptor[1] der Muskelspindel dar. An den En-

---
[1] Rezeptor = Reizaufnehmer

den der Spindel treten markarme Nervenfasern ein, verästeln sich und bilden unter dem Sarkolemm motorische Endplatten.

Muskelspindeln sind Teil eines Regelkreises. Der Reiz (das sog. Muskelgefühl) entsteht durch Dehnung des Muskels. Seine Aufnahme erfolgt über den Rezeptor. Danach gelangt die Erregung in markhaltigen Nervenfasern zum Rückenmark. Sie geht hier auf motorische Bahnen über, welche die Arbeitsmuskulatur erreichen und zur Kontraktion bringen. Gleichzeitig läuft die Erregung, allerdings langsamer, in markarmen Nervenfasern zu den an den Spindelenden liegenden motorischen Endplatten. Diese bewirken, daß sich die Muskelfasern innerhalb der Spindel auf den neuen Kontraktionszustand der Arbeitsmuskulatur einstellen. Dadurch erhöht sich die Erregbarkeit der Muskelspindel.

b) *Sehnenspindeln*. Sie sind ebenfalls von einer bindegewebigen Kapsel umschlossen und zeigen im Inneren kollagene Faserbündel. Markhaltige Nervenfasern durchbrechen die Kapsel und gliedern sich an der Oberfläche der kollagenen Faserbündel in ein feines Netzwerk auf, wobei sie ihre Markscheide verlieren. Sie sind Zugrezeptoren und ermöglichen die Wahrnehmung des Sehnengefühls.

Muskel- und Sehnengefühl ergeben die sog. Tiefensensibilität, welche über die Stellung und Lage im Raum orientiert.

Motorische Endplatten

Während die Nervenendkörperchen der Aufnahme sensibler Reize dienen, verbinden die *motorischen Endplatten* (Abb. 22) die motorischen Nervenfasern mit den Muskelfasern; d. h., die Innervation der Muskeln erfolgt über die motorischen Endplatten. Sie sind folgendermaßen aufgebaut:

Eine motorische, markhaltige Nervenfaser wird nahe der Oberfläche einer Muskelfaser marklos. Darauf durchzieht der nur vom Neurolemm bedeckte Achsenzylinder das Sarkolemm. Im Inneren der Muskelfaser faltet sich das Neurolemm sehr intensiv und formt dadurch zahlreiche Fortsätze. Der Endabschnitt des Achsenzylinders enthält viele, nur im Elektronenmikroskop sichtbare Bläschen und Mitochondrien. Das Sarkolemm bildet in diesem Bezirk eine flache, an Mitochondrien reiche Rinne. Es entsendet schmale Fortsätze zwischen das gefaltete Neurolemm. Dadurch kommt es zu einer engen Verzahnung. Die gesamte ovale Kontaktfläche bezeichnet man als motorische Endplatte. Wegen ihres Gehalts an Mitochondrien ist auf enzymatische Aktivität zu schließen. Man hat vor allem Acetylcholinesterase nachgewiesen, ein Enzym, welches das in der motorischen Endplatte freiwerdende Acetylcholin, die Überträgersubstanz, zerstört und damit die Erregung beendet.

Abb. 22
Motorische Endplatte im elektronenmikroskopischen Bild (Schema)

Organsysteme

Orientierung am Körper

Bei der Beschreibung des menschlichen Körpers treten in zusammengesetzten anatomischen Begriffen Eigenschaftswörter auf, die häufig wiederkehren. Deshalb erscheint es günstig, diese eingangs zu besprechen. Sie dienen der Orientierung am Körper (Abb. 23).
Alle Organe, die nach dem Schädel (cranium) verlaufen, ziehen *kranial*. Diejenigen, welche

Abb. 23   Ebenen und Richtungen am Körper (nach ALVERDES)

nach dem unteren Körperende (cauda = Schwanz) zeigen, sind nach *kaudal* gerichtet. Kranial und kaudal werden häufig durch *superior* (oben) und *inferior* (unten) ersetzt. Bauchwärts heißt *ventral* (venter = Bauch), rückenwärts *dorsal* (dorsum = Rücken). Für ventral gebraucht man sehr oft *anterior* (vorn), für dorsal *posterior* (hinten). Nach der Körpermitte zu liegende Organe befinden sich *medial* (media = Mitte), nach der Seite gerichtete liegen *lateral* (latus = Seite). Im Bereiche der Extremitäten benutzt man für körpernah *proximal* (proximus = der nächste), für körperfern *distal* (distare = getrennt stehen).

Zur Darlegung der anatomischen Befunde benötigt man weiterhin die Körperebenen, auf welche die Tatsachen bezogen werden. Die parallel dem Stirnbein verlaufenden Ebenen sind die *Frontalebenen* (os frontale = Stirnbein). Sie zerlegen den Körper von vorn nach hinten in beliebig viele Scheiben. Ebenso ist vorstellbar, daß man den Körper beliebig oft quer durchschneidet. Die dabei entstehenden Ebenen heißen *Transversalebenen*. Als *Sagittalebenen* bezeichnet man diejenigen Flächen, die entstünden, wenn man genau von vorn Pfeile[1] in den Körper schösse. Durch die Sagittalebenen wird der Körper von medial nach lateral in beliebig viele Scheiben aufgegliedert. Unter der *Medianebene* versteht man diejenige Sagittalebene, die genau in der Mitte des Körpers liegt und ihn in zwei gleiche Hälften teilt.

Bewegungssystem

Zum Bewegungssystem gehören Knochen, Gelenke und Muskeln. Sie bilden morphologisch und funktionell eine Einheit, indem die Knochenformen in den Gelenken nur bestimmte Bewegungen zulassen, und die Gelenkachsen wiederum die Bewegungsausschläge festlegen, die durch die Kontraktion der Muskeln erzeugt werden. Deshalb sollen Knochen, Gelenke und Muskeln als Funktionseinheit besprochen werden.

Einteilung der Knochen

Das menschliche Skelett setzt sich aus *langen* und *kurzen Röhrenknochen, Plattenknochen, kurzen Knochen* und *pneumatisierten Knochen* zusammen. Insgesamt sind es 223 Einzelknochen. Zu den *langen Röhrenknochen* zählen Humerus (Oberarmknochen), Radius (Speiche), Ulna (Elle), Femur (Oberschenkelknochen), Tibia (Schienbein) und Fibula (Wadenbein). Den *kurzen Röhrenknochen* gehören an die Ossa metacarpalia (Mittelhandknochen), die Phalangen der Hand (Fingerknochen), die Ossa metatarsalia (Mittelfußknochen) und die Phalangen des Fußes (Zehenknochen). Als *kurze Knochen* bezeichnet man die Wirbel (Vertebrae), die Hand- und Fußwurzelknochen (Ossa carpi und Ossa tarsi). *Platte Knochen* sind die Scapula (Schulterblatt), das Os coxae (Hüftbein) und die platten Knochen des Schädeldaches. Unter *pneumatisierten Knochen* versteht man mit Luft gefüllte und mit Schleimhaut ausgekleidete Knochen. Zu ihnen rechnet man die Nebenhöhlen der Nase – Sinus frontalis (Stirnhöhle), Sinus maxillaris (Oberkieferhöhle), Sinus sphenoidalis (Keilbeinhöhle), Cellulae ethmoidales (Siebbeinzellen) – und den Warzenfortsatz (Processus mastoideus).

---

[1] sagitta = Pfeil

Knochenverbindungen

Die einzelnen Knochen des Skeletts können sich fest aneinanderfügen, ohne Bewegungen zuzulassen, oder sie können gelenkig miteinander in Beziehung treten. Die festen Verbindungen heißen *Synarthrosen* (Fugen, Haften), die beweglichen *Articulationes* (Gelenke).
Bei den *Synarthrosen* kann die Befestigung der Knochen durch Bindegewebe (Syndesmosen), durch Knorpel (Synchondrosen) und durch Knochen (Synostosen) erfolgen. Zu den Syndesmosen rechnet man die Schädelnähte vor Abschluß des Schädelwachstums, zu den Synchondrosen die Schambeinfuge (Symphysis pubica), zu den Synostosen die zum einheitlichen Hüftbein (Os coxae) verwachsenen, vorher getrennt angelegten Os pubis (Schambein), Os ischii (Sitzbein) und Os ilium (Darmbein). Die Syndesmosen werden auch *Juncturae fibrosae,* die Synchondrosen *Juncturae cartilagineae,* die Synostosen *Juncturae osseae* genannt.
Die *Articulationes* oder *Juncturae synoviales* (Gelenke) teilt man nach den Bewegungsmöglichkeiten ein. So unterscheidet man ein-, zwei-, drei- oder vielachsige und straffe Gelenke.
In *einachsigen Gelenken* kann die Bewegung um eine quere Achse (Scharniergelenke) oder um eine längsgerichtete Achse (Drehgelenke) erfolgen. *Scharniergelenke* sind z.B. das Ellenbogengelenk und das obere Sprunggelenk. Zu den Drehgelenken zählen das untere Kopfgelenk und die Radioulnargelenke.
Über *zwei Bewegungsachsen* verfügen die *Eigelenke* (z.B. proximales und distales Handgelenk, oberes Kopfgelenk) und das *Sattelgelenk* des Daumens zwischen Handwurzel und erstem Mittelhandknochen.
Bei den *drei-* oder *vielachsigen Gelenken* können die Bewegungen in allen drei Dimensionen ausgeführt werden. Das bedeutet, daß sie im Grunde genommen *vielachsig* sind, nur sind alle Bewegungen auf die drei Grundachsen zurückzuführen. Drei- oder vielachsige Gelenke stellen das *Kugelgelenk* (Schultergelenk) und das *Nußgelenk* (Hüftgelenk) dar.
Straffe oder *feste Gelenke* (Amphiarthrosen) lassen nur äußerst geringfügige Bewegungen zu. Da sie aber über die Attribute der Gelenke in Form von Gelenkflächen und Kapsel verfügen, gehören sie den Gelenken an. Beispiele: Kreuzbein-Darmbein-Gelenk, Gelenke zwischen Handwurzel und Mittelhandknochen und Fußwurzel und Mittelfußknochen.

Allgemeiner Gelenkaufbau (Abb. 24)

Obwohl die Gelenkflächen der einzelnen Gelenke von recht unterschiedlicher Form sind, kann man sehr häufig *Gelenkkopf* (Caput articulare) und *Gelenkpfanne* (Fossa articularis) unterscheiden. Den unbeweglichen Teil bildet die Gelenkpfanne. Die *Gelenkflächen* (Facies articulares) sind von einer 0,2–0,5 mm dicken hyalinen Knorpelschicht überzogen, um ein möglichst reibungsarmes Gleiten zu erreichen. Außerdem leitet der Knorpel den auftreffenden Druck zur Seite ab und schützt somit das darunterliegende Knochengewebe. Flache Gelenkpfannen werden von faserknorpeligen *Gelenklippen* umzogen, wodurch der Gelenkkopf in stärkerem Maße umfaßt wird. Passen die Gelenkflächen an Kopf und Pfanne nicht aufeinander, schieben sich faserknorpelige *Gelenkzwischenscheiben* (Disci articulares) ein, welche die Unebenheiten ausgleichen. Der *Gelenkspalt* heißt Cavum[1] articulare, obwohl es sich nicht um eine Höhle handelt, sondern eben um einen Spalt.
Den äußeren Abschluß bildet die *Gelenkkapsel* (Capsula articularis). Sie besteht aus einer dünnen, teilweise sich zottenartig gegen das Lumen vorwölbenden Innenschicht (Membrana synovialis) und einer Außenschicht, welche von straffem kollagenen Bindegewebe aufgebaut wird (Membrana fibrosa). Die Membrana synovialis sondert die *Gelenkschmiere,* Synovia, ab, welche ein reibungsarmes Gleiten fördert. *Bänder* (Ligamenta) legen sich der Kapsel verstärkend an

[1] Cavum = Höhle

Wirbelsäule

bzw. sind mit ihr fest verwachsen. *Schleimbeutel* (Bursae synoviales) stellen flüssigkeitsgefüllte Polster dar, die, zwischen Knochen und Sehne eingezwängt, den Knochen vor zu starkem Druck schützen. Mit dem Gelenkinnenraum stehen sie teils in Verbindung (kommunizierende Schleimbeutel), teils auch nicht (nichtkommunizierende Schleimbeutel).

Abb. 24 Allgemeiner Aufbau eines Gelenkes (Schema)

Wirbelsäule

33–34 Wirbel verbinden sich zu einer funktionellen Einheit, zum axialen Stützorgan des Menschen, zur Wirbelsäule. Während bis zum Lendenteil zwischen den Wirbeln Gelenke bestehen, ist das kaudale Ende zu zwei Knochen, dem Kreuz- und Steißbein, verschmolzen. Den Körperregionen entsprechend, gliedert sich die Wirbelsäule in einen *Halsabschnitt* (Pars cervicalis), der 7 Wirbel umfaßt, einen *Brustabschnitt* (Pars thoracica) mit 12 Wirbeln, einen *Lendenteil* (Pars lumbalis) mit 5 Wirbeln, das *Kreuzbein* (Os sacrum), das aus 5 verschmolzenen Kreuzbeinwirbeln besteht und das *Steißbein* (Os coccygis), bei dem 4–5 stark reduzierte Wirbel verwachsen sind.

Abb. 25 Lendenwirbel, von der Seite

Abb. 26 Lendenwirbel, von oben

Abb. 27 Halswirbel, von der Seite

Wirbelsäule

Der allgemeine Bauplan des Wirbels ist folgender (Abb. 25 und 26): Den zentralen Teil bildet der *Wirbelkörper* (Corpus vertebrae). Während die hintere Fläche konkav eingebuchtet ist, sind die übrigen Flächen im Querschnitt konvex geformt. In sagittaler und frontaler Richtung zeigen alle Flächen konkave Einziehungen. Die obere und untere Kante wölben sich etwas nach außen vor. Der Wirbelkörper wird kranial wie kaudal von hyalinem Knorpel bedeckt. Er dient in erster Linie der Druckübertragung und stellt den statisch bedeutsamen Teil des Wirbels dar. Am dorsalen Umfang beginnt der *Wirbelbogen* (Arcus vertebrae), der das *Wirbelloch* (Foramen vertebrale) umschließt. Vom Wirbelbogen entspringen nach lateral die Querfortsätze (Processus transversi), nach kranial und kaudal je zwei *Gelenkfortsätze* (Processus articulares) und nach dorsal der *Dornfortsatz* (Processus spinosus). An der Grenze von Körper und Bogen liegen jederseits oben und unten *Einschnitte* (Incisurae), wobei die kaudalen tiefer als die kranialen sind.

Abb. 28 Halswirbel, von oben

Abb. 29 Atlas, von oben

Besonderheiten:

Halswirbel (3.–7.)
Kranial am Wirbelkörper zwei seitliche Leisten, kaudal eine vordere und hintere Leiste. Dreieckiges, großes Wirbelloch. Querfortsätze enthalten je ein Querfortsatzloch. Gelenkfortsätze von kranial-ventral nach kaudal-dorsal gerichtet. Dornfortsätze mit Ausnahme des 7. Halswirbels gegabelt, horizontal gestellt (Abb. 27 und 28).

Abb. 30   Axis, von hinten oben

Abb. 31   Brustwirbel, von der Seite

Der erste Halswirbel, *Atlas* (Abb. 29), besitzt keinen Wirbelkörper, sondern nur einen vorderen und hinteren Bogen. Die seitlichen Abschnitte heißen *Massae laterales*, welche an der oberen Seite Gelenkflächen für das Hinterhauptsbein, kaudal Gelenkflächen für den zweiten Halswirbel aufweisen; nach lateral gehen die Querfortsätze ab. Der Dornfortsatz ist zu einem Höcker (Tuberculum) verkürzt. Ein ebensolcher Höcker liegt an der Ventralseite des vorderen Bogens.

Wirbelsäule

Am zweiten Halswirbel, *Axis* oder *Epistropheus* (Abb. 30), springt vom Wirbelkörper aus als typisches Kennzeichen der sog. Zahn (Dens) vor, der sich dem vorderen Bogen des Atlas anlegt und entwicklungsgeschichtlich dessen Körper darstellt. Die übrigen Teile des Axis entsprechen denen der Halswirbel.

Brustwirbel (Abb. 31 und 32)
Wirbelkörper vorn etwas niedriger als hinten. Am seitlichen Umfang und an den Querfortsätzen Gelenkflächen zur Anlagerung der Rippen. Wirbelloch rund, Gelenkfortsätze mit ihrer planen Fläche fast frontal eingestellt. Dornfortsätze nach hinten-abwärts gerichtet.

Abb. 32   Brustwirbel, von oben

Abb. 33   Os sacrum, von vorn

Lendenwirbel (Abb. 25 und 26)
Wirbelkörper sehr kräftig; vorn höher als hinten. Wirbelloch klein, dreieckig, Gelenkfortsätze stehen sagittal, die Dornfortsätze horizontal.

Kreuzbein (Os sacrum)
Man unterscheidet die stark konkav geformte *Facies pelvina* (Beckenfläche), auf der in Form von Querleisten die Wirbelgrenzen erkennbar sind, und die in nahezu symmetrischer Anordnung zweimal 4 Löcher (Foramina pelvina) aufweist (Abb. 33), die konvexe *Facies dorsalis* (Hinterfläche) mit 5 Längsleisten (Abb. 34) und ebenfalls zweimal 4 Löcher (Foramina dorsalia) und jederseits die *Partes laterales* (Seitenteile) mit den ohrförmigen Gelenkflächen, *Facies auriculares*, für das Darmbein. Im Innern wird das Kreuzbein vom *Canalis sacralis* (Kreuzbeinkanal) durchzogen, der sich segmental durch die vorderen und hinteren Löcher und distal in einem unpaaren Spalt (Hiatus sacralis) nach außen öffnet.

Steißbein (Os coccygis)
Os coccygis heißt wörtlich Kuckucksbein, weil es dem Schnabel dieses Vogels ähnelt. 4–5, in ihrer Ausdehnung stark verringerte Wirbel bilden diesen beim Menschen rudimentären Knochen. Seine Längsausdehnung beträgt nur etwa 3–4 cm.

Abb. 34 Os sacrum, von hinten

Verbindungen der Wirbel

Im Bereich der Hals-, Brust- und Lendenwirbelsäule werden die Wirbelkörper durch *Zwischenwirbelscheiben* (Disci intervertebrales) zu einem biegsamen Stab vereint (Abb. 35). Diese passen sich der Form des jeweiligen Wirbelkörpers an und sind in den oben und unten angrenzenden, die Wirbelkörper bedeckenden Knorpelplatten fest verankert. Querschnitte lassen außen einen festgefügten *Anulus fibrosus* (Faserring) erkennen, der aus Faserknorpel besteht und dessen in Schichten angeordnete kollagene Faserbündel spiralig um die Längsachse verlaufen. Die Richtung der Steigungswinkel wechselt von Schicht zu Schicht. Der Anulus fibrosus umschließt den *Nucleus pulposus* (Gallertkern). Dieser liegt nicht im Zentrum, sondern mehr nach dorsal zu. Er ist sehr wasserreich, besitzt einen bestimmten Quellungsdruck und verleiht dadurch dem Anu-

Wirbelsäule

55

- 6. Halswirbel
- Discus intervertebralis
- Traglinie
- Foramen intervertebrale
- 9. Brustwirbel
- Lig. longitudinale anterius
- Lig. longitudinale posterius
- Lig. interspinale
- Lig. supraspinale
- Canalis vertebralis
- Nucleus pulposus
- Lig. flavum
- Promontorium
- 3. Sakralwirbel

Abb. 35
Wirbelsäule mit Darstellung der Bänder und des Wirbelkanals. 2., 3. und 4. Lendenwirbel sagittal aufgesägt. Traglinie rot

lus fibrosus Zugspannung. Andererseits verhindern die zugfesten kollagenen Faserbündel des Faserringes größere Volumenzunahmen oder Lageveränderungen des Gallertkerns, wodurch dessen Druck erhalten bleibt. Beim queren Durchschneiden des Discus intervertebralis quillt der Nucleus pulposus hervor. Die Zwischenwirbelscheiben stellen Organe dar, die befähigt sind, Druck aufzunehmen und abzufangen.

Insgesamt machen die 23 Zwischenwirbelscheiben etwa ein Viertel der Höhe der freien Wirbel aus. Sie sind abends durch Wasserabnahme infolge der täglichen Druckbeanspruchung niedriger als morgens. Die Differenz beträgt auf alle Disci bezogen 1–2 cm. In der Horizontallage quellen die Gallertkerne wieder auf, wodurch sich die Zwischenwirbelscheiben erhöhen.

Da die Disci intervertebrales keine starren Organe darstellen, sind die Wirbelkörper in geringem Umfang gegeneinander beweglich. Eine größere Beweglichkeit besteht zwischen Kreuz- und Steißbein (Junctura sacrococcygea). Während der Geburt vermag das Steißbein der Frau um 2 cm nach dorsal auszuweichen. Zu einer Verknöcherung kommt es bei beiden Geschlechtern auch im hohen Alter nicht.

Drei Längsbänder geben der Wirbelsäule Halt: Das *vordere Längsband* (Ligamentum longitudinale anterius), welches vor den Wirbelkörpern, sich an ihnen anheftend, nach abwärts bis zum Kreuzbein zieht; das *hintere Längsband* (Lig.[1] longitudinale posterius), das am hinteren Umfang der Wirbelkörper entlangläuft und bis zum Canalis sacralis reicht; und das *Dornspitzenband* (Lig. supraspinale), welches die Spitzen der Dornfortsätze verbindet. Außerdem spannen sich kleine Bänder zwischen den Wirbelbögen, den Quer- und den Dornfortsätzen aus.

Abb. 36 Zwischenwirbelgelenk mit Gelenkachsen

Vom Atlas bis zum 5. Lendenwirbel sind die Wirbel gegeneinander durch Gelenke beweglich. Die ersten zwei Gelenke besitzen einen besonderen Aufbau und sollen später besprochen werden. Alle übrigen Gelenke, die *Articulationes intervertebrales*, stellen prinzipiell dreiachsige Gelenke dar. Es artikulieren jeweils ein oberer und ein unterer Gelenkfortsatz miteinander (Abb. 36). Da die Gelenkkapsel diese nicht fest umschließt, können die Gelenkflächen aneinander vorbeigleiten, nach der Art von *Schiebegelenken*. Durch die feste Verbindung der Disci intervertebrales mit den Wirbelkörpern und die Vielzahl der Bänder wird von vornherein der Bewegungsumfang der *einzelnen* Wirbelgelenke eingeschränkt.

[1] Lig. = Abkürzung von Ligamentum (Band)

Wirbelsäule 57

Die Bewegungsachsen sind:
a) eine frontale, querverlaufende Achse, um die gebeugt und gestreckt werden kann,
b) eine sagittale Achse, um welche Seitwärtsneigungen ausführbar sind,
c) eine Längsachse, um die Drehbewegungen stattfinden.
Alle drei Achsen schneiden sich in einem Punkt nahe dem Vorderrand der Zwischenwirbelscheiben.
Das Bewegungsausmaß ist in den einzelnen Abschnitten der Wirbelsäule verschieden. Es hängt hauptsächlich von Form und Stellung der Gelenkfortsätze sowie der Dornfortsätze und der Form der Wirbelkörper ab. Den beweglichsten Abschnitt stellt die *Halswirbelsäule* dar. Die Gelenkfortsätze sind mit ihrer Fläche um 45° gegen die Frontalebene geneigt, verlaufen also von vorn-oben nach hinten-unten. Diese Stellung ermöglicht Beugung-Streckung, Seitwärtsneigung und Drehung in einem Ausmaße, wie es in den anderen Wirbelsäulenabschnitten nicht möglich ist. Die Gelenkfortsätze der *Brustwirbel* stehen am hinteren Umfang des Wirbelloches frontal einander gegenüber. Auch diese Anordnung gestattet bedeutende Bewegungen. Neigung und Drehung sind ebensogut wie in der Halswirbelsäule ausführbar. Beugung und Streckung sind jedoch gehemmt, die Beugung durch den Brustkorb, während die Streckung durch die dachziegelartige Überlagerung der schräg nach hinten-unten zeigenden Dornfortsätze fast unmöglich ist. In der *Lendenwirbelsäule* sind die Flächen der Gelenkfortsätze sagittal gerichtet. Die oberen Gelenkfortsätze umfassen die unteren des nächsthöheren Wirbels. Da der Drehpunkt für die Rotationsbewegung am vorderen Rand der Zwischenwirbelscheiben liegt, können Drehbewegungen bei dieser Stellung der Gelenkfortsätze nicht ausgeführt werden. Seitliches Neigen und Streckung dagegen erfahren keine größere Beeinträchtigung. Die Beugung ist gering.

Die Bewegungsausschläge sind in den einzelnen Zwischenwirbelgelenken klein. Sie ergänzen sich zum gesamten Bewegungsumfang der Wirbelsäule.

Rücken des Türkensattels
Teil des Lig. longitudinale posterius
längs verlaufende Fasern des Lig. cruciforme
Flügelband
Gelenkkapsel
Atlasquerband

Periost (Schnittfläche)
Basis des Os occipitale
Warzenfortsatz
oberes Kopfgelenk, eröffnet
Querfortsatz des Atlas
Schnittfläche des Arcus posterior
unteres Kopfgelenk, eröffnet
Axis

Abb. 37 Oberes und unteres Kopfgelenk, von hinten (nach SPALTEHOLZ)

Als *oberes Kopfgelenk* (Abb. 37) bezeichnet man die bewegliche Verbindung von Hinterhauptsbein (Os occipitale) und Atlas. Das Os occipitale trägt an seiner Unterseite flach gewölbte Gelenkflächen, denen sich konkav geformte des Atlas anpassen. Dieses Gelenk ist zweiachsig, ein *Eigelenk*. Um die *frontale Achse*, welche man sich als Verbindungslinie der vorderen Warzenfortsatzränder denken muß, erfolgen Vor- und Rückbewegung des Kopfes von 20–35°, um die *sagittale Achse* geringe Seitwärtsneigungen (etwa 10°).
Das *untere Kopfgelenk* (Abb. 37) liegt zwischen Atlas und Axis. Untere Gelenkflächen des Atlas stehen oberen des Axis gegenüber. Außerdem lagert sich der Zahn des Axis der Innenseite des vorderen Atlasbogens an. Von hinten wird der Zahn durch das Atlasquerband (Lig. transversum atlantis) gehalten. Die einander berührenden Flächen besitzen Knorpelüberzüge. Das Lig. transversum atlantis stellt den querverlaufenden

Teil des Lig. cruciforme atlantis (Atlaskreuzband) dar, dessen längsgerichteter Abschnitt vom Hinterhauptsbein bis zum Axis reicht. Das untere Kopfgelenk ist ein *einachsiges Drehgelenk*, dessen *Achse senkrecht* durch den Zahn des Axis führt. Von der Medianebene aus kann der Kopf mit dem Atlas nach jeder Seite um 30° gewendet werden. Alle weiteren Drehungen erfolgen in den übrigen Gelenken der Halswirbelsäule.

Die Wirbelsäule enthält in ihrem Inneren den *Wirbelkanal* (Canalis vertebralis; Abb. 35). Dieser wird von der Gesamtheit der Wirbelbögen, der Wirbelkörperhinterflächen, der dorsalen Abschnitte der Zwischenwirbelscheiben und der Ligg.[1] flava (gelbe Bänder), die sich zwischen den Wirbelbögen ausspannen, gebildet. Kranial geht er durch das große Hinterhauptsloch (Foramen occipitale magnum) in die Schädelhöhle über, kaudal findet er im Canalis sacralis seine Fortsetzung. Im Wirbelkanal liegt, von mehreren Hüllen schützend umgeben, das Rückenmark. Zwischen jeweils zwei Wirbeln öffnet er sich über *Zwischenwirbellöcher* (Foramina intervertebralia) nach außen. Diese werden von den einander gegenüberliegenden Wirbeleinschnitten (Incisurae vertebrales), der Zwischenwirbelscheibe (vorn) und den Gelenkfortsätzen (hinten) begrenzt. Durch diese Formania verlassen die Spinalnerven den Wirbelkanal.

Form der Wirbelsäule

Beim erwachsenen Menschen ist die Wirbelsäule mehrfach gebogen. Die Halswirbelsäule zeigt eine nach vorn konvex geformte Biegung (*Halslordose*), die Brustwirbel stehen im mittleren Abschnitt mehr nach dorsal, sind also in einer nach vorn konkaven Linie angeordnet (*Brustkyphose*), während die Lendenwirbel mit ihrem ventralen Wirbelkörperabschnitt wieder einen konvexen Bogen beschreiben (*Lendenlordose*). Das Kreuzbein ist ventral konkav ausgehöhlt (*Kreuzbeinkyphose*). Bezieht man diese Biegungen auf eine vom

Abb. 38 Thorax

[1] Ligg. = Abkürzung von Ligamenta (Bänder)

großen Hinterhauptsloch ausgehende Senkrechte, so schneidet die Wirbelsäule diese Linie am 6. Halswirbel, 9. Brustwirbel und 3. Kreuzbeinwirbel. Diese Senkrechte stellt die *Traglinie* (Abb. 35) des Rumpfes dar. Den abgewinkelten Übergang vom 5. Lendenwirbel in das Kreuzbein nennt man *Promontorium* (Vorgebirge).
Neben Ausbiegungen in der Medianebene gibt es solche in der Frontalebene, also nach lateral. So ist die normale Wirbelsäule zwischen 3. und 6. Brustwirbel beim Rechtshänder nach rechts, beim Linkshänder nach links leicht gewölbt. Diese Seitwärtsbiegung heißt *Skoliose*. Sie läßt sich aus der ungleichen Länge der Oberschenkelknochen erklären. Beim Rechtshänder mißt der linke Oberschenkelknochen (Femur) 1 cm mehr. Dadurch steht das Becken links höher, was durch die leichte Rechtskoliose der Brustwirbelsäule ausgeglichen wird. Beim Linkshänder liegen die Verhältnisse umgekehrt.

Die ventral und dorsal ausgebogene Wirbelsäule ist für den aufrechtgehenden Menschen als axiales Stützorgan sehr viel besser geeignet als ein gerader Stab. Indem Teile der Wirbelsäule vor und hinter der Senkrechten liegen, wird das labile Gleichgewicht verbessert. Weiterhin ermöglicht die Bauweise der Wirbelsäule ein federndes Abfangen des von kranial her wirkenden Druckes. Besonders in Hals- und Lendenwirbelsäule ist diese Federung nachzuweisen, weshalb man von einer *Hals- und Lendenfeder* spricht.

Die Wirbelsäule des Neugeborenen stellt einen nur wenig nach dorsal gebogenen Stab dar. Durch Aufheben des Kopfes aus der Bauchlage entsteht die Halslordose, später bilden sich durch Aufrechtsitzen die Brustkyphose und durch aufrechten Gang die Lendenlordose aus. Bei alten Menschen vermindert sich die Lendenlordose, indem die Disci intervertebrales ihre Keilform verlieren, so daß von der Brustwirbelsäule aus nahezu eine einzige lang gezogene Kyphose bis zum Promontorium besteht. Daraus ergibt sich auch eine Abnahme der Körperhöhe.

Thorax (Abb. 38)

Brustwirbel, Rippen und *Brustbein* bilden den *Brustkorb* (Thorax).

Während der Entwicklung werden in allen Abschnitten der Wirbelsäule Rippen angelegt; sie bleiben aber nur im Brustbereich erhalten. Als Ausdruck einer Entwicklungsstörung können am 7. Halswirbel *Halsrippen* und am 1. Lendenwirbel *Lendenrippen* vorkommen.

Die *12 Rippenpaare* gliedern sich in *7 echte Rippenpaare* und *5 falsche Rippenpaare*. Die echten Rippen grenzen unmittelbar an das Sternum, während sich von den falschen Rippen das 8., 9. und 10. Paar durch Knorpel mit dem jeweils darüberliegenden Rippenpaar verbinden. Sie bilden den *Rippenbogen*. Das 11. und das 12. Rippenpaar dagegen besitzen zu den nächsthöheren Rippen keine Beziehung, sondern enden in der Muskulatur der vorderen Bauchwand.

Die Teile der Rippen sind *Kopf* (Caput), *Hals* (Collum) und *Körper* (Corpus). Der Kopf trägt die überknorpelte Fläche zur Anlagerung an die Brustwirbel. An der Grenze von Collum und Corpus liegt, nach hinten vorgewölbt, der *Höcker* (Tuberculum), welcher ebenfalls eine Gelenkfläche für die Brustwirbel besitzt. Der Rippenkörper ist dreifach gebogen. Unter *Flächenkrümmung* versteht man die Biegung von hinten nach vorn, unter *Kantenkrümmung* den Verlauf von oben-hinten nach vorn-unten, was bedeutet, daß die ventralen Rippenenden tiefer als die dorsalen stehen. Die *Torsionskrümmung* stellt die Drehung des Rippenkörpers um sich selbst dar; dadurch sind die unteren Rippenkanten weiter nach außen gerichtet als die oberen. Am kaudalen Rand, nahe der Innenseite, befindet sich die *Rippenfurche*, welche ventral verstreicht.
Die 1. Rippe zeigt die drei genannten Krümmungen nicht. Sie steht nahezu horizontal, wodurch sie eine Ober- und Unterfläche aufweist.

Die ventralen Rippenabschnitte sind aus Knorpel aufgebaut. Sie verkalken und verknöchern vom 20. Lebensjahr an. Auf diese Weise entsteht in höherem Alter eine ziemlich feste Verbindung von Rippen und Brustbein.

Am *Brustbein* (Sternum) unterscheidet man den *Handgriff* (Manubrium), den *Körper* (Corpus) und den *Schwertfortsatz* (Proc.[1] xiphoideus).

Manubrium und Corpus verbinden sich bis zum mittleren Lebensalter durch Faserknorpel, der später verknöchern kann. Sie sind gegeneinander um etwa 160° abgewinkelt (*Brustbeinwinkel, Angulus sterni*). Nach dorsal projiziert, entspricht diese Stelle dem Discus intervertebralis zwischen dem 4. und 5. Brustwirbel. Am Brustbein befinden sich seitliche Einbuchtungen. Die obersten dienen der Anlagerung der Schlüsselbeine, während sich den folgenden Aussparungen die oberen 7 Rippenpaare einfügen. Das zweite Rippenpaar liegt in Höhe des Angulus sterni. Auch die obere Kante des Manubriums ist einwärts gewölbt. Kranial der Kante senkt sich die Haut zur *Drosselgrube* ein.

Das Brustbein ist bei Frauen breiter als bei Männern.

Die Rippen verbinden sich dorsal mit den Brustwirbeln, ventral mit dem Brustbein.

Abb. 39 Rippen-Wirbel-Gelenk, auf der linken Seite horizontal aufgesägt

Als *Articulationes costovertebrales* (Abb. 39) bezeichnet man die Gelenke zwischen Rippen und Brustwirbeln, in denen die Rippenköpfe mit den seitlich am Wirbelkörper befindlichen Gelenkflächen des zugehörigen und nächsthöheren Wirbels artikulieren sowie die Rippenhöcker mit den Querfortsätzen. Zahlreiche Bänder verstärken die engen Gelenkkapseln und füllen den Raum zwischen Rippenhals und Querfortsatz. Sie lassen nur geringe Bewegungsausschläge zu.

Die Artt.[2] costovertebrales sind *einachsige Drehgelenke*; die *Achse* entspricht der *Längsachse des Rippenhalses*. Obwohl der Bewegungsumfang in den Gelenken selbst gering ist, markiert er sich vorn wegen des langen Hebelarmes in beträchtlicher Größe.

Ventral bestehen zwischen dem Sternum und den oberen 7 Rippenpaaren entweder echte Gelenke (Artt. sternocostales, 2.–5. Rippe) oder Synchondrosen (1., 6., 7. Rippe). Durch die im 20. Lebensjahr einsetzende Verkalkung, der später eine Verknöcherung folgt, verringert sich deren Beweglichkeit.

Am Thorax unterscheidet man eine *obere* und *untere Apertur* (Öffnung). Die obere wird vom 1. Brustwirbel, dem 1. Rippenpaar und dem Manubrium sterni begrenzt, die untere von dem 10. Brustwirbel, den Rippenbögen und dem Schwertfortsatz. Beide Rippenbögen bilden am Schwertfortsatz einen Winkel, den *epigastrischen Winkel*[3], der im Mittel 80° beträgt.

Bei der Atmung verändert sich der Innenraum des Thorax. In den oberen Abschnitten bewegt sich der Brustkorb während der Einatmung (Inspiration) vorwiegend nach ventral-kranial. Dabei wird der Angulus sterni um etwa 14° kleiner. Die kaudalen Anteile öffnen sich dagegen nach transversal-kranial.

Schon normalerweise gibt es recht verschiedene Thoraxformen. Man kann sie in folgende drei Kategorien einordnen: *Normalbrust, Schmalbrust, Weitbrust*. Die *Normalbrust* ist durch einen epigastrischen Winkel von

---

[1] Proc. = Abkürzung von Processus (Fortsatz)
[2] Artt. = Abkürzung von Articulationes (Gelenke)
[3] Epigastrium = Magengrube

etwa 80° gekennzeichnet. Bei der *Schmalbrust* beträgt er bedeutend weniger als 80°, wodurch die Rippen steiler nach abwärts verlaufen, die untere Thoraxapertur enger wird und das Brustbein sich etwas nach vorn wölbt. Der epigastrische Winkel der *Weitbrust* ist wesentlich größer als 80°. Dadurch nähern sich die Rippen der Horizontalen und erweitert sich die untere Thoraxapertur. Im Gegensatz zu diesen normalen Variationen stellen der *Thorax paralyticus* und *Thorax emphysematicus* krankhafte Thoraxformen dar. Der Thorax paralyticus leitet sich von der Schmalbrust, der Thorax emphysematicus von der Weitbrust ab.

Das Neugeborene besitzt eine Weitbrust. Die obere Thoraxapertur steht hoch (deshalb der kurze Hals), die Rippen verlaufen fast horizontal, die untere Thoraxapertur ist weit. Diese Thoraxform bedingt eine nur geringe Brustatmung des Neugeborenen. Da die Bauchatmung wegen des flachen Zwerchfells ebenfalls wenig intensiv ist, liegt die Atemzahl hoch, und zwar bei 50 je Minute. Parallel der Umformung der Wirbelsäule beim Übergang zum aufrechten Gehen ändert sich die Form des Brustkorbes. Durch die Ausbildung der Brustkyphose senken sich die Rippen in ihrem sternalen Ende, die untere Apertur wird enger, der epigastrische Winkel kleiner, das Zwerchfell wölbt sich stärker nach kranial. Dadurch gewinnen wiederum Brust- und Bauchatmung an Intensität, weshalb die Atemzahl abnimmt und beim 2- bis 5jährigen Kind 25 je Minute beträgt. Der Erwachsene atmet etwa 16mal in der Minute. Im höheren Alter nähert sich die Thoraxform meist dem Thorax emphysematicus, auch Faßthorax genannt. Außerdem wird er durch die bereits erwähnte knöcherne Verbindung mit dem Sternum starrer. Die Atemzahl erhöht sich. Über die Atemtechnik s. S. 157.

Schultergürtel

Zum Schultergürtel zählen *Scapula* (Schulterblatt) und *Clavicula* (Schlüsselbein). Beide sind miteinander gelenkig verbunden; außerdem besteht zwischen Clavicula und Sternum ein Gelenk. Dorsal spannen sich zwischen den Schulterblättern und der Wirbelsäule flächenhafte Muskeln aus. Sternum und Muskeln ergänzen so Schlüsselbeine und Schulterblätter zum Schultergürtel.

Abb. 40 Scapula, von vorn

Abb. 41
Scapula, von hinten

Die *Clavicula* stellt einen s-förmig gebogenen Knochen dar, dessen mediales, verdicktes Ende nach dem Sternum und dessen laterales, flaches Ende nach der Schulterhöhe des Schulterblattes zeigen. Die medialen zwei Drittel des Knochens sind nach vorn, das laterale eine Drittel ist nach hinten gewölbt. Da die Clavicula unmittelbar unter der Haut liegt, zeichnet sie sich meist deutlich nach außen ab. Oberhalb senkt sich das Hautrelief zur *Fossa supraclavicularis*, unterhalb zur *Fossa infraclavicularis* ein. Die obere Schlüsselbeingrube ist tiefer.

Die *Scapula* (Abb. 40 und 41) gehört zu den platten Knochen. Sie ist dreieckig geformt, weshalb man einen *oberen, unteren* und *seitlichen Schulterblattwinkel* (Angulus scapulae superior, inferior und lateralis) und einen *oberen, medialen* und *seitlichen Schulterblattrand* (Margo scapulae superior, medialis und lateralis) unterscheidet. Durch die *Schulterblattgräte* (Spina scapulae) wird die Hinterfläche in die *Fossa supra-* und *infraspinata* (obere und untere Schulterblattgrube) geteilt. Die Spina scapulae verläuft in Richtung auf den Angulus lateralis und verbreitert sich zur *Schulterhöhe* (Acromion), die eine Gelenkfläche für die Clavicula trägt. Am Angulus lateralis befindet sich die Gelenkfläche für das Schultergelenk, eine flache Einsenkung, die *Cavitas glenoidalis*[1]. Ober- und unterhalb ist der Knochen zum *Tuberculum supra-* und *infraglenoidale*, wichtigen Muskelursprungspunkten, etwas aufgeworfen. Der Margo superior zeigt einen *Einschnitt* (Incisura scapulae), von dessen seitlicher Kante ein nach lateral und vorn gebogener, schnabelförmiger Fortsatz, der *Rabenschnabelfortsatz* (Proc. coracoideus), ausgeht.

Die Scapula besitzt durch die verdickten Knochenränder eine Rahmenkonstruktion mit Querverspannung in Form der Spina scapulae.

Inneres Schlüsselbeingelenk, Art.[2] sternoclavicularis

Im inneren Schlüsselbeingelenk, *Art. sternoclavicularis* (Abb. 42), lagert sich das mediale verdickte Ende der Clavicula in einen flachen Einschnitt am Handgriff des Sternums ein. Da die

---

[1] Cavitas = Höhle, glenoidalis = dem glänzenden Augapfel ähnlich
[2] Art. = Abkürzung von Articulatio (Gelenk)

Schultergürtel

Abb. 42 Inneres Schlüsselbeingelenk (frontal eröffnet), äußeres Schlüsselbeingelenk, Schultergelenk (frontal eröffnet) überknorpelten Gelenkflächen jedoch einander nicht vollständig nach Art eines Gelenkkopfes und einer Gelenkpfanne entsprechen, ist ein aus Faserknorpel bestehender Discus eingeschoben, der gleichzeitig als Druckausgleich dient. Die enge Gelenkkapsel wird vorn, hinten und oben durch Bänder verstärkt. Außerdem spannt sich ein kurzes, kräftiges Band zwischen erster Rippe und Unterfläche der Clavicula aus, und das funktionell wichtige *Lig. interclaviculare* überbrückt die Drosselgrube, indem es sich an den medialen Enden beider Schlüsselbeine anheftet.

Das innere Schlüsselbeingelenk ist ein drei- oder vielachsiges Gelenk, d.h., es sind Bewegungen um eine Vielzahl von Achsen möglich, die sich jedoch allesamt auf Bewegungen um drei Hauptachsen zurückführen lassen. Diese Hauptachsen verlaufen in einem Punkt durch das Zentrum des inneren Schlüsselbeingelenkes und bilden hier ein Achsenkreuz. Um die *sagittale Achse* wird der Schultergürtel gehoben und aus der Erhebung gesenkt. Die Senkung aus der Ruhelage verhindert das Lig. interclaviculare. Vorwärts- und Rückwärtsführung des Schultergürtels erfolgen um die *senkrechte Achse*, während die Längsachse der Clavicula der *Drehachse* entspricht, um welche das Schlüsselbein meist nicht um nur eine Achse, sondern meist um zwei oder drei Achsen gleichzeitig.

Äußeres Schlüsselbeingelenk, Art. acromioclavicularis

Acromion und laterales Ende der Clavicula stehen einander im äußeren Schlüsselbeingelenk, *Art. acromioclavicularis* (Abb. 42), gegenüber. Während im inneren Schlüsselbeingelenk regelmäßig ein Discus eingeschoben ist, kommt er im äußeren Schlüsselbeingelenk selten vor. Auch hier besteht eine nicht sehr weite Kapsel, die vor allem an der Oberseite durch Bänder verstärkt wird. Außerdem zieht ein kräftiges Band vom Proc. coracoideus zur Unterfläche der Clavicula, *Lig. coracoclaviculare*.

Das äußere Schlüsselbeingelenk gleicht dem inneren funktionell fast vollkommen. Es ist ebenfalls ein drei- oder vielachsiges Gelenk mit drei Hauptachsen, welche durch das Zentrum des lateralen Schlüsselbeingelenkes gehen und hier ein Achsenkreuz bilden. Um die *Sagittal-, Vertikal-* und *Drehachse* sind die gleichen Bewegungen ausführbar, nämlich Heben und Senken, Vor- und Rückwärtsführen des Schultergürtels und Drehung um die Längsachse der Clavicula. Im täglichen Leben erfolgen Lageveränderungen des Schultergürtels immer in beiden Schlüsselbeingelenken, so daß sie funktionell eine Einheit bilden.

Humerus, Oberarmknochen (Abb. 43)

Der *Humerus* gehört zu den langen Röhrenknochen. Man unterscheidet *Kopf, Schaft* und *distales Gelenkende*. Der Kopf (Caput) sitzt dem Schaft an der medialen Seite in Form einer Halbkugel auf. Nicht selten ist er gegen die Ellenbeugenebene nach hinten gedreht (beim Neugeborenen um 57°, bei Erwachsenen um 0–20°). Mit dem Schaft bildet er einen Winkel von 130°. Distal vom Caput besteht eine flache ringförmige Einziehung, das *Collum anatomicum* (der anatomische Hals). Darauf wölben sich lateral das *Tuberculum majus* und medial das *Tuberculum minus* (großer und kleiner Höcker) vor. Zwischen beiden senkt sich der *Sulcus intertubercularis* ein. Tuberculum majus und minus setzen sich nach distal als Leisten fort, *Crista tuberculi majoris* und minoris humeri. An der Grenze zum Humerusschaft folgt eine Verschmälerung des Knochens, *Collum chirurgicum* oder chirurgischer Hals genannt, da hier nicht selten Brüche auftreten. Der Schaft, *Corpus*, stellt den größten Teil des Humerus dar. Um seinen hinteren Umfang zieht von proximal-medial nach distal-lateral eine Furche, die den N. radialis[1] aufnimmt und deshalb Sulcus nervi radialis heißt. Das Corpus ist proximal rund, flacht sich aber nach distal zu dorsoven-

---
[1] N. radialis = Abkürzung von Nervus radialis = Speichennerv

Schultergelenk, Art. humeri

Abb. 43 Humerus
a von dorsal;
b von ventral

tral ab. Dadurch entstehen der Margo[1] lateralis und medialis, die im Epicondylus[2] medialis bzw. lateralis enden. Am Epicondylus medialis befindet sich dorsal eine tiefe Furche, *Sulcus n. ulnaris*[3]. Das distale Ende des Humerus trägt die Gelenkflächen für Radius und Ulna, das Humeruskopfchen, *Capitulum humeri*, und die Humerusrolle, *Trochlea humeri*. An der Hinterseite, proximal der Trochlea humeri, vertieft sich der Humerus zur *Fossa olecrani*, Ellenhakengrube.

Schultergelenk, Art. humeri

Im Schultergelenk, *Art. humeri* (Abb. 42), artikulieren Scapula und Humerus. Die flache Gelenkfläche der Scapula, die *Cavitas glenoidalis*, wird von einer faserknorpeligen Gelenklippe umzogen und dadurch pfannenähnlicher gestaltet. Cavitas und Gelenklippe nehmen die Gelenkfläche des

[1] Margo = Rand
[2] Epicondylus = Gebiet oberhalb des Condylus; Condylus = Knochenvorwölbung in Gelenknähe
[3] Sulcus n. ulnaris = Abkürzung von Sulcus nervi ulnaris = Furche des Ellennerven

Humerus, das halbkugelförmige *Caput humeri*, auf. Eine weite, nur vorn verstärkte Gelenkkapsel umschließt die artikulierenden Teile. Sie heftet sich proximal an der Außenfläche der Gelenklippe, distal lateral am Collum anatomicum, distal medial am Collum chirurgicum an. Besonders dünn sind die medialen Kapselanteile.

Am herabhängenden Arm entsteht eine Aussackung, Recessus axillaris. In Abduktionsstellung von 60° ist die Kapsel gespannt, weshalb in dieser Stellung Gipsverbände angelegt werden. Im Sulcus intertubercularis bildet die Kapsel eine schlauchförmige Ausstülpung, welche die Sehne des langen Bicepskopfes umgibt. Diese entspringt unmittelbar kranial der Cavitas glenoidalis und verläuft somit zunächst innerhalb der Gelenkkapsel. Sie drückt zusammen mit dem M. deltoideus den Humeruskopf in die Gelenkpfanne. Die unterhalb des Proc. coracoideus und des Acromions befindlichen *Schleimbeutel* kommunizieren regelmäßig mit dem Gelenk, während die unter dem M. deltoideus liegende Bursa sich nur in einzelnen Fällen verbinden kann.

Das Schultergelenk wird von dem funktionell wichtigen Lig. coracoacromiale überlagert, welches vom Proc. coracoideus zum Acromiom zieht und das Dach des Schultergelenkes bildet.
Betrachtet man die Form der artikulierenden Teile, so ist ohne Schwierigkeit abzuleiten, daß das Schultergelenk ein vielachsiges Gelenk mit drei Hauptachsen, auf die alle Bewegungen zurückzuführen sind, darstellt. Alle Achsen schneiden sich in einem Punkt, im Zentrum des Humeruskopfes, wobei man sich diesen als Kugel ergänzt denken muß. Dadurch entsteht ein Achsenkreuz, wie es bereits für beide Schlüsselbeingelenke beschrieben wurde.

Um die *frontale* (quere) Achse erfolgen Vorwärts- und Rückwärtsführung, *Ante- und Retroversion*, des Armes. Die Anteversion beträgt 110°, die Retroversion 40°. Bei der Seitwärtshebung, *Abduktion*, verläuft die Achse in *sagittaler Richtung*. Die Gegenbewegung heißt *Adduktion*. Vom herabhängenden Arm ausgehend, mißt die Abduktion im Schultergelenk maximal 90°. Eine weitere Abduktion hemmt das Dach des Schultergelenkes, das Lig. coracoacromiale. Soll der Arm bis zur Senkrechten erhoben werden, so ist dies nur mit Hilfe beider Schlüsselbeingelenke möglich. Dabei wird die Scapula im äußeren Schlüsselbeingelenk gedreht, der Angulus inferior gelangt, am Thorax gleitend, nach lateral und ventral und der die Gelenkpfanne tragende Angulus lateralis nach aufwärts. Gleichzeitig dreht sich auch die Clavicula im inneren Schlüsselbeingelenk, und es wird der Schultergürtel in beiden Schlüsselbeingelenken gehoben. Die Abduktion des Armes von 0° bis 180° stellt somit einen komplexen Vorgang dar, der in drei Gelenken abläuft. Die dritte Bewegungsachse, die *Drehachse*, fällt mit der Längsachse des Humerus zusammen. Um sie kann der Oberarm nach innen und außen gedreht werden. Innen- und Außenrotation betragen zusammen 90°. Zur Demonstration dieser Bewegung muß man im Ellenbogengelenk rechtwinklig einbeugen, da sonst die Umwendebewegung des Unterarmes hinzutritt und ein falsches Bild ergeben würde.

Die drei Hauptachsen gestatten Bewegungen in allen möglichen Richtungen. Da im Schultergelenk nur geringe Hemmungen eingebaut sind, stellt es das beweglichste Gelenk des menschlichen Organismus dar. Es muß jedoch betont werden, daß sich im täglichen Leben die Bewegungen im Schultergelenk meist mit denen in den beiden Schlüsselbeingelenken kombinieren und einander ergänzen. Durch den M. deltoideus (s. S. 80), der sich kappenförmig über das Gelenk legt, erhält das Schultergelenk eine *Muskelführung*, an der sich auch der lange Kopf des M. biceps beteiligt.

Radius und Ulna, Speiche und Elle (Abb. 44)

Radius (Speiche) und *Ulna* (Elle) gehören wie der Humerus zu den langen Röhrenknochen. Während der Radius proximal schmal und distal verdickt ist, kehren sich an der Ulna die Verhältnisse um.
Am *Radius* unterscheidet man: *Caput, Collum, Corpus* und *distales Gelenkende*.

Radius und Ulna, Speiche und Elle

Abb. 44 Radius, Ulna
a von ventral; b von dorsal

Das von Gelenkknorpel überzogene Caput weist proximal eine flache Einsenkung auf, die dem Capitulum humeri gegenüberliegt. Auch der Umfang des Caput, der sich der Ulna anlagert, ist von hyalinem Knorpel bedeckt. An der Grenze von Collum und Corpus ruft der Ansatz der Bizepssehne eine Rauhigkeit, *Tuberositas radii*, hervor. Das Corpus besitzt einen dreieckigen Querschnitt und dementsprechend drei Kanten und Flächen. Ein scharfer Rand ist der Ulna zugewandt, *Margo interosseus* (Zwischenknochenrand). Das verbreiterte distale Gelenkende trägt die Gelenkfläche für die proximale Reihe der Handwurzelknochen, *Facies articularis carpea*. Im lateralen Abschnitt verjüngt es sich zum Griffelfortsatz, *Proc. styloideus*, im medialen enthält es einen überknorpelten Einschnitt zur Artikulation mit der Ulna, *Incisura ulnaris radii*.

Die *Ulna* besteht aus *proximalem Gelenkende, Corpus* und *Caput*.

Im proximalen Gelenkende zeigt sie einen tiefen, mit hyalinem Knorpel ausgekleideten Einschnitt, *Incisura trochlearis*, der die Trochlea humeri aufnimmt. Der laterale Rand ist leicht eingebuchtet und ebenfalls überknorpelt. In diese *Incisura radialis ulnae* fügt sich der Radius ein.

Die hintere Kante der Elle bildet proximal in Form eines dreieckigen Abschlusses den Ellenhaken, *Olecranon*.

Auch das Corpus ulnae besitzt einen dreieckigen Querschnitt, demnach wie der Radius drei Kanten und Flächen. Der scharfe, dem Radius zugewandte Rand heißt ebenfalls *Margo interosseus*. Das distal liegende Caput der Elle ist schmal und von Knorpel überzogen, auch am lateralen Umfang. Es spitzt sich im medialen Teil zum *Proc. styloideus* zu.

Radius und Ulna dienen der Orientierung an der Hand. Da die Daumenseite der Lage des Radius entspricht, bezeichnet man sie auch als *radial*, während die Kleinfingerseite wegen ihrer Beziehung zur Ulna *ulnar* heißt.

Ellenbogengelenk, Art. cubiti (Abb. 45)

Im Ellenbogengelenk verbinden sich drei Knochen in drei Teilgelenken: Humerus und Ulna in der *Art. humeroulnaris*, Humerus und Radius in der *Art. humeroradialis* und Radius und Ulna in der *Art. radioulnaris proximalis*.

Die *Art. humeroulnaris* besteht aus der *Trochlea humeri* und der *Incisura trochlearis ulnae*. Dabei umfaßt die Incisura trochlearis ulnae die Trochlea sehr eng, wodurch die Ulna eine genaue Führung erhält und damit die Funktion des Gelenkes bestimmt. *Capitulum humeri* und *Caput radii* artikulieren in der *Art. humeroradialis*. Nach der Form der Gelenkflächen könnte dieses Gelenk ein Kugelgelenk sein. Der Radiuskopf fügt sich jedoch gleichzeitig in der Art. radioulnaris proximalis in einen entsprechenden Einschnitt der Ulna (Incisura radialis ulnae), wird in dieser Lage vom *Lig. anulare radii* (Ringband) umgriffen und erfährt dadurch eine Einschränkung seiner Beweglichkeit.

Die Kapsel umschließt die Gelenkteile. An der Vorder- und Hinterfläche des distalen Gelenkendes des Humerus reicht sie unter Aussparung beider Epicondylen etwa 2 cm nach proximal. Am Collum radii besteht eine Aussackung, die den Radiushals umhüllt. Seitenbänder verstärken die Kapsel. Das *Lig. collaterale ulnare* zieht vom Epicondylus medialis humeri zur medialen Fläche der Ulna, das *Lig. collaterale radiale* entspringt am Epicondylus lateralis und strahlt in das Lig. anulare radii ein. Die Anheftung dieses Seitenbandes am Radius selbst würde bedeuten, daß der Radius nicht gedreht werden könnte.

Läßt man die Art. radioulnaris proximalis außer acht, betrachtet also nur das Gelenk zwischen Humerus einerseits und Radius und Ulna andererseits, so ergibt sich durch die exakte Führung von Trochlea humeri und Incisura trochlearis ulnae für das Ellenbogengelenk die Möglichkeit der *Beugung* und *Streckung*. Diese erfolgen um *eine quere Achse*, welche durch das Capitulum und

Abb. 45 Ellenbogengelenk (nach BENNINGHOFF).
Das schraffierte Feld stellt die proximale Befestigung der Gelenkkapsel dar.

die Trochlea humeri zieht. Es handelt sich somit um ein *einachsiges* Gelenk, ein *Scharniergelenk*.

Die Streckung beträgt 180°; dann tritt eine Knochenhemmung ein, indem das Olecranon hinten am Humerus in der Fossa olecrani anschlägt. Aus dieser Stellung kann um etwa 140° gebeugt werden. Das Ausmaß der Beugung ist individuell verschieden und hängt von der Ausbildung der Muskulatur an Ober- und Unterarm ab. Bei dieser Bewegung kommt es zu einer Muskelhemmung.

Um beurteilen zu können, ob sich die artikulierenden Teile in regelrechter Stellung befinden, tastet man beide Epicondylen und das Olecranon ab. In Streckstellung liegen diese drei Knochenpunkte normalerweise auf einer Linie (Hueter[1]-Linie), bei Beugung bilden sie die Eckpunkte eines gleichschenkligen Dreieckes.

Die Funktion des proximalen Radioulnargelenkes soll in Zusammenhang mit dem distalen dargelegt werden.

Die Achsen von Humerus und Ulna stehen nicht senkrecht übereinander. Sie sind nach lateral gegeneinander abgewinkelt. Der Winkel heißt *Armaußenwinkel* (Abb. 46). Er beträgt beim Mann 170°, bei Kindern und Frauen dagegen etwa 155°. Man spricht vom X-Arm der Frau.

Abb. 46 Schematische Darstellung der Achsen von Humerus und Ulna, des Ellenbogengelenkes und des proximalen und distalen Radioulnargelenkes (nach BENNINGHOFF, verändert)

---

[1] HUETER, Karl (1838–1882), Chirurg in Greifswald

Proximales und distales Speichen-Ellen-Gelenk, Art. radio-ulnaris proximalis und distalis (Abb. 47)

Die Anatomie des proximalen Radioulnargelenkes ist bereits besprochen worden. In der Art. radioulnaris distalis lagert sich der überknorpelte laterale Umfang des *Caput ulnae* der *Incisura ulnaris radii* an. Durch einen *Discus articularis*, eine Gelenkzwischenscheibe, wird dieses Gelenk vom proximalen Handgelenk getrennt. Der Discus liegt vor dem Caput ulnae und heftet sich am Proc. styloideus ulnae und am distalen Rand der Incisura ulnaris radii an. Die Gelenkkapsel ist ziemlich weit; eine Aussackung reicht 1–2 cm nach proximal. Zwischen Radius und Ulna spannt sich die *Membrana interossea* aus, eine festgefügte Membran, die dem Druckausgleich von Radius und Ulna dient, das Abscheren beider Knochen verhindert und Beuger und Strecker des Unterarmes voneinander trennt.

Abb. 47 Schematische Darstellung der Bewegungen im proximalen und distalen Radioulnargelenk
a Supinationsstellung; b Pronationsstellung

Art. radioulnaris proximalis und distalis bilden funktionell ein Gelenk, und zwar ein *einachsiges Drehgelenk*.

Die *Achse* verläuft diagonal vom Mittelpunkt des Caput radii zum Mittelpunkt des Caput ulnae (Abb. 47). Während der Radius sich proximal im Lig. anulare radii und der Incisura radialis ulnae dreht, wandert sein distales Gelenkende mit der Incisura ulnaris radii um das Caput ulnae.

Man bezeichnet die Dreh- oder Umwendebewegung des Unterarmes als *Pronation* und *Supination*. Sie umfaßt insgesamt 120–140°. In Supinationsstellung liegen die Unterarmknochen parallel nebeneinander, die Hohlhand zeigt nach aufwärts, in Pronationsstellung sind Radius und Ulna gekreuzt, die Hohlhand ist nach abwärts gerichtet.

Pro- und Supinationsbewegungen werden im täglichen Leben sehr häufig ausgeführt. Sie verleihen der Hand einen hohen Grad der Bewegungsfreiheit und machen sie für eine Vielzahl von Einsatzmöglichkeiten geeignet. Ohne Pro- und Supination wäre die Hand in ihrer Funktion als Greifhand erheblich eingeschränkt. Besonders ins Auge fallende Drehbewegungen des Unterarmes sind: Lösen oder Eindrehen von Schrauben, Auf- oder Verschließen von Türen. Diese Bewegungen werden durch Rotation im Schultergelenk ergänzt, besonders wenn größere Kraft erforderlich ist.

Knochen der Hand (Abb. 48)

Das Handskelett gliedert sich in *Handwurzel, Mittelhand* und *Finger*. Die *Handwurzel* umfaßt folgende, in zwei Reihen angeordnete Handwurzelknochen (Ossa[1] carpi):
Proximale Reihe (von radial nach ulnar): *Os scaphoideum* (Kahnbein), *Os lunatum* (Mondbein), *Os triquetrum* (Dreiecksbein) mit dem angelagerten *Os pisiforme* (Erbsenbein).
Distale Reihe (von radial nach ulnar): *Os trapezium* (Trapezknochen), *Os trapezoideum* (trapezähnlicher Knochen), *Os capitatum* (Kopfbein), *Os hamatum* (Hakenbein).
Die *Mittelhand* besteht aus fünf Mittelhandknochen, *Ossa metacarpalia*, die sich jeweils aus *Basis, Corpus* und *Caput* aufbauen.

Abb. 48 Skelett der Hand, von palmar

[1] Ossa = Mehrzahl von Os (Knochen)

Der 2.–4. Finger hat jeweils drei Fingerknochen zur Grundlage, eine *Grund-, Mittel-* und *Endphalanx*, der Daumen nur Grund- und Endphalanx. Auch die Grund- und Mittelphalangen der Finger gliedern sich in *Basis, Corpus* und *Caput*, während die Endphalangen distal eine Rauhigkeit abschließt.

Handgelenke (Abb. 49)

Die Bewegungen der Hand erfolgen in zwei Gelenken, dem *proximalen* und *distalen Handgelenk*.

Im proximalen Handgelenk, *Art. radiocarpea*, bildet der Radius mit seiner distalen Gelenkfläche, *Facies articularis carpea*, den pfannenförmigen, konkaven Teil des Gelenkes, in den sich von distal her die *proximale Reihe der Handwurzelknochen* nach Art eines Gelenkkopfes einfügt. Die Ulna wird vom proximalen Handgelenk durch einen faserknorpeligen *Discus articularis* getrennt, der vor dem Caput ulnae liegt und am Proc. styloideus ulnae und am Radius distal der Incisura ulnaris radii befestigt ist. Bänder verstärken die Gelenkkapsel dorsal (handrückenwärts) und palmar[1] (hohlhandwärts).

Abb. 49 Schematische Darstellung der Gelenke der rechten Hand von dorsal
A quere Achse des proximalen Handgelenkes; B quere Achse des distalen Handgelenkes; C senkrechte Achse für beide Handgelenke

---

[1] Palma = Hohlhand, wörtlich die Palme

Das *proximale Handgelenk* stellt ein *zweiachsiges Gelenk*, ein *Eigelenk* dar. Um die in querer Richtung durch das Os lunatum verlaufende Achse kann die Hand gestreckt und gebeugt werden, während die senkrecht (dorso-palmar) durch das Os capitatum ziehende Achse gestattet, die Hand nach radial und ulnar zu führen (Radial- und Ulnarabduktion).

Zwischen *proximaler* und *distaler Reihe der Handwurzelknochen* liegt das distale Handgelenk, *Art. mediocarpea*. Der Gelenkspalt verläuft ungleichmäßig s-förmig gebogen. Im radialen Drittel ist die Konvexität dieser Linie nach distal gerichtet, da das Os scaphoideum der proximalen Reihe weit nach distal reicht. In den ulnaren zwei Dritteln zeigt die Konvexität nach proximal, da Os capitatum und Os hamatum der distalen Reihe sich nach proximal schieben.

Auch das *distale Handgelenk* ist ein *zweiachsiges Eigelenk*. Quere und senkrechte Achse verlaufen durch das Os capitatum. Um diese kann die Hand wie im proximalen Handgelenk gebeugt und gestreckt bzw. radial- und ulnarabduziert werden.

Bei den Seitwärtsbewegungen der Hand verlagern sich die proximalen Handwurzelknochen, da sie weniger straff miteinander verbunden sind als die Knochen der distalen Reihe. Führt man die Hand nach radial, kippt das Os scaphoideum nach palmar um und stellt sich mit seinem kürzeren Durchmesser zwischen Radius und Os trapezium. Das Os lunatum folgt in geringem Maße dieser Verschiebung. Bei der Ulnarabduktion der Hand kippen Kahn- und Mondbein zurück und werden zusammen mit dem Dreiecksbein nach radial abgedrängt.

Die Bewegungen beider Handgelenke ergänzen sich. Der Umfang von Beugung und Streckung beträgt 170°, derjenige der Radialabduktion 15°, der Ulnarabduktion 40°. Die senkrechten und queren Achsen der beiden Gelenke stellen Hauptachsen dar. Sie lassen weitere vielfältige Bewegungen zu, die auf die Hauptachsen zurückgeführt werden können. Insgesamt besteht ein ovaler, eiförmiger Bewegungsraum.

Handwurzel-Mittelhand-Gelenke, Articulationes carpometacarpeae

Diese Gelenke liegen zwischen distaler Reihe der Handwurzelknochen und Basen der Mittelhandknochen. Vom 2.–5. Mittelhandknochen fixieren zahlreiche Bänder die Gelenke derart, daß kaum Bewegungen möglich sind. Es handelt sich demnach um straffe Gelenke, *Amphiarthrosen*.

Eine Ausnahme bildet das Gelenk zwischen Os trapezium und 1. Mittelhandknochen, die Art. carpometacarpea des *Daumens* (Abb. 50). Dieses Gelenk ist das wichtigste der Hand, da es die Hand zur Greifhand macht, wodurch sich der Mensch von allen Tieren unterscheidet. Der sattelförmigen Gelenkfläche am Os trapezium paßt sich die Basis des Os metacarpale I an. Man bezeichnet dieses Gelenk als *Sattelgelenk*. Es besitzt *zwei Achsen*, die sich rechtwinklig im Zentrum des Os trapezium schneiden. Beide verlaufen von dorsal nach palmar und bilden mit der senkrechten Achse der Handgelenke einen Winkel von 45°. Um die eine der beiden Achsen kann der Daumen abgespreizt, *abduziert*, und herangeführt, *adduziert*, werden, während die andere Achse die Ein- und Auswärtskreiselung des Daumens gestattet. Bei der Einwärtskreiselung wird der Daumen den anderen Fingern der Hand und der Hohlhand gegenübergestellt, weshalb diese Bewegung *Opposition* heißt. Die Gegenbewegung, die Rückführung, nennt man *Reposition*.

Erst durch die Bewegungsvielfalt des Daumens sind mit der Hand feine und komplizierte Verrichtungen ausführbar. Die Hand wird zu dem Organ, das die geistige Konzeption in die äußere Form, in die Tat umsetzt. Alle menschlichen Werte sind durch Geist und Hand geschaffen worden.

Abb. 50 Bewegungsmöglichkeiten der Art. carpometacarpea des Daumens
A Achse für Opposition und Reposition; B Achse für Adduktion und Abduktion

Fingergelenke

Die Finger werden in Grund-, Mittel- und Endgelenken bewegt. In den *Grundgelenken des 2.–5. Fingers* artikulieren die Köpfe der Mittelhandknochen mit den Basen der Grundphalangen. Seitenbänder verstärken die Kapsel. Es sind zweiachsige Gelenke. Um die quere Achse können die Finger gebeugt und gestreckt, um die dorsopalmare Achse abduziert und adduziert werden. In den Grundgelenken gebeugte Finger verlieren die Fähigkeit für Ab- und Adduktion.
Das *Daumengrundgelenk* verfügt nur über eine quere Achse und ist somit ein *einachsiges Scharniergelenk*. Die große Beweglichkeit des Daumens liegt eben nicht hier, sondern an der Handwurzel.
Alle *Mittel- und Endgelenke* der Finger stellen *einachsige Scharniergelenke* dar, in deren Kapseln sich Seitenbänder einlagern.

Allgemeiner Aufbau der Muskeln

Über den Feinbau der quergestreiften Muskulatur wurde im Abschnitt Histologie berichtet. Hier sollen nur die Grundzüge der makroskopischen Bauweise eines Skelettmuskels dargelegt werden.
Die Wirksamkeit der Muskulatur beruht auf ihrer engen Verknüpfung mit dem Bindegewebe. Länglich geformte Muskeln befestigen sich über schlanke *Sehnen*, großflächige Muskeln durch *Aponeurosen* am Skelett. Unter Aponeurosen versteht man flächenhafte Sehnen, wie sie z. B. an der vorderen Bauchwand auftreten. Sehnen wie Aponeurosen bestehen aus straffem, kollagenem Bindegewebe, dessen Zugfestigkeit 6–12 kg/mm^2 beträgt. Die bindegewebige Hülle eines Muskels heißt *Faszie*. Häufig werden mehrere Muskeln wiederum von einer gemeinsamen Faszie zu

Allgemeiner Aufbau der Muskeln

einer Gruppe zusammengefaßt. Von den Gruppenfaszien der Extremitäten spaltet sich nicht selten eine bindegewebige Trennwand ab, die als *Septum intermusculare* bis zum Knochen zieht.
Für die zur Vollbringung einer Leistung nötige Kraft eines Muskels gilt das Gesetz der Mechanik
Kraft (K) × Kraftarm (b) = Last (G) × Lastarm (a)
oder $K = \dfrac{G \times a}{b}$.

Im Hebelgesetz wird jedoch gefordert, daß die Kräfte senkrecht aufeinander wirken. Demnach verkürzt sich b auf c. Daraus ergibt sich
$$K = \dfrac{G \times a}{c}.$$

Da jedoch die tatsächliche Krafteinwirkung wiederum meist nicht senkrecht, sondern unter dem Winkel *a* erfolgt, ist der Winkel durch
$$\sin\alpha = \dfrac{c}{b} \text{ oder } c = b \times \sin\alpha$$

zu berücksichtigen. Somit lautet die Formel
$$K = \dfrac{G \times a}{b \times \sin\alpha}.$$

Vergleicht man zwei Muskeln, die sich durch ihre Lage zur Achse des Gelenkes unterscheiden, so wird der Muskel mit dem längeren Kraftarm und somit auch dem längeren virtuellen Hebelarm weniger Kraft zur Hebung einer Last benötigen. Für die durch die Muskelkontraktion erzeugte Bewegung gilt, daß sich der Ansatzwinkel vergrößert und deshalb die erforderliche Kraft geringer wird (Abb. 51).

— = Muskel
a = Lastarm
b = Kraftarm
α = Winkel zwischen Muskel und Kraftarm, Ansatzwinkel
G = Gewicht = Last
c = virtueller Hebelarm, Arm des Drehmoments
A = Drehpunkt
K = Kraft

Abb. 51 Schematische Darstellung der Kraftentfaltung eines Muskels

Man unterscheidet an jedem Muskel *Ursprung* und *Ansatz*. Der Ursprung ist in der Regel unbeweglich (Punctum fixum), der Ansatz beweglich (Punctum mobile), doch kann man bei den meisten Muskeln Ursprung und Ansatz vertauschen und dadurch neue funktionelle Gesichtspunkte gewinnen. Außerdem können beide gleichzeitig einander genähert werden. Neben den aktiven Bewegungen muß man die passive Kontraktion der Muskeln berücksichtigen. Sie besteht darin, daß sich bei zunehmender Belastung auch die Kontraktionskraft der Muskulatur in gleichem Maße erhöhen muß, wenn man einen bestimmten Zustand erhalten will (isometrische Kontraktion). Beugt man z.B. im Ellenbogengelenk rechtwinklig ein und belastet den Unterarm mit immer größeren Gewichten, muß sich die Kontraktionskraft der Beuger erhöhen, wenn der Winkel von 90° nicht größer werden soll. Neben der aktiven *Bewegung* dient die Muskulatur somit der *Haltung*, insbesondere der aufrechten Haltung. Für beide Vorgänge wird Energie verbraucht. Die Kraft des Muskels wird auf seinen Querschnitt bezogen und in kp je cm² bzw. in Kilopascal (kPa) gemessen; sie beträgt beim Menschen mittleren Alters 11,1 kp/cm² = 108,8 kPa. Der Wert ändert sich im Laufe des Lebens.

Gefäße und Nerven treten an einer gemeinsamen Stelle, am Hilus, in den Muskel ein. Dieser liegt nahe dem Mittelpunkt des Muskels.

Die Funktionen eines Muskels kann man sich ableiten, wenn man Ursprung und Ansatz verbindet und die Mechanik des Gelenkes bzw. der Gelenke berücksichtigt. Man stellt sich danach vor, daß sich der Muskel zusammenzieht. Treten hierbei Bewegungsausschläge auf, bezeichnet man diese Funktionen als *Bewegungsfunktionen*. Sie werden bei der Besprechung der einzelnen Muskeln unter 1. aufgeführt. Für diese Bewegungsfunktionen ergeben sich meist zwei Möglichkeiten, indem man einmal Punctum fixum in den Ursprung und Punctum mobile in den Ansatz legt und in zweiter Hinsicht Punctum fixum und mobile vertauscht. Das bedeutet, daß einmal der Ansatz den beweglichen Teil, zum zweiten der Ursprung den beweglichen Teil darstellt. Die erste Situation wird unter a), die zweite unter b) erläutert werden. Die meisten Muskeln dienen neben der Bewegung auch der Haltung, der Fixation bestimmter Funktionszustände. Auch dabei kontrahiert sich die Muskulatur (isometrische Kontraktion), es fehlen jedoch Bewegungsausschläge. Solche Funktionen sollen als *Haltefunktionen* bezeichnet werden. Ihre Darlegung erfolgt unter 2.

Um das Muskelspiel des Menschen verstehen zu lernen, sind wir gezwungen, die Muskeln einzeln und systematisch zu betrachten. Im Leben reagieren die Muskeln jedoch nicht einzeln, sondern in Gruppen. Gleichsinnig wirkende Muskeln heißen *Synergisten*, entgegengesetzt tätige *Antagonisten*. Dabei gilt diese Einteilung nur für bestimmte Bewegungsabläufe. Es ist z.B. möglich, daß Muskeln bei der einen Bewegung als Synergisten, bei einer anderen als Antagonisten funktionieren.

Meist beschränken sich die natürlichen Bewegungen nicht auf wenige Muskeln, sondern umfassen zahlreiche hintereinandergeschaltete Muskeln, die als *Muskelkette* eine funktionelle Einheit bilden. Man unterscheidet *offene* und *geschlossene* Muskelketten. Eine *offene* Kette liegt z.B. am herabhängenden Arm vor. Sitzt man dagegen auf einem Fahrrad und erfaßt mit beiden Händen die Lenkstange, spricht man von einer *geschlossenen* Kette. Diese beginnt an der Wirbelsäule, setzt sich fort in Schultergürtel-, Oberarm-, Unterarm-, Handmuskeln, gelangt über die Lenkstange zur Gegenseite und erreicht über Hand-, Unterarm-, Oberarm- und Schultergürtelmuskeln wieder zur Wirbelsäule. Wesentlich an einer Kette ist, daß die Kontraktion *eines* Muskels *mehrere* Kettenglieder, meist die *ganze* Kette in Bewegung setzt. Unter den *zweigliedrigen* Muskelketten gibt es *synergistische* und *antagonistische*. Synergistische Muskelketten ergänzen sich in ihren Funktionen. Bei antagonistischen Muskelketten dagegen führt die Kontraktion des einen Kettengliedes zur Spannung des anderen. Durch diese Spannung vor der folgenden Kontraktion, sog. Vorspannung, wird die Kontraktionskraft erhöht. Kontrahieren sich die beiden Glieder einer antagonistischen Kette gleichzeitig, können sie das betreffende Gelenk in jeder beliebigen Stellung fixieren. Auf spezielle Muskelketten wird in den einzelnen Kapiteln eingegangen werden.

Nicht zu unterschätzen ist die Wirkung des Muskelspiels auf den Kreislauf. Die Kontraktion von Muskelgruppen führt zur Kompression der Venen von außen und somit zur Erhöhung des Venendruckes. Da sich die in den Venen eingebauten Klappen (s. S. 219) nur herzwärts öffnen, wird auf diese Weise der Rückstrom des Blutes zum Herzen gefördert. Bei Ruhigstellung einer unteren Extremität kommt es deshalb dann sehr leicht zur Anschwellung, wenn man die Hochlagerung vernachlässigt.

Muskeln des Schultergürtels (Tafeln I und II)

Der Schultergürtel ist in zahlreiche Muskeln eingespannt, die ihn von oben und unten, von vorn und hinten erreichen. Durch die sehr unterschiedliche Verlaufsrichtung der Muskeln erhält der Schultergürtel eine bedeutende Beweglichkeit.

M.[1] pectoralis major, großer Brustmuskel (Abb. 52)

Ursprung:
a) Innere Hälfte der Clavicula (Pars clavicularis).
b) Sternum, angrenzende Rippenknorpel (Pars sternocostalis).
c) vorderes Blatt der Rektusscheide (Pars abdominalis).

Abb. 52 Anordnung der Muskelfasern des M. pectoralis major; rechts bei herabhangendem Arm, links bei erhobenem Arm

Ansatz: Crista tuberculi majoris humeri.
Der Muskel entspringt breitflächig in drei Teilen. Die Fasern konvergieren in Richtung auf den Humerus. Die proximalen Muskelfasern (Pars clavicularis und oberer Abschnitt der Pars sternocostalis) setzen distal am Humerus an, die distalen Fasern (Pars abdominalis und unterer Abschnitt der Pars sternocostalis) dagegen proximal. Auf diese Weise kreuzen sich die Muskelfasern unmittelbar neben dem Ansatz.

---
[1] M. Abkürzung von Musculus (Muskel)

Lage des Muskels zu den Achsen des Schultergelenkes: Medial und unterhalb der *sagittalen* Achse, ventral der *queren* Achse, erreicht von medial und vorn die laterale Seite der *Drehachse.*

Funktionen:
1. Bewegung

    a) Adduktion, Antevension, Innenrotation des herabhängenden Armes. Senken des erhobenen Armes. Kreuzen der Arme vor der Brust. Bei maximaler Antevension (110°) wickeln sich die gekreuzten Muskelfasern neben dem Ansatz am Humerus voneinander ab und verhindern dadurch eine übermäßige Spannung des Muskels. Während der Senkung des Armes werden die Fasern wieder übereinandergeschlagen (Abb. 52)

    b) Heranführen des Rumpfes an den Oberarm, z.B. beim Klimmzug. Hilfsinspirationsmuskel.
2. Haltung

    Fixation des Schultergürtels beim Aufstützen (Pars sternocostalis und abdominalis) und Reckhang (alle Teile).

M. pectoralis minor, kleiner Brustmuskel

Ursprung: Außenfläche der 2.–5. Rippe.

Ansatz: Proc. coracoideus der Scapula.

Ein kleiner Muskel, der unter dem M. pectoralis major liegt. Er wird im inneren und äußeren Schlüsselbeingelenk wirksam.

Funktionen:
1. Bewegung

    a) Senkt den Schultergürtel nach vorangegangener Hebung und führt ihn nach ventral.

    b) Hebt die Rippen, damit Hilfsinspirationsmuskel.
2. Haltung

    Fixation des Schultergürtels beim Reckhang und Barrenstütz.

M. serratus anterior, vorderer Sägemuskel

Ursprung:

a) 1. und 2. Rippe (Pars horizontalis).

b) 2. und 3. Rippe (Pars divergens).

c) 4.–9. Rippe (Pars convergens).

Ansatz:

a) Angulus superior der Scapula.

b) Margo medialis der Scapula.

c) Angulus inferior der Scapula.

Ein breitflächiger Muskel, der am Thorax mit 10 Zacken befestigt ist. Seine Wirkung entfaltet er in beiden Schlüsselbeingelenken.

Funktionen:
1. Bewegung

    a) Verschiebt die Scapula am Thorax. Die Pars convergens führt den Angulus inferior nach lateral und vorn. Dabei wird das Schulterblatt gedreht. Der Angulus lateralis, welcher die Gelenkfläche trägt, zeigt nicht mehr nach seitwärts sondern nach kranial. Dadurch ist eine Erhebung des Armes über 90° möglich geworden.

    b) Bei fixiertem Schulterblatt Hebung der Rippen, damit Hilfsinspiration.

Muskeln des Schultergürtels

2. Haltung
   Fixation der Scapula, besonders beim Liegestütz oder Schieben.

M. subclavius, Schlüsselbeinmuskel

Ursprung: 1. Rippe
Ansatz: Unterfläche der Clavicula.
Funktion: Fixation des inneren Schlüsselbeingelenkes. Keine besondere Bedeutung.

M. trapezius, Kapuzenmuskel (Tafel II)

Ursprung: Hinterhauptsbein, Nackenband, Dornfortsätze aller Brustwirbel.
Ansatz: Äußeres Drittel der Clavicula, Acromion, Spina scapulae.
In Höhe des 7. Hals- und 1. Brustwirbels bilden die Muskeln beider Seiten eine lindenblattförmige Sehne. Dem Verlauf der Muskelfasern entsprechend, unterscheidet man Pars descendens (absteigender Teil), Pars transversa (querverlaufender Teil), Pars ascendens (aufsteigender Teil). Der Muskel erzeugt Bewegungen in beiden Schlüsselbeingelenken.

Funktionen:
1. Bewegung
   Pars descendens:
   a) Hebung des Schultergürtels.
   b) Senkung des Hinterhauptsbeins, Verstärkung der Halslordose.
   Pars transversa:
   a) Führt die Scapula wirbelsäulenwärts.
   Pars ascendens:
   a) Senkung des Schultergürtels nach vorangegangener Hebung.
2. Haltung
   Pars descendens und transversa:
   Fixation des Schultergürtels beim Tragen.
   Pars ascendens und transversa:
   Fixation des Schultergürtels beim Reckhang und Barrenstütz.

M. latissimus dorsi, breiter Rückenmuskel

Ursprung: Darmbeinkamm, Rückenfaszie, Dornfortsätze des 7.- 12. Brustwirbels, 9 -12. Rippe.
Ansatz: Crista tuberculi minoris humeri.
Der Muskel entspringt mit breiter Fläche, legt sich tuchartig um den seitlichen Thoraxumfang und inseriert auf einer schmalen und ziemlich kurzen Kante.
Lage des Muskels zu den Achsen des Schultergelenkes: Medial und unterhalb der *sagittalen* Achse, dorsal der *queren* Achse, erreicht von medial und hinten die mediale Seite der *Drehachse*.

Funktionen:
1. Bewegung
   a) Adduktion, Retroversion, Innenrotation des herabhängenden Armes. Senken des erhobenen Armes.
   b) Heranführen des Rumpfes an den Oberarm, z.B. beim Klimmzug (mit M. pectoralis major). Preßt den Thorax seitlich zusammen, dadurch Exspiration. Bei chronischem Husten verstärkt: Hustmuskel.

2. Haltung
Halten des Schultergürtels beim Reckhang und Barrenstütz.

M. teres major, großer Rundmuskel

Ursprung: Angulus inferior scapulae.
Ansatz: Crista tuberculi minoris humeri.
Da dieser Muskel mit dem Endabschnitt des M. latissimus dorsi zusammen verläuft, wird er auch als dessen kleiner Bruder bezeichnet. Die Lage zu den Achsen des Schultergelenkes entspricht derjenigen des M. latissimus dorsi.

Funktionen:
1. Bewegung
    a) Adduktion, Retroversion, Innenrotation des herabhängenden Armes. Senken des erhobenen Armes.
    b) Bei fixiertem Schulterblatt Beteiligung am Klimmzug.
2. Haltung
    Fixation des Schultergelenkes.

M. rhomboideus, rhombenförmiger Muskel

Ursprung: Dornfortsätze des 6., 7. Halswirbels und 1.–4. Brustwirbels.
Ansatz: Margo medialis der Scapula.
Dieser Muskel liegt unter dem M. trapezius. Seine Fasern verlaufen von kranial-medial nach kaudal-lateral. Er wird in beiden Schlüsselbeingelenken wirksam.

Funktionen:
1. Bewegung
    a) Hebt die Scapula und führt sie wirbelsäulenwärts (mit der Pars transversa des M. trapezius).
2. Haltung
    Halten des Schultergürtels beim Tragen.

M. levator scapulae, Schulterblattheber

Ursprung: Querfortsätze des 1.–4. Halswirbels.
Ansatz: Angulus superior der Scapula.
Entspringt in vier Zacken, die sich vereinen und gemeinsam zum Schulterblatt ziehen. Liegt unter dem M. trapezius. Ist in beiden Schlüsselbeingelenken bzw. in den Gelenken der Halswirbelsäule wirksam.

Funktionen:
1. Bewegung
    a) Hebt die Scapula und damit den Schultergürtel.
    b) Dorsalflexion der Halswirbelsäule, Verstärkung der Halslordose.
2. Haltung
    Halten des Schultergürtels beim Tragen.

M. deltoideus, deltaförmiger Muskel

Ursprung: Laterales Drittel der Clavicula (Pars clavicularis), Acromion (Pars acromialis), Spina scapulae (Pars spinalis).

Tafel I

- M. digastricus (Venter anterior)
- M. mylohyoideus
- Schildknorpel
- M. sternohyoideus
- M. sternocleidomastoideus
- M. omohyoideus
- M. trapezius
- Zungenbein
- M. stylohyoideus
- M. thyreohyoideus
- M. levator scapulae
- M. scalenus anterior
- M. sternothyreoideus
- M. scalenus medius
- M. scalenus posterior
- M. deltoideus
- M. pectoralis major
- M. subscapularis
- M. biceps brachii
- M. latissimus dorsi
- M. serratus anterior
- M. subclavius
- M. coracobrachialis
- M. pectoralis minor
- Mm. intercostales interni
- Mm. intercostales externi
- M. rectus abdominis
- Intersectio tendinea
- M. obliquus abdominis internus
- M. obliquus abdominis externus
- Muskelecke
- M. pyramidalis
- Anulus inguinalis superficialis mit Funiculus spermaticus

Muskeln des Halses, des Schultergürtels und der Bauchwand. Rechts oberflächliche, links tiefe Schicht

Tafel II

- M. sternocleidomastoideus
- M. splenius capitis
- Sehnenspiegel des M. trapezius
- Pars descendens des M. trapezius
- Pars transversa des M. trapezius
- Acromion
- M. deltoideus
- Pars ascendens des M. trapezius
- Caput laterale des M. triceps brachii
- Caput longum des M. triceps brachii
- M. erector spinae
- M. latissimus dorsi
- M. obliquus abdominis externus
- M. glutaeus maximus

- M. semispinalis capitis
- Proc. mastoideus
- M. splenius capitis
- M. rhomboideus
- M. levator scapulae
- Angulus superior scapulae
- M. supraspinatus
- Acromion
- Spina scapulae
- M. infraspinatus
- M. teres minor
- laterale Achsellücke
- mediale Achsellücke
- M. teres major
- M. latissimus dorsi (durchtrennt)
- Caput laterale des M. triceps brachii
- Caput longum des M. triceps brachii
- Angulus inferior scapulae
- M. serratus anterior
- 9. Rippe
- Mm. intercostales externi
- M. serratus posterior inferior
- M. obliquus abdominis externus
- Fascia thoracolumbalis (durchtrennt)
- Crista iliaca

Muskeln der dorsalen Körperseite. Links oberflächliche, rechts mittlere Schicht

Tafel III

Oberflächliche Muskeln der oberen Extremität. a) Oberflächliche Beuger des Ober- und Unterarms; b) oberflächliche Strecker des Ober- und Unterarms

Tafel IV

Tiefe Muskeln der oberen Extremität. a) Tiefe Beuger des Ober- und Unterarms; b) tiefe Strecker des Ober- und Unterarms

Muskeln des Schultergürtels

Ansatz: Außenfläche des Humerus.

Der Muskel gleicht einem griechischen Delta (*Δ*). Er ist somit dreieckig. Die Basis des Dreiecks entspricht der Linie Clavicula-Acromion-Spina scapulae, die Spitze befindet sich an der Außenseite des Humerus. Der M. deltoideus legt sich kappenförmig über das Schultergelenk und verleiht ihm Halt, indem er den Humeruskopf in die Gelenkpfanne drückt. Außerdem bestimmt er das Oberflächenrelief des Schultergelenkes. Bei seiner Lähmung entsteht die sog. *spitze Schulter*. Nach medial lagert sich der M. pectoralis major an. Zwischen beiden Muskeln senkt sich eine Furche ein, *Sulcus deltoideopectoralis*, die sich unterhalb der Clavicula zu einem Dreieck erweitert, *Trigonum deltoideopectorale*. Beide sind beim Lebenden sichtbar.

Lage des Muskels zu den Achsen des Schultergelenkes:
Pars clavicularis: Medial und unterhalb der *sagittalen* Achse, vor der *queren* Achse, erreicht von medial und vorn die laterale Seite der *Drehachse*.
Pars acromialis: Lateral und oberhalb der *sagittalen* Achse. Um die quere Achse und die Drehachse entfaltet die Pars acromalis keine Wirkung.
Pars spinalis: Medial und unterhalb der *sagittalen* Achse, hinter der *queren* Achse, erreicht von medial und hinten die laterale Seite der *Drehachse*.

Funktionen:
1. Bewegung
   Pars clavicularis:
   a) Adduktion, Anteversion, Innenrotation des herabhängenden Armes.
   b) Beteiligt sich bei der Näherung des Rumpfes an den Oberarm (Klimmzug).
   Pars acromialis:
   a) Abduktion des Armes bis 90°.
   b) Erheben des Rumpfes in die seitliche Waage.
   Pars spinalis:
   a) Adduktion, Retroversion, Außenrotation des herabhängenden Armes.
   b) Beteiligt sich bei der Näherung des Rumpfes an den Oberarm (Klimmzug).
2. Haltung
   Alle Teile:
   Fixation des Schultergelenkes.

Das Adduktionsvermögen der Pars clavicularis und spinalis erlischt bei 60° Seitwärtshebung, da in dieser Stellung die Muskelfasern beider Teile die sagittale Achse von medial-unterhalb nach lateral-oberhalb überschreiten. Wird der Arm durch die Pars acromialis weiter als 60° abduziert, dann beteiligen sich auch Pars clavicularis und spinalis an der Abduktion, da sie nunmehr lateral und oberhalb der sagittalen Achse liegen. Das bedeutet, daß Pars clavicularis und spinalis bis 59° den Arm *adduzieren* und von 61°–90° *abduzieren*.

M. supraspinatus. Obergrätenmuskel

Ursprung: Fossa supraspinata.
Ansatz: Tuberculum majus humeri.

Der Muskel verläuft nahezu horizontal oberhalb der sagittalen Achse des Schultergelenkes. Er liegt unter dem M. trapezius.

Funktionen:
1. Bewegung
   a) Abduktion des Armes bis 90°. Kann für den M. deltoideus unvollkommen einspringen.
   b) Erheben des Rumpfes bei seitlicher Waage.
2. Haltung
   Fixation des Schultergelenkes.

M. infraspinatus, Untergrätenmuskel

Ursprung: Fossa infraspinata.
Ansatz: Tuberculum majus humeri.
Wird teilweise vom M. deltoideus überdeckt.
Lage zu den Achsen des Schultergelenkes: Medial und unterhalb der *sagittalen* Achse, hinter der *queren* Achse, erreicht von medial und hinten die Außenseite der *Drehachse*.

Funktionen:

1. Bewegung
   a) Adduktion, Retroversion, Außenrotation des herabhängenden Armes.
   b) Beteiligung beim Klimmzug.
2. Haltung
   Fixation des Schultergelenkes.

M. teres minor, kleiner Rundmuskel

Ursprung: Margo lateralis der Scapula.
Ansatz: Tuberculum majus humeri.
Auch dieser Muskel wird teilweise vom M. deltoideus überdeckt. Seine Fasern besitzen die gleiche Lage zu den Achsen des Schultergelenkes wie die des M. infraspinatus. Somit hat der Muskel die gleichen Funktionen.

M. subscapularis, Unterschulterblattmuskel

Ursprung: Dem Thorax zugewandte Fläche der Scapula.
Ansatz: Tuberculum minus humeri.
Der breitflächige Ursprung bedeckt vollständig die Innenfläche des Schulterblattes. Durch starke Konvergenz der Fasern entsteht eine schmale Ansatzlinie.
Lage zu den Achsen des Schultergelenkes: Medial und unterhalb der *sagittalen Achse*, wenig hinter der *queren* Achse, erreicht von medial und hinten die mediale Seite der *Drehachse*.

Funktionen:

1. Bewegung
   a) Adduktion, geringe Retroversion, Innenrotation des herabhängenden Armes.
   b) Beteiligung beim Klimmzug.
2. Haltung
   Fixation des Schultergelenkes.

Muskelketten des Schultergürtels (Abb. 53)

Der Schultergürtel ist in zwei einander kreuzenden Muskelkettensystemen aufgehängt. Das eine System verläuft horizontal, das andere vertikal.
Zu dem *horizontalen System* gehören: M. serratus anterior (Pars horizontalis und divergens), oberer Teil des M. pectoralis major, M. trapezius (Pars transversa), M. rhomboideus (unterer Teil).
Das *vertikale System* gliedert sich in einen aufsteigenden und absteigenden Teil. Der *aufsteigende*

Muskelketten des Schultergürtels 83

Teil umfaßt: M. trapezius (Pars ascendens), M. latissimus dorsi, M. pectoralis major (unterer Teil), M. pectoralis minor, M. serratus anterior (Pars convergens). Der *absteigende Teil* besteht aus: M. trapezius (Pars descendens). M. levator scapulae, M. rhomboideus (oberer Teil), M. sternocleidomastoideus (s. S. 161).

Diese beiden Kettensysteme dienen den vielfältigen Bewegungen sowie der Haltung des Schultergürtels. Sie ermöglichen sehr umfangreiche Bewegungskombinationen. Spezielle, kurze Muskelketten zielen auf bestimmte Bewegungen ab.

Abb. 53   Die Muskelsysteme des Schultergürtels

84 Bewegungssystem

Abb. 55 Levator – unterer Trapezius – Kette

Abb. 54 Serratus – Rhomboideus – Kette

Solche *spezielle Muskelketten*, die nur aus zwei Gliedern bestehen, sind:

1. *Serratus–Rhomboideus–Kette* (Abb. 54). M. serratus anterior und M. rhomboideus wirken hier antagonistisch. Der M. serratus anterior führt die Scapula nach vorn, der M. rhomboideus wirbelsäulenwärts. Die Kontraktion eines Muskels hat die Dehnung und Spannung des anderen zur Folge. Muskeln, die vor ihrer Kontraktion gespannt werden, besitzen, wie oben bereits erwähnt, eine besonders große Kontraktionskraft, so daß die gegenseitige Spannung der zwei Glieder der Muskelkette für die Muskelökonomie äußerst günstig ist.

Muskelketten des Schultergürtels 85

Abb. 57
Unterer Serratus – oberer Trapezius – Kette

Abb. 56
Pectoralis minor – oberer Trapezius – Kette

Ebenfalls antagonistisch funktionieren:

2. *Levator-unterer Trapezius-Kette* (Abb. 55), bestehend aus M. levator scapulae und Pars ascendens des M. trapezius, und

3. *Pectoralis minor-oberer Trapezius-Kette* (Abb. 56), deren Glieder von dem M. pectoralis minor und der Pars descendens des M. trapezius gebildet werden. Beide Ketten dienen der vertikalen Verschiebung des Schultergürtels.

Synergistisch verhalten sich die Pars convergens des M. serratus anterior und die Pars descendens des M. trapezius. Sie bilden

4. die *Unterer Serratus-oberer Trapezius-Kette* (Abb. 57). Beide Muskeln ergänzen sich bei gleichzeitiger Kontraktion. Während die Pars convergens des M. serratus anterior den Angulus inferior der Scapula nach lateral und vorn führt, zieht die Pars descendens des M. trapezius den Angulus lateralis nach cranial und medial. Auf diese Weise wird die Scapula am Thorax gedreht und ein Erheben des Armes über 90° möglich.

Faszien der Schultergürtelmuskeln

Der M. pectoralis major wird von der Brustfaszie, *Fascia pectoralis*, bedeckt. Diese heftet sich an der Clavicula und dem Sternum an. Caudal geht sie in die *Bauchfaszie*, seitlich in die *Fascia axillaris* über, welche sich zwischen dem lateralen Rand des M. pectoralis major und dem Vorderrand des M. latissimus dorsi ausspannt. Ein tiefes Blatt der Fascia pectoralis liegt zwischen M. pectoralis major und minor, der Clavicula und der ersten Rippe. Diese Faszie ist sehr derb und fest; sie heißt *Fascia clavipectoralis*.

Muskeln des Oberarmes (Tafeln III und IV)

Ihrer Funktion entsprechend, unterscheidet man *Beuger* und *Strecker*.
Zu den *Beugern* gehören: M. biceps brachii, M. coracobrachialis und M. brachialis.

M. biceps brachii, zweiköpfiger Oberarmmuskel

Ursprung:
Caput longum[1]: Tuberculum supraglenoidale.
Caput breve[2]: Proc. coracoideus.

Ansatz: Tuberositas radii.

Dieser Muskel entspringt in zwei Köpfen, die sich vereinen und einen gemeinsamen Ansatz finden. Er bestimmt das Oberflächenrelief der Beugerseite des Oberarmes, indem sich zu beiden Seiten des Muskels Furchen abzeichnen, *Sulcus bicipitalis medialis, Sulcus bicipitalis lateralis*.
Der M. biceps brachii ist *zweigelenkig*. Er wird im Schulter- und Ellenbogengelenk wirksam. *Im Schultergelenk* liegen Caput longum und breve unterschiedlich zur sagittalen Achse. Während das Caput breve auf kürzestem Wege vom Proc. coracoideus zum Oberarm zieht, somit medial und unterhalb der *sagittalen* Achse liegt, verläuft die Sehne des Caput longum zunächst oberhalb des Caput humeri horizontal nach lateral, wird hier von der Gelenkkapsel mit umschlossen, gelangt in den Sulcus intertubercularis und wendet sich bogenförmig nach distal, wobei sie die Gelenkkapsel verläßt und den Oberarm erreicht. Durch diesen Verlauf wird

---

[1] Caput longum = langer Kopf
[2] Caput breve = kurzer Kopf

Muskeln des Oberarmes

deutlich, daß das Caput longum oberhalb und lateral die *sagittale* Achse des Schultergelenkes überschreitet. Zur *queren* Achse liegen beide Köpfe ventral. Um die *Drehachse* entfalten sie keine Wirkung.

Im *Ellenbogengelenk* ergibt sich für die gemeinsame Endsehne folgende Lage:

Vor der *queren* Achse, erreicht von vorn und medial den medialen Umfang der *Drehachse* der Radioulnargelenke.

Funktionen: Schultergelenk

1. Bewegung
   Caput longum:
   a) Abduktion, geringe Anteversion des herabhängenden Armes.
   Caput breve:
   a) Adduktion, Anteversion des herabhängenden Armes.
   Beide Köpfe:
   a) Anteversion des herabhängenden Armes.
   b) Nähern des Rumpfes an den Oberarm (Beteiligung am Klimmzug).
2. Haltung
   Beide Köpfe:
   Fixation des Schultergelenkes.

Funktionen: Ellenbogengelenk

1. Bewegung
   a) Beugung des Unterarmes, Supination des Unterarmes.
   b) Heranführen des Rumpfes und Oberarmes an den supinierten Unterarm beim Klimmzug.
2. Haltung
   Fixation des Ellenbogengelenkes in den verschiedensten Beugestellungen.

M. coracobrachialis, Rabenschnabeloberarmmuskel

Ursprung: Proc. coracoideus.
Ansatz: Humerusschaft, mediale Seite.
Der Muskel entspringt gemeinsam mit dem Caput breve des M. biceps brachii und ist in seinem proximalen Teil mit ihm verwachsen. Er besitzt die gleichen Lagebeziehungen zum *Schultergelenk*.

Funktionen:

1. Bewegung
   a) Adduktion, Anteversion des herabhängenden Armes.
   b) Beteiligung am Klimmzug.
2. Haltung
   Fixation des Schultergelenkes.

M. brachialis, Oberarmmuskel

Ursprung: Vorderfläche des Humerusschaftes.
Ansatz: Vorderfläche der Ulna, distal der Incisura trochlearis.
Dieser flächige Muskel wird im *Ellenbogengelenk* wirksam. Er liegt vor dessen *querer* Achse.

Funktionen:

1. Bewegung
   a) Beugung des Unterarmes.
   b) Beugung des Oberarmes beim Klimmzug.

2. Haltung
Feststellung des Ellenbogengelenkes.

Strecker:

Es sind der M. triceps brachii, der mit seinen drei Köpfen die Hinterfläche des Humerus fast vollständig bedeckt, und der kleine M. anconaeus.

M. triceps brachii, dreiköpfiger Oberarmmuskel

Ursprung:
Caput longum: Tuberculum infraglenoidale.
Caput mediale: Hinterfläche des Humerusschaftes, distal vom Sulcus n. radialis.
Caput laterale: Hinterfläche des Humerusschaftes, proximal vom Sulcus n. radialis.
Ansatz: Olecranon.

Die drei Köpfe des Muskels unterscheiden sich in ihrem Verhalten zu den Gelenken. Das Caput longum ist zweigelenkig. Im *Schultergelenk* liegt es medial und unterhalb der *sagittalen Achse* und wenig hinter der *queren* Achse. Alle drei Köpfe befinden sich durch ihren gemeinsamen Ansatz hinter der *queren* Achse des Ellenbogengelenkes.

Funktionen: Schultergelenk

Caput longum:

1. Bewegung
    a) Adduktion, Ante- bzw. Retroversion des Armes bis zur Mittelstellung.
    b) Beteiligung beim Klimmzug.
2. Haltung
Fixation des Schultergelenkes.

Funktionen: Ellenbogengelenk

Alle Köpfe:

1. Bewegung
    a) Streckung des Unterarmes.
    b) Abdrücken des Rumpfes und Oberarmes vom Boden, Strecken im Liegestütz.
2. Haltung
Fixation des Ellenbogengelenkes in allen möglichen Beugestellungen zusammen mit dem M. biceps brachii und M. brachialis.

M. anconaeus, Ellenbogenmuskel

Ursprung: Epicondylus lateralis des Humerus.
Ansatz: Proximaler Abschnitt der Hinterfläche der Ulna.
Funktion: Streckung im Ellenbogengelenk.

Faszien der oberen Extremitäten

Die Oberarmfaszie, *Fascia brachii*, stellt die Fortsetzung der Fascia axillaris dar. Sie umhüllt die Muskeln des Oberarmes. Von ihr gehen bindegewebige Trennwände ab, die sich medial und lateral zwischen Beuger und Strecker einschieben (Septum intermusculare brachii mediale und laterale). In der Ellenbeuge ist sie verstärkt. Auf dem Verstärkungszug liegen die oberflächlichen Armvenen, in welche die intravenösen Injektionen vorgenommen werden. Dieser Verstärkungszug steht mit der Endsehne des M. biceps in Verbindung. Die Fascia brachii setzt sich in die Unterarmfaszie, *Fascia antebrachii*, fort, welche sich am Hinterrand der Ulna vom Olecranon bis zum Caput anheftet. Von ihr ausgehende bindegewebige Septen trennen Beuger, Strecker und radiale Muskelgruppe voneinander. Im Bereich der Handwurzel ist sie verstärkt. Dorsal befindet sich das *Retinaculum extensorum*, das aus 6 Fächern besteht und den Strecksehnen Halt gibt; palmar (hohlhandwärts) liegt das *Retinaculum flexorum*. Dieses spannt sich zwischen Os pisiforme und Os hamatum einerseits und Os scaphoideum und Os trapezium andererseits aus. Da sich die Handwurzelknochen palmar gewölbeartig aneinanderfügen, vervollständigt das Retinaculum flexorum den Sulcus carpi (Hohlhandfurche) zum *Canalis carpi* (Hohlhandkanal). Durch ihn ziehen die Sehnen des M. flexor carpi radialis, des M. flexor digitorum superficialis, des M. flexor digitorum profundus, des M. flexor pollicis longus (s. S. 92, 93) und der N. medianus (s. S. 282).

Die Weichteile der Hohlhand werden durch eine dreieckige Sehnenplatte, *Aponeurosis palmaris*, geschützt. Die Spitze des Sehnendreiecks ist nach proximal gerichtet und sowohl mit der Sehne des M. palmaris longus (s. S. 91) wie auch mit dem Retinaculum flexorum verwachsen. Die seitlichen Schenkel verbinden sich fest mit dem Bindegewebe des Daumen- bzw. Kleinfingerballens, während von der Basis vier Faserzipfel ausgehen, die sich am Periost der Grundphalangen des 2.–5. Fingers verankern. Querverlaufende Faserbündel verhindern seitliches Abscheren. Die Aponeurosis palmaris hält unmittelbare Druckeinwirkung von den Gefäßen, Nerven und Muskeln der Hohlhand fern.

Achselhöhle

Durch die Anordnung der Muskeln des Schultergürtels entsteht unterhalb des Schultergelenkes die Achselhöhle. Diese ist von unten zugänglich, hier befindet sich nur die Fascia axillaris. Die Wände sind folgende:

Ventrale Wand: M. pectoralis major, M. pectoralis minor.
Dorsale Wand: M. subscapularis, M. latissimus dorsi, M. teres major.
Mediale Wand: M. serratus anterior.
Laterale Wand: Collum chirurgicum des Humerus.

Beim Lebenden wird bei seitlicher Abduktion des Armes die Achselgrube, Fossa axillaris, sichtbar.

Durch die Achselhöhle ziehen sehr wichtige Gefäße und Nerven zum Oberarm. Von diesen zweigen Äste ab, die über die mediale und laterale Achsellücke (Tafel IV) zur Hinterseite der Schulter gelangen. Die *mediale Achsellücke* ist *dreieckig*. Sie wird *kranial* vom M. subscapularis und M. teres minor, *kaudal* vom M. latissimus dorsi und M. teres major und *lateral* vom Caput longum des M. triceps begrenzt.

Die *laterale viereckige Achsellücke* hat folgende Begrenzung:
kranial: M. subscapularis, M. teres minor;
kaudal: M. latissimus dorsi, M. teres major;
medial: Caput longum des M. triceps;
lateral: Collum chirurgicum des Humerus.

Muskeln des Unterarmes (Tafeln III und IV)

Nach der Lage unterscheidet man am Unterarm *Beuger, radiale Muskeln* und *Strecker*.

Beuger

Die Beuger sind in einer oberflächlichen, mittleren und tiefen Schicht angeordnet.

Oberflächliche Schicht

Zu ihr gehören: M. pronator teres, M. flexor carpi radialis, M. palmaris longus, M. flexor carpi ulnaris. Diese Muskeln besitzen zwei gemeinsame Ursprünge: den Epicondylus medialis des Humerus und die Fascia antebrachii. Sie sind hier auf ziemlich engem Raum miteinander verwachsen.

M. pronator teres, runder Einwärtsdreher (Abb. 58)

Ursprung:
Caput humerale: Epicondylus medialis, Fascia antebrachii.
Caput ulnare: Ulna, distal der Incisura trochelaris.
Ansatz: Außen- und Hinterfläche des Radius.
Funktionen:
1. Bewegung
   a) Beugung im Ellenbogengelenk, Pronation des gestreckten Unterarmes in beiden Radioulnargelenken. Bei Beugung im Ellenbogengelenk erlischt die pronatorische Wirkung.
   b) Beugung des Oberarmes beim Klimmzug.
2. Haltung
   Fixation des Ellenbogengelenkes.

M. flexor carpi radialis, radialer Handbeuger

Ursprung: Epicondylus medialis, Fascia antebrachii.
Ansatz: Basis des Os metacarpale II und III.
Die Sehne dieses schlanken Muskels gelangt durch den Hohlhandkanal zur Hand. Er zieht über das Ellenbogengelenk und beide Handgelenke. Er liegt vor der *queren* Achse des *Ellenbogengelenkes*, vor den *queren* Achsen der *Handgelenke und radial der senkrechten* Achse beider Handgelenke.

Funktionen: Ellenbogengelenk
1. Bewegung
   a) Beugung des Unterarmes, Pronation des gestreckten Unterarmes. Bei Beugung im Ellenbogengelenk erlischt die pronatorische Wirkung.
   b) Beugung des Oberarmes beim Klimmzug.
2. Haltung
   Fixation des Ellenbogengelenkes.

Funktionen: Handgelenke
1. Bewegung
   a) Beugung und Radialabduktion der Hand.

Muskeln des Unterarmes

M. brachioradialis

M. supinator — M. pronator teres

Membrana interossea

M. pronator quadratus

Abb. 58 Pro- und Supinatoren des Unterarmes (nach BENNINGHOFF, verändert)

M. palmaris longus, langer Hohlhandmuskel

Ursprung: Epicondylus medialis humeri, Fascia antebrachii.
Ansatz: Aponeurosis palmaris.
Schlanker Muskel, dessen schmale Sehne *über* dem Retinaculum flexorum zur Hohlhandaponeurose zieht. Er kann fehlen; die Aponeurosis palmaris ist jedoch stets vorhanden.

Funktionen: Ellenbogengelenk
1. Bewegung
   a) Beugung des Unterarmes.
   b) Beugung des Oberarmes.
2. Haltung
   Fixation des Ellenbogengelenkes.

Funktionen: Handgelenke
1. Bewegung
   a) Beugung der Hand; spannt die Aponeurosis palmaris.

M. flexor carpi ulnaris, ulnarer Handbeuger

Ursprung:
Caput humerale: Epicondylus medialis, Fascia antebrachii.
Caput ulnare: Olecranon, proximale zwei Drittel des Hinterrandes der Ulna.
Ansatz: Os pisiforme, Os hamatum, Basis des Os metacarpale V.

Da der Muskel im *Ellenbogengelenk* vor und hinter der *queren* Achse liegt, kann hier keine aktive, sondern nur eine passive Wirkung entfaltet werden. Die Endsehne zieht ulnar am Canalis carpi vorbei.

Funktionen: Handgelenke
1. Bewegung
   a) Ulnarabduktion der Hand, geringe Beugung.

Mittlere Schicht

M. flexor digitorum superficialis, oberflächlicher Fingerbeuger

Ursprung:
Caput humeroulnare: Epicondylus medialis, Vorderfläche der Ulna distal der Incisura trochlearis.
Caput radiale: Vorderfläche des Radius (proximal).
Ansatz: Basis der Mittelphalangen der Finger 2–5.

Dieser Muskel, der die mittlere Schicht darstellt, entspringt nicht mehr an der Fascia antebrachii, da er unter den oberflächlichen Beugern liegt. Er besitzt distal vier schmale Sehnen, die den Canalis carpi durchlaufen und sich kurz vor ihren Ansätzen in jeweils zwei Zügel aufspalten. Die dadurch entstandenen Lücken dienen den Sehnen des M. flexor digitorum profundus zum Durchtritt.

Funktionen: Ellenbogengelenk
1. Bewegung
   a) Beugung des Unterarmes.
   b) Beugung des Oberarmes.
2. Haltung
   Fixation des Ellenbogengelenkes.

Funktionen: Hand- und Fingergelenke
1. Bewegung
   a) Beugung der Hand und der Finger 2–5 bis zur Mittelphalanx.

Tiefe Schicht

Die Muskeln dieser Schicht sind der M. flexor digitorum profundus, der M. flexor pollicis longus und der M. pronator quadratus. Sie entspringen weder am Epicondylus medialis noch an der Fascia antebrachii; sie kommen von Radius, Ulna und Membrana interossea.

M. flexor digitorum profundus, tiefer Fingerbeuger

Ursprung: Vorderfläche der Ulna, Membrana interossea.
Ansatz: Basis der Endphalangen der Finger 2–5.
Auch der tiefe Fingerbeuger gliedert sich in vier Endsehnen auf. Diese gelangen durch den Canalis carpi und durchziehen im Bereich der Mittelphalangen die aufgegabelten Endsehnen des M. flexor digitorum superficialis. In der Hohlhand dienen die Sehnen des M. flexor digitorum profundus den Mm. lumbricales als Ursprung.

Funktionen: Hand- und Fingergelenke
1. Bewegung
   a) Beugung der Hand und der Finger 2–5 bis zur Endphalanx.

M. flexor pollicis longus, langer Daumenbeuger

Ursprung: Vorderfläche des Radius, Membrana interossea.
Ansatz: Basis der Endphalanx des Daumens.
Die Endsehne verläuft durch den Canalis carpi.

Funktionen: Hand- und Daumengelenke:
1. Bewegung
   a) Beugung der Hand und des Daumens bis zur Endphalanx.

M. pronator quadratus, viereckiger Einwärtsdreher (Abb. 58)

Dieser Muskel ist kein Beuger, liegt aber in der tiefen Beugerschicht, weshalb er hier mit aufgeführt wird.
Ursprung: Vorderfläche der Ulna (distal).
Ansatz: Vorderfläche des Radius (distal).
Ein nahezu quadratischer Muskel mit querverlaufenden Muskelfasern.

Funktion:
1. Bewegung
   a) Pronation, unabhängig von den Stellungen des Ellenbogengelenkes.

Radiale Muskeln

Zu dieser Gruppe gehören: M. brachioradialis, M. extensor carpi radialis longus und M. extensor carpi radialis brevis. Sie entspringen am distalen Teil des Humerus und ziehen, dem Radius anliegend und eng aneinander grenzend, zum Unterarm bzw. zur Hand. Sie sind von Beugern und Streckern durch bindegewebige Wände geschieden, welche von der Fascia antebrachii ausgehen.

M. brachioradialis, Oberarmspeichenmuskel (Abb. 58)

Ursprung: Lateraler Rand des Humerus, proximal vom Epicondylus lateralis.
Ansatz: Radius, proximal vom Proc. styloideus.
Dieser Muskel wird im Ellenbogengelenk und in beiden Radioulnargelenken wirksam.

Funktionen: Ellenbogengelenk
1. Bewegung
    a) Beugung des Unterarmes. Wegen des langen Hebelarmes besonders wirkungsvoll.
    b) Beugung des Oberarmes beim Klimmzug.
2. Haltung
   Fixation des Ellenbogengelenkes in allen möglichen Stellungen.

Funktionen: Radioulnargelenke
1. Bewegung
    a) Aus extremer Supinationsstellung Pronation bis zur Mittelstellung, aus extremer Pronationsstellung Supination bis zur Mittelstellung.

M. extensor carpi radialis longus, langer radialer Handstrecker

Ursprung: Epicondylus lateralis.
Ansatz: Basis des Os metacarpale II.
Der Muskel wird vom M. brachioradialis bedeckt. *Im Ellenbogengelenk* liegt er vor der *queren* Achse. Im Gebiet der Handwurzel wendet sich seine Sehne nach dorsal, zieht durch das 2. Fach des Retinaculum extensorum und befindet sich somit dorsal der *queren* Achsen der *Handgelenke* und radial der *senkrechten* Achse.

Funktionen: Ellenbogengelenk
1. Bewegung
    a) Beugung des Unterarmes.
    b) Beugung des Oberarmes beim Klimmzug.
2. Haltung
   Fixation des Ellenbogengelenkes.

Funktionen: Handgelenke
1. Bewegung
    a) Streckung und Radialabduktion der Hand.

M. extensor carpi radialis brevis, kurzer radialer Handstrecker

Ursprung: Epicondylus lateralis, Lig. anulare radii.
Ansatz: Basis des Os metacarpale III.
Im Ursprungsgebiet liegen Teile des Muskels vor und hinter der *queren* Achse des *Ellenbogengelenkes*. Deshalb kann der Muskel hier nicht wirksam werden. Die Sehne wendet sich distal handrückenwärts und durchzieht das 2. Fach des Retinaculum extensorum. Sie zeigt die gleichen Beziehungen zu den Achsen der Handgelenke wie die Sehne des M. extensor carpi radialis longus. Der M. extensor carpi radialis brevis wird vom M. extensor carpi radialis longus überlagert.

Funktionen:
1. Bewegung
    a) Streckung und Radialabduktion der Hand.

Strecker

Die Strecker sind in einer oberflächlichen und tiefen Schicht angeordnet.

Muskeln des Unterarmes

Oberflächliche Schicht

Diese Schicht umfaßt M. extensor digitorum, M. extensor digiti minimi und M. extensor carpi ulnaris. Gemeinsame Ursprünge sind der Epicondylus lateralis des Humerus und die Fascia antebrachii. Auch die oberflächlichen Strecker liegen im Ursprungsgebiet sehr eng beieinander und sind hier miteinander verwachsen.

M. extensor digitorum, Fingerstrecker

Ursprung: Epicondylus lateralis, Fascia antebrachii.
Ansatz: Dorsalseite der Grund-, Mittel- und Endphalanx der Finger 2–4.
Der Muskel gliedert sich in drei Sehnen auf, welche durch das 4. Fach des Retinaculum extensorum ziehen.

Funktionen: Hand- und Fingergelenke
1. Bewegung
   a) Streckung der Hand und des 2.–4. Fingers bis zur Endphalanx.

M. extensor digiti minimi, Kleinfingerstrecker

Ursprung: Epicondylus lateralis, Fascia antebrachii.
Ansatz: Grund-, Mittel- und Enphalanx des 5. Fingers.
Er stellt eine Abspaltung des M. extensor digitorum dar. Die selbständige Bezeichnung verdankt er dem Umstand, daß er durch ein eigenes Sehnenfach, nämlich durch das 5. des Retinaculum extensorum, zieht.

Funktionen: Hand- und Fingergelenke
1. Bewegung
   a) Streckung der Hand und des 5. Fingers bis zur Endphalanx.

M. extensor carpi ulnaris, ulnarer Handstrecker

Ursprung:
Caput humerale: Epicondylus lateralis, Fascia antebrachii.
Caput ulnare: Olecranon, proximale zwei Drittel des Hinterrandes der Ulna.
Ansatz: Basis des Os metacarpale V.
Im Ellenbogengelenk kann der Muskel keine Bewegung entfalten, da er vor und hinter der queren Achse entspringt. Er ist hier nur passiv wirksam. Die Endsehne durchzieht das 6. Fach des Retinaculum extensorum.

Funktionen: Handgelenke
1. Bewegung
   a) Ulnarabduktion der Hand, geringe Streckung.

Tiefe Schicht

Zu ihr gehören M. abductor pollicis longus, M. extensor pollicis brevis, M. extensor pollicis longus, M. extensor indicis, M. supinator. Die tiefen Strecker entspringen weder am Epicondylus lateralis des Humerus noch an der Fascia antebrachii, sondern an der Hinterfläche von Radius und Ulna und der zwischen beiden ausgespannten Membrana interossea.

M. abductor pollicis longus, langer Daumspreizer

Ursprung: Hinterfläche von Radius und Ulna, Membrana interossea.
Ansatz: Basis des Os metacarpale I und der Grundphalanx des Daumens.
Schlanker Muskel, der schräg zwischen Radius und Ulna verläuft und durch das 1. Fach des Retinaculum extensorum tritt.

Funktionen: Handgelenke
1. Bewegung
   a) Radialabduktion der Hand.

Funktionen: Daumengelenke
1. Bewegung
   a) Abduktion und Reposition des Daumens.

M. extensor pollicis brevis, kurzer Daumenstrecker

Ursprung: Hinterfläche des Radius, Membrana interossea.
Ansatz: Basis der Grundphalanx des Daumens.
Der Muskel ist im Ursprungsgebiet mit dem M. abductor pollicis longus verwachsen und zieht mit ihm gemeinsam durchs 1. Fach des Retinaculum extensorum.

Funktionen: Handgelenke
1. Bewegung
   a) Beteiligung bei der Radialabduktion der Hand.

Funktionen: Daumengelenke:
1. Bewegung
   a) Abduktion und Reposition des Daumens, Streckung bis zur Grundphalanx.

M. extensor pollicis longus, langer Daumenstrecker

Ursprung: Hinterfläche der Ulna, Membrana interossea.
Ansatz: Basis der Endphalanx des Daumens.
Der Muskel durchläuft das schräge 3. Fach des Retinaculum extensorum.

Funktionen: Daumengelenke
1. Bewegung
   a) Abduktion und Reposition des Daumens, Streckung bis zur Endphalanx.

M. extensor indicis, Zeigefingerstrecker

Ursprung: Hinterfläche der Ulna, Membrana interossea.
Ansatz: Grund-, Mittel- und Endphalanx des Zeigefingers.
Der Muskel gelangt unter den Sehnen des M. extensor digitorum durchs 4. Fach.

Funktionen: Handgelenke:
1. Bewegung
   a) Streckung der Hand.

Funktionen: Gelenke des Zeigefingers
1. Bewegung
   a) Streckung bis zur Endphalanx.

M. supinator, Auswärtsdreher (Abb. 58)

Ursprung: Epicondylus lateralis, Seitenfläche der Ulna, Lig. anulare radii.
Ansatz: Vorderfläche des Radius, proximal vom Ansatz des M. pronator teres.
Als Ausnahme entspringt dieser Muskel der tiefen Schicht vom Epicondylus lateralis des Humerus. Andererseits ist er kein Strecker. Er legt sich dem seitlichen und vorderen Umfang des Radius an.

Funktionen: Proximales und distales Radioulnargelenk
1. Bewegung
   a) Supination in allen Stellungen des Ellenbogengelenk

Muskeln der Hand (Tafeln III und IV)

Die kurzen Muskeln der Hand ordnen sich in drei Gruppen an: Muskeln des *Daumenballens*, des *Kleinfingerballens* und der *Handmitte*.

Muskeln des Daumenballens

Durch seine Beweglichkeit ist der Daumen allen anderen Fingern leistungsmäßig überlegen. Das beruht einmal auf der Form der Gelenke, zum anderen auf der Ausbildung der Muskulatur. Neben den schon besprochenen vier langen Daumenmuskeln verfügt er über vier kurze Muskeln, die den Daumenballen bilden. Es sind *M. abductor pollicis brevis* (kurzer Daumenspreizer), *M. flexor pollicis brevis* (kurzer Daumenbeuger), *M. opponens pollicis* (Gegensteller des Daumens) und *M. adductor pollicis* (Daumenadduktor). M. abductor pollicis brevis und der oberflächliche Kopf des M. flexor pollicis brevis liegen in der *ersten Schicht*. Unter ihnen befinden sich in der *zweiten Schicht* der M. opponens pollicis, der am gesamten Os metacarpale I ansetzt. Die *dritte, tiefste Schicht* besteht aus dem tiefen Kopf des M. flexor pollicis brevis und dem M. adductor pollicis.
Die *Funktionen* dieser Muskeln sind ihren Namen zu entnehmen. Der M. abductor pollicis brevis spreizt den Daumen ab. Der M. flexor pollicis brevis beugt ihn bis zur Grundphalanx. Der M. opponens pollicis dreht den Daumen hohlhandwärts und stellt ihn den anderen Fingern gegenüber; er bewirkt die Opposition des Daumens. Dadurch wird die Hand des Menschen zur Greifhand. Der M. adductor pollicis führt den Daumen an den zweiten Finger heran.

Muskeln des Kleinfingerballens

Drei an der Kleinfingerseite der Hohlhand liegende kurze Muskeln rufen den Kleinfingerballen hervor. Er ist wesentlich flacher als der Daumenballen, seine Bedeutung gering. Die drei Muskeln sind: *M. abductor digiti minimi* (Kleinfingerspreizer), *M. flexor digiti minimi* (Kleinfingerbeuger) und *M. opponens digiti minimi*, der zwar als Gegensteller bezeichnet wird, praktisch aber diese Aufgabe nicht erfüllen kann.

Muskeln der Handmitte

Es handelt sich um schlanke kurze Muskeln, die der differenzierten, feineren Bewegung der Finger dienen. Zu ihnen gehören: *Mm.*[1] *lumbricales* (Regenwurmmuskeln), *Mm. interossei palmares* (Zwischenknochenmuskeln der Hohlhand) und *Mm. interossei dorsales* (Zwischenknochenmuskeln des Handrückens).

Mm. lumbricales (4) (Abb. 59)

Ursprung: Sehnen des M. flexor digitorum profundus.
Ansatz: Dorsalaponeurose[2] des 2.–5. Fingers.
Die Bezeichnung verdanken sie ihrer wurmförmigen Gestalt. Die beiden radialen Muskeln entspringen einköpfig, die beiden ulnaren zweiköpfig.

Funktionen: Fingergelenke
1. Bewegung
a) Beugung in den Fingergrundgelenken, Streckung in den Mittel- und Endgelenken.

Abb. 59
Mm. lumbricales

[1] Mm. = Abkürzung von Musculi (Muskeln)
[2] Dorsalaponeurose = das verdichtete Bindegewebe der Fingerrücken, das mit den Sehnen der langen Fingerstrecker eng verbunden ist

Muskeln der Hand

Mm. interossei palmares (3) (Abb. 60)

Ursprung: Ulnare Seite des 2. Mittelhandknochens, radiale Seite des 4. und 5. Mittelhandknochens.
Ansatz: Dorsalaponeurose des 2., 4. und 5. Fingers.
Alle drei Muskeln entspringen einköpfig. Sie sind die tiefsten Muskeln der Hohlhand.

Funktionen: Fingergelenke
1. Bewegung
   a) Adduktion des 2., 4. und 5. Fingers. Beugung in den Fingergrundgelenken, Streckung in den Mittel- und Endgelenken.

Mm. interossei dorsales (4) (Abb. 60)

Ursprung: Zweiköpfig von den einander zugekehrten Seiten aller Mittelhandknochen.
Ansatz: Dorsalaponeurose des 2., 3. und 4. Fingers. Der erste Muskel von radial zum 2. Finger, der zweite von radial zum 3. Finger, der dritte von ulnar zum 3. Finger, der vierte von ulnar zum 4. Finger.

Funktionen: Fingergelenke
1. Bewegung
   a) Abduktion des 2. und 4. Fingers vom Mittelfinger. Abduktion des Mittelfingers nach radial und ulnar. Beugung in den Fingergrundgelenken, Streckung in den Mittel- und Endgelenken.

Abb. 60   a Mm. interossei dorsales; b Mm. interossei palmares

Sehnenscheiden der Hohlhand (Abb. 61)

Im Bereich des Canalis carpi besteht eine gemeinsame Sehnenscheide für alle Sehnen, die den Hohlhandkanal durchlaufen. Sie beginnt 3–4 cm proximal von Retinaculum flexorum und reicht bis zur Mitte der Hohlhand. Die Sehne des M. flexor pollicis longus ist innerhalb der gemeinsamen Sehnenscheide durch eine bindegewebige Wand getrennt, besitzt also eine gewisse Selbständigkeit. Die Sehnenscheiden des 2.–4. Fingers beginnen in Höhe der Köpfe der Mittelhandknochen und enden an der Basis der Endphalangen. Die Sehnenscheiden des Daumens und des 5. Fingers gehen dagegen ohne Unterbrechung aus der gemeinsamen Sehnenscheide des Canalis carpi hervor. Dieses Verhalten der Sehnenscheiden ist am häufigsten anzutreffen. Daneben gibt es folgende Variationen: die Sehnenscheide des 5. Fingers beginnt erst am Kopf des 5. Mittelhandknochens oder es verbinden sich die Sehnenscheiden des 4. und 5. Fingers mit der gemeinsamen Sehnenscheide des Hohlhandkanals. Die Sehnenscheidenverhältnisse des Daumens verändern sich nicht.

Abb. 61 Sehnenscheiden der Hohlhand und der Finger
a häufigstes Verhalten; b und c Variationen

Sehnenscheiden des Handrückens (Abb. 62)

Der Raum unterhalb des Retinaculum extensorum ist in 6 Fächer aufgeteilt, die eigene Sehnenscheiden aufweisen. Im allgemeinen beginnen die Sehnenscheiden in Höhe des proximalen Handgelenkes und enden an den Basen der Mittelhandknochen. Das dritte Fach verläuft schräg von proximal-ulnar nach distal-radial. Bei der Besprechung der Unterarmstrecker sind die Beziehungen der Sehnen und Fächer einzeln aufgeführt worden. Zusammengefaßt ergibt sich:
1. Fach: Sehnen des M. abductor pollicis longus und M. extensor pollicis brevis.
2. Fach: Sehnen des M. extensor carpi radialis longus und brevis.
3. Fach: Sehne des M. extensor pollicis longus.
4. Fach: Sehnen des M. extensor digitorum und M. extensor indicis.
5. Fach: Sehne des M. extensor digiti minimi.
6. Fach: Sehne des M. extensor carpi ulnaris.

Muskelketten der oberen Extremität

M. extensor digitorum	M. extensor carpi radialis brevis
M. extensor carpi ulnaris	M. extensor carpi radialis longus
M. extensor digiti minimi	M. abductor pollicis longus
	M. extensor pollicis brevis
	Retinaculum extensorum
Sehnenscheide des sechsten Faches	Sehnenscheide des zweiten Faches
	Sehnenscheide des ersten Faches
Sehnenscheide des vierten Faches	Sehnenscheide des dritten Faches
Sehnenscheide des fünften Faches	

Abb. 62
Sehnenscheiden des Handrückens

Muskelketten der oberen Extremitäten

In Schulter-, Ellenbogen-, Radioulnar- und Handgelenken bestehen Muskelketten, deren Glieder z. T. synergistisch, z. T. antagonistisch wirken. Die Kenntnis dieser Ketten erleichtert das Verständnis der Bewegungen in den einzelnen Gelenken, da wichtige funktionelle Beziehungen hervorgehoben werden.

Muskelketten des Schultergelenkes

Zu ihnen gehören die Pectoralis major-Latissimus dorsi-Kette, die Pectoralis major-Infraspinatus, Teres minor-Kette und die Subscapularis-Infraspinatus, Teres minor-Kette.

Pectoralis major-Latissimus dorsi-Kette (Abb. 63)

Die funktionellen Beziehungen dieser beiden Muskeln sind recht unterschiedlich. Sie senken gemeinsam den erhobenen Arm mit großer Kraft, drehen den herabhängenden Arm nach innen und führen den Rumpf zum Oberarm beim Klimmzug, wirken also in diesen Situationen synergistisch. Bei Ante- bzw. Retroversion dagegen arbeiten sie als Antagonisten, wobei sie sich gegenseitig spannen und dadurch die Kontraktionskraft erhöhen. Dieser Vorgang spielt vor allem beim Schwimmen (Brust-, Butterfly- und Freistil) eine Rolle. Während der Pectoralis major den

Arm nach vorn führt, spannt sich der Latissimus dorsi, der danach den Arm nach hinten zieht, wobei sich nunmehr der Pectoralis major spannt.

Abb. 63
Pectoralis major-Latissimus dorsi-Kette bei Klimmzug

Pectoralis major-Infraspinatus, Teres minor-Kette

Diese Kette funktioniert in bezug auf Drehung antagonistisch. Während der Pectoralis major den Arm innenrotiert, drehen ihn Infraspinatus und Teres minor nach außen. Wie überall bei antagonistisch wirkenden Muskelketten kommt es auch hier zur gegenseitigen Anspannung.

Subscapularis-Infraspinatus, Teres minor-Kette

Sie hat die gleiche Aufgabe wie die Pectoralis major-Infraspinatus, Teres minor-Kette.

Muskelketten des Ellenbogengelenkes

In diesem Gelenk bestehen zwei Ketten, die Bizeps-Trizeps-Kette und die Brachialis-Trizeps-Kette.

Bizeps-Trizeps-Kette (Abb. 64a)

Bizeps und Trizeps umgeben von vorn und hinten den Humerus und liegen vor und hinter der queren Achse des Ellenbogengelenkes. Ihre gegenseitige antagonistische Beeinflussung in bezug auf Beugung und Streckung liegt auf der Hand.

Brachialis-Trizeps-Kette (Abb. 64b)

Sie wirkt im gleichen Sinne wie die Bizeps-Trizeps-Kette.

Abb. 64 a Bizeps-Trizeps-Kette; b Brachialis-Trizeps-Kette

Muskelketten der Radioulnargelenke

Supinator-Pronator teres-Kette (Abb. 65)

Supinator und Pronator teres umgeben den Radius. Während der Supinator von hinten um den seitlichen Umfang des Radius nach vorn verläuft, gelangt der Pronator teres von vorn um die seitliche Fläche nach hinten. Sie wirken antagonistisch. Während der Kontraktion des Supinators wird der Pronator teres auf den Radius gewickelt und gespannt, zieht sich der Pronator teres zusammen, wird der Supinator auf den Radius gewickelt und gespannt. Die so wichtige Drehbewegung des Unterarmes verfügt demnach über eine sehr wirksame Muskelkette.

Muskelketten der Handgelenke

Es sind zwei Ketten: die Flexor carpi radialis-Extensor carpi radialis longus und brevis-Kette und die Flexor carpi ulnaris-Extensor carpi ulnaris-Kette.

Flexor carpi radialis-Extensor carpi radialis longus und brevis-Kette (Abb. 66)

Die Muskeln dieser Kette befestigen sich palmar und dorsal nahe dem radialen Rand der Hand. Sie arbeiten bei der Radialabduktion der Hand als Synergisten. Extensor carpi radialis longus und brevis betrachtet man als ein Kettenglied.

Abb. 65
Supinator-Pronator teres-Kette

Abb. 66
Flexor carpi radialis-Extensor carpi radialis longus und brevis-Kette (blau), Flexor carpi ulnaris-Extensor carpi ulnaris-Kette (rot)

Flexor carpi ulnaris-Extensor carpi ulnaris-Kette (Abb. 66)

Diese Kettenglieder setzen palmar bzw. dorsal am ulnaren Rand der Hand an. Sie fungieren bei der Ulnarabduktion der Hand synergistisch.
Die Hand ist zwischen beide Muskelketten eingespannt. Sie stellt das Bindeglied zu einer viergliedrigen Kette dar, die sich aus einem zweigliedrigen radialen (Flexor carpi radialis-Extensor carpi radialis longus und brevis-Kette) und einem zweigliedrigen ulnaren (Flexor carpi ulnaris-Extensor carpi ulnaris-Kette) Anteil aufbaut. Unter diesem Gesichtspunkt arbeiten radialer und ulnarer Kettenteil bei der Abduktion der Hand antagonistisch und beeinflussen sich entsprechend.

Becken (Abb. 67)

Os sacrum und die beiden Hüftbeine vereinigen sich zum Becken. Das *Hüftbein* (Os coxae) stellt ursprünglich keinen einheitlichen Knochen dar. Es entsteht aus drei Knochen, dem *Darmbein* (Os ilium), dem *Schambein* (Os pubis) und dem *Sitzbein* (Os ischii). Diese drei Knochen werden getrennt angelegt; ihre Verbindung erfolgt während der Embryonalentwicklung durch Knorpel, der nach der Geburt bis zum 20. bis 24. Lebensjahr durch Knochen ersetzt wird. Demnach stellt das Hüftbein des Erwachsenen eine *Synostose* dar.
Die Körper von Darm-, Sitz- und Schambein stoßen am *Acetabulum* zusammen. Acetabulum heißt wörtlich Essignäpfchen. Es stellt eine napfförmige Vertiefung dar, die seitlich am Hüftbein liegt und vorn, oben und hinten vom *Limbus acetabuli*, einem Knochenwulst, umzogen wird. Am unteren Umfang ist der Limbus durch einen Einschnitt, *Incisura acetabuli*, unterbrochen. Das Acetabulum bildet die Pfanne des Hüftgelenkes. Sie ist nicht vollkommen mit hyalinem Knorpel ausgekleidet, sondern nur im Bereich einer halbmondförmigen Fläche, der *Facies lunata*. Die nicht überknorpelte Grube, welche von der Incisura acetabuli ausgeht, heißt *Fossa acetabuli*.

Abb. 67 Becken von lateral

Darmbein, Os ilium

Die Teile sind Körper, *Corpus*, und Darmbeinschaufel, *Ala ossis ilii*. An der Innenseite trennt die *Linea arcuata* (bogenförmige Linie) beide Teile. Das Corpus beteiligt sich, wie bereits angeführt, an der Bildung des Acetabulums. Die Innenfläche der Ala ist leicht ausgehöhlt, *Fossa iliaca* (Darmbeingrube). Ihren oberen

Abb. 68 Becken mit Bändern und Hüftgelenk eröffnet (nach BENNINGHOFF, verändert)

Rand nennt man *Crista iliaca*, Darmbeinkamm, der vorn mit der *Spina iliaca anterior superior* (vorderer oberer Darmbeinstachel) und hinten mit der *Spina iliaca posterior superior* (hinterer oberer Darmbeinstachel) endet. Nach dem Os sacrum zu trägt das Darmbein die überknorpelte *Facies auricularis* (ohrenförmige Fläche), welche der gelenkigen Verbindung mit dem Kreuzbein dient. An der Grenze zum Sitzbein besteht ein Einschnitt, *Incisura ischiadica major*.

Abb. 69 Becken mit Bändern und Hüftgelenk, von dorsal (nach BENNINGHOFF, verändert)

Sitzbein, Os ischii

Es besteht aus *Corpus* und *Ramus* (Ast). Das Corpus des Sitzbeins bildet den größten Anteil des Acetabulum. An der Hinterseite springt die *Spina ischiadica*, Sitzbeinstachel, vor und trennt die *Incisura ischiadica major* von der *Incisura ischiadica minor* (großer und kleiner Sitzbeineinschnitt). An der Grenze von Corpus und Ramus verdickt sich der Knochen zum *Tuber ischiadicum*, Sitzbeinhöcker, der beim Lebenden von außen getastet werden kann. Von ihm biegt fast rechtwinklig nach vorn und medial der *Ramus ossis ischii*, Sitzbeinast, ab. Dieser verbindet sich nahe der Schambeinfuge mit dem unteren Schambeinast.

Schambein, Os pubis

Wie das Sitzbein gliedert sich das Schambein in *Corpus* und *Ramus*. Das Corpus vervollständigt vorn-oben das Acetabulum. Von ihm geht der obere Teil des Ramus aus, der *Ramus superior ossis pubis* (oberer Schambeinast). Dessen kranial zugeschärfte Kante heißt Schambeinkamm, *Pecten ossis pubis*. Dieser endet medial mit dem Schambeinhöcker, *Tuberculum pubicum*. Die Grenze gegen das Darmbein markiert sich ebenfalls als Erhebung, *Eminentia iliopectinea*. Der Ramus superior biegt unmittelbar neben der Schambeinfuge rechtwinklig nach caudal, läuft dieser etwa 4–5 cm parallel und geht in den nach kaudal-lateral gerichteten *Ramus inferior ossis pubis* (unterer Schambeinast) über. Dieser ist nur 1,5–2 cm lang. Er bekommt, wie schon erwähnt, Anschluß an den Sitzbeinast.

Sitzbein und Schambein umschließen ein Loch, das durch eine Membran fast vollständig verschlossen ist und das deshalb *Foramen obturatum*, verstopftes Loch, heißt.

Das Hüftbein besitzt die Konstruktion eines Doppelrahmens. Den oberen Knochenrahmen stellen Crista iliaca und Linea arcuata dar, welche die dünne Fossa iliaca umschließen, den unteren Rahmen bilden Ramus superior und Ramus inferior ossis pubis und Ramus ossis ischii, die das Foramen obturatum umgeben. Beide Knochenrahmen stoßen an der Linea arcuata aneinander. In diesem kräftigen Knochenzug sieht man eine bedeutende Stütze des Beckens und bezeichnet ihn deshalb als *Hauptbalken*.

Schambeinfuge, Symphysis pubica

Zwischen die Schambeine beider Seiten lagert sich vorn eine faserknorpelige Scheibe, *Discus interpubicus*, ein. Sie ist mit den überknorpelten Flächen der angrenzenden Schambeine verbunden und wird oben und unten durch Bänder begrenzt, die gleichzeitig der Fixation der Schambeine dienen.

Die Symphysis pubica erfährt verschiedene Beanspruchungen. Beim Sitzen unterliegt sie Druck, beim Stehen und Laufen neben Druck auch Zug und Abscherung. Das Material entspricht diesen Anforderungen. Die hyalinen Knorpelflächen fangen den Druck ab, während die kollagenen Faserzüge des Faserknorpels und der Bänder Widerstand gegen Zug und Abscherung leisten.

Kreuzbein-Darmbein-Gelenk, Art. sacroiliaca (Abb. 68 und 69)

Die Kreuzbein-Darmbein-Gelenke beziehen das Kreuzbein in den Beckenring ein. Ohrenförmige Gelenkflächen (Facies auriculares) an Kreuz- und Darmbein zeigen Erhebungen und Vertiefungen, die sich ineinander passen. Kräftige Bänder spannen sich zwischen Os sacrum und Os ilium aus und lassen nur äußerst geringfügige Verschiebungen zu.

Es handelt sich um ein *straffes Gelenk*, eine Amphiarthrose. Dieses straffe Gelenk fängt einen Teil des Druckes von Rumpf, Kopf und oberen Extremitäten ab, wandelt ihn in Zug um und leitet nur den verbliebenen Teil auf das Becken weiter. Bestünde zwischen Kreuzbein und den Darmbeinen eine knöcherne Verbindung, würden die gesamten, von kranial wirkenden Druckkräfte auf das Becken übertragen und vorn an der Symphyse aufeinandertreffen.

Die straffen Kreuzbein-Darmbein-Gelenke erfahren durch zwei Bänder, die nicht unmittelbar ihnen zugehören, eine zusätzliche Verfestigung, durch das *Lig. sacrospinale* und *Lig. sacrotuberale*. Beide entspringen an der Hinterfläche des Os sacrum. Das Lig. sacrospinale heftet sich an der Spina ischiadica, das Lig. sacrotuberale am Tuber ischiadicum an. Diese Bänder vervollständigen die Incisura ischiadica major und minor zum *Foramen ischiadicum majus* und *minus* (großes und kleines Sitzbeinloch). Die Begrenzung des Foramen ischiadicum majus sind demnach Incisura ischiadica major und Lig. sacrospinale, die des Foramen ischiadicum minus sind Lig. sacrospinale, Incisura ischiadica minor und Lig. sacrotuberale.

Das Becken als Ganzes (Abb. 70)

Der Innenraum des knöchernen Beckens zerfällt in zwei Anteile, das *große Becken*, welches zwischen beiden Darmbeinschaufeln liegt, und das *kleine Becken*, welches sich unterhalb der Linea terminalis anschließt. Die *Linea terminalis* stellt somit die Grenzlinie zwischen beiden dar. Sie beginnt am Promontorium und verläuft jederseits über die Linea arcuata nach vorn zur Symphyse. Im klinischen Sprachgebrauch versteht man unter dem Begriff Becken immer das kleine Becken. Der Zugang zum kleinen Becken entspricht einer Ebene, die sich in Höhe der Linea terminalis befindet. Diese sog. *Beckeneingangsebene* ist gegen die Horizontale um 60° nach abwärts geneigt (Beckenneigung, Inclinatio pelvis). Der Ausgang wird von der Symphyse, den Rami inferiores ossis pubis, den Rami ossis ischii, den Sitzbeinhöckern, den Ligg. sacrotuberalia

Abb. 70
Becken, sagittal aufgesägt, mit den wichtigsten Durchmessern

und dem Os coccygis begrenzt. Eine Verbindungslinie beider Sitzbeinhöcker teilt den Beckenausgang in zwei Dreiecke. Das vordere Dreieck heißt wegen des Durchtritts von Harn- und Geschlechtsorganen *Trigonum urogenitale*, das hintere wegen des Durchzugs des Rektums (Mastdarm) *Trigonum rectale*.

Am Becken sind von außen tastbar: Crista iliaca, Spina iliaca anterior superior, Tuberculum pubicum, Symphyse, Tuber ischiadicum, Spina iliaca posterior superior, Crista sacralis media.

Weibliches und männliches Becken unterscheiden sich mehrfach. Das *Becken der Frau* ragt mit seinen Darmbeinschaufeln weit nach lateral, besitzt einen großen Innenraum sowohl im großen wie auch im kleinen Becken und ist in seiner kranio-kaudalen Ausdehnung niedrig. Das *Becken des Mannes* reicht weniger weit nach lateral, verfügt über kleinere Innenräume und zeigt eine größere kranio-kaudale Ausmessung. Mit wenigen Worten gesagt: Das weibliche Becken ist *breiter, weiter* und *niedriger*, das männliche Becken ist *schmaler, enger* und *höher*. Neben dieser abweichenden Gesamtform bestehen Unterschiede in einzelnen speziellen Punkten. So ist die Symphyse bei Frauen meist kürzer. Weiterhin verlaufen beim weiblichen Becken die Rami inferiores des Schambeins weniger steil. Dadurch entsteht unterhalb der Symphyse ein Schambeinbogen (Arcus pubis), der etwa 90–100° mißt, während beim Mann die unteren Schambeinäste einen Winkel (Angulus pubis) von 70–75° bilden. Different sind auch die Eingänge ins kleine Becken. Der Beckeneingang der Frau ist queroval geformt, der des Mannes wie ein Kartenherz.

Am weiblichen Becken unterscheidet man äußere und innere Beckenmaße. Zu den *äußeren Beckenmaßen* gehören:

1. *Distantia spinarum*. Entfernung zwischen den Spinae iliacae anteriores superiores beider Seiten; 26 cm.
2. *Distantia cristarum*. Strecke zwischen den am weitesten voneinander entfernten Punkten der Crista iliaca; 28 cm.
3. *Distantia trochanterum*. Entfernung zwischen den Trochanteres majores beider Seiten; 32 cm.
4. *Conjugata externa*. Entfernung vom oberen Rand der Symphyse zur Spitze des Proc. spinosus des 5. Lendenwirbels; 21 cm. Durch Abzug von 10 cm kann man ungefähr auf die Conjugata vera schließen.

Von den *inneren Beckenmaßen* seien genannt:

1. *Conjugata vera*. Vom am weitesten nach innen vorspringenden Punkt der Symphyse zum Promontorium; 11 cm. Ist direkt nicht bestimmbar. Man kann indirekt von der Conjugata externa und der Conjugata diagonalis auf sie schließen oder sie im Röntgenbild (Seitenlage) bestimmen.
2. *Conjugata diagonalis*. Vom Unterrand der Symphyse zum Promontorium; 12,5 cm. Kann vaginal ausgetastet werden. Durch Abzug von 1,5 cm erhält man die Conjugata vera.
3. *Beckenenge*. Vom Unterrand der Symphyse zur Spitze des Os coccygis; 9 cm. Wird während der Geburt um 2 cm verlängert, indem das Os coccygis in der Junctura sacrococcygea um 2 cm nach dorsal ausweicht.

Oberschenkelknochen, Femur (Abb. 71 und 72)

Das Femur ist der längste Röhrenknochen des Menschen. Seine Teile sind *Caput* (Kopf), *Collum* (Hals), *Diaphyse* oder *Corpus* (Schaft) und *distales Gelenkende*.

Der überknorpelte *Kopf* sitzt dem Hals medial auf. Er stellt $\frac{2}{3}$ eines Kugelumfanges dar. Er senkt sich nahe dem Zentrum zur *Fossa capitis* (Kopfgrube) ein, in der das Lig. capitis femoris (Oberschenkelkopfband) verankert ist. Das *Collum* zeigt nach medial und aufwärts. Es bildet mit der Diaphyse den *Collodiaphysenwinkel*, der im mittleren Lebensalter 120–130° beträgt. Im ersten Lebensjahr ist das Collum noch ziemlich steil nach aufwärts gerichtet, wodurch der Collodiaphysenwinkel etwa 150° mißt, während beim alten Menschen die Größe des Winkels meist die untere Grenze der Schwankungsbreite von 120° erreicht. Im Gebiet zwischen Hals und Schaft verdickt sich das Knochenmaterial zu den beiden Rollhügeln. Der *Trochanter major* (großer Rollhügel) liegt außen, der *Trochanter minor* (kleiner Rollhügel) an der Innenseite etwas nach hinten. Beide Trochanteren sind vorn durch eine Knochenlinie, *Linea intertrochanterica*, hinten durch

Femur, Oberschenkelknochen

Abb. 71 Femur, von vorn

Abb. 72 Femur, von hinten

eine Knochenleiste, *Crista intertrochanterica*, verbunden. Der Trochanter major überragt das Collum. An seiner medialen Seite senkt sich der Knochen zur *Fossa trochanterica* ein.
Der *Schaft* ist leicht nach hinten gebogen, wodurch das distale Gelenkende etwas nach dorsal zu liegen kommt. Auf der Hinterfläche erhebt sich die *Linea aspera* (dunkle Linie), welche aus zwei Knochenlippen, *Labium mediale* und *laterale*, besteht. Beide Lippen beginnen unterhalb der Trochanteren, verlaufen im mittleren Schaftdrittel nebeneinander und divergieren in Richtung auf

den inneren und äußeren Epicondylus des distalen Gelenkendes. Sie stellen Verstärkungszüge des Schaftes dar.

Im Bereich des *distalen Gelenkendes* verdickt sich der Knochen zum *Epicondylus*[1] *medialis* und *lateralis*. Diese tragen an ihrer Unterseite die *Kondylen*, welche mit hyalinem Knorpel überzogen sind. Die Biegung der Kondylen ist ungleichmäßig, indem die vorderen Teile weniger als die hinteren Teile gekrümmt sind. Anders ausgedrückt: Der vordere Krümmungsradius ist größer als der hintere. Diese Form der Kondylen besitzt entscheidende Bedeutung für die Mechanik des Kniegelenkes. Auf der Hinterseite senkt sich der Knochen zur tiefen *Fossa intercondylaris* (Grube zwischen den Kondylen) ein. Vorn setzt sich der Gelenkknorpel von den Kondylen in Form eines Halbovals nach proximal fort. Diese Fläche, *Facies patellaris*, dient der Anlagerung der Patella (Kniescheibe).

Die quere Achse des distalen Gelenkendes entspricht nicht der queren Achse des proximalen Femurendes. Sie ist um etwa 12–20° nach einwärts gedreht. Man bezeichnet diesen Winkel als *Torsionswinkel*.

Am Femur sind tastbar: Trochanter major, Epicondylus medialis und lateralis.

Zerlegt man den proximalen Teil des Femur in frontale Sägeschnitte, so stellt sich die Spongiosaarchitektur dar. Von den medialen und lateralen Abschnitten der Kompakta gehen bogenförmige Züge aus, die sich spitzwinklig kreuzen. Die medialen Spongiosasysteme enden am Trochanter major, am oberen Rand des Collum und des Caput, die lateralen am unteren Rand des Collum und des Caput. Auf diese Weise erhält das proximale Femurende eine Gewölbestruktur nach Art gotischer Spitzbögen. Im Kapitel Histologie wurde nachgewiesen, daß die Anordnung der Spongiosa den funktionellen Beanspruchungen gerecht wird, indem sie den Trajektorien (Linien größten Zugs oder Drucks) entspricht (Abb. 13).

Hüftgelenk, Art. coxae (Abb. 68 und 69)

Im Hüftgelenk artikulieren das *Acetabulum* mit der *Facies lunata*, das *Labrum acetabulare*, ein Faserknorpelwulst, der am Limbus acetabuli befestigt ist, das *Lig. transversum acetabuli*, welches die Incisura acetabuli überbrückt, und das *Caput femoris*.

Im Inneren des Gelenkes verbindet das Lig. capitis femoris die Fovea capitis femoris mit der Fossa acetabuli. Außerdem strahlt dieses Band in das Lig. transversum acetabuli ein, das nicht nur der Vervollständigung der Gelenkpfanne dient, sondern gleichzeitig ein federndes Widerlager für den Oberschenkelkopf darstellt.

Die Kapsel umgreift die artikulierenden Teile ziemlich unmittelbar; sie ist eng. Sie heftet sich proximal außerhalb des Labrum acetabulare am Os coxae, distal vorn an der Linea intertrochanterica, hinten 1,5 cm medial der Crista intertrochanterica an. Ihre Wände sind durch kräftige Bänder verstärkt. Das *Lig. iliofemorale* (Darmbein-Oberschenkel-Band) gliedert sich in die Vorderwand ein. Es entspringt am Darmbein unterhalb der Spina iliaca anterior superior und zieht in zwei Teilen zum Trochanter major und minor. Der laterale Teil (Pars lateralis) ist stärker als der mediale (Pars medialis). In die mediale Wand der Kapsel lagert sich das *Lig. pubofemorale* (Schambein-Oberschenkel-Band) ein. Es beginnt am Corpus und Ramus superior ossis pubis und endet am Trochanter minor. Die Hinterwand wird durch das *Lig. ischiofemorale* (Sitzbein-Oberschenkel-Band) verstärkt, ein Band, das vom Corpus ossis ischii bis zum Trochanter major und dem angrenzenden Abschnitt der Linea intertrochanterica reicht. Halbkreisförmige Faserzüge verlaufen in der Kapsel von vorn nach unten und hinten.

Man bezeichnet das Hüftgelenk als *Enarthrosis*, als Nußgelenk. Dieser Begriff leitet sich von der Form der artikulierenden Teile ab. Die Gelenkpfanne umgreift zu ¾ den Gelenkkopf, wie ähnlich die Nußschale den Kern umschließt. Die Gelenkflächen lassen erkennen, daß es sich um ein vielachsiges Gelenk handelt. Wie bei den anderen vielachsigen Gelenken des Menschen

---

[1] Epicondylus = Gebiet oberhalb des Condylus = Knochenvorwölbung in Gelenknähe

können auch hier die Bewegungen auf *drei* Hauptachsen zurückgeführt werden. Sagittale, frontale und Drehachse schneiden sich im Zentrum des Oberschenkelkopfes und bilden ein Achsenkreuz.

Um die *sagittale* Achse erfolgen *Abduktion* (40°) und *Adduktion* (10°), um die *frontale* Achse *Anteversion* oder Beugung (120°) und *Retroversion* oder Streckung (12°) und um die *Drehachse*, welche vom Zentrum des Femurkopfes zum Mittelpunkt des distalen Gelenkendes verläuft, *Innenrotation* (36°) und *Außenrotation* (12°). Ein Vergleich mit dem Schultergelenk zeigt, daß die Bewegungsausschläge im Hüftgelenk durchweg kleiner sind. Dies hat seine Ursache in der Anordnung und Ausprägung der Bänder. Das Hüftgelenk besitzt eine ausgesprochene *Bandhemmung.* Nur eine Bewegung erfährt keine Beeinträchtigung, die Anteversion oder Beugung, bei der sich alle Bänder entspannen. Die Retroversion wird dagegen von allen Bändern gehemmt. Mit 40° fällt die Abduktion sehr niedrig aus. Das Lig. pubofemorale und die Pars medialis des Lig. iliofemorale verhindern eine weitere Seitwärtsführung des herabhängenden Beines. Durch gleichzeitige Beugung kann man die genannten Bänder jedoch entlasten und damit die Abduktion erheblich verbessern. Dies wird deutlich, wenn man zunächst in aufrechter Haltung die Beine maximal abspreizt und danach den Rumpf vornüberbeugt. Nunmehr ist man in der Lage, die Beine weiter zu abduzieren. Ähnliche mechanische Verhältnisse liegen bei der Außenrotation vor. Lig. iliofemorale und pubofemorale hemmen diese Bewegung des herabhängenden Beines. Gleichzeitige Beugung führt auch hier zur Entspannung der Bänder und damit zur Vergrößerung der Außenrotation. Durch Training können die Bänder gedehnt und extreme Stellungen möglich werden (Spagat).

Im Hüftgelenk erfolgt nicht allein die Bewegung der unteren Extremität gegen den Rumpf, sondern auch die des Rumpfes gegen die fixierte untere Extremität. So werden Beugung, Seitwärtsneigung und Drehen des Rumpfes in den Zwischenwirbelgelenken und im Hüftgelenk ausgeführt. Derartige kombinierte Bewegungen treten zum Beispiel beim Diskuswerfen und Kugelstoßen auf. Weiterhin kann man das Becken im Hüftgelenk und in den Gelenken der Lendenwirbelsäule auf- und abwärts kippen. Dabei verringert bzw. vertieft sich die Lendenlordose.

Bei den Verrichtungen des täglichen Lebens ergänzen sich die Funktionen beider Hüftgelenke. Während des Laufens dient abwechselnd ein Bein als Stütze (*Standbein*), und ein Bein wird frei nach vorn geschwungen (*Spielbein*). Auf die wichtigen Beziehungen von Stand- und Spielbein wird im Zusammenhang mit der Besprechung der Hüftmuskulatur eingegangen. Beim Stehen fungieren beide Beine als Standbein. Werden dabei keine Muskeln angespannt, wie es bei längerem und lässigem Stehen der Fall ist, fällt der Schwerpunkt hinter die frontale Achse des Hüftgelenks. Der Rumpf wird in den Bändern gehalten.

Für die Beurteilung, ob die artikulierenden Teile der Art. coxae richtig zueinander stehen, benutzt man die sog. *Roser-Nélaton-Linie*[1]. Diese stellt die Verbindung der Spina iliaca anterior superior zum Tuber ischiadicum dar. Bei Beugung von 45° liegt der Trochanter major auf der Mitte der Linie.

Patella, Kniescheibe

Die Patella ist in die Endsehne des M. quadriceps femoris eingelagert; sie stellt das größte Sesambein dar. Die proximale Begrenzung verläuft fast horizontal und heißt Basis. Distal spitzt sich die Kniescheibe leicht zu. Die Hinterfläche, welche hyalinen Knorpel trägt und durch eine abgerundete senkrechte Leiste in zwei Felder geteilt wird, lagert sich der Facies patellaris des Femur an. Als Sesambein vergrößert die Patella die Hebelwirkung des M. quadriceps femoris und hält dessen Sehne vom Gelenkspalt fern.

---

[1] Roser, W. (1817–1888), Chirurg in Marburg. Nélaton, R. (1807–1873), Chirurg in Paris

Tibia, Schienbein (Abb. 73)

An der Tibia unterscheidet man: *proximales Gelenkende, Corpus* (Schaft) und *distales Gelenkende.*

Abb. 73
Tibia und Fibula, von vorn

Im Bereich des proximalen Gelenkendes ragt das Knochengewebe in Form zweier Kondylen nach medial und lateral und bildet den *Condylus medialis* und *Condylus lateralis.* Deren Oberfläche ist mit Knorpel überzogen. Sie werden durch eine zweizipfelige Knochenerhebung, *Eminentia intercondylaris,* getrennt. Auch die Regionen vor und hinter der Eminentia, *Area intercondylaris anterior* und *posterior,* sind frei von Knorpelgewebe. Unterhalb des Condylus lateralis befindet sich eine Gelenkfläche zur Anlagerung des Wadenbeins. Das proximale Gelenkende wird in der Klinik auch als *Tibiakopf* bezeichnet.

Ein Querschnitt durch das *Corpus* des Schienbeins läßt drei Kanten und Flächen erkennen. Die vordere Kante beginnt mit einer Rauhigkeit, der *Tuberositas tibiae,* an der wichtige Muskeln ansetzen. Die mediale Kante ist abgerundet, die dritte zeigt nach lateral. Die mediale Fläche wird nicht von Muskeln überlagert. Sie liegt unmittelbar unter der Haut und ist tastbar. Verletzungen sind hier besonders schmerzhaft, da das nervenreiche Periost direkt getroffen wird. Die zwei übrigen Flächen sind nach lateral und hinten gerichtet. Im unteren Drittel flacht sich die Tibia dorsoventral ab. Das distale Gelenkende verjüngt sich medial zum inneren Knöchel, *Malleolus medialis,* der innen mit Knorpel überzogen ist und die untere knorpelbedeckte Gelenkfläche der Tibia überragt. Lateral befindet sich ein flacher Einschnitt zur Anlagerung der Fibula.

Tibiakopf und -schaft liegen nicht auf einer Senkrechten, sondern sind um 7–14° in der Sagittalebene gegeneinander abgewinkelt. Vor der Geburt ist der Winkel noch größer, bedingt durch die Hockstellung des Embryos. Das distale Ende der Tibia steht in Außenrotation von 12–20°. Meist entsprechen Innenrotation des distalen Femurabschnittes und Außenrotation des distalen Tibiaendes einander. Die Drehungen treten in beiden Knochen zu gleicher Zeit nach der Geburt auf. Dabei kommt es im Kniegelenk zu einer Einwärtsdrehung. Da das Femur proximal, die Tibia distal fixiert sind, erfährt der distale Femurteil Innenrotation, das distale Tibiaende Außenrotation.

Abb. 74
Rechtes Kniegelenk, Sagittalschnitt

Fibula, Wadenbein (Abb. 73)

Auch die Fibula ist wie alle Röhrenknochen dreigeteilt. Man unterscheidet *Caput, Corpus* und *Malleolus lateralis* (äußerer Knöchel).

Das *Caput* läuft proximal in einer Spitze aus. Zur Anlagerung an die Tibia dient eine flache Gelenkfläche. Am *Corpus* zeichnen sich vier Kanten ab. Da die Fibula spiralig um ihre Längsachse gedreht ist, wechseln die Kanten ihre Lage. Distal verdickt sie sich zum *Malleolus lateralis* (äußerer Knöchel), der an der Innenseite eine überknorpelte Gelenkfläche trägt und die sog. Malleolengabel (siehe unten) ergänzt.

Kniegelenk, Art. genus (Abb. 74 und 75)

Im Kniegelenk artikulieren die Kondylen des Femur mit den Kondylen der Tibia, die Facies patellaris des Femur mit der Gelenkfläche der Patella. Die Kondylen von Femur und Tibia sind einander sehr unvollkommen angepaßt. Um dieses Mißverhältnis der Gelenkflächen auszugleichen, schieben sich zwei faserknorpelige, halbmondförmige Gelenkzwischenscheiben ein, der *Meniscus medialis* und *lateralis*. Quergeschnitten, erscheinen die Menisci keilförmig. Die Basis des Keils liegt außen. Der laterale Meniscus nähert sich der Kreisform.

Die Menisci sind in folgender Weise im Gelenk befestigt: Von den Spitzen beider Menisci gehen kräftige kollagene Faserzüge aus, die an der Eminentia intercondylaris ansetzen. Der Umfang beider Menisci steht mit der Membrana fibrosa der Gelenkkapsel in unmittelbarem Zusammenhang. Der mediale Meniscus ver-

Abb. 75 Rechtes Kniegelenk, von vorn eröffnet (nach BENNINGHOFF, verändert) bindet sich außerdem über diese Membran mit dem inneren Seitenband, während das äußere Seitenband keine Verbindung mit der Kapsel eingeht. Der innere Meniscus ist somit stärker fixiert. Zwischen den vorderen Rändern beider Menisci spannt sich das Lig. transversum genus, Kniequerband, aus.

Die Gelenkkapsel heftet sich am Femur 1 cm proximal der Knochenknorpelgrenze an. Im Bereich der Tibia weichen die beiden Schichten der Gelenkkapsel, Membrana synovialis und fibrosa, auseinander. Während die Membrana synovialis zur Eminentia intercondylaris zieht, gelangt die Membrana fibrosa zur Knochenknorpelgrenze der Tibia. Dadurch liegen die Kreuzbänder zwischen Membrana synovialis und fibrosa. Zwischen Tibia und Unterrand der Patella springt die Membrana synovialis in Falten vor. Diese werden durch das Corpus adiposum infrapatellare (Kniefettkörper) hervorgerufen, das den schmalen Raum zwischen Vorderfläche der Tibia und Lig. patellae einnimmt.

Die Gelenkkapsel wird vorn, an den Seiten und hinten verstärkt. Vorn befindet sich das *Lig. patellae* (Kniescheibenband), welches von der Patella bis zur Tuberositas tibiae reicht und die Endsehne des M. quadriceps femoris darstellt. Vom medialen und lateralen Rand der Patella und des Lig. patellae spannen sich Bindegewebsplatten bis zur Tibia. Das innere Seitenband, *Lig. collaterale tibiale*, verläuft vom Condylus medialis des Femur zum Condylus medialis der Tibia. Es gliedert sich in die Membrana fibrosa der Kapsel ein, während das äußere Seitenband, *Lig. collaterale fibulare*, das vom Condylus lateralis des Femur zum Caput der Fibula zieht, keine Beziehung zur Kapsel aufweist. In die Hinterwand ist das Lig. popliteum obliquum (schräges Kniekehlenband) eingelagert.

Die Kreuzbänder, *Ligamenta cruciata*, liegen – wie oben schon angedeutet – zwischen Membrana synovialis und fibrosa. Das vordere Kreuzband, Lig. cruciatum anterius, entspringt vor der Eminentia intercondylaris in der Area intercondylaris anterior und setzt an der medialen Seite des Condylus lateralis femoris an. Das hintere Kreuzband, Lig. cruciatum posterius, verläuft fast rechtwinklig dazu. Es nimmt von der Area intercondylaris posterior seinen Ausgang und befestigt sich an der lateralen Fläche des Condylus medialis femoris.

Wie im Schultergelenk unterscheidet man selbständige *Schleimbeutel* und solche, die mit der Gelenkhöhle in Verbindung stehen. Zu den kommunizierenden Bursen zählen: Bursa suprapatellaris, Bursa des M. gastrocnemius, Bursa des M. semimembranosus. Die *Bursa suprapatellaris* ist die wichtigste. Sie liegt, wie es der Name sagt, oberhalb der Patella und reicht etwa 2–3 Querfinger zwischen M. quadriceps femoris und Vorderfläche des Femur nach proximal. Sie steht mit dem Gelenkinnenraum in breiter Verbindung. Die anderen kommunizierenden Bursen liegen unter den genannten Muskeln. Nicht kommunizierende Schleimbeutel sind: Bursa infrapatellaris profunda (zwischen Vorderfläche der Tibia und Lig. patellae), Bursa praepatellaris subcutanea und Bursa praepatellaris subfascialis (vor der Patella im subkutanen Fett-Bindegewebe bzw. unter der Faszie).

Femur und Tibia stehen im Kniegelenk nicht senkrecht übereinander. Durch die nach der Geburt auftretende Ausdehnung des Beckens in querer Richtung werden die Oberschenkelknochen gegen die Schienbeine nach außen abgewinkelt. Der Winkel heißt *Knieaußenwinkel* oder *Abduktionswinkel* (Abb. 76). Er beträgt 171–179°. Verbindet man die oberen Gelenkflächen beider Kondylen der Tibia, so erhält man eine horizontale Linie, die *Kniebasis* genannt wird. Diese zerlegt den Knieaußenwinkel in einen Winkel zwischen Kniebasis und Femur von 81°. Der Knieaußenwinkel ist bei Frauen kleiner als bei Männern. Frauen besitzen deshalb normalerweise ein X-Bein (Genu valgum). Wegen der geringen Abweichung spricht man vom physiologischen X-Bein. Wird der Winkel größer als 180°, liegt eine O-Beinstellung (Genu varum) vor. Bei Kindern treten nicht selten bis zum Laufenlernen leichte O-Beinstellungen als Folge der intrauterinen Hockstellung auf. Diese verwachsen sich meist in den ersten Lebensjahren.

Die *Traglinie* (Abb. 76) des Beines stellt eine gedachte Linie dar, welche die Mittelpunkte des Hüftgelenkes, Kniegelenkes und oberen Sprunggelenkes miteinander verbindet. Auf ihr liegen die Schwerpunkte des Körpergewichtes senkrecht übereinander.

Das Kniegelenk besitzt *zwei Achsen*, die Bewegungen gestatten, welche sich nur in geringem Maße ergänzen. Eine *quere Achse* läuft durch beide Kondylen des Femur. Um sie erfolgen *Beugung* und *Streckung*. Die aktive Beugung beträgt 120°. Belastet man jedoch den Oberschenkel, wie das z.B. in der Hocke geschieht, wird die Beugung passiv erhöht und erreicht fast 180°. Die

Streckung des Unterschenkels mißt 180°. Bis 170° handelt es sich um eine reine Streckbewegung, während sich von 170–180° die Tibia gleichzeitig um 5° nach außen dreht. Dieser Vorgang heißt *Schlußrotation*.

Bei Beugung und Streckung verformen sich die Menisci. Beugt man den Unterschenkel, so verschieben sich ihre seitlichen Anteile nach hinten zusammen mit der Gelenkkapsel und dem inneren Seitenband. Die Spitzen bleiben dagegen unverändert an der Eminentia intercondylaris haften. Dadurch erhalten die Menisci die Form unregelmäßiger Ovale. In maximaler Streckstellung keilen sich die Menisci zwischen Femur und Tibia ein und verhindern dadurch zusammen mit den Muskeln an der Hinterseite des Oberschenkels die Überstreckung des Kniegelenkes.

Abb. 76 Schematische Darstellung der Achsen von Femur und Tibia, des Knieaußenwinkels und der Traglinie

Die *zweite Achse* fällt mit der Längsachse der Tibia zusammen. Sie ist eine *Drehachse*. Drehbewegungen können – mit Ausnahme der Schlußrotation – nur im gebeugtem Kniegelenk ausgeführt werden, da in dieser Stellung die Seitenbänder erschlaffen. Die Entspannung dieser Bänder erklärt sich aus der ungleichmäßigen Biegung der Femurkondylen. Wie bereits erwähnt, sind diese vorn weniger gekrümmt als hinten, d.h., der Krümmungsradius ist in Streckstellung größer als in Beugestellung. Dadurch wird der Abstand zwischen den beiden Befestigungspunkten eines jeden Seitenbandes in Beugung kleiner, dadurch erschlaffen die Seitenbänder. Die Drehungen nach innen und außen, *Innen-* und *Außenrotation*, sind unterschiedlich groß. Durch die Anordnung der Kreuzbänder, welche die Führung in Beugestellung übernehmen, kann der Unterschenkel besser nach außen als nach innen gedreht werden. Die Außenrotation beträgt 50°. Bei ihr wickeln sich die Kreuzbänder voneinander ab. Die Innenrotation mißt nur 10°, da sich die Bänder beizeiten anspannen.

Im täglichen Leben wird nicht selten der Oberschenkel mitsamt dem Rumpf gegen den fixierten Unterschenkel gedreht. Solche Bewegungen kommen besonders beim Skifahren und Fußballspielen vor. Sie gefährden neben den Kreuzbändern auch die Menisci.

Abb. 77
Fußskelett von dorsal

Verbindungen von Tibia und Fibula

Tibia und Fibula sind durch Bänder und eine Membran fest miteinander verbunden. *Proximal* lagert sich das Caput der Fibula dem lateralen Kondylus der Tibia an. Eine straffe Kapsel und kurze kräftige Bänder fixieren die überknorpelten Gelenkflächen, so daß dieses Gelenk keine Bewegungsmöglichkeiten aufweist und somit ein straffes Gelenk, eine Amphiarthrose, darstellt. In 20% der Fälle kommuniziert der Gelenkspalt über die Bursa des M. popliteus mit dem Kniegelenk. *Distal* fügt sich die Fibula einem Einschnitt der Tibia ein, der sich an deren lateralen Umfang befindet. Hier sind die beiden Knochen unmittelbar durch kurze straffe Bänder miteinander verbunden. Da überknorpelte Gelenkflächen fehlen, handelt es sich um eine Bandhaft, eine Syndesmose, die Tibia und Fibula nur etwa 2–3 mm auseinanderweichen läßt.

Zwischen Tibia und Fibula ist ähnlich wie am Unterarm eine Zwischenknochenmembran, *Membrana interossea*, ausgespannt. Sie dient dem Druckausgleich, verhindert die Abscherung und trennt Beuger und Strecker des Unterschenkels.

Abb. 78
Fußskelett von plantar

Knochen des Fußes (Abb. 77 und 78)

Zur Orientierung am Fuß gebraucht man *dorsal* (fußrückenwärts) und *plantar* (fußsohlenwärts). Das Fußskelett gliedert sich in *Fußwurzel, Mittelfuß* und *Zehenknochen*. Die Anordnung der *Fußwurzelknochen* ist nicht so klar wie die der Handwurzelknochen. Man unterscheidet:
Proximale Reihe: Talus, Calcaneus. Dabei liegen diese beiden Knochen nicht neben-, sondern übereinander.
Distale Reihe: Os cuneiforme mediale, intermedium und laterale (mediales, zwischengelagertes und laterales Keilbein), Os cuboideum (Würfelbein).
Zwischen Talus und die Ossa cuneiformia schiebt sich das Os naviculare (Kahnbein).

Der *Talus* (Sprungbein) besteht aus *Caput, Collum* und *Corpus*.

Das Caput ist nach distal gegen das Os naviculare gerichtet. Dem kurzen Hals folgt der größte Teil, das Corpus. Es trägt eine nach proximal gewölbte Gelenkfläche von beträchtlicher Größe, die *Trochlea tali*. Diese ist vorn breiter als hinten, eine Tatsache, die für die Mechanik des oberen Sprunggelenkes Bedeutung besitzt. Auch die Seitenflächen der Trochlea sind überknorpelt. Die Unterseite des Taluskörpers zeigt drei Gelenkflächen, welche der Verbindung mit dem Calcaneus dienen. Sie liegen hintereinander, weshalb man eine vordere, mittlere und hintere Facies articularis calcanea unterscheidet. Die mittlere und vordere Gelenkfläche gehen ineinander über, während zwischen der mittleren und hinteren eine tiefe Furche eingegraben ist, der *Sulcus tali*.

Der *Calcaneus* (Fersenbein) ist der größte Fußwurzelknochen.

Sein proximaler Teil springt als Fersenhöcker, *Tuber calcanei*, vor. An der Unterfläche des Tuber calcanei ragen zwei kleine Fortsätze nach distal, Proc. medialis und lateralis. Das *Sustentaculum talare* liegt an der medialen Seite. Es stellt einen nach kranial gewölbten Knochenvorsprung dar, der als Stütze für den Talus dient. Mit der oberen Seite grenzt der Calcaneus an den Talus. Vordere, mittlere und hintere Gelenkfläche lagern sich den entsprechenden Gelenkflächen des Talus an. Wie am Talus gehen vordere und mittlere Facies articularis talaris ineinander über, während die mittlere und hintere durch eine Furche, *Sulcus calcanei*, getrennt sind. Sulcus calcanei und Sulcus tali liegen übereinander und ergänzen sich zum *Sinus tarsi* (Fußwurzelhohlraum). Den distalen Abschluß des Fersenbeins bildet die Facies articularis cuboidea, eine Gelenkfläche für das Würfelbein.

Das *Os naviculare* ist nach proximal konkav, nach distal konvex gewölbt. Medialplantar zeichnet sich eine Rauhigkeit ab, *Tuberositas ossis navicularis*, die man tasten kann.
Die *Keilbeine* sind dorsal breiter als plantar, vor allem das zweite und dritte Keilbein. Indem sie sich aneinanderlagern, entsteht ein Gewölbe in querer Richtung.
Das *Os cuboideum* zeigt lateral und plantar eine überknorpelte Erhebung, um welche die Sehne des M. peronaeus longus gleitet.
Die fünf *Mittelfußknochen*, Ossa metatarsalia, bestehen aus *Basis, Corpus* und *Caput*.

Die Basen sind wie die Keilbeine dorsal breiter als plantar, wodurch auch sie sich gewölbeartig aneinanderfügen. Die Körper lassen eine leichte Biegung nach dorsal erkennen. Der zweite Mittelfußknochen ist der längste; er schiebt sich am weitesten nach proximal zwischen die Mittelfußknochen. Am ersten und fünften Mittelfußknochen befinden sich Rauhigkeiten. Die Tuberositas des fünften Mittelfußknochens kann man am äußeren Fußrand gut tasten.

Das Skelett der 2.–5. Zehe gliedert sich in *Grund-, Mittel-* und *Endphalanx*. An der Großzehe unterscheidet man nur *Grund-* und *Endphalanx*. Nicht selten sind die Mittel- und Endphalangen der 4. und 5. Zehe miteinander verschmolzen. Grund- und Mittelphalangen bestehen aus *Basis, Corpus* und *Caput*, die Endphalangen aus Basis, Corpus und einer distalen Rauhigkeit.

Im Bereich der Zehenknochen treten *Sesambeine* auf. Regelmäßig trifft man zwei Sesambeine am Großzehengrundgelenk. In 4% der Fälle kommt ein Sesambein an der medialen Seite des Grundgelenkes der 2. Zehe und in 10% ein Sesambein an der medialen oder lateralen Seite des Grundgelenkes der 5. Zehe vor.

Abb. 79   Gelenke und Bänder des Fußes, von vorn–oben lateral (nach BENNINGHOFF)

Oberes Sprunggelenk, Art. talocruralis (Abb. 79)

Im oberen Sprunggelenk sind Unterschenkel und Fuß gegeneinander beweglich. Die proximale Gelenkfläche wird von der sog. *Malleolengabel* gebildet. Diese besteht aus dem der Tibia angehörenden Malleolus medialis, der distalen Gelenkfläche der Tibia und dem Malleolus lateralis, welcher ein Teil der Fibula ist. Die Malleolengabel umfaßt die *Trochlea* des Talus von oben, medial und lateral.

Die Gelenkkapsel befestigt sich ringsum an der Knochenknorpelgrenze. Sie ist vorn und hinten dünn, an den Seiten verstärkt. Vom inneren Knöchel geht das Lig. deltoideum aus, ein dreieckiges Band, das zum Os naviculare, Calcaneus und Talus zieht. Drei kleinere Bänder entspringen am äußeren Knöchel und gelangen zum vorderen Abschnitt des Talus, zum Calcaneus und zum hinteren Teil des Talus. An der Innen- wie Außenseite sind die Bänder fächerförmig angeordnet, wodurch bei den Bewegungen im Gelenk immer Teile der Bänder angespannt werden.

Das obere Sprunggelenk besitzt durch Malleolengabel und Trochlea tali eine genaue Führung. Es ist ein *einachsiges Scharniergelenk*, dessen Achse quer durch den inneren und äußeren Knöchel und die Trochlea verläuft. Die Bewegungen sind *Dorsalflexion* (20°) und *Plantarflexion* (30°). Bei maximaler Dorsalflexion treibt die vorn etwas breitere Trochlea Tibia und Fibula ein wenig auseinander, d. h., die Syndesmosis tibiofibularis wird um 2–3 mm gelockert. Wegen der Form der Trochlea treten Luxationen nur bei Plantarflexion auf.

Abb. 80 Rechtes unteres Sprunggelenk, eröffnet (nach BENNINGHOFF)

Unteres Sprunggelenk, Art. talotarsalis (Abb. 80)

Das untere Sprunggelenk liegt zwischen Talus, Calcaneus und Os naviculare. Das Lig. talocalcaneum interosseum, welches den Sinus tarsi ausfüllt und Talus und Calcaneus verbindet, scheidet es in eine hintere und vordere Abteilung. In der *hinteren Abteilung* artikulieren die hintere konkave Gelenkfläche an der Unterseite des Talus mit der entsprechenden konvexen Fläche auf der Oberseite des Calcaneus. Mittlere und vordere Gelenkfläche und Caput des Talus bilden zusammen den *Gelenkkopf* der *vorderen Abteilung,* während sich mittlere und vordere Gelenkflächen des Calcaneus, Os naviculare und das Lig. calcaneonaviculare plantare *pfannenförmig* aneinanderlegen. Das Lig. calcaneonaviculare plantare (Abb. 80 und 81) wird auch Pfannenband genannt, da auf ihm ein Teil des Taluskopfes ruht. Es ist insgesamt etwa dreieckig geformt und füllt den Raum zwischen Calcaneus und Os naviculare aus. Es befestigt sich am Sustentaculum talare und an der Unterseite des Os naviculare. Es stellt eine wichtige Stütze des Fußgewölbes dar. Wenn es nachgibt, kommt es zum Plattfuß. Deshalb heißt es auch Plattfußband.

Die Gelenkkapsel ist an der Knochenknorpelgrenze verankert. Sie umschließt die beiden Abteilungen des Gelenkes getrennt. Dorsal wird sie durch ein V-förmiges Band verstärkt, das vom Calcaneus zum Os naviculare und Os cuboideum zieht. Die seitlichen Bänder des oberen Sprunggelenkes reichen teilweise bis zum unteren Sprunggelenk.

Die Struktur des *Lig. talocalcaneum interosseum* ist für die Funktion des unteren Sprunggelenks von grundlegender Bedeutung. Würden die Fasern dieses Bandes parallel verlaufen und im Sinus tarsi auf kürzestem Wege Talus und Calcaneus verbinden, könnten keine Bewegungen ausgeführt werden. Die Fasern sind jedoch schräg gerichtet und kreuzen teilweise einander. Die hinteren kollagenen Bündel ziehen schräg nach vorn, die vorderen nach medialdorsal. Auf diese Weise läßt das Lig. talocalcaneum interosseum Ein- und Auswärtskippungen des Fußes zu.

Das untere Sprunggelenk ist ein *einachsiges Gelenk.* Den Verlauf der Achse kann man sich wegen der Vielzahl der Gelenkflächen schwer vorstellen. Die Achse tritt vorn medial am Os naviculare ein, kreuzt rechtwinklig das Lig. talocalcaneum interosseum und verläßt den Fuß hinten am lateralen Rand des Tuber calcanei. Auf die Horizontal- und Sagittalebene bezogen, bildet sie jeweils Winkel von 45°, die sich nach medial bzw. vorn öffnen. Die Grundbewegungen um diese schräge Achse sind *Pronation* und *Supination*. Bei der *Pronation* wird der Fuß nach auswärts gekantet, der innere Fußrand gesenkt, der äußere gehoben; gleichzeitig erfährt der Fuß eine leichte Dorsalflexion und Fibularabduktion. Die *Supination* stellt die entgegengesetzte Bewegung dar. Der Fuß wird einwärts gekantet, der innere Fußrand gehoben, der äußere gesenkt; gleichzeitig erfolgt eine leichte Plantarflexion und Tibialadduktion des Fußes.

Pro- und Supination laufen bei jedem Schritt ab. Nur mit Hilfe dieser Bewegung im unteren Sprunggelenk kann der Fuß abgerollt werden, d.h., harmonisch vom Fersenballen über den äußeren Fußrand, die metatarsalen Ballen[1] und Zehenballen auf dem Boden aufgesetzt werden. Ist die Bewegung im unteren Sprunggelenk behindert, so ergibt sich ein täppischer Gang, da der Fuß vom Fersenballen auf die metatarsalen Ballen und Zehenballen klappt.

Beim Schlittschuhlaufen und Sportfechten (rückgestellter Fuß) treten in besonderem Maße Pro- und Supination auf.

---

[1] Werden durch die Köpfe der Mittelfußknochen (Ossa metatarsalia) hervorgerufen

Fußwurzelzwischengelenke, Articulationes intertarseae
(Abb. 81)

Diese Gelenke befinden sich zwischen den übrigen Fußwurzelknochen, also zwischen Os naviculare, den Ossa cuneiformia und Os cuboideum, zwischen Calcaneus und Os cuboideum. Durch zahlreiche kurze kräftige Bänder werden die Knochen aneinander gefesselt.

Ein großes Band, das *Lig. plantare longum* (großes Fußsohlenband), breitet sich vom Tuber calcanei fächerförmig über die plantare Fläche der Fußwurzelknochen und reicht bis zu den Basen der Mittelfußknochen II bis V. Kürzere Fasern setzen am Os cuboideum an (Abb. 81).

Durch diese Bänder ergeben sich nur geringfügige Wackelbewegungen in den Artt. intertarseae. Es handelt sich um straffe Gelenke, *Amphiarthrosen*.

Fußwurzel–Mittelfußgelenke, Articulationes tarsometatarseae (Abb. 79)

In ihnen artikulieren die distalen Gelenkflächen der Ossa cuneiformia und des Os cuboideum mit den Basen der Mittelfußknochen. Auch hier binden zahlreiche kurze Bänder und das Lig. plantare longum die Knochen aneinander.
Bedeutsam ist das querlaufende *Lig. metatarseum transversum profundum*, das tiefe Mittelfußquerband, welches vom Kopf des 1. Mittelfußknochens bis zu dem des 5. reicht. Es verhindert das Auseinanderweichen des Fußes, wie es beim Spreizfuß vorkommt. Die Fußwurzel–Mittelfußgelenke sind straffe Gelenke, *Amphiarthrosen*.

Abb. 81 Bänder des Fußes von plantar (nach RAUBER-KOPSCH)

Obwohl die Fußwurzelzwischengelenke und die Fußwurzel – Mittelfußgelenke straffe Gelenke sind, lassen sie im einzelnen doch geringe Wackelbewegungen zu, die sich ergänzen und insgesamt die *Verwindung* des Fußes ausmachen. Unter Verwindung versteht man eine Drehung des Vorfußes (Gebiet der Köpfe der Mittelfußknochen) gegen den Rückfuß (Calcaneus). Man kann sich davon überzeugen, wenn man mit einer Hand die Ferse fixiert und mit der anderen den Vorfuß um die Längsachse des Fußes dreht. Die Verwindung findet bei jedem Schritt statt. Sie ergänzt die Pronation und Supination des Fußes beim Abrollen und gestaltet den Gang noch weicher und fließender. Außerdem wird der Calcaneus beim Abstoßen und beim Zehenstand durch den M. soleus gegen den Vorfuß einwärts gedreht. Die Verwindung, Pro- und Supination finden auch im Schuh statt. Sie prägen das Innenrelief des Leders, ein Vorgang, den man als Einlaufen der Schuhe bezeichnet.

Zehengrundgelenke, Articulationes metatarsophalangeae
(Abb. 79)

Die Gelenkflächen werden von den Köpfen aller Mittelfußknochen und den Basen aller Grundphalangen gebildet. Seitenbänder verstärken die Kapsel. Es sind *zweiachsige Gelenke,* in denen gebeugt und gestreckt, ab- und adduziert werden kann. In Beugestellung erlischt die Fähigkeit zum Abspreizen; in dieser Stellung sind es Scharniergelenke.

Mittel- und Endgelenke der Zehen, Articulationes interphalangeae (Abb. 79)

Es artikulieren die Köpfe der Grund- bzw. Mittelphalangen mit den Basen der Mittel- bzw. Endphalangen. Die Kapseln sind eng und durch Seitenbänder verstärkt. Es sind *einachsige Scharniergelenke,* um deren quere Achse die Zehen in Mittel- und Endphalanx gebeugt und gestreckt werden. An den großen Zehen gibt es nur ein Grund- und Endgelenk.

Form des Fußes

Der Fuß des Menschen ist ein Stützfuß. Während der Menschenaffe einen Greiffuß besitzt und der Fuß in Supination steht, dient der Fuß des Menschen dem aufrechten Stand und Gang. Das bedeutet, daß der gesamte Körperdruck beim Stehen und Laufen auf den Füßen ruht. Zum Abfangen und Ableiten von Druck sind Gewölbestrukturen besonders geeignet. Beim Menschen treten zwei Gewölbeformen auf: das Längs- und das Quergewölbe. Auf diese Weise berühren nur Fersenballen, äußerer Fußrand, metatarsale Ballen und Zehenballen den Boden, d. h., die Weichteile der Fußsohle (Muskeln, Gefäße, Nerven) werden vor Druck geschützt. Außerdem ist der Gang durch die Gewölbebildung leichtfüßiger.

Das *Längsgewölbe* beginnt am Tuber calcanei, setzt sich auf das Sustentaculum talare fort und reicht über das Lig. calcaneonaviculare plantare, Os naviculare, Os cuneiforme mediale bis zum Caput des ersten Mittelfußknochens. Diese Organe sind nicht nur äußerlich miteinander verbunden, sie besitzen auch in ihrem Inneren Spongiosaarchitekturen, die sich zu einem System ergänzen, in das auch der Talus als der Knochen, auf dem das Körpergewicht ruht, mit einbezogen wird. Wie auf Abbildung 82 zu erkennen, kreuzen sich im Gebiet der Trochlea tali zwei Arten von Spongiosazügen. Die einen kommen vom Kopf des ersten Mittelfußknochens, die anderen vom Tuber calcanei. Damit nun das Längsgewölbe nicht unterhalb des Talus auseinanderbricht, spannen sich weitere Spongiosazüge zwischen den vorderen und hinteren Spongiosabalken aus.

Faszien der unteren Extremität

-- Achillessehne

Aponeurosis plantaris   Lig. plantare longum

Abb. 82   Spongiosaarchitektur des Längs- und Quergewölbes des Fußes. Querschnitt in Höhe der Ossa cuneiformia und des Os cuboideum. Längsschnitt im Bereich des ersten Strahls (nach BENNINGHOFF, ergänzt)

Der Erhaltung des Längsgewölbes dienen Bänder und Muskeln. Man kann allgemein formulieren, daß alle Bänder und Muskeln, die in Längsrichtung das Fußgewölbe durchlaufen, zu dessen Formerhaltung beitragen. Besonders wichtige Bänder sind das Lig. calcaneonaviculare plantare, auf dem der Taluskopf ruht, und das Lig. plantare longum, welches Fußwurzelknochen und Mittelfußknochen in Längsrichtung miteinander verklammert. Auch die Plantaraponeurose, auf die später eingegangen wird, stellt als kräftiges Bindegewebsorgan eine wesentliche Stütze dar. Hinzu kommen als aktive Verspanner die kurzen Fußmuskeln und hier besonders der M. flexor digitorum brevis und der M. abductor hallucis.

Das *Quergewölbe* ist auf folgende Faktoren zurückzuführen: Verlagerung des Talus nach medial durch das Sustentaculum talare, Bogenform des Os naviculare, Keilform der Ossa cuneiformia (vor allem des II. und III.), Keilform der Basen der Mittelfußknochen. Auch hier ergänzen sich die Spongiosastrukturen (Abb. 82), indem nach dorsal gewölbte Bögen vom inneren zum äußeren Fußrand laufen. Diese Bögen werden durch senkrechte Knochenbälkchen abgestützt.

Bänder und Muskeln fixieren auch das Quergewölbe. Allgemein formuliert, kann man sagen, daß alle Bänder und Muskeln, welche in querer Richtung durch die Fußsohle ziehen, der Erhaltung des Quergewölbes dienen. Eine besonders wichtige Stütze stellt die plantare Sehnenschlinge dar (Abb. 89). Sie wird von den Endsehnen des M. tibialis anterior und des M. peronaeus longus gebildet. Beide Sehnen setzen an der Unterfläche des Os cuneiforme mediale und des Os metatarsale I an. Dabei liegt die Sehne des M. peronaeus longus zunächst am äußeren Fußrand, zieht um das Os cuboideum und danach durch das Fußgewölbe zum medialen Fußrand. In diesen beiden Sehnen ruht der Fuß wie in einem Steigbügel. Das Auseinanderweichen der Köpfe der Mittelfußknochen verhindert das Lig. metatarseum transversum profundum.

Faszien der unteren Extremität

Die Muskeln des Oberschenkels werden von der mächtigsten Faszie des menschlichen Organismus umhüllt, von der Fascia lata (wörtlich weite Faszie). Diese befestigt sich proximal am Darmbeinkamm, Leistenband und Seitenrand des Kreuzbeins. Im Bereich des Kniegelenkes geht sie in die Unterschenkelfaszie, die Fascia cruris, über. Sie besitzt besondere Verstärkungszüge. Der sehr kräftige, sehnenartige *Tractus iliotibialis* (Darmbein – Schienbein – Zug) reicht vom Darmbeinkamm bis zur Außenseite der Tibia. Er dient Muskeln als Ansatz und nimmt damit Einfluß auf die Bewegungen in Hüft- und Kniegelenk. Querlaufende Faserbündel von geringerer Stärke zeigt die Fascia lata unterhalb des Gesäßes – sie bedingen die Gesäßfalte – und oberhalb der Kniescheibe. Bindegewebige Trennwände zweigen in die Tiefe ab. Das *Septum intermusculare femoris mediale* trennt den M. vastus medialis und die Adduktoren, das *Septum intermusculare femoris laterale* den M. vastus lateralis und die Muskeln der Hinterseite des Oberschenkels. Unterhalb des Leistenbandes spaltet sich die Fascia lata in ein oberflächliches und tiefes Blatt auf. Das tiefe Blatt kleidet die *Fossa iliopectinea* (s. S. 135) aus, während das oberflächliche eine ovale Öffnung (Hiatus saphenus) erkennen läßt, durch welche die V. saphena magna tritt und in die V. femoralis mündet. Der *Hiatus saphenus* liegt unterhalb der Mitte des Leistenbandes; er ist lateral sichelförmig begrenzt, nach medial öffnet er sich flach. Um den spiralig über die Vorderfläche des Oberschenkels ziehenden M. sartorius bildet die Fascia lata eine Führungsscheide.

Die Faszie des Unterschenkels, *Fascia cruris*[1], beginnt am Kniegelenk und reicht bis zum Fuß. Sie befestigt sich am Vorderrand der Tibia, am Kopf der Fibula, am distalen Ende der Fibula und an beiden Knöcheln. Vor und hinter der fibularen Muskelgruppe entsendet die Faszie Trennwände in die Tiefe, *Septum intermusculare anterius* und *posterius*. Die Sehnen der Unterschenkelstrecker werden durch zwei Verstärkungszüge in ihrer Lage fixiert. Das *Retinaculum musculorum extensorum superius*, das obere Halteband, spannt sich zwischen den distalen Abschnitten von Tibia und Fibula aus. Das untere Verstärkungsband, das *Retinaculum musculorum extensorum inferius*, ist x- oder y-förmig. Es entspringt bei X-Form von beiden Knöcheln und zieht unter Kreuzung zum inneren und äußeren Fußrand. Nicht selten fehlt der vom äußeren Knöchel kommende Schenkel, so daß das Retinaculum die Gestalt eines Y erhält. Die Sehnen der Unterschenkelbeuger gelangen zwischen zwei Blättern des *Retinaculum musculorum flexorum* zur Fußsohle. Dieses Halteband liegt zwischen innerem Knöchel und Innenseite des Calcaneus. Vom äußeren Knöchel zur Außenseite des Calcaneus verläuft das *Retinaculum musculorum peronaeorum*, das die Sehnen der fibularen Muskeln am äußeren Knöchel fixiert.

Gefäße, Nerven und Muskeln der Fußsohle werden durch die *Aponeurosis plantaris* geschützt. Diese entspringt am Tuber calcanei, überdeckt die Fußsohle, heftet sich am medialen und lateralen Fußrand an und gliedert sich distal in fünf Zipfel auf, die am Periost der Grundphalangen der Zehen ansetzen. Quere Faserzüge verbinden die distalen Zipfel. Neben dem Schutz der Weichteile dient die Aponeurosis plantaris der Längsverspannung des Fußgewölbes.

Hüftmuskeln (Tafeln V u. VI)

Zu ihnen gehören: M. iliopsoas, M. glutaeus maximus, M. glutaeus medius, M. glutaeus minimus, M. tensor fasciae latae, M. piriformis, M. obturatorius internus, M. gemellus superior, M. gemellus inferior, M. quadratus femoris, M. obturatorius externus.

M. iliopsoas (Darmbein-Lendenmuskel)

Er gliedert sich in M. iliacus und M. psoas major.

M. iliacus, Darmbeinmuskel
Ursprung: Fossa iliaca.

---

[1] crus = Schenkel

Tafel V

- M. psoas major
- M. iliacus
- Ligamentum inguinale
- M. tensor fasciae latae
- M. pectineus
- M. adductor longus
- M. sartorius
- M. gracilis
- M. rectus femoris
- M. vastus lateralis
- Tractus iliotibialis

M. glutaeus maximus
Trochanter major
M. gracilis
M. adductor magnus
M. semitendinosus
M. semimembranosus
Tractus iliotibialis
M. biceps femoris

- M. vastus medialis
- Patella
- Pes anserinus
- Ligamentum patellae
- M. gastrocnemius
- M. tibialis anterior
- M. peronaeus longus
- M. extensor digitorum longus
- M. soleus
- M. peronaeus brevis

M. plantaris

M. gastrocnemius

M. soleus

- M. extensor hallucis longus
- Retinaculum mm. extensorum superius
- Retinaculum mm. extensorum inferius

M. flexor digitorum longus
M. peronaeus brevis
M. peronaeus longus
Achillessehne

a)   b)

Oberflächliche Muskeln der unteren Extremität. a) Oberflächliche Muskeln der Beinhinterseite; b) oberflächliche Muskeln der Beinvorderseite

Tafel VI

a) Tiefe Muskeln der Beinhinterseite; b) tiefe Muskeln der Fußsohle; c) Unterschenkelmuskeln von lateral

Hüftmuskeln

M. psoas major, großer Lendenmuskel

Ursprung: 1.–4. Lendenwirbel.
Ansatz für beide: Trochanter minor.
Beide Muskeln vereinen sich in ihrer Endstrecke. Sie ziehen gemeinsam unter dem Leistenband durch die Lacuna musculorum.
Lage zu den Achsen des Hüftgelenkes: Vor der *queren* Achse, medial der *sagittalen* Achse, erreicht von medial und vorn den hinteren Umfang der *Drehachse*.
Funktionen:
1. Bewegung
   a) Beugung, Adduktion und Außenrotation des herabhängenden Beines.
   b) Beugung des Rumpfes, Erheben des Rumpfes aus der Rückenlage. Gleichzeitige Beugung des Rumpfes und Oberschenkels beim Hürdenlaufen.
2. Haltung
   Fixation des Hüftgelenkes.

M. glutaeus maximus, großer Gesäßmuskel

Ursprung: Dorsalfläche des Os sacrum und der Darmbeinschaufel, Lig. sacrotuberale.
Ansatz:
Proximaler Teil: Tractus iliotibialis.
Distaler Teil: Rauhigkeit unterhalb des Trochanter major.
Ein großflächiger Muskel, der das Oberflächenrelief des Gefäßes bestimmt.
Lage zu den Achsen des Hüftgelenkes: Alle Teile dorsal der *queren* Achse, alle Teile erreichen von medial und hinten die laterale Seite der *Drehachse*, der proximale Teil oberhalb der *sagittalen* Achse, der distale Teil unterhalb der *sagittalen* Achse.

Funktionen:
1. Bewegung
   a) Alle Teile strecken und drehen den Oberschenkel nach außen. Der proximale Teil abduziert, der distale adduziert.
   b) Strecken des Rumpfes aus der Beugestellung, z.B. beim Bergsteigen, Rudern, nach der Verbeugung.
2. Haltung
   Fixation des Hüftgelenkes auf der Standbeinseite, verhindert das Abkippen nach der Spielbeinseite. Beim Sitzen schiebt sich der dorsale Rand des Muskels über den Sitzbeinhöcker, so daß dieser frei von Muskulatur ist.

M. glutaeus medius, mittlerer Gesäßmuskel

Ursprung: Außenfläche der Darmbeinschaufel.
Ansatz: Trochanter major.
Er liegt unter dem M. glutaeus maximus, wird aber vorn-seitlich nicht von ihm bedeckt. Die Fasern des breitflächig entspringenden Muskels konvergieren zum Trochanter major hin.
Lage zu den Achsen des Hüftgelenkes: Alle Teile des Muskels oberhalb der *sagittalen* Achse, der vordere Teil vor, der hintere hinter der *queren* Achse, der vordere Teil erreicht die laterale Seite der *Drehachse* von vorn, der hintere von hinten.

Funktionen:
1. Bewegung:
    a) Alle Teile abduzieren.
       Vorderer Teil: Beugung und Innenrotation des Oberschenkels.
       hinterer Teil: Streckung und Außenrotation des Oberschenkels.
    b) Der hintere Teil beteiligt sich beim Strecken des Rumpfes.
2. Haltung
    Fixiert das Hüftgelenk auf der Standbeinseite, verhindert das Abkippen nach der Spielbeinseite.

M. glutaeus minimus, kleiner Gesäßmuskel

Ursprung: Außenfläche der Darmbeinschaufel.
Ansatz: Trochanter major.
Dieser Muskel befindet sich unter dem M. glutaeus medius. Die Fasern beider Muskeln verlaufen einander parallel.

Funktionen: Da der M. glutaeus minimus die gleichen Beziehungen zu den Achsen des Hüftgelenkes wie der M. glutaeus medius besitzt, sind auch ihre Funktionen identisch.

M. tensor fasciae latae, Spanner der Oberschenkelfaszie

Ursprung: Spina iliaca anterior superior.
Ansatz: Tractus iliotibialis.
Ein Muskel von der Form eines flachen Rechteckes. Er stellt entwicklungsgeschichtlich eine Abspaltung des M. glutaeus medius dar.

Funktionen:
1. Bewegung
    a) Beugung und Abduktion des Oberschenkels.
    b) Neigung des Beckens.
2. Haltung
    Fixation des Hüftgelenkes auf der Standbeinseite, verhindert das Abkippen nach der Spielbeinseite.

M. piriformis, birnenförmiger Muskel

Ursprung: Innenfläche des Kreuzbeins.
Ansatz: Fossa trochanterica.
Der Muskel zieht durch das Foramen ischiadicum majus von der Innenseite des Beckens zu dessen Außenseite. Dadurch wird das Foramen ischiadicum majus in ein Foramen supra- und infrapiriforme geteilt.

M. obturatorius internus, innerer Hüftlochmuskel

Ursprung: Innenfläche der Membrana obturatoria.
Ansatz: Fossa trochanterica.
Auch dieser Muskel gelangt vom Innenraum des Beckens nach außen, und zwar durch das Foramen ischiadicum minus. Seine Sehne liegt der überknorpelten Incisura ischiadica minor unmittelbar an.

M. gemellus superior, oberer Zwillingsmuskel

Ursprung: Spina ischiadica.
Ansatz: Fossa trochanterica.
Ein schmaler Muskel, welcher der Endsehne des M. obturatorius internus von oben angelagert ist.

M. gemellus inferior, unterer Zwillingsmuskel

Ursprung: Tuber ischiadicum.
Ansatz: Fossa trochanterica.
Dieser schlanke Muskel grenzt von kaudal an die Endsehne des M. obturatorius internus.

M. quadratus femoris, viereckiger Schenkelmuskel

Ursprung: Tuber ischiadicum.
Ansatz: Crista intertrochanterica.
Der Muskel schließt sich distal an den M. gemellus inferior an.

M. obturatorius externus, äußerer Hüftlochmuskel

Ursprung: Außenfläche der Membrana obturatoria.
Ansatz: Fossa trochanterica.
Die Sehne beginnt am hinteren Umfang des Foramen obturatum, wendet sich spiralig um die Hinterfläche des Schenkelhalses und gelangt von hinten zur Fossa trochanterica.

Funktionen:
M. piriformis, M. obturatorius internus, M. gemellus superior und inferior, M. quadratus femoris und M. obturatorius externus erreichen von medial und hinten die laterale Seite der *Drehachse* des Hüftgelenkes. Dadurch drehen sie gemeinsam nach außen. Außerdem bewirken sie die sog. Feineinstellung im Hüftgelenk. Der M. obturatorius externus vermag zusätzlich zu abduzieren.

Adduktoren[1] (Tafel V)

Unter diesem Begriff faßt man Muskeln zusammen, deren Hauptfunktion im Hüftgelenk die Adduktion ist. Sie liegen an der Innenseite des Oberschenkels. Zu ihnen zählen der M. pectineus, M. adductor longus, M. adductor brevis, M. adductor magnus und M. gracilis.

M. pectineus, Kammuskel

Ursprung: Pecten ossis pubis.
Ansatz: Hinterfläche des Femur, distal vom Trochanter minor.
Der M. pectineus spaltet sich während der Entwicklung vom M. iliopsoas ab.

---

[1] adducere = heranführen

M. adductor longus, langer Adduktor

Ursprung: Ramus superior ossis pubis.
Ansatz: Labium mediale der Linea aspera.
Er schließt sich dem M. pectineus medial an.

M. adductor brevis, kurzer Adduktor

Ursprung: Ramus inferior ossis pubis.
Ansatz: Labium mediale der Linea aspera.
Er liegt vom Ursprung bis zum Ansatz unter dem M. adductor longus.
M. pectineus, M. adductor longus und brevis besitzen die gleichen Beziehungen zu den Achsen des Hüftgelenkes, dementsprechende gleiche Funktionen. Sie liegen ventral der *queren* Achse, unterhalb der *sagittalen* Achse und erreichen von medial und vorn die Hinterseite der *Drehachse*.

Funktionen:
1. Bewegung
   a) Beugung, Adduktion und Außenrotation des Oberschenkels.
   b) Adduktion des Beckens.
2. Haltung
   Fixation des Hüftgelenkes. Gegenspieler der Gesäßmuskeln. Bei Lähmung kippt der Rumpf nach der Standbeinseite.

M. adductor magnus, großer Adduktor

Ursprung: Ramus ossis ischii (ventraler Teil des Muskels), Tuber ischiadicum (dorsaler Teil des Muskels).
Ansatz: Labium mediale der Linea aspera (ventraler Teil), Epicondylus medialis des Femur (dorsaler Teil).
Er ist der kräftigste der Adduktoren. Zwischen den Ansätzen am Labium mediale der Linea aspera und am Epicondylus medialis befindet sich eine größere Lücke, der sog. Adduktorenschlitz. Der Ansatz am Epicondylus medialis liegt ziemlich weit ventral.

Funktionen:
1. Bewegung
   Ventraler Teil:
   a) Beugung und Außenrotation des Oberschenkels.
   Dorsaler Teil:
   a) Streckung und Innenrotation des Oberschenkels.
   Alle Teile:
   a) Adduktion des Oberschenkels.
   b) Adduktion des Beckens.
2. Haltung
   Alle Teile:
   Fixation des Hüftgelenkes. Gegenspieler der Gesäßmuskeln. Bei Lähmung kippt der Rumpf nach der Standbeinseite.

M. gracilis, schlanker Muskel

Ursprung: Ramus inferior ossis pubis.

Ansatz: Tuberositas tibiae.
Ein zweigelenkiger Muskel.

Funktionen: Hüftgelenk
1. Bewegung
   a) Adduktion des Oberschenkels.
   b) Adduktion des Beckens.
2. Haltung
   Fixation des Hüftgelenkes. Gegenspieler der Gesäßmuskeln. Bei Lähmung kippt der Rumpf nach der Standbeinseite.

Funktionen: Kniegelenk
1. Bewegung
   a) Beugung, Innenrotation bei gebeugtem Knie.

Vordere Muskeln des Oberschenkels (Tafel V)

Es sind der M. sartorius und der M. quadriceps femoris.

M. sartorius, Schneidermuskel

Ursprung: Spina iliaca anterior superior.
Ansatz: Tuberositas tibiae.
Ein schlanker Muskel, der spiralig über die Vorderseite des Oberschenkels zieht, von einer Scheide der Fascia lata gehalten. Er ist zweigelenkig.

Funktionen: Hüftgelenk
1. Bewegung
   a) Beugung, Abduktion und Außenrotation des Oberschenkels.
Funktionen: Kniegelenk
1. Bewegung
   a) Beugung, Innenrotation bei gebeugtem Knie.
Führt man all diese Bewegungen auf beiden Seiten aus, so ergibt sich der Schneidersitz.

M. quadriceps femoris, vierköpfiger Oberschenkelmuskel

Ursprung:
M. rectus femoris: Darmbein, unterhalb der Spina iliaca anterior superior.
M. vastus[1] intermedius: Vorderfläche des Femur.
M. vastus medialis: mediale Fläche des Femur bis zum Labium mediale der Linea aspera.
M. vastus lateralis: laterale Fläche des Femur bis zum Labium laterale der Linea aspera.
Ansatz: Tuberositas tibiae.
Der vierköpfige Oberschenkelmuskel gliedert sich in vier selbständig entspringende Muskeln auf, die mit einer gemeinsamen Endsehne zur Tuberositas tibiae ziehen. In die Endsehne ist das größte Sesambein des menschlichen Organismus eingelagert, die Patella. Zwischen Patella und Tibia wird die Endsehne auch Lig. patellae genannt. Der Muskel umgibt das Femur von vorn, medial und lateral. Durch den M. rectus femoris nimmt er auf Hüft- und Kniegelenk Einfluß.

---

[1] vastus = weit, ungeheuer groß

Funktionen: Hüftgelenk
M. rectus femoris:
1. Bewegung
   a) Beugung des Oberschenkels.
   b) Beugung des Rumpfes.
2. Haltung
   Fixation des Hüftgelenkes.

Funktionen: Kniegelenk
Alle Teile:
1. Bewegung
   a) Streckung des Unterschenkels.
   b) Streckung des Oberschenkels und Rumpfes beim Aufstehen.
2. Haltung
   Hemmt die Beugung. Bei Lähmungen stürzen die Patienten nach vorn, da sie im Kniegelenk einknicken.

Hintere Muskeln des Oberschenkels (Tafeln V und VI)

Da diese Muskeln gemeinsam am Tuber ischiadicum entspringen und zum Unterschenkel ziehen, werden sie auch unter dem Begriff *ischiocrurale Muskelgruppe* zusammengefaßt. Zu ihnen gehören M. semitendinosus, M. semimembranosus und M. biceps femoris. Alle drei Muskeln sind zweigelenkig.

M. semitendinosus, halbsehniger Muskel

Ursprung: Tuber ischiadicum.
Ansatz: Tuberositas tibiae.
Der schlanke Muskel geht wenig distal der Mitte des Oberschenkels in seine lange Sehne über. Diese verbindet sich medial der Tuberositas tibiae mit den Endsehnen des M. sartorius und M. gracilis. Dabei entsteht ein Gebilde, das einem Gänsefuß ähnelt und deshalb *Pes anserinus* (Gänsefuß) genannt wird.

Funktionen: Hüftgelenk
1. Bewegung
   a) Streckung, Adduktion, Innenrotation des Oberschenkels.
   b) Streckung des gebeugten Rumpfes, Adduktion des Beckens.
2. Haltung
   Fixation des Hüftgelenkes.
Funktionen: Kniegelenk
1. Bewegung
   a) Beugung, Innenrotation des gebeugten Unterschenkels.
2. Haltung.
   Fixation des Kniegelenkes.

M. semimembranosus, halbmembranöser Muskel

Ursprung: Tuber ischiadicum.
Ansatz: Condylus medialis der Tibia.

Der Muskel besitzt eine breite membranartige Ursprungssehne, der er seinen Namen verdankt. Ursprungssehne und Muskelbauch zeigen proximal eine Rinne, in die sich der M. semitendinosus einlagert.

Funktionen:
Da der Muskel dem M. semitendinosus weitgehend parallel verläuft, entfaltet er in Hüft- und Kniegelenk die gleichen Funktionen.

M. biceps femoris, zweiköpfiger Oberschenkelmuskel

Ursprung:
Caput longum: Tuber ischiadicum.
Caput breve: Labium laterale der Linea aspera.
Ansatz: Caput fibulae.
Der kurze Kopf entspringt distal der Mitte der Linea aspera und vereint sich kurz vor dem Caput fibulae mit dem Caput longum.

Funktionen: Hüftgelenk
1. Bewegung
    a) Streckung, Adduktion und Außenrotation des Oberschenkels.
    b) Streckung des gebeugten Rumpfes, Adduktion des Beckens.
2. Haltung
    Fixation des Hüftgelenkes.

Funktionen: Kniegelenk
1. Bewegung
    a) Beugung, Außenrotation des gebeugten Unterschenkels.
2. Haltung
    Fixation des Kniegelenkes.

Die Muskeln der ischiocrualen Gruppe begrenzen von proximal die Kniekehle, der M. semitendinosus und M. semimembranosus auf der medialen, der M. biceps femoris auf der lateralen Seite.

Schenkeldreieck (Tafel V)

Unterhalb des Leistenbandes entsteht durch die Anordnung der Muskeln das Schenkeldreieck, *Trigonum femorale*. Die Basis dieses Dreiecks bildet das Leistenband, den distal-medialen Schenkel der M. adductor longus, den distal-lateralen Schenkel der M. sartorius. Den Boden füllen der M. iliopsoas und M. pectineus aus, weshalb dieses Gebiet auch *Fossa iliopectinea* genannt wird. Im Trig. femorale finden wichtige Gefäße und Nerven ihre Aufteilung

Adduktorenkanal

An der Innenseite des Oberschenkels, zwischen M. vastus medialis und M. adductor magnus, liegt der Adduktorenkanal, über den A. und V. femoralis zur Kniekehle gelangen. Dabei ziehen die Gefäße durch den sog. Adduktorenschlitz, der sich zwischen den beiden Ansätzen des M. adductor magnus befindet. Die Membrana vastoadductoria, die zwischen M. vastus medialis und M. adductor magnus ausgespannt ist, vervollständigt den Spalt zum Kanal, dessen proximale Öffnung an der Innenseite des Oberschenkels, dessen distale Öffnung in der Kniekehle liegt.

Muskeln des Unterschenkels (Tafeln V und VI)

Die Muskulatur des Unterschenkels gliedert sich in drei Gruppen, in die Strecker, die fibularen Muskeln und die Beuger.

Strecker

Zu ihnen gehören der M. tibialis anterior, M. extensor digitorum longus und M. extensor hallucis longus.

M. tibialis anterior, vorderer Schienbeinmuskel

Ursprung: Laterale Fläche der Tibia und Fascia cruris.
Ansatz: Plantare Fläche des Os cuneiforme mediale und der Basis des Os metatarsale I.
Der Muskel gelangt mit langer Sehne unter dem Retinaculum mm. extensorum superius und inferius zum medialen Fußrand.

Funktionen: Oberes und unteres Sprunggelenk
1. Bewegung
   a) Dorsalflexion, Tibialadduktion und Supination des Fußes.
   b) Ventralführung des Unterschenkels, z. B. bei der Kniebeuge.
2. Haltung
   Fixation des oberen und unteren Sprunggelenkes.

M. extensor digitorum logus, langer Zehenstrecker

Ursprung: Vordere Kante der Fibula und Fascia cruris.
Ansatz: Dorsalseite der Grund-, Mittel- und Endphalanx der 2.–5. Zehe.
Der Muskel läuft distal in 4 Sehnen aus, die unter dem Retinaculum mm. extensorum superius und inferius zu den Zehenrücken ziehen. Eine Abspaltung des Muskels, dessen Sehne an der Basis des 5. Mittelfußknochens ansetzt, wird als *M. peronaeus tertius* (Abb. 83) bezeichnet.

Funktionen: Oberes Sprunggelenk und Zehengelenke
1. Bewegung
   a) Dorsalflexion des Fußes und der 2.–5. Zehe bis zur Endphalanx.
   b) Ventralführung des Unterschenkels, z. B. bei der Kniebeuge.
2. Haltung
   Fixation des Unterschenkels und der Zehengelenke.

M. extensor hallucis longus, langer Großzehenstrecker

Ursprung: Mediale Fläche der Fibula und Membrana interossea.
Ansatz: Dorsalseite der Grund- und Endphalanx der 1. Zehe.
Der Muskel wird proximal vom M. tibialis anterior und M. extensor digitorum longus bedeckt. Die Sehne gelangt distal zur Oberfläche und unter dem Retinaculum mm. extensorum superius und inferius zum Rücken der großen Zehe.

Funktionen: Oberes Sprunggelenk und Gelenke der großen Zehe
1. Bewegung
   a) Dorsalflexion des Fußes und der großen Zehe.
   b) Ventralführung des Unterschenkels, Aufrichten im Zehenstand (Spitzentanz).
2. Haltung
   Fixation im oberen Sprunggelenk und in den Gelenken der großen Zehe.

Fibulare Muskeln

Es sind der M. peronaeus longus und der M. peronaeus brevis.

M. peronaeus longus, langer Wadenbeinmuskel

Ursprung: Caput und laterale Fläche der Fibula.
Ansatz: Plantare Fläche des Os cuneiforme mediale und der Basis des Os metatarsale I.
Die Sehne des Muskels zieht hinter dem äußeren Knöchel unter den Retinaculum mm. peronaeorum zum lateralen Fußrand, wendet sich hier nach medial, wobei sie auf einer überknorpelten Erhebung des Os cuboideum gleitet, und durchquert das Fußgewölbe bis zum medialen Fußrand. M. peronaeus longus und M. tibialis anterior setzen an den gleichen Knochenpunkten an. Sie ergänzen sich zur plantaren Sehnenschlinge, die das quere Fußgewölbe stützt (s. Abb. 88).

Funktionen: Oberes und unteres Sprunggelenk
1. Bewegung
   a) Plantarflexion, Fibularabduktion und Pronation des Fußes.
   b) Streckung des Unterschenkels, z.B. beim Aufrichten aus der Hocke.
2. Haltung
   Fixation des oberen und unteren Sprunggelenkes. Stützung des queren Fußgewölbes.

M. peronaeus brevis, kurzer Wadenbeinmuskel

Ursprung: Laterale Fläche der Fibula, distal vom M. peronaeus longus.
Ansatz: Tuberositas des Os metatarsale V.
Der Muskel liegt unter dem M. peronaeus longus. Die Sehne grenzt an den äußeren Knöchel unmittelbar an. Sie zeigt eine Rinne, in die sich die Sehne vom M. peronaeus longus einfügt. Der M. peronaeus brevis endet am äußeren Fußrand.

Funktionen:
1. Bewegung
   a) Plantarflexion, Fibularabduktion und Pronation des Fußes.
   b) Streckung des Unterschenkels, z.B. beim Aufrichten aus der Hocke.
2. Haltung
   Fixation des oberen und unteren Sprunggelenkes.

Beuger

Die Beuger sind an Zahl und Größe den Streckern weit überlegen, weshalb bei ungewohnten und anstrengenden Läufen immer zuerst die Strecker schmerzen. Die Beuger lassen eine oberflächliche und tiefe Schicht erkennen.

Oberflächliche Beuger

Die oberflächlichen Beuger werden von einem dreiteiligen Muskel gebildet, vom M. triceps surae.

M. triceps surae, dreiköpfiger Wadenmuskel

Er gliedert sich in M. gastrocnemius, M. soleus und M. plantaris.

M. gastrocnemius, bauchiger, hinter dem Schienbein liegender Muskel

Ursprung: Condylus medialis und lateralis des Femur (in zwei Köpfen).

M. soleus, Schollenmuskel

Ursprung: Hinterfläche von Tibia und Fibula.

M. plantaris, Fußsohlenmuskel

Ursprung: Condylus lateralis des Femur.
Der M. gastrocnemius ist der oberflächlichste Beuger. Er bestimmt das Oberflächenrelief der Wade. Dem lateralen Ursprungskopf schmiegt sich der M. plantaris an, ein kleiner, rückgebildeter Muskel, der noch bei den niederen Affen und Halbaffen sehr kräftig entwickelt ist und bei diesen Tieren über den Calcaneus hinweg in die Aponeurosis plantaris einstrahlt (deshalb die Bezeichnung Fußsohlenmuskel). Der M. soleus stellt einen großflächigen Muskel dar; er liegt unter dem M. gastrocnemius.
Ansatz: Über eine gemeinsame Endsehne, die *Achillessehne*, die mächtigste des menschlichen Körpers, am Tuber calcanei.
Der M. gastrocnemius wird im Knie- und oberen und unteren Sprunggelenk, der M. soleus nur in beiden Sprunggelenken wirksam. Der M. plantaris ist funktionell bedeutungslos.

Funktionen: M. gastrocnemius, Kniegelenk
1. Bewegung
   a) Beugung des Unterschenkels.
   b) Beugung des Oberschenkels, z. B. bei der Kniebeuge.

2. Haltung
   Fixation des Kniegelenkes.

Funktionen: M. gastrocnemius, oberes und unteres Sprunggelenk
1. Bewegung
   a) Plantarflexion des Fußes beim Gehen, Laufen und Springen. Supination des Fußes (der Ansatz liegt medial der Achse des unteren Sprunggelenkes).
   b) Streckung des Unterschenkels, z. B. beim Aufrichten aus der Hocke.

2. Haltung
   Fixation beider Sprunggelenke.

Funktionen: M. soleus, oberes und unteres Sprunggelenk
1. Bewegung
   a) Plantarflexion des Fußes beim Gehen, Laufen und Springen. Supination des Fußes.
   b) Streckung des Unterschenkels, z. B. beim Aufrichten aus der Hocke.

2. Haltung
   Fixation beider Sprunggelenke.

M. gastrocnemius und M. soleus ergänzen sich in ihren Funktionen. Die Plantarflexion des Fußes ist bei Streckstellung im Kniegelenk am größten, da in dieser Situation der M. gastrocnemius am wirkungsvollsten zusammen mit dem M. soleus den Fuß beugt und damit vom Boden abstößt. Beide Muskeln erheben auch den Fuß auf die Zehenspitzen. Sind sie gelähmt, reichen die übrigen Plantarflexoren für die Aufgabe nicht aus. Bei Beugung im Kniegelenk nimmt die Kraft des M. gastrocnemius, den Fuß zu beugen, ab. Hier springt der M. soleus ein.

Tiefe Beuger

Zu ihnen zählen M. popliteus, M. tibialis posterior, M. flexor digitorum longus und M. flexor hallucis longus.

M. popliteus, Kniekehlenmuskel

Ursprung: Epicondylus lateralis des Femur.
Ansatz: Proximale Hinterfläche der Tibia.
Ein kleiner Muskel, welcher der Kniegelenkkapsel von dorsal anliegt.

Funktionen:
1. Bewegung
   a) Beugung des Unterschenkels und Einwärtsdrehen des gebeugten Unterschenkels.
   b) Beugung des Oberschenkels (Kniebeuge).

2. Haltung
   Fixation des Kniegelenkes.

M. tibialis posterior, hinterer Schienbeinmuskel

Ursprung: Hinterfläche von Tibia, Fibula und Membrana interossea.
Ansatz: Tuberositas des Os naviculare, Os cuneiforme mediale, intermedium und laterale.
Die schlanke Endsehne des Muskels unterkreuzt kurz oberhalb des inneren Knöchels die Sehne des M. flexor digtorum longus. Danach tritt sie zwischen den beiden Blättern des Retinaculum mm. flexorum hindurch.

Funktionen: Oberes und unteres Sprunggelenk
1. Bewegung
   a) Plantarflexion, Tibialadduktion und Supination des Fußes.
   b) Streckung des Unterschenkels, z. B. beim Aufrichten aus der Hocke.

2. Haltung
   Fixation beider Sprunggelenke.

M. flexor digitorum longus, langer Zehenbeuger

Ursprung: Hinterfläche der Tibia.
Ansatz: Basis der Endphalangen der 2.–5. Zehe.
Die zunächst noch einheitliche Sehne des Muskels überkreuzt proximal vom inneren Knöchel die Sehne des M. tibialis posterior und an der Fußsohle die Sehne des M. flexor hallucis longus. Am inneren Knöchel liegt sie zwischen den beiden Blättern des Retinaculum mm. flexorum hinter der Sehne des M. tibialis poste-

rior. Im Bereich der Fußsohle strahlt in die Sehne der M. quadratus plantae, ein Fußsohlenmuskel, ein. Sie teilt sich in 4 Endsehnen, welche die aufgegabelten Endsehnen des M. flexor digitorum brevis im Gebiet der Basen der Mittelphalangen durchziehen.

Funktionen: Oberes Sprunggelenk und Zehengelenke
1. Bewegung
   a) Plantarflexion des Fußes und der 2.–5. Zehe bis zur Endphalanx.
   b) Streckung des Unterschenkels. Erheben in den Zehenstand.
2. Haltung
   Fixation des oberen Sprunggelenkes und der Zehengelenke der 2.–5. Zehe beim Zehenstand.

M. flexor hallucis longus, langer Großzehenbeuger

Ursprung: Hinterfläche der Fibula und Membrana interossea.
Ansatz: Endphalanx der großen Zehe.
Er ist der kräftigste der tiefen Flexoren. Am inneren Knöchel liegt er am weitesten dorsal unter dem Retinaculum mm. flexorum. Zwischen seiner Sehne und der des M. flexor digitorum longus verlaufen die Gefäße und Nerven zur Fußsohle. Die Endsehne des M. flexor hallucis longus unterkreuzt an der Fußsohle die Sehne des M. flexor digitorum longus und verbindet sich an dieser Stelle mit ihr.

Funktionen: Oberes Sprunggelenk und Gelenke der großen Zehe
1. Bewegung
   a) Plantarflexion des Fußes und der großen Zehe bis zur Endphalanx. Unterstützt die Plantarflexion aller übrigen Zehen. Abrollen und Abstoßen des Fußes über die große Zehe beim Gehen, Laufen und Springen.
   b) Streckung des Unterschenkels und Erheben in den Zehenstand.
2. Haltung
   Fixation des oberen Sprunggelenkes und der Gelenke der großen Zehe im Zehenstand.

Muskeln des Fußes (Tafel VI)

Man unterscheidet Strecker und Beuger. Die Strecker sind sehr schwach, die Beuger gliedern sich in Muskeln des Großzehenballens, des Kleinzehenballens und der Fußmitte.

Strecker

M. extensor digitorum brevis, kurzer Zehenstrecker

Ursprung: Dorsalfläche des Calcaneus.
Ansatz: Dorsalaponeurose der 2.–5. Zehe.

M. extensor hallucis brevis, kurzer Großzehenstrecker

Ursprung: Dorsalfläche des Calcaneus.
Ansatz: Dorsalaponeurose der großen Zehe.
Beide Muskeln liegen unter den Sehnen der langen Zehenstrecker. Sie sind schwach ausgebildet und funktionell wenig bedeutsam.

Funktionen:
1. Bewegung
   a) Streckung aller Zehen.

Beuger

Muskeln des Großzehenballens

Zu ihnen gehören M. abductor hallucis, M. flexor hallucis brevis und M. adductor hallucis.

Der *M. abductor hallucis* (Großzehenspreizer) liegt am inneren Fußrand. Er reicht vom Calcaneus bis zur Grundphalanx der 1. Zehe. Er führt die große Zehe nach medial. Ihm schließt sich nach lateral der *M. flexor hallucis brevis* (kurzer Großzehenbeuger) an. Dieser beginnt an den Keilbeinen und setzt in zwei Zipfeln an der Grundphalanx der großen Zehe an. Zwischen beiden Ansätzen zieht die Sehne vom M. flexor hallucis longus hindurch. Der M. flexor hallucis brevis beugt die große Zehe bis zur Grundphalanx. Lateral vom Großzehenstrahl liegt der *M. adductor hallucis* (Großzehenadduktor). Er nimmt von den Mittelfußknochen seinen Ausgang und inseriert ebenfalls an der Basis der Grundphalanx. Er führt die große Zehe an die übrigen Zehen heran.

Muskeln des Kleinzehenballens

Diese Muskeln umgeben den 5. Strahl, den Kleinzehenstrahl. Der *M. abductor digiti minimi* liegt außen, der *M. flexor digiti minimi brevis* plantar auf dem 5. Strahl und nach der Fußmitte zu. Die Funktionen kann man ohne Schwierigkeiten von den Namen ableiten, d. h., der M. abductor digiti minimi spreizt die 5. Zehe ab, der M. flexor digiti minimi brevis beugt sie bis zur Grundphalanx.

Muskeln der Fußmitte

Unmittelbar unter der Aponeurosis plantaris entspringt am Tuber calcanei der *M. flexor digitorum brevis* (kurzer Zehenbeuger). Seine vier Endsehnen ziehen zu den Mittelphalangen der 2.–5. Zehe. Kurz vor dem Ansatz gabeln sich die Sehnen auf. Durch die Spalten gelangen die Sehnen vom M. flexor digitorum longus zu den Endphalangen. Der M. flexor digitorum brevis beugt die 2.–5. Zehe bis zu den Mittelphalangen. Wiederum unter dem M. flexor digitorum brevis befindet sich der *M. quadratus plantae* (viereckiger Fußsohlenmuskel). Er entspringt ebenfalls am Tuber calcanei und strahlt in die Sehne des M. flexor digitorum longus ein. Er verfügt demnach nicht über eine eigene Ansatzsehne. Der Muskel verstärkt die Wirkung des M. flexor digitorum longus.
Neben diesen beiden großen Muskeln der Fußmitte, gibt es in diesem Gebiet zahlreiche kleine. Es sind die *Mm. lumbricales, Mm. interossei plantares* und *Mm. interossei dorsales*.
Die vier *Mm. lumbricales* (Regenwurmmuskeln) entspringen von den Sehnen des M. flexor digitorum longus, der erste einköpfig, die übrigen zweiköpfig. Alle gelangen von medial zur Dorsalaponeurose der 2.–5. Zehe. Wie die Mm. lumbricales der Hand beugen sie die Grundphalangen der Zehen und strecken die Mittel- und Endphalangen.
Die tiefsten Muskeln der Fußsohlenmitte sind die drei *Mm. interossei plantares* (Zwischenknochenmuskeln der Fußsohle). Sie beginnen an der medialen Seite des 3., 4. und 5. Mittelfußknochens und setzen an den medialen Rändern der Grundphalangen der 3., 4. und 5. Zehe an. Alle Mm. interossei plantares adduzieren.
Die vier *Mm. interossei dorsales* (Zwischenknochenmuskeln des Fußrückens) entspringen zweiköpfig von den einander zugekehrten Seiten der Mittelfußknochen. Der erste Muskel zieht von *medial* zur Grundphalanx

der 2. Zehe, die übrigen Mm. interossei dorsales von *lateral* zur Grundphalanx der 2., 3. und 4. Zehe. Die 2. Zehe wird ab- und adduziert, die übrigen Zehen können durch diese Muskeln nur abduziert werden. Während die kleinen Muskeln der Hand hauptsächlich der aktiven Beweglichkeit der Hand dienen, stellen die kurzen Muskeln der Fußsohle in erster Linie sog. *Spannmuskeln* dar, welche das Fußgewölbe quer und längs verspannen und damit seiner Abflachung entgegenwirken. Die Übernahme dieser Funktion wird durch die geringe Beweglichkeit der Zehen begünstigt. Im Gegensatz zur Hand ist der Fuß kein Greiforgan, sondern ein Stützorgan. Dieser Aufgabe passen sich alle Bestandteile – Knochen, Bänder und Muskeln – an.

Sehnenscheiden des Fußes (Abb. 83 und 84)

Am Fußrücken, unter dem Retinaculum mm. extensorum inferius, besitzen alle drei Extensoren eine eigene Sehnenscheide. Die Sehnenscheide des M. tibialis anterior reicht nach proximal bis unter das Retinaculum mm. extensorum superius. M. peronaeus longus und brevis werden hinter dem äußeren Knöchel von einer gemeinsamen Sehnenscheide umhüllt, die sich nach proximal und distal in getrennte Scheiden aufgabelt. Im Bereich des inneren Knöchels bestehen für alle drei Flexoren getrennte Sehnenscheiden. Sie liegen zwischen den beiden Blättern des Retinaculum mm. flexorum.

Muskelketten der unteren Extremität

Im Gebiet des Hüftgelenkes kreuzen sich zwei Muskelketten. Die eine Kette besteht aus den *Bauchmuskeln* und *Streckern des Hüftgelenkes*, die andere aus den *Rückenstreckern* und den *Beugern des Hüftgelenkes* (Abb. 85). Beide Glieder der jeweiligen Kette arbeiten in erster Hinsicht als Synergisten. So heben die Bauchmuskeln die ventralen Teile des Beckens, während die Strecker des Hüftgelenkes die dorsalen Abschnitte des Beckens senken. Dadurch wird die Beckenebene der Horizontalen genähert, die Beckenneigung verringert. Gleichzeitig flacht sich die Lendenlordose ab. Rückenstrecker und Beuger des Hüftgelenkes wirken entgegengesetzt. Sie heben die dorsalen Abschnitte des Beckens bzw. senken die ventralen. Auf diese Weise vergrößert sich die

Abb. 83 Sehnenscheiden des Fußes, von lateral

Muskelketten der unteren Extremität   143

Beckenneigung. Außerdem erfährt die Lendenlordose eine kompensatorische Vertiefung. Kontrahieren sich beide Ketten gleichzeitig, so kann das Becken in jeder möglichen Stellung fixiert werden, da die Ketten als Antagonisten wirken.

Es sind jedoch noch andere funktionelle Muskelkombinationen möglich. So arbeiten z.B. beim Hürdenlaufen die Bauchmuskeln mit den Hüftbeugern zusammen, indem beide Rumpf und Oberschenkel einander nähern. Rückenstrecker und Hüftstrecker erreichen dagegen eine maximale Rückführung des Rumpfes (z.B. bei der Brücke).

Während des Laufens wechseln Stand- und Spielbein ständig. Durch die Kontraktion der *Abduktoren-Adduktoren-Kette* (Abb. 86) wird das Hüftgelenk der Standbeinseite festgestellt und dadurch verhindert, daß der Rumpf nach der Spielbeinseite abkippt. Außerdem beeinflussen sich Abduktoren und Adduktoren bei aktivem Abspreizen bzw. Heranführen der freien unteren Extremität durch gegenseitiges Vorspannen.

Die zwei längsten Ketten der unteren Extremität sind dreigliedrig. Sie reichen vom Becken bis zum Fuß. Dabei liegen die einzelnen Kettenglieder abwechselnd an der Vorder- und Hinterseite des Beines (Abb. 87 und 88). Die eine Kette setzt sich aus dem *M. iliopsoas,* den *ischiocruralen Muskeln* und den *Extensoren* des Unterschenkels zusammen, die andere besteht aus dem *M. glutaeus maximus,* dem *M. quadriceps femoris* und dem *M. soleus*. Die Ketten wirken einander entgegengesetzt. Während M. iliopsoas im Hüftgelenk beugt, die ischiocruralen Muskeln im Kniegelenk beugen und die Extensoren des Unterschenkels den Fuß dorsal flektieren, streckt der M. glutaeus maximus im Hüftgelenk, streckt der M. quadriceps femoris im Kniegelenk und plantarflektiert der M. soleus den Fuß. Beide Ketten bestimmen das Muskelspiel beim Laufen. Die Iliopsoas-ischiocrurale-Muskeln-Extensoren-Kette hebt das Bein beim Ausschreiten nach vorn (Abb. 87), die Glutaeus maximus-Quadrizeps-Soleus-Kette drückt den Körper über das Bein vom Boden ab (Abb. 88). Durch diese antagonistische Funktion der Ketten spannen sie sich gegenseitig und erhöhen damit die Kraftentfaltung der Muskeln. Ziehen sich beide Ketten gleichzeitig zusammen, können Hüft-, Knie- und oberes Sprunggelenk in jeder möglichen Position fixiert werden.

Abb. 84 Sehnenscheiden des Fußes, von medial

Abb. 85 Bauchmuskeln – Strecker des Hüftgelenkes – Kette (blau), Rückenstrecker – Beuger des Hüftgelenkes – Kette (rot)

Abb. 86 Abduktoren – Adduktoren – Kette

M. tibialis anterior und *M. peronaeus longus* verbinden sich zu einer Muskelkette (Abb. 89), die wegen ihrer Beziehung zum Fußgewölbe auch als plantare Sehnenschlinge bezeichnet wird (s. auch S. 127). Ihr obliegt bei gleichzeitiger Anspannung die Stützung des Quergewölbes. Wechselseitige Kontraktionen führen zu Pro- und Supination des Fußes.

Muskelketten der unteren Extremität 145

Abb. 87 Iliopsoas-ischiocrurale Muskeln-Extensoren-Kette (blau), Glutaeus maximus-Quadrizeps-Soleus-Kette (rot) bei Beugung in Hüft- und Kniegelenk und Dorsalflexion im oberen Sprunggelenk. Kontraktion der blauen Kette

Abb. 88 Die gleichen Ketten wie auf Abbildung 87 bei Streckung in Hüft- und Kniegelenk und Plantarflexion im oberen Sprunggelenk. Kontraktion der roten Kette

Abb. 89 Plantare Sehnenschlinge

Dorsale Stammesmuskulatur (Abb. 90)

Die dorsale Stammesmuskulatur liegt unter Muskeln des Schultergürtels (M. trapezius, M. rhomboideus) sowie unter dem M. serratus posterior superior und dem M. serratus posterior inferior. Sie besteht aus einer Vielzahl von Einzelmuskeln, die sich in bestimmte Systeme ordnen lassen. Da sie von Rami dorsales der Spinalnerven innerviert werden, nennt man sie auch echte Rückenmuskeln. Insgesamt bilden sie den *M. erector spinae,* den Rumpfstrecker. Dieser liegt beiderseits der Wirbelsäule und wird von einer gemeinsamen Faszie umhüllt, der *Fascia thoracolumbalis,* die im Gebiet zwischen Thorax und Becken besonders kräftig entwickelt ist. Ihr tiefes Blatt reicht vom Darmbeinkamm bis zum Thorax. Es dient verschiedenen Bauchmuskeln als Ursprung und heißt *Aponeurosis lumbalis.*
Der M. erector spinae gliedert sich in folgende Systeme:

1. Spinotransversales System
Die Muskeln dieses Systems verlaufen prinzipiell vom Dornfortsatz zum Querfortsatz. Sie liegen in der Halsregion und erstrecken sich bis zum Kopf. Es sind der M. splenius cervicis und M. splenius capitis (Riemenmuskeln des Halses und des Kopfes). Bei einseitiger Kontraktion drehen sie die Wirbelsäule und den Kopf zur gleichen Seite. Doppelseitig heben sie das Gesicht und verstärken die Halslordose.

2. Sakrospinales System
Es ist das längste und breiteste System. Es beginnt am Kreuzbein und endet am Kopf. Drei Teile können unterschieden werden: *M. iliocostalis, M. longissimus* und *M. spinalis.* Der *M. iliocostalis* (Darmbeinrippenmuskel) zieht vom Darmbein und Kreuzbein zu den Rippenwinkeln. Der *M. longissimus* (langer Rückenmuskel) kommt ebenfalls vom Kreuzbein und gelangt bis zum Warzenfortsatz, Proc. mastoideus, des Schädels. Er ist gefiedert. Die medialen Zacken befestigen sich an den Querfortsätzen der Lenden-, Brust- und Halswirbel, die lateralen an den Rippenwinkeln. Der *M. spinalis* (Darmfortsatzmuskel) liegt seitlich an den Dornfortsät-

Dorsale Stammesmuskulatur

spinotransversales System

M. spinalis

transversospinales System

M. iliocostalis

M. longissimus

Abb. 90 M. erector spinae (Schema)

zen der Brustwirbel. Das sakrospinale System neigt einseitig die Wirbelsäule zur gleichen Seite und dreht und biegt den Kopf zur gleichen Seite. Doppelseitig wird das Gesicht gehoben und die Wirbelsäule gestreckt.

3. Transversospinales System
Bei diesem System liegen die Ursprünge an den Querfortsätzen und die Ansätze an den Dornfortsätzen. Es erstreckt sich vom Os sacrum bis zum Kopf und besteht aus langen und kurzen Muskeln. Zu ihm gehören *M. semispinalis thoracis, cervicis* und *capitis*, der *M. multifidus* und die *Mm. rotatores*. Die *Mm. semispinales* (Halbdornmuskeln) liegen im Brust-, Hals- und Kopfgebiet, während der *M. multifidus* (vielgespaltener Muskel) der längste ist und vom Os sacrum bis zum Axis reicht. Die kleinen *M. rotatores* (Wirbeldreher) sind segmental gegliedert und nur im Brustkorbbereich ausgebildet. Sie ziehen vom Querfortsatz zum Dornfortsatz des nächsthöheren oder übernächsten Wirbels. Bei einseitiger Kontraktion neigt das transversospinale System Wirbelsäule und Kopf nach der gleichen Seite und dreht Wirbelsäule und Kopf nach der Gegenseite. Doppelseitig kontrahiert, hebt es das Gesicht und streckt die Wirbelsäule.

4. Segmentale Muskeln
Es sind kleine Muskeln, die sich segmental zwischen Dornfortsätzen und Querfortsätzen ausspannen. Außerdem gehören zu dieser Gruppe die *Mm. levatores costarum* (Rippenheber). Diese entspringen an den Querfortsätzen und setzen an der nächst tieferen Rippe an. Die segmentalen Muskeln führen nur geringe Bewegungen aus. Sie strecken die Wirbelsäule, neigen sie nach der gleichen Seite und heben die Rippen.

5. Tiefe Nackenmuskeln
Diese kurzen Muskeln liegen zwischen dem Hinterhauptsbein, dem Atlas und dem Axis, also zwischen den oberen und unteren Kopfgelenken. Sie heben bei doppelseitiger Kontraktion das Gesicht und neigen und drehen den Kopf bei einseitiger Kontraktion zur gleichen Seite.

Der M. erector spinae wird in den Artt. intervertebrales wirksam. Er dient der Bewegung und Haltung des Rumpfes und Kopfes.

Durch seinen Aufbau aus einer Vielzahl von Einzelmuskeln ist er in der Lage, recht differenzierte und abgestufte Bewegungen auszuführen. Er wird dabei – wie später noch genau zu besprechen ist – von anderen Muskeln, besonders den Bauchmuskeln, unterstützt. Im Bereich der Hals- und Lendenwirbelsäule kann der Rumpf am stärksten gestreckt werden, während die Form der Brustwirbeldornfortsätze keine Streckung zuläßt. Da die *Streckung* und damit die Aufrichtung des Rumpfes eine sehr wesentliche Funktion des M. erector spinae darstellt, ist dieser Muskel in der Hals- und Lendenregion besonders kräftig. Seine Muskelmassen füllen Hals- und Lendenlordose vollkommen aus, während sich im Gebiet der Brustkyphose der Muskel abflacht und lange Sehnen aufweist. Bei der Beugung des Rumpfes läßt die Kontraktionskraft des M. erector spinae stufenweise nach, wodurch diese Bewegung harmonisch und flüssig-elegant wird. Die *Seitwärtsneigung* erfolgt in allen Teilen der Wirbelsäule fast gleichmäßig. Sie ist vor allem auf die lateralen Abschnitte des Rumpfstreckers zurückzuführen, da hier die längsten Sehnen und somit die längsten Hebelarme vorliegen. Diese seitlichen Teile werden durch bestimmte Kriechübungen gekräftigt. Stellung und Form der Gelenkfortsätze lassen *Drehungen* um die Längsachse der Wirbelsäule nur in deren Hals- und Brustbereich zu. Transversospinales System der einen und spinotransversales System der anderen Seite ergänzen sich dabei nach Art einer synergistischen Muskelkette. Bei allen Funktionen werden die Teile des M. erector spinae durch die Bauchmuskeln unterstützt, die sich entsprechend ihrem Verlauf in mehrgliedrige Muskelketten einfügen, die den Rumpf umgreifen.

Durch die aufrechte Haltung des wachen Menschen ist der M. erector spinae über lange Zeit ständig in Aktion, da er der Schwerkraft und dem Zug der Bauch- und Brustorgane entgegenwirkt. Er stellt weiterhin ein vielgliedriges System dar, das in der Lage ist, sich fortwährend nach geringen Bewegungen auf die neue Stellung einzuregulieren und damit die neue Haltung zu fixieren. Auch beim äußerlich ruhigen Sitzen und Stehen gleicht das Muskelspiel des Erector spinae geringe Schwankungen aus, die sich nach außen hin nicht abzeichnen. So hängt die Haltung eines Menschen wesentlich von der Leistung des Rumpfstreckers ab.

Ventrale Stammesmuskulatur

Zu den ventralen Stammesmuskeln zählen die *Zwischenrippenmuskeln*, der *M. transversus thoracis*, *M. serratus posterior superior* und *inferior*, das *Zwerchfell* und die *Bauchmuskeln*.

Mm. intercostales externi, äußere Zwischenrippenmuskeln (Tafel I)

Sie verlaufen zwischen den Rippen von hinten-oben nach vorn-unten und füllen die Zwischenräume von der Wirbelsäule bis zu den Knochen-Knorpel-Grenzen.

Mm. intercostales interni, innere Zwischenrippenmuskeln (Tafel I)

Sie kreuzen die Mm. intercostales externi um 90°, indem sie von vorn-oben nach hinten-unten gerichtet sind. Sie reichen von den Rippenwinkeln bis zum Sternum. Die Zwischenrippenmuskeln sind Atemmuskeln. Während die Mm. intercostales externi die nächst tiefere Rippe nach cranial und außen führen, also heben, ziehen die Mm. intercostales interni diese nach kaudal und innen. Damit stellen die Mm. intercostales externi Rippenheber, Inspirationsmuskeln[1], dar, die Mm. intercostales interni dagegen Rippensenker, Exspirationsmuskeln[2]. Die Zwischenrippenmuskeln beeinflussen sich gegensätzlich im Sinne antagonistischer Kettenglieder. Bei gleichzeitiger Kontraktion verspannen sie die Zwischenrippenräume (s. auch Atemmechanik, S. 157).

M. transversus thoracis, querer Brustkorbmuskel

Er entspringt an der Innenfläche des unteren Brustbeindrittels. Seine Fasern verlaufen nach lateral-kranial und befestigen sich an den Knochen-Knorpel-Grenzen der 3.–6. Rippe. Der Muskel senkt die Rippen während der Exspiration.

M. serratus posterior superior, hinterer oberer Sägemuskel

Ursprung: Dornfortsätze vom 6. Halswirbel bis zum 2. Brustwirbel.
Ansatz: 2.–5. Rippe.
Die Fasern sind von kranial-medial nach kaudal-lateral gerichtet.

Funktionen:
1. Bewegung
    a) Heben der Rippen.
    b) Neigen der Wirbelsäule zur gleichen Seite.

M. serratus posterior inferior, hinterer unterer Sägemuskel (Tafel II)

Ursprung: Dornfortsätze vom 11. Brustwirbel bis zum 2. Lendenwirbel.
Ansatz: 9.–12. Rippe.
Die Muskelfasern ziehen von kaudal-medial nach kranial-lateral.

Funktionen:
1. Bewegung
    a) Senken der Rippen.
    b) Neigen der Wirbelsäule nach der gleichen Seite.

M. serratus posterior superior und M. serratus posterior inferior gehören trotz ihrer dorsalen Lage zur ventralen Stammesmuskulatur, weil sie von Rr. ventrales der Spinalnerven innerviert werden.

Zwerchfell, Diaphragma (Tafel VIII)

Das Zwerchfell besteht aus einem sehnigen und einem muskulösen Teil. Der sehnige Teil heißt *Centrum tendineum* (Sehnenzentrum). Er hat die Form eines nach vorn gerichteten dreiblättrigen Kleeblattes. Er liegt zentral und dient allen muskulösen Abschnitten als Ansatz.
Je nach Ursprung gibt es folgende muskulöse Teile:

Pars sternalis, Brustbeinteil
Ursprung: Innenfläche des Schwertfortsatzes.

---

[1] Inspiration = Einatmung
[2] Exspiration = Ausatmung

Pars costalis, Rippenteil
Ursprung: Innenfläche der 7. bis 12. Rippe, gegenüber dem M. transversus abdominis.

Pars lumbalis, Lendenteil
Ursprung: 1. bis 3. Lendenwirbelkörper, Sehnenbogen zwischen dem Körper und dem Processus costarius des 1. Lendenwirbels und Sehnenbogen zwischen Processus costarius des 1. Lendenwirbels und der 12. Rippe.
Ansatz: für alle Teile Centrum tendineum.

Die medialen Anteile der Pars lumbalis überkreuzen sich zweifach nach Art einer 8, wodurch zwei wichtige Öffnungen entstehen. Der untere Durchlaß ist der Hiatus[1] aorticus (für die Aorta), der obere der Hiatus oesophageus (für Oesophagus).

Im Hiatus aorticus ist die Aorta durch ein spezielles Band fest eingebaut, während der Oesophagus im Hiatus mit seiner Umgebung nur über lockeres Bindegewebe verbunden ist. Dadurch besteht hier die Möglichkeit einer Hernie, bei der Teile des Magens in den Brustraum verlagert werden.

Die V. cava inferior[2] zieht durch ein Loch im Centrum tendineum. Ihre Wandung ist mit den Bindegewebsfasern des Centrum tendineum fest verwachsen. Dadurch wird das Lumen der V. cava inferior bei der Atmung nicht verändert.

Das Zwerchfell bildet eine muskulös-sehnige Platte, die sich an der Grenze zwischen Brust- und Bauchraum ausspannt. Es wölbt sich vom Bauchraum in den Brustraum vor, so daß man eine *rechte* und *linke Zwerchfellkuppel* unterscheiden kann. Die rechte Zwerchfellkuppel steht etwas höher (4. Interkostalraum), die linke projeziert sich auf den 5. Interkostalraum. Zwischen beiden Kuppeln senkt sich das Zwerchfell etwas ein. Diese Senkung liegt im Bereiche des Centrum tendineum, und da von kranial das Herz aufgelagert ist, bezeichnet man sie als Herzsattel. Bei der Kontraktion flachen sich beide Zwerchfellkuppeln ab, wodurch sich das Zwerchfell insgesamt nach kaudal bewegt und dadurch den Thoraxraum erweitert. Dies ist bei der Einatmung der Fall. Während der Ausatmung dagegen erschlafft der muskulöse Teil, die Zwerchfellkuppeln wölben sich nach kranial in den Thorax (s. Atemmechanik, S. 157).

Das Zwerchfell wird kranial von Pleura, kaudal von Peritonaeum bedeckt. Der N. phrenicus versorgt das Zwerchfell motorisch und mit sensiblen Fasern diejenigen Anteile von Pleura und Peritonaeum, welche dem Zwerchfell anliegen. Auf der rechten Seite verbinden sich die sensiblen Nerven des rechten N. phrenicus mit den Nerven der Leber und der Gallenblase. Da der N. phrenicus aus den Halssegmenten C_3, C_4 oder C_4, C_5 kommt und dadurch in erster Linie mit dem Dermatom C_4 in Verbindung steht, treten häufig bei Affektionen der Leber und der Gallenblase ausstrahlende Schmerzen im Schultergebiet auf.

Bauchmuskeln (Tafel I)

Die Muskeln der vorderen Bauchwand sind in einen knöchernen und bindegewebigen Rahmen eingespannt. Der knöcherne Rahmen besteht aus der unteren Thoraxapertur, der Lendenwirbelsäule und dem Becken. Er wird durch den bindegewebigen Rahmen ergänzt. Proc. xiphoideus und Symphyse sind durch die *Linea alba* (weiße Linie) verbunden. Sie ist in den kranialen Abschnitten etwa 2 cm breit, kaudal nur 2 mm. Etwa in der Mitte zwischen Proc. xiphoideus und Symphyse besitzt sie eine ringförmige Aussparung, den *Anulus umbilicalis* (Nabelring), den beim Erwachsenen eine bindegewebige Platte verschließt. Eine weitere Vervollständigung des Rahmens bildet das *Ligamentum inguinale,* Leistenband, welches von der Spina iliaca anterior superior bis zum Tuberculum pubicum reicht. Kurz vor dem Ansatz am Tuberculum pubicum spalten sich kollagene Faserbündel ab, die als *Lig. lacunare* (Lückenband) nach kaudal zum Pecten ossis pubis gelangen, und solche, die als *Lig. reflexum* (rückläufiges Band) nach kranial-medial zur Innenseite der Linea alba ziehen.

---

[1] Hiatus = klaffende Öffnung
[2] V. cava inferior = Vena cava inferior = untere Hohlvene

Man unterscheidet folgende Bauchmuskeln: M. obliquus abdominis externus, M. obliquus abdominis internus, M. transversus abdominis, M. rectus abdominis und M. quadratus lumborum.

M. obliquus abdominis externus, äußerer schräger Bauchmuskel

Ursprung: Außenfläche der 5.–12. Rippe.
Ansatz: Darmbeinkamm, Leistenband, Linea alba.
Die Fasern des Muskels sind von kranial-lateral nach kaudal-medial gerichtet. Der Ansatz erfolgt über eine flächenhafte Sehne, Aponeurose, deren kollagene Fasern die Richtung der Muskelfasern fortsetzen. Die Muskel-Sehnen-Übergänge liegen in einer parallel zur Linea alba verlaufenden Geraden, welche in Höhe der Spina iliaca anterior superior rechtwinklig nach lateral umbiegt. Dadurch entsteht die *Muskelecke,* welche sich bei muskelkräftigen Menschen nach außen abzeichnet. Im Bereich des Tuberculum pubicum weicht die Aponeurose des M. obliquus abdominis externus in Form zweier Zügel auseinander, deren einer zum Tuberculum pubicum, deren anderer zur Symphyse zieht. Die halbkreisförmige Öffnung wird lateral durch quergerichtete Fasern, *Fibrae intercrurales,* begrenzt. Sie stellt den äußeren Leistenring, *Anulus inguinalis superficialis,* dar.

Funktionen:
1. Bewegung
   Wegen der flächenhaften Ausdehnung des Muskels erscheint eine funktionelle Trennung in Punctum fixum und mobile und deren Vertauschen nicht günstig.
   Einseitig neigt der Muskel den Rumpf zur gleichen Seite und dreht ihn zur Gegenseite. Doppelseitig: Beugen des Rumpfes, Heben des Beckens oder beides gleichzeitig; Exspiration; Bauchpresse.
2. Haltung
   Fixation des Rumpfes als Gegenspieler des M. erector spinae beim Tragen von Lasten.

M. obliquus abdominis internus, innerer schräger Bauchmuskel

Ursprung: Aponeurosis lumbalis, Darmbeinkamm, laterale 2/3 des Leistenbandes.
Ansatz: Linea alba, caudaler Rand der 9.–12. Rippe.
Die Fasern des Muskels sind von kaudal-lateral nach kranial-medial angeordnet. Sie kreuzen diejenigen des M. obliquus abdominis externus in einem Winkel von etwa 90°. Auch der innere schräge Bauchmuskel besitzt eine Aponeurose, deren kollagene Fasern die Richtung der Muskelfasern fortsetzen.

Funktionen:
1. Bewegung
   Einseitig: Neigen und Drehen des Rumpfes nach der gleichen Seite. Doppelseitig: Beugen des Rumpfes, Heben des Beckens oder beides gleichzeitig; Exspiration; Bauchpresse.
2. Haltung
   Fixation des Rumpfes als Gegenspieler des M. erector spinae beim Tragen von Lasten.

M. transversus abdominis, querer Bauchmuskel

Ursprung: Innenfläche der 7.–12. Rippe, Aponeurosis lumbalis, Darmbeinkamm, laterale 2/3 des Leistenbandes.
Ansatz: Linea alba.
Muskelfasern und kollagene Fasern verlaufen in querer Richtung.

Funktionen:
1. Bewegung
   Exspiration, Bauchpresse.

M. rectus abdominis, gerader Bauchmuskel

Ursprung: Außenfläche des 5.–7. Rippenknorpels, Proc. xiphoideus.
Ansatz: Von der Symphyse bis zum Tuberculum pubicum.
In den geraden Bauchmuskel sind 3–4 Zwischensehnen, *Intersectiones tendineae*, eingelagert. Die oberste Intersectio liegt in Höhe der 8. Rippe, die dritte in Nabelhöhe, eine dazwischen und eventuell eine halbausgebildete unterhalb des Nabels. Der Muskel wird von der Rektusscheide umhüllt (s. unten).

Funktionen:
1. Bewegung
   Beugung des Rumpfes, Hebung des Beckens oder beides gleichzeitig; Exspiration; Bauchpresse.
2. Haltung
   Fixation des Rumpfes als Gegenspieler des M. erector spinae beim Tragen von Lasten.

M. pyramidalis, Pyramidenmuskel

Ursprung: Ramus superior ossis pubis.
Ansatz: Linea alba.
Er liegt vor dem Ansatz des M. rectus abdominis innerhalb der Rektusscheide. Es handelt sich um einen rudimentären Muskel, der bei Beuteltieren die Wand des Beutels verstärkt. Beim Menschen ist er funktionell bedeutungslos und fehlt in 18 % der Fälle.

M. quadratus lumborum, quadratischer Lendenmuskel

Ursprung: Darmbeinkamm, 12. Rippe.
Ansatz: Procc. costarii der Lendenwirbel.
Der Muskel füllt das Gebiet zwischen den dorsalen Abschnitten des Darmbeinkammes und der 12. Rippe aus. Da sowohl Muskelfasern, die sich an der 12. Rippe befestigen, wie auch solche, die vom Darmbeinkamm entspringen, zu den Procc. costarii der Lendenwirbel ziehen, überkreuzen sie sich neben der Wirbelsäule.

Funktionen:
1. Bewegung
   Einseitig: Neigen des Rumpfes nach der gleichen Seite. Doppelseitig: Verstärkung der Lendenlordose.

Faszien der vorderen Bauchwand

Eine *oberflächliche Faszie* bedeckt den M. obliquus abdominis externus. Sie reicht kaudal bis zum Leistenband und setzt sich kranial in die Brustfaszie fort. Ventral ist sie mit dem vorderen Blatt der Rektusscheide (s. unten) verwachsen. Der M. transversus abdominis wird an seiner Innenseite von der *Fascia transversalis* überzogen, die kranial auf die Unterfläche des Zwerchfells, dorsal auf den M. quadratus lumborum und kaudal auf den M. iliopsoas (s. S. 128) übergeht. Unterhalb der Linea arcuata liegt sie dorsal vom M. rectus abdominis.

Rektusscheide (Abb. 91 und 93)

Die Aponeurosen der Bauchmuskeln ordnen sich im Bereich des M. rectus abdominis so an, daß sie um ihn eine Scheide bilden. Die Bauweise dieser Scheide ändert sich an der *Linea arcuata*, einer bogenförmigen Linie, die etwa eine Handbreite cranial der Symphyse liegt. Oberhalb der Linea arcuata zeigt die Rektusscheide folgenden Aufbau:

Die Aponeurose des M. obliquus abdominis internus spaltet sich am lateralen Rand des M. rectus abdominis in ein vorderes und hinteres Blatt. Dem vorderen Blatt lagert sich die Aponeurose des M. obliquus abdominis externus an, dem hinteren die des M. transversus abdominis. Im Bereich der Linea alba durchflechten sich die kollagenen Fasern aller Aponeurosen, und zwar sowohl diejenigen der beiden Internusblätter wie auch die des Externus und Transversus, so daß die Linea alba eigentlich gar keine selbständige Bildung darstellt, sondern nur durch die Faserkreuzungen zustande kommt. An der Innenseite der Rektusscheide befinden sich Fascia transversalis und Bauchfell.

Unterhalb der Linea arcuata laufen die Aponeurosen aller Bauchmuskeln vor dem M. rectus abdominis und durchflechten sich in der Linea alba. Hinter dem geraden Bauchmuskel liegen nur Fascia transversalis und Bauchfell.

Mit dem ventralen Blatt der Rektusscheide sind die Intersectiones tendineae fest verwachsen. Dadurch ist der M. rectus abdominis in der Lage, bei Drehen und Neigen des Rumpfes die Linea alba in der Mitte zu halten.

Abb. 91 Aufbau der Rektusscheide
a oberhalb der Linea arcuata; b unterhalb der Linea arcuata

Abb. 92
Wände des Leistenkanals.
Aus Aponeurose des
M. obliquus abdominis
externus ist ein Dreieck
ausgeschnitten.

Labels in figure: Muskelecke; Aponeurose des M. obliquus abdominis externus; M. obliquus abdominis internus und M. transversus abdominis; Schnittrand; Fascia transversalis; Fascia lata; Leistenband

Leistenkanal, Canalis inguinalis (Abb. 92)

Er liegt oberhalb des Leistenbandes und durchbricht als schmaler Spalt die vordere Bauchwand. Er verläuft von innen, kranial und lateral nach außen, kaudal und medial. Seine Länge beträgt 4–5 cm.

Die innere Öffnung heißt innerer Leistenring, *Anulus inguinalis profundus,* die äußere äußerer Leistenring, *Anulus inguinalis superficialis.* Der Leistenkanal besitzt folgende Wände:
ventrale Wand: Aponeurose des M. obliquus abdominis externus;
dorsale Wand: Fascia transversalis;
kraniale Wand: freie untere Ränder vom M. obliquus abdominis internus und M. transversus abdominis;
kaudale Wand: Lig. inguinale.

Der äußere Leistenring befindet sich zwischen besonders benannten Fasern (Crus mediale und laterale) der Aponeurose des M. obliquus abdominis externus. Den Boden bildet das Lig. reflexum. Er liegt etwa einen Querfinger lateral vom Tuberculum pubicum. Der innere Leistenring projiziert sich nach außen auf die vordere Bauchwand etwa einen Querfinger einwärts der Mitte des Leistenbandes.

Durch den Leistenkanal zieht beim Mann der Samenstrang, *Funiculus spermaticus,* welcher innerhalb einer dreifachen Hülle den Samenleiter, *Ductus deferens,* enthält. Im Leistenkanal der Frau verläuft das runde Mutterband, *Lig. teres uteri,* welches Uterus (Gebärmutter) und große Schamlippen verbindet.

Lacuna musculorum und vasorum, Muskel- und Gefäßlücke (Abb. 93)

Das Gebiet zwischen Leistenband und Becken wird durch einen Sehnenbogen, der vom Leistenband zum Becken zieht, in zwei Durchlässe geteilt. Die laterale *Lacuna musculorum*, Muskellücke, dient dem M. iliopsoas und dem N. femoralis als Durchtritt, in der medialen *Lacuna vasorum*, Gefäßlücke, gelangen A. und V. femoralis vom Becken zum Oberschenkel. Den engen, mit lockerem Bindegewebe erfüllten Raum zwischen V. femoralis und dem Lig. lacunare, der medialen Begrenzung der Gefäßlücke, bezeichnet man als Schenkelring, *Anulus femoralis*, da sich hier Schenkelhernien bilden können. Der Schenkelring stellt den Eintritt in den Schenkelkanal dar, der distal am *Hiatus saphenus* der Fascia lata endet.

Zusammenwirken und Ketten der Bauchmuskeln

Eine der wichtigsten Funktionen der Bauchmuskeln besteht in der Bewegung des Rumpfes. Der Verlauf der Muskelfasern und kollagenen Fasern des M. obliquus abdominis externus und des M. obliquus abdominis internus fordert geradezu heraus, diese beiden Muskeln als ein System aufzufassen. Die Faserrichtung des *Externus* der einen Seite wird auf der anderen Seite durch diejenige des *Internus* fortgesetzt, wodurch eine muskulös-sehnige Verbindung vom Rippenbogen der einen zum Darmbeinkamm der anderen Seite besteht. Diese Muskelkette dient der *Drehung* des Rumpfes. Bei starker Kontraktion nähern sich außerdem Brustkorb und Becken. Beide Externus-Internus-Ketten kreuzen sich in der Linea alba. Die Zusammenziehung der einen Kette bedeutet für die andere Dehnung und Vorspannung. *Seitwärtsneigungen* werden vom Externus und Internus der gleichen Seite ausgeführt. Die Muskelfaserkreuzungen zwischen Brustkorb und Darmbeinkamm erweisen sich für diese Bewegung als besonders günstig, weil sich dadurch Brustkorb und Darmbein in bedeutend stärkerem Maße zu nähern vermögen, als wenn die Mus-

Abb. 93 Vordere Bauchwand, von innen gesehen. Lacuna vasorum, Lacuna musculorum kelfasern kranio-kaudal verliefen. Solche Muskelfasern würden gestaucht. Neigung und Drehung werden durch die entsprechenden Teile des M. erector spinae unterstützt.

Bis auf den Transversus beteiligen sich alle vorderen Bauchmuskeln an der *Beugung* des Rumpfes und der *Hebung* des Beckens. Der M. rectus abdominis ist für diese Bewegungen besonders geeignet, da er durch die Intersectiones tendinae, die mit dem ventralen Blatt der Rektusscheide fest verwachsen sind, in vier funktionell selbständige Abschnitte aufgeteilt wird.

Die vorderen Bauchmuskeln bilden in bezug auf die Beugung die Antagonisten zum M. erector spinae. Sie vermögen jedoch nicht, ohne Mithilfe des M. iliopsoas den Körper aus der horizontalen Lage aufzurichten. Beim Tragen von Lasten verhindern sie das Umkippen des Rumpfes nach dorsal. Durch allmähliches Nachlassen der Kontraktionskraft ermöglichen sie das langsame Rückbeugen des Rumpfes.

Abb. 94
Muskelketten des Rumpfes. Rhomboideus - Serratus anterior - Externus - Internus - Glutaeus medius - Kette, Rhomboideus - Serratus anterior - Externus - Adductor longus - Kette (nach BENNINGHOFF, verändert)

Exspiration und *Bauchpresse* vereinen funktionell alle vorderen Bauchmuskeln. Deren gleichzeitige Kontraktion engt den Bauchraum ein und drängt das Zwerchfell nach oben. Auf diese Weise wird wiederum der Thoraxraum verkleinert und die Luft aus den Lungen gepreßt. Erschlaffen die Bauchdecken, kontrahiert sich das Zwerchfell. Luft wird eingesaugt. Man bezeichnet diesen Vorgang als *Bauchatmung* (s. auch S. 159).
Die Wirkung der *Bauchpresse* besteht in einer Erhöhung des Druckes im Bauchraum. Es ziehen sich alle vorderen Bauchmuskeln zusammen, wodurch das Zwerchfell wie bei der Bauchatmung nach oben getrieben würde, wäre es nicht fixiert. Die geschlossene Stimmritze verhindert jedoch, daß die Luft aus der Luftröhre, den Bronchien und der Lunge entweicht und stellt somit das Zwerchfell fest. Dadurch führt die Kontraktion der Bauchmuskeln zu Erhöhung des Druckes im Bauchraum. Unbedingte Voraussetzung für eine wirksame Bauchpresse ist demnach die geschlossene Stimmritze. Die Bauchpresse dient der Austreibung des Harns, des Stuhles und des Kindes während der Preßwehen.
Die vorderen Bauchwandmuskeln verbinden die Muskeln des Schultergürtels und des Beckens. Sie schalten sich in Ketten ein, die von der Wirbelsäule bis zur unteren Extremität reichen. Im wesentlichen handelt es sich um folgende zwei Muskelketten:

Rhomboideus-Serratus anterior-Externus-Internus-Glutaeus medius-Kette
(Abb. 94)

Unter Einfügung der Scapula legt sich diese Kette schlingenartig um den Rumpf und schafft weitere Fortsetzungsmöglichkeiten an der oberen und unteren Extremität. Sie dient vor allem der kombinierten Dreh-Neige-Bewegung des Rumpfes. Die Ketten beider Seiten kreuzen sich in der Linea alba.

Rhomboideus-Serratus anterior-Externus-Adductor longus-Kette (Abb. 94)

Auch diese Kette verbindet Wirbelsäule und untere Extremität. Sie überschreitet an der Symphyse die Medianlinie und gelangt zur Innenfläche des gegenseitigen Oberschenkels. Doppelseitige Kontraktion unterstützt wesentlich die Hebung des Beckens.
Durch die vielfältigen Überkreuzungen der vorderen Bauchwandmuskeln erhält die Bauchwand eine bedeutende Festigkeit. Gleichzeitiges Zusammenziehen der Muskeln kann sie bretthart machen und auf diese Weise Stößen und Schlägen den Einfluß auf die Eingeweide nehmen. Wird der Schlag oder Stoß überraschend ausgeführt, treten nicht selten erhebliche innere Störungen auf, da die erschlaffte Bauchdecke seine Kraft nicht mindert.

Atemmechanik (Abb. 95)

Obwohl in den vorangegangenen Kapiteln schon mehrfach auf die funktionellen Beziehungen verschiedener Muskeln zur Atmung hingewiesen wurde, erscheint es günstig und auch notwendig, die Mechanik der Atmung zusammenfassend darzustellen. Unter Atmung versteht man die Aufnahme von O_2 und die Abgabe von CO_2. Dieser Gasaustausch erfolgt an zwei Stellen: in der Zelle und in der Lunge; dementsprechend unterscheidet man *Zellatmung* und *Lungenatmung*. Zwischengeschaltet ist der Kreislauf, der Zell- und Lungenatmung zu einer funktionellen Einheit verbindet. Im Folgenden sollen jedoch ausschließlich die Vorgänge beschrieben werden, die zur Ventilation der Lunge führen, also der Lungenatmung dienen.
Die Aufnahme von Sauerstoff und die Abgabe von Kohlendioxid in der Lunge setzt deren Belüf-

Abb. 95 Atemmechanik. Stellungen bei Inspiration (rot) und Exspiration (schwarz)
a von oben b von der Seite c von vorn

tung voraus. Durch Erweiterung und Verengung des Brustraumes wird in die Lungen Frischluft eingesaugt und verbrauchte Luft ausgestoßen, da die Lungen über die beiden Pleurablätter und die dazwischenliegende, undehnbare Flüssigkeit mit dem Brustraum verbunden sind und somit dessen Formveränderungen folgen müssen (s. auch S. 200).

An der aktiven Erweiterung und Verengung des Brustraumes beteiligen sich die Zwischenrippenmuskeln, das Zwerchfell, die Bauchmuskeln und in geringem Umfang auch die Rückenmuskeln. Wie bereits beschrieben, füllen kurze Muskeln die Zwischenrippenräume aus. Die *Mm. intercostales externi* verlaufen von hinten-oben nach vorn-unten, die *Mm. intercostales interni* dagegen von vorn-oben nach hinten-unten. Diese sich im Winkel von etwa 90° kreuzenden Muskeln werden in den Rippen-Wirbelgelenken und in den knorpeligen oder gelenkigen Brustbein-Rippenverbindungen wirksam. Während die Mm. intercostales externi die Rippen nach kranial und außen führen, also heben, ziehen die Mm. intercostales interni die Rippen nach kaudal und innen. Die jahrhundertealte Streitfrage nach der Funktion der Mm. intercostales ist heute entschieden, indem die Mm. intercostales externi als Inspirations-, die Mm. intercostales interni als Exspirationsmuskeln gelten. Durch die unterschiedliche Lage der Drehachsen der Artt. costovertebrales – die Drehachsen der Gelenke beider Seiten bilden im Bereich der 1. Rippe einen nach hinten offenen Winkel von etwa 150°, im Gebiet der 9. und 10. Rippe dagegen einen Winkel von etwa 80° – erweitert sich der Thorax in seinem oberen Abschnitt während der Inspiration vorwiegend nach ventral-kranial, also in sagittaler Richtung, in seinem unteren Abschnitt nach lateral-kranial, also in transversaler Richtung. Dabei bewirkt das Brustbein eine Art Parallelverschiebung der Rippen, deren brustbeinnaher, knorpeliger Anteil verwunden und gedreht wird. Die Bewegungen, die den oberen Teil des Thorax betreffen und sich in sagittaler Richtung vollziehen, bezeichnet man als *Brustatmung*, diejenigen des unteren Teiles des Thorax, die in transversaler Richtung ablaufen, als *Flankenatmung*.

Die *Ruheform* des Thorax ist unterschiedlich. Im Stehen liegt sie zwischen Inspirations- und Exspirationsstellung, im Liegen nahe der Inspirationsstellung. Daraus ergibt sich, daß im Liegen die Belüftung der Lunge schlechter ist. Andererseits bestehen im Liegen bessere Möglichkeiten für die Wiederbelebung, da der Thorax nach Kompression wieder in eine genäherte Inspirationsstellung zurückfedert.

Die Mm. intercostales dienen nicht nur der Bewegung der Rippen; sie verspannen auch, begünstigt durch ihre gekreuzte Verlaufsweise, die Zwischenrippenräume und verhindern, daß durch Druck von innen oder außen Verformungen auftreten.

Das *Zwerchfell* bildet den kaudalen Abschluß des Brustraumes. Während der Inspiration senkt es sich und bewirkt somit eine Vergrößerung des Brustraumes. Dieser Vorgang ist komplexer Art. Einmal wird die Bewegung des Zwerchfells nach kaudal durch die Kontraktion seines muskulösen Anteils erreicht, zum anderen durch die Erweiterung der unteren Thoraxabschnitte in transversaler Richtung. Dabei vergrößert sich der Winkel zwischen Brustwand und Zwerchfell. Die Senkung des Zwerchfells hat zur Folge, daß die Baucheingeweide nach kaudal verlagert werden. Da normalerweise zu diesem Zeitpunkt die Bauchdecken erschlafft sind, zeichnet sich eine leichte Vorwölbung ab. In der Exspirationsphase erschlaffen nunmehr die Muskelfasern des Zwerchfells und kontrahieren sich die *Bauchmuskeln*; das Zwerchfell steigt wieder hoch und wölbt sich in den Brustraum. Der Brustwand-Zwerchfell-Winkel wird kleiner. Bei ruhiger Atmung beträgt die Bewegung der Zwerchfellkuppeln in vertikaler Richtung etwa 2 cm, während das Centrum tendineum nur gering seine Lage verändert. Wegen der engen Beziehungen von Zwerchfell und Bauchmuskeln bezeichnet man diese Form der Atmung auch als *Zwerchfell-* oder *Bauchatmung* und wegen ihrer Intensität auch als *basale Atmung*.

Die *Rückenmuskeln* beteiligen sich insofern an der Atmung, als sie während der Inspiration eine Streckung des oberen Abschnittes der Lendenwirbelsäule bewirken und auf diese Weise einen gewissen Ausgleich des Überganges von Brustwirbelsäule in Lendenwirbelsäule herbeiführen. Durch die Bewegung der Wirbelsäule nach dorsal erfolgt eine Vergrößerung des Brustraumes. Man nennt diese Form der Atmung *hintere untere Flankenatmung*.

Um den komplexen Vorgang Atmung zu verstehen, ist das Zerlegen in Teilvorgänge, hier als verschiedene Atmungsformen bezeichnet, unbedingt nötig. Man muß sich aber davor hüten, die Teilvorgänge zu verselbständigen. Denn alle Atemformen stehen untereinander funktionell in engem Zusammenhang. Es wurde schon darauf hingewiesen, daß die Senkung des Zwerchfells mit einer Erweiterung der unteren Thoraxapertur einhergeht, die wiederum durch die Mm. intercostales externi bewirkt wird. Weiterhin erfolgt, wie oben beschrieben, auch eine gewisse Vergrößerung des unteren Brustraumabschnittes durch die Streckung der Wirbelsäule, funktioneller Ausdruck der Kontraktion der Rückenmuskeln. In Seitenlage ist die Brust- und Flankenatmung der aufliegenden Seite eingeschränkt. Es steigt jedoch das Zwerchfell auf der freien Körperseite höher. Dadurch wird seine Atemexkursion größer und somit ein Ausgleich geschaffen, so daß auch in dieser Körperlage beide Lungen nahezu gleich intensiv beatmet werden.

Das Zusammenspiel der Atemmuskeln kann gestört sein. Nicht selten werden bei der Inspiration die Bauchmuskeln angespannt, wodurch die Senkung des Zwerchfells eine Hemmung erfährt und somit eine nur geringe Erweiterung des Brustraumes erfolgt. Man bezeichnet diese Fehlleistung als *paradoxe Atmung*. Entsprechende Übungen können sie korrigieren.

Besteht wegen krankhafter Veränderungen der Atemwege oder des Herzens Atemnot, so können noch weiter Muskeln zur Vergrößerung des Brustraumes eingesetzt werden. Man bezeichnet diese Muskeln als *Hilfsatemmuskeln*. Zu ihnen gehören: M. pectoralis major, M. pectoralis minor, M. serratus anterior, M. sternocleidomastoideus und Mm. scaleni. Es sind allesamt Muskeln, welche die Rippen zu heben vermögen. Bei denjenigen Muskeln, die sich am Humerus befestigen, ist dafür Voraussetzung, daß der Humerus fixiert wird. Menschen, die an Asthma bronchiale leiden, stützen deshalb im akuten Anfall die Arme fest auf.

Im Alter wird die Ventilation der Lunge geringer. Die Ursachen liegen in der Abnahme der Beweglichkeit besonders der Rippen-Brustbein-Verbindungen und der verminderten Leistung der Atemmuskeln, besonders der Bauchmuskeln. In den höheren Lebensjahrzehnten häufig auftretende Erkrankungen (Emphysem, chronische Bronchitis) führen zu einer Umformung des Thorax in Richtung Faßthorax und damit auch zur schlechteren Belüftung der Lungen.

Os hyoideum, Zungenbein

Das Zungenbein stellt einen Knochen dar, der nur über Muskeln und Bänder mit den Organen des Halses und Kopfes verbunden ist. Er besitzt in der horizontalen Aufsicht U-förmige Gestalt. Von dem ventralen *Körper* gehen horizontal nach hinten die *großen Hörner* ab, während die *kleinen* Hörner von der Grenze zwischen Körper und großen Hörnern nach hinten-oben ziehen. Das Zungenbein liegt beim Erwachsenen etwa in Höhe des 4. Halswirbels. Es ist tastbar und wird bei jedem Schluckakt nach aufwärts geführt.

Halsmuskeln (Tafel I)

Man teilt die Halsmuskeln in *oberflächliche Muskeln*, *suprahyale Muskeln*, *infrahyale Muskeln*, *Skalenusgruppe* und *tiefe Muskeln* ein.

Oberflächliche Muskeln

Platysma, Halshautmuskel

Das Platysma liegt unmittelbar unter der Haut und reicht vom Gesicht (unterer Abschnitt) bis zur Brusthaut. Es spannt die Haut des Halses.

Halsmuskeln

M. sternocleidomastoideus, Kopfwender

Ursprung: Manubrium sterni, medialer Teil der Clavicula.
Ansatz: Proc. mastoideus des Schläfenbeins.
Ein auf der Körperoberfläche sich deutlich abzeichnender Muskel, der schräg über die Seitenfläche des Halses verläuft. Er teilt den Hals in ein mediales und laterales Halsdreieck.

Funktionen:
1. Bewegung
   a) Einseitig: Neigen des Kopfes nach der gleichen Seite, Drehen des Kopfes nach der Gegenseite. Doppelseitig: Senken des Hinterkopfes, Heben des Gesichts.
   b) Heben des Thorax, Hilfsinspirationsmuskel.
2. Fixation des Schultergürtels bei Belastung.

Suprahyale Muskeln, obere Zungenbeinmuskeln

Sie liegen oberhalb des Zungenbeins.

M. digastricus, zweibauchiger Muskel

Ursprung:
Vorderer Bauch: Innenfläche der Mandibula nahe dem Kinn.
Hinterer Bauch: Warzenfortsatz des Schläfenbeins.
Ansatz: Beide Bäuche mit einer Zwischensehne am Os hyoideum.

Funktionen:
1. Bewegung
   a) Heben des Zungenbeins beim Schluckakt.
   b) Senken des Unterkiefers.

M. mylohyoideus, Mundbodenmuskel

Ursprung: Innenfläche des Corpus der Mandibula.
Ansatz: Zungenbein.
Die Muskeln beider Seiten vereinen sich in der Medianlinie in einem Bindegewebsstreifen. Sie bilden die muskulöse Grundlage des Mundbodens.

Funktionen:
1. Bewegung
   a) Heben des Zungenbeins beim Schluckakt.
   b) Senken des Unterkiefers.

M. geniohyoideus, Kinn-Zungenbeinmuskel

Ursprung: Innenfläche des Kinns.
Ansatz: Zungenbein.

Funktionen: Wie M. digastricus und M. mylohyoideus.

M. stylohyoideus, Griffelfortsatz-Zungenbeinmuskel

Ursprung: Proc. styloideus des Schläfenbeins.
Ansatz: Zungenbein.

Funktionen:
1. Bewegung
   a) Zieht das Zungenbein nach hinten und aufwärts.

Infrahyale Muskeln, untere Zungenbeinmmuskeln

Sie liegen unterhalb des Zungenbeins.

M. sternohyoideus, Brustbein-Zungenbeinmuskel

Ursprung: Manubrium sterni.
Ansatz: Zungenbein.

Funktionen:
1. Bewegung
   a) Senken des Zungenbeins nach vorheriger Hebung.
2. Haltung
   Fixation des Zungenbeins beim Öffnen des Mundes durch die suprahyalen Muskeln.

M. sternothyreoideus, Brustbein-Schildknorpelmuskel

Ursprung: Manubrium sterni.
Ansatz: Schildknorpel.

Funktionen:
1. Bewegung
   a) Senken des Kehlkopfes nach vorheriger Hebung.

M. thyreohyoideus, Schildknorpel-Zungenbeinmuskel

Ursprung: Schildknorpel
Ansatz: Zungenbein.

Funktionen:
1. Bewegung
   a) Senken des Zungenbeins nach vorheriger Hebung.
   b) Heben des Kehlkopfes.
2. Haltung
   Halten des Kehlkopfes.

M. omohyoideus, Schulter-Zungenbeinmuskel

Ursprung: Oberrand des Schulterblattes.

Ansatz: Zungenbein.
Der Muskel besteht aus einem oberen und unteren Bauch, die sich in einer Zwischensehne vereinen.

Funktionen:
1. Bewegung
   a) Senken des Zungenbeins nach vorheriger Hebung.

Die Zwischensehne ist mit dem mittleren Blatt der Halsfaszie verwachsen, wodurch der Muskel dieses Faszienblatt spannt.

Skalenusgruppe

Die Muskeln dieser Gruppe liegen seitlich der Wirbelsäule treppenförmig hintereinander.

M. scalenus anterior, vorderer Treppenmuskel

Ursprung: Querfortsätze des 3.–6. Halswirbels.
Ansatz: 1. Rippe.

M. scalenus medius, mittlerer Treppenmuskel

Ursprung: Querfortsätze aller Halswirbel.
Ansatz: 1. Rippe.

M. scalenus posterior, hinterer Treppenmuskel

Ursprung: Querfortsätze des 5.–7. Halswirbels.
Ansatz: 2. Rippe.

Funktionen (aller Skalenusmuskeln):
1. Bewegung
   a) Heben des Thorax, Hilfsinspirationsmuskeln.
   b) Einseitig: Neigen der Halswirbelsäule nach der gleichen Seite.
2. Haltung
   Doppelseitig: Halten des Thorax, Fixation der Halswirbelsäule.

Zwischen M. scalenus anterior und medius befindet sich die sog. *Skalenuslücke*, die kaudal von der ersten Rippe begrenzt wird. Sie dient dem Durchtritt des Plexus brachialis und der A. subclavia, während die V. subclavia ventral vom M. scalenus anterior vorbeizieht.

Tiefe Muskeln

Sie umfassen den *M. longus colli* und den *M. longus capitis* (langer Halsmuskel, langer Kopfmuskel), zwei Muskeln, die sich derart ineinander schieben, daß sie nur schwer zu trennen sind. Der M. longus capitis reicht nach kranial bis zum Hinterhauptsbein, der M. longus colli nach kaudal bis zum 3. Brustwirbel. Sie liegen vor der Wirbelsäule und beteiligen sich an deren Beugung.

Halsfaszie, Fascia cervicalis

Die Halsfaszie gliedert sich in drei Blätter. Die *Lamina superficialis* überzieht als oberflächliches Blatt von vorn alle Organe des Halses. Sie geht kranial in die Gesichtsfaszie, kaudal in die Brustfaszie, dorsal in die Faszie des M. trapezius über und umscheidet den M. sternocleidomastoideus. Sie heftet sich fest am Zungenbein an. Zwischen Unterkiefer und Zungenbein spaltet sie sich in zwei Schichten auf. Das mittlere Blatt, die *Lamina praetrachealis*, wird kranial vom Zungenbein und seitlich von beiden Mm. omohyoidei begrenzt und bedeckt nur die mittleren und unteren Organe des Halses. Es ist dreieckig. Mit der Wand der V. jugularis interna und der Zwischensehne des M. omohyoideus bestehen feste Verbindungen. Da der M. omohyoideus das Faszienblatt spannt, wird das Lumen der V. jugularis interna offengehalten. Bei Verletzungen kann sie deshalb nicht kollabieren. Es besteht die Gefahr der Luftembolie. Vor den tiefen Halsmuskeln liegt die *Lamina praevertebralis*, das tiefe Blatt. Sie besitzt die gleiche Ausdehnung wie die tiefen Halsmuskeln und setzt sich lateral in die Faszie der Skalenusmuskeln fort.

Schädel, Cranium (Abb. 96 und 97)

Die Form des Schädels wird durch Rasse und Konstitution bestimmt und, wie wohl kein zweiter Knochen des Menschen, individuell geprägt. Zur Unterscheidung der mannigfachen Schädelformen benutzt man zahlreiche Meßmethoden, von denen zwei hier aufgeführt seien. Es sind die Bestimmung des *Längen-Breiten-Index* und des *Gesichtswinkels*. Unter *Längen-Breiten-Index* versteht man das Verhältnis von größter Schädelbreite zur größten Schädellänge. Dabei wird die Schädelbreite in Prozent der Schädellänge ausgedrückt. Die Formel lautet

$$\frac{\text{Breite}}{\text{Länge}} \times 100.$$

Abb. 96 Schädel, von lateral

Nach der Größe dieses Index unterscheidet man drei Schädelformen. Schädel mit einem Index von 75–80 % heißen mesocephal (mittelschädlig); Schädel, deren Index unter 75 % liegt, nennt man dolichocephal (langschädlig), Schädel, die einen Index von über 80 % aufweisen, werden als brachycephal (breitschädlig) bezeichnet.

Zur Bestimmung des *Gesichtswinkels* zieht man eine horizontale Linie vom oberen Rand des äußeren Gehörganges zum unteren Rand der Augenhöhle und eine zweite vom Spalt zwischen den ersten Schneidezähnen des Oberkiefers zum Stirnbein. Beide Linien bilden einen Winkel, der über das Profil des Gesichts Auskunft gibt und deshalb Gesichtswinkel heißt. Er beträgt bei erwachsenen Europäern im Mittel 80°. Neugeborene besitzen einen Winkel von 90°, da der Hirnschädel zu diesem Zeitpunkt stärker als der Gesichtsschädel entwickelt ist. Später gleichen sich die Verhältnisse aus, wodurch sich der Gesichtswinkel verringert.

Mit Ausnahme des beweglichen Unterkiefers vereinen sich die Schädelknochen des Erwachsenen zu einem festgefügten Ganzen, das die Hülle des Gehirns und die Grundlage für das Gesicht darstellt. Diesen unterschiedlichen Aufgaben entsprechend, unterscheidet man den Hirnschädel, *Neurocranium*, vom Gesichtsschädel, *Viscerocranium*, auch Eingeweideschädel genannt, da er den Anfang der Atem- und Verdauungswege bildet.

Das Neurocranium gliedert sich in Schädeldach und Schädelbasis. Es besteht aus folgenden Knochen:

Os occipitale (Hinterhauptsbein),   Os frontale (Stirnbein),
Os temporale (Schläfenbein),   Os parietale (Scheitelbein),
Os sphenoidale (Keilbein),   Os ethmoidale (Siebbein).

Zum Gesichtsschädel gehören:

Maxilla (Oberkiefer),   Os nasale (Nasenbein),
Os palatinum (Gaumenbein),   Vomer (Pflugscharbein),
Os zygomaticum (Jochbein),   Concha nasalis inferior (untere Nasenmuschel).
Os lacrimale (Tränenbein),

Hinzu kommt als selbständiger Knochen die Mandibula (Unterkiefer).

Abb. 97 Schädel, von vorn

Os occipitale, Hinterhauptsbein

Die Teile des Hinterhauptsbeins umschließen das große Hinterhauptsloch, das *Foramen occipitale magnum*, welches eine breite Verbindung zwischen Schädelinnerem und Wirbelkanal schafft. Den ventralen Teil des Os occipitale bezeichnet man als *Basis*, die sich dem Keilbeinkörper anlagert, den seitlichen als *Pars lateralis*, an deren Unterfläche sich die *Condyli occipitales* (Gelenkhöcker) vorwölben. Der dorsale Abschnitt umgibt als Hinterhauptsschuppe, *Squama occipitalis*, die hinteren-unteren Abschnitte des Gehirns. An der Außenfläche der Schuppe springt die *Protuberantia occipitalis externa* (Hinterhauptserhebung) vor, die dem Nackenband und dem M. trapezius als Befestigung dient. Die Innenseite der Squama zeigt breite Längs- und Querfurchen zur Einlagerung von Hirnblutleitern.

Os temporale, Schläfenbein

Dieser Knochen ist ziemlich kompliziert gebaut. Er nimmt am Aufbau des Schädeldaches wie der Schädelbasis teil. In seinem Inneren enthält er den äußeren Gehörgang, das Mittelohr und das Innenohr. Die Teile sind: Pars petrosa, Pars tympanica, Pars squamosa.

Pars petrosa, Felsenteil oder Felsenbein

Die *Pars petrosa* besitzt die Form einer dreiseitigen Pyramide (wird deshalb auch Felsenbeinpyramide genannt), die sich in die Schädelbasis einfügt. Dabei zeigt die Spitze nach medial und vorn, die Basis nach lateral und hinten. Die freien Seiten der Pyramide heißen *Facies anterior* (Vorderfläche), *Facies posterior* (Hinterfläche) und *Facies inferior* (Unterfläche). Facies anterior und posterior stoßen am *Margo superior* (oberer Rand) zusammen. Der Margo superior trennt die mittlere und hintere Schädelgrube. Auf der *Facies anterior* befinden sich mehrere kleine Öffnungen, auf der *Facies posterior* neben schmalen Furchen der *Porus acusticus internus* (Öffnung des inneren Gehörganges), welcher in den *Meatus acusticus internus* (innerer Gehörgang) führt.

Die Facies inferior zeigt als größte Öffnung die *Apertura externa canalis carotici* (äußere Öffnung des Kanals der inneren Halsschlagader). Hinter ihr senkt sich der Knochen zur *Fossa jugularis*, Grube der Drosselvene, ein, die sich nach medial in das *Foramen jugulare*, Drosselvenenloch, fortsetzt. Am dorso-lateralen Rand der Fossa jugularis entspringt der meist sehr lange und schlanke *Proc. styloideus*, Griffelfortsatz, und hinter diesem der *Proc. mastoideus*, Warzenfortsatz. Der Proc. mastoideus zählt zu den pneumatisierten Knochen. In seinem Inneren befinden sich die *Cellulae mastoideae*, bienenwabenähnliche Hohlräume, die von Schleimhaut ausgekleidet, mit dem Mittelohr verbunden und mit Luft gefüllt sind. Zwischen Proc. styloideus und mastoideus liegt eine kleine, aber wichtige Öffnung, das *Foramen stylomastoideum*.

Die Pars petrosa enthält Teile des äußeren Gehörganges, das Mittelohr und das Innenohr.

Pars tympanica, Paukenteil

Dieser kleinste Teil des Schläfenbeins stellt eine Knochenrinne dar, die sich von unten her an die lateralen Abschnitte der Facies inferior der Felsenbeinpyramide anlagert und von vorn und unten den äußeren Gehörgang, *Meatus acusticus externus*, begrenzt.

Pars squamosa, Schuppenteil

Der Schuppenteil, meist kurz als Squama, Schuppe, bezeichnet, bildet mit der Felsenbeinpyramide nahezu einen rechten Winkel. Er gliedert sich in die seitliche Schädelwand ein und ist der Teil, welcher im Bereich der Schläfe liegt, also derjenige, dem das Schläfenbein seinen Namen verdankt. Am vorderen-unteren Umfang der Schuppe entspringt der *Proc. zygomaticus*, Jochbeinfortsatz, der sich mit dem entsprechenden Fortsatz des Os zygomaticum, Jochbein, zum *Arcus zygomaticus*, Jochbogen, verbindet. Die Unterseite der Squama zeigt eine wichtige Vertiefung, die *Fossa mandibularis*, und davor eine Vorwölbung, das *Tuberculum articulare*. Beide sind von Gelenkknorpel überzogen und artikulieren im Kiefergelenk mit dem Kopf der Mandibula.

Os sphenoidale, Keilbein

Wegen der Ähnlichkeit dieses Knochens mit einer Wespe nimmt man an, daß er ursprünglich als Os sphecoidale (Wespenbein) bezeichnet worden ist und im Mittelalter durch einen Schreibfehler zum Os sphenoidale (Keilbein) wurde. Tatsächlich gleicht der Knochen in keiner Weise einem Keil. Trotzdem gilt heute nur die Bezeichnung Os sphenoidale, Keilbein.

Das Os sphenoidale liegt mit seinen lateralen, paarigen Teilen vor dem Os temporale jeder Seite und mit dem unpaaren zentralen Abschnitt vor der Basis des Os occipitale.

Man unterscheidet: *Corpus, Alae minores* (kleine Flügel), *Alae majores* (große Flügel) und *Procc. pterygoidei* (Flügelfortsätze).

Das unpaare Corpus stellt das Zentrum des Keilbeins dar. Seine obere Wand senkt sich zum Türkensattel, *Sella turcica*, ein, der die Hypophyse aufnimmt. Im Inneren enthält der Keilbeinkörper den *Sinus sphenoidalis*, die Keilbeinhöhle, welche wie der Proc. mastoideus zu den pneumatisierten Knochen zählt. Sie wird durch eine Knochenwand meist nicht symmetrisch geteilt und öffnet sich nach vorn.

Vom Corpus gehen die Fortsätze aus. Die paarigen Alae minores verschmelzen in der Medianlinie miteinander. Sie begrenzen von oben die *Fissura orbitalis superior* (oberer Augenhöhlenspalt) und werden nahe dem Keilbeinkörper vom *Canalis opticus* (Sehkanal) durchbohrt. Ebenfalls paarig sind die Alae majores. Sie entspringen lateral am Corpus und enthalten drei wichtige Öffnungen: das *Foramen rotundum* (rundes Loch), das *Foramen ovale* (ovales Loch) und das *Foramen spinosum* (Stachelloch). Die großen Flügel begrenzen die Fissura orbitalis superior von unten und die Fissura orbitalis inferior von hinten.

Die paarigen *Processus pterygoidei* ziehen von den seitlichen Bezirken des Keilbeinkörpers fast senkrecht nach abwärts. Sie bestehen aus einer *Lamina medialis* und *lateralis* (mediales und laterales Blatt). Zwischen beiden liegt die *Fossa pterygoidea*, Flügelgrube.

Os frontale, Stirnbein

Das Os frontale bildet den vorderen Abschnitt des Neurocraniums. Es gliedert sich in die *Squama frontalis* (Stirnbeinschuppe), *Pars nasalis* (Nasenteil) und *Partes orbitales* (Augenhöhlenteile).

Die während der Entwicklung paarig angelegte *Stirnbeinschuppe* verwächst beim Erwachsenen zu *einem* Knochenteil. Sie stellt die vordere Wand und einen Teil der oberen Wand des Schädels dar. Sie grenzt nach hinten an die Scheitelbeine und seitlich an die Keilbeine und Jochbeine. Ihr unterer Rand ist gewölbt. Er formt den oberen Rand des Zuganges zur Augenhöhle.

Die *Pars nasalis* lagert sich als kleiner Bezirk von unten an die Squama.

Zwischen die paarigen *Partes orbitales* schiebt sich von dorsal die Incisura ethmoidalis (Siebbeineinschnitt), welche die Siebbeinplatte aufnimmt. Die Partes orbitales liegen an der Schädelbasis. Sie grenzen dorsal an beide kleine Keilbeinflügel. Sie besitzen eine innere, dem Hirn zugekehrte Fläche und eine äußere, die das Dach der Augenhöhle bildet.

Im Inneren des Stirnbeins befindet sich die Stirnhöhle, *Sinus frontalis*. Sie ist paarig und wird durch ein Knochenseptum ungleich geteilt. Sie gehört zu den pneumatisierten Knochen. Da sie sich in den mittleren Nasengang öffnet, stellt sie eine Nebenhöhle der Nase dar.

Os parietale, Scheitelbein

Die Scheitelbeine sind nach außen konvex gewölbte Plattenknochen. Sie machen den größten Teil des Schädeldaches aus. Vorn verbinden sie sich mit der Stirnbeinschuppe, seitlich mit den großen Keilbeinflügeln und dem Os temporale, hinten mit der Schuppe des Os occipitale und in der Medianlinie untereinander.

Os ethmoidale, Siebbein

Dieser kompliziert gebaute Schädelknochen liegt zwar vorwiegend im Inneren des Gesichtsschädels, gehört aber zum Hirnschädel. Man unterscheidet: *Lamina cribrosa* (Siebbeinplatte), *Crista galli* (Hahnenkamm), *Labyrinthus ethmoidalis* (Siebbeinlabyrinth) und *Lamina perpendicularis* (senkrechtes Siebbeinblatt).

Die *Lamina cribrosa* schiebt sich in die Incisura ethmoidalis des Os frontale. Sie enthält etwa 30 kleine Löcher für den Durchtritt der Riechnerven. Vorn erhebt sich der Hahnenkamm, *Crista galli*, und teilt sie unvollständig.

Das *Siebbeinlabyrinth* enthält zahlreiche unregelmäßige Hohlräume, die Siebbeinzellen. Diese grenzen kaudal-medial an die Nasenhöhle. Sie zählen zu den pneumatisierten Knochen und stehen mit der Nasenhöhle in Verbindung. Die hinteren Siebbeinzellen münden in den oberen Nasengang, die vorderen und mittleren in den mittleren Nasengang. Sie sind Nebenhöhlen der Nase. An der Innenfläche des Siebbeinlabyrinthes wölben sich die *obere* und *mittlere Nasenmuschel* vor. Sie begrenzen den oberen und mittleren Nasengang.

Die *Lamina perpendicularis* zieht von der Lamina cribrosa senkrecht nach abwärts. Sie beteiligt sich an der Bildung der knöchernen Nasenscheidewand.

Maxilla, Oberkiefer

Die Maxilla ist der größte Gesichtsknochen. Sie grenzt an Augen-, Nasen- und Mundhöhle. Ihre Teile sind *Corpus, Proc. frontalis, Proc. zygomaticus, Proc. alveolaris, Proc. palatinus*. Der *Körper* des Oberkiefers liegt in dessen Zentrum. Er enthält im Inneren eine Nebenhöhle der Nase, die *Oberkieferhöhle* (Sinus maxillaris), welche wie die übrigen Nasennebenhöhlen zu den pneumatisierten Knochen zählt. Sie mündet über eine halbmondförmige Öffnung, *Hiatus semilunaris*, in den mittleren Nasengang. An der Vorderfläche des Corpus endet der *Canalis infraorbitalis* mit dem *Foramen infraorbitale* (Loch unterhalb der Augenhöhle).

Vom Körper gehen vier Fortsätze aus. Der *Proc. frontalis* (Stirnbeinfortsatz) verbindet den Oberkiefer mit dem Stirnbein, der *Proc. zygomaticus* (Jochbeinfortsatz) mit dem Jochbein, der *Proc. alveolaris* (Zahnfortsatz) trägt die Zähne und die *Processus palatini* (Gaumenfortsätze) beider Seiten vereinen sich in der Mittellinie zum harten Gaumen ($^3/_4$).

Os palatinum, Gaumenbein

Das Gaumenbein besteht aus zwei Knochenblättern, die nahezu rechtwinklig aneinanderstoßen. Das senkrechte Knochenblatt heißt *Lamina perpendicularis*. Es lagert sich von dorsal an die Maxilla an. Die waagerechte *Lamina horizontalis* verschmilzt in der Medianlinie mit der gleichen Lamina der Gegenseite und vorn mit dem Hinterrand des Proc. palatinus der Maxilla. Das Gaumenbein bildet $^1/_4$ des harten Gaumens.

Os zygomaticum, Jochbein

Vom Jochbein entspringen drei Fortsätze. Der *Proc. frontalis* (Stirnfortsatz) zieht zum Stirnbein, der *Proc. maxillaris* (Oberkieferfortsatz) zum Oberkiefer und der *Proc. temporalis* (Schläfenbeinfortsatz) zum Os temporale. Dieser Fortsatz ergänzt sich mit dem Proc. zygomaticus des Schläfenbeins zum *Arcus zygomaticus* (Jochbeinbogen).

Os lacrimale, Tränenbein

Es handelt sich um einen kleinen rechteckigen Knochen. Er schiebt sich zwischen Stirnbein (oben), Proc. frontalis der Maxilla (vorn), Siebbein (hinten) und Oberkiefer (unten) ein. An seinem vorderen Rand befindet sich eine Furche, die sich mit einer Furche des Stirnfortsatzes des Oberkiefers zu einem Kanal vervollständigt, der von der Orbita zum unteren Nasengang führt (*Canalis nasolacrimalis*).

Os nasale, Nasenbein

Die Nasenbeine beider Seiten, kleine rechteckige Knochen, vereinen sich dachfirstartig. Nach oben grenzen sie an das Stirnbein, nach hinten an den Proc. frontalis der Maxilla. Sie bilden den knöchernen Nasenrücken.

Vomer, Pflugscharbein

Dieser Knochen besitzt wegen seiner Form den Namen sehr zu Recht. Er beteiligt sich an der Bildung der knöchernen Nasenscheidewand. Vorn-oben ist er mit der Lamina perpendicularis des Siebbeins, unten mit dem harten Gaumen und hinten-oben mit dem Keilbeinkörper verbunden.

Concha nasalis inferior, untere Nasenmuschel

Während die obere und mittlere Nasenmuschel dem Siebbein angehören, stellt die untere Nasenmuschel einen selbständigen Knochen dar. Sie liegt von innen her der Maxilla und dem Os palatinum an und begrenzt den unteren Nasengang.

Mandibula, Unterkiefer

Geht man vom Knochenpräparat aus, ist die Mandibula ein selbständiger Knochen, der sich über das Kiefergelenk, die Kaumuskeln, Bänder und Weichteile mit dem Schädel verbindet. Man unterscheidet *Corpus* und *Ramus* (Ast). Den horizontalen Teil der Mandibula bildet das *Corpus*. Er besitzt die Form einer Parabel und trägt die Zähne. Am *Angulus* (Winkel) geht das Corpus in den Ramus über. Der Winkel beträgt beim Erwachsenen etwa 100°, beim Neugeborenen und Greis wegen der fehlenden Zähne 120–135°. Nach oben läuft der *Ramus* in zwei Fortsätzen aus, in den vorderen *Kronenfortsatz* (Proc. coronoideus) und den hinteren *Gelenkfortsatz* (Proc. condylaris), der sich zum *Collum* (Hals) verjüngt und das *Caput* (Kopf) trägt. Die Achsen beider Köpfe konvergieren nach dorsal in einem Winkel von 150–160°.
Die Mandibula wird von einem Kanal, den *Canalis mandibulae*, durchsetzt. Dieser beginnt an der Innenseite des Ramus mit dem *Foramen mandibulae* (Unterkieferloch) und endet an der Außenseite des Corpus etwa 1–2 cm lateral vom Kinn mit dem *Foramen mentale* (Kinnloch).

Schädel als Ganzes

Bis auf die Mandibula sind beim Erwachsenen die Schädelknochen miteinander verschmolzen. Deshalb erscheint es uns günstig, abschließend den Schädel als einheitlichen Knochen zu betrachten. Es ergeben sich zwanglos folgende Abschnitte: *Schädeldach, Schädelbasis, Augenhöhle, Nasenhöhle, untere Schläfengrube* und *Flügelgaumengrube*.

Schädeldach

Das Schädeldach bildet die obere und seitliche schützende Hülle für das Gehirn. Im Bereich der Schädelnähte sind die Knochen ineinander verzahnt. Zwischen dem Stirnbein und den Scheitelbeinen verläuft in querer Richtung die Kranznaht, *Sutura coronalis*. Beide Scheitelbeine stoßen an der längsgerichteten Pfeilnaht, *Sutura sagittalis*, aneinander. Hinterhauptsbein und Scheitelbeine verbinden sich durch die Lambdanaht, *Sutura lambdoidea*. Beim Neugeborenen ist die Stirnbeinschuppe noch durch eine Naht längs geteilt. Außerdem bestehen zu diesem Zeitpunkt zwei wichtige bindegewebige Zuwachsflächen, die *große* und *kleine Fontanelle*. Die *große*, viereckige *Fontanelle* liegt zwischen den beiden Anteilen der Stirnbeinschuppe und beiden Scheitelbeinen. Die *kleine*, dreieckige *Fontanelle* befindet sich zwischen den Scheitelbeinen und der Hinterhauptsschuppe. Während des ersten Lebensjahres schließt sich die kleine, während des zweiten die große Fontanelle (Abb. 98).

Abb. 98
Fontanellen des Neugeborenenschädels, von oben

Schädelbasis (Abb. 99 und 100)

Innen- und Außenfläche der *Schädelbasis* unterscheiden sich wesentlich. Von innen betrachtet, gliedert sich die Schädelbasis in die *vordere, mittlere* und *hintere Schädelgrube*.

Die *vordere Schädelgrube* reicht bis zu den Hinterrändern der kleinen Keilbeinflügel. Sie enthält die *Lamina cribrosa* zum Durchtritt für die Geruchsnerven und die *Canales optici* für die Sehnerven. Im Gebiet der *mittleren Schädelgrube*, die am oberen Rand der Felsenbeinpyramide endet, liegen zahlreiche wichtige Durchlässe. Vorn befindet sich an der Grenze zur vorderen Schädelgrube die *obere Augenhöhlenspalte*, dahinter folgen das *Foramen rotundum*, ein wenig seitlich das *Foramen ovale* und *Foramen spinosum*. Das Zentrum der mittleren Schädelgrube bildet die *Hypophysengrube* des Keilbeinkörpers, an dessen lateralem Umfang der Canalis caroticus endet. Als *Foramen lacerum* bezeichnet man eine unregelmäßig begrenzte Öffnung zwischen Spitze der Felsenbeinpyramide und Keilbeinkörper, welche beim Lebenden durch Faserknorpel verschlossen ist. Dorsal vom oberen Rand der Felsenbeinpyramide beginnt die *hintere Schädelgrube*. Sie ist die größte. Im Mittelpunkt liegt das *große Hinterhauptsloch*, das Schädelhöhle und Wirbelkanal verbindet. Vorn seitlich des

Schädel, Cranium

Loches, zwischen Os occipitale und temporale, ergänzen sich zwei tiefe Einschnitte zum *Foramen jugulare* (Drosselvenenloch). Eine S-förmige Furche endet hier. Das die Condyli occipitales tragende Knochenmassiv wird vom *Canalis hypoglossi* (Hypoglossuskanal) durchbohrt. An der Hinterfläche der Felsenbeinpyramide beginnt der *Meatus acusticus internus* (innerer Gehörgang) mit dem *Porus acusticus internus*. Dorsal-lateral vom Hinterhauptsloch zeichnen sich Vertiefungen ab, welche das Kleinhirn aufnehmen.

Die *Außenfläche* der *Schädelbasis* besteht vorn aus dem harten Gaumen. Hinter den Schneidezähnen liegt das meist unpaare *Foramen incisivum* (Schneidezahnloch). Nahe dem Hinterrand des harten Gaumens, medial vom dritten Mahlzahn, endet jederseits der *Canalis pterygopalatinus* (Flügelgaumenkanal) mit dem *Foramen palatinum majus* (großes Gaumenloch). Dem harten Gaumen lagern sich die Procc. pterygoidei an. In der Medianebene, dorsal vom harten Gaumen, stoßen die Unterflächen von Keil- und Hinterhauptsbein aneinander. Seitlich der *Procc. pterygoidei* befinden sich *Foramen ovale* und *Foramen spinosum*. Dahinter schiebt sich das Schläfenbein ein. Zwischen Keilbeinkörper und Spitze der Felsenbeinpyramide ist das *Foramen lacerum* zu erkennen. Auf der Unterseite der Felsenbeinpyramide beginnt der *Canalis caroticus* mit der *Apertura externa*. Seitlich dahinter vertieft sich der Knochen zur *Fossa jugularis*, die in das *Foramen jugulare* übergeht. Es folgen *Proc. styloideus*, *Foramen stylomastoideum* und *Proc. mastoideus*. Lateral-ventral der Pars petrosa liegt die Unterseite der Pars squamosa des Os temporale mit der *Fossa mandibularis* und dem *Tuberculum articulare*. Der hintere Teil der Schädelbasis wird auch an der Außenfläche vom Os occipitale gebildet. Das *Foramen occipitale magnum* umgeben die Seitenteile und die Schuppe des Hinterhauptsbeins. Auf der Unterseite der Partes laterales wölben sich die *Condyli occipitales* vor.

Augenhöhle, Orbita

Die Augenhöhlen besitzen die Form vierseitiger Pyramiden, deren Achsen nach hinten konvergieren. Ihre Wände bauen sich folgendermaßen auf:
Dach: Os frontale (größter Teil), Ala minor (hinten).
Boden: Corpus maxillae, Os zygomaticum (vorn seitlich).

Abb. 99 Schädelbasis, von innen

Mediale Wand (von vorn nach hinten): Proc. frontalis der Maxilla, Os lacrimale, Os ethmoidale, Keilbeinkörper.
Laterale Wand: Os zygomaticum (vorn), Ala major (hinten).

Es bestehen zahlreiche *Öffnungen. Fissura orbitalis superior* und *Canalis opticus* führen in die vordere Schädelgrube, die *Fissura orbitalis inferior* verbindet die Augenhöhle mit der Fossa pterygopalatina (Flügelgaumengrube) und der Fossa infratemporalis (untere Schläfengrube). Der *Canalis nasolacrimalis* zieht von der medialen Wand der Augenhöhle zur Nasenhöhle. Am Boden der Orbita vertieft sich der *Sulcus infraorbitalis* zum *Canalis infraorbitalis*, welcher an der Vorderfläche der Maxilla endet.

An der Grenze von medialer Wand und Dach führt das *Foramen ethmoidale posterius* in die Siebbeinzellen, das *Foramen ethmoidale anterius* in die vordere Schädelgrube.

Nasenhöhle

Die knöcherne Nasenhöhle beginnt vorn mit einer birnenförmigen Öffnung, der *Apertura piriformis*, und endet hinten mit dem *Choanen*[1].
Ihre Wände sind:
Boden (breit): Maxilla und Os palatinum.
Dach (schmal): Lamina cribrosa des Siebbeins, Os nasale.
Laterale Wand (von vorn nach hinten): Proc. frontalis der Maxilla, Os lacrimale, Os ethmoidale, Nasenmuscheln, Maxilla, Lamina perpendicularis des Gaumenbeins, Proc. pterygoideus.
Das *Septum nasi* (Nasenscheidewand) teilt die Nasenhöhle meist nicht streng symmetrisch in

Abb. 100 Schädelbasis, von außen

---

[1] Choana = wörtlich Trichter

zwei Teile. Sein knöcherner Teil besteht aus der Lamina perpendicularis des Siebbeins und dem Pflugscharbein. Die Nasenmuscheln, welche von lateral in die Nasenhöhle vorragen, grenzen drei Nasengänge ab, den *Meatus nasi superior, medius* und *inferior* (oberer, mittlerer und unterer Nasengang). Zwischen der Nasenscheidewand und den medialen Umfängen der Nasenmuscheln befindet sich der gemeinsame Nasengang, *Meatus nasi communis*. Die Nasengänge stehen mit den Nebenhöhlen in Verbindung.

In den *oberen Nasengang* münden die hinteren Siebbeinzellen.
In den *mittleren Nasengang* münden die vorderen und mittleren Siebbeinzellen, der Sinus maxillaris, der Sinus frontalis.
In den *unteren Nasengang* mündet der Tränennasengang, Ductus nasolacrimalis.

Untere Schläfengrube, Fossa infratemporalis, und Flügelgaumengrube, Fossa pterygopalatina

Als *Fossa infratemporalis* bezeichnet man das Gebiet unterhalb der Squama temporalis. Ihre Wände sind:
Laterale Wand: Ramus der Mandibula.
Mediale Wand: Proc. pterygoideus des Keilbeins.
Dach: großer Keilbeinflügel.
Vorderwand: Maxilla, Jochbein.
Nach medial setzt sich die Fossa infratemporalis in die *Fossa pterygopalatina*, Flügelgaumengrube, fort, da der Proc. pterygoideus des Keilbeins keine vollständige mediale Wand darstellt. Begrenzungen der Fossa pterygopalatina:
Medial: Gaumenbein (Lamina perpendicularis).
Vorn: Maxilla.
Hinten: Proc. pterygoideus des Keilbeins.
Oben: Keilbeinkörper.
Lateral: offen.
Auch die Fossa pterygopalatina findet eine mediale Fortsetzung, und zwar über das *Foramen sphenopalatinum* in die Nasenhöhle.

Articulatio temporomandibularis, Kiefergelenk (Abb. 101)

Die Gelenkflächen an der Schädelbasis sind die *Fossa mandibularis* und das *Tuberculum articulare*. Diesen lagert sich das *Caput* der Mandibula als distale Gelenkfläche nicht unmittelbar an, da sich eine faserknorpelige *Gelenkscheibe* (Discus articularis) dazwischenschiebt. Alle artikulierenden Flächen werden von der Gelenkkapsel eingeschlossen, deren lateralen Teil das *Lig. laterale* verstärkt.
Die Bewegungen erfolgen um *drei Achsen*. Um die *quere Achse*, welche durch die Köpfe der Mandibula verläuft, wird der Unterkiefer nach abwärts und aufwärts geführt, der Kiefer also *geöffnet* bzw. *geschlossen*. Bei der Öffnung *gleitet* gleichzeitig das Caput mit der Gelenkscheibe aus der Fossa mandibularis auf das Tuberculum, beim Kieferschluß wieder zurück. Das bedeutet, daß gleichzeitig eine Bewegung um eine zweite Achse erfolgt, und zwar um eine *horizontale Schiebeachse*. Das Gleiten des Unterkieferkopfes kann man fühlen, wenn man den Zeigefinger in den äußeren Gehörgang steckt und den Mund öffnet und schließt. Die dritte Achse ist eine *Drehachse*. Sie fällt mit der Achse des Ramus mandibulae zusammen. Um sie dreht sich auf einer Seite das Caput der Mandibula in der Fossa mandibularis, während auf der anderen Seite das Caput aus der Fossa auf das Tuberculum articulare und zurück gleitet. Durch abwechselnde Drehung in den Gelenken beider Seiten entsteht die *Mahlbewegung*.

Beim *Neugeborenen* sind Fossa und Tuberculum flach, so daß nur geringe Niveauunterschiede bestehen. Demzufolge ist die Gefahr der Luxation groß.

Abb. 101 Kiefergelenk, schematisch
a bei Kieferschluß; b bei geöffnetem Kiefer

Kaumuskeln

Sie dienen dem Kieferschluß, der Beiß- und der Mahlbewegung. Zu ihnen zählen: M. masseter, M. temporalis, M. pterygoideus medialis und lateralis.

M. masseter, Kaumuskel

Ursprung: Jochbogen.
Ansatz: Außen am Unterkieferwinkel.
Funktionen:
1. Bewegung
   a) Kieferschluß.
2. Haltung
   Fixation des Kiefergelenkes beim Zahnhang.

M. temporalis, Schläfenmuskel

Ursprung: Schläfenbeinschuppe
Ansatz: Kronenfortsatz der Mandibula
Der Muskel entspringt fächerförmig und setzt am schmalen Kronenfortsatz an, auf den alle Muskelfasern gerichtet sind.

Funktionen:
1. Bewegung
   a) Kieferschluß. Die dorsalen Muskelfasern ziehen den Unterkiefer zurück.
2. Haltung
   Fixation des Kiefergelenkes beim Zahnhang.

M. pterygiodeus medialis, medialer Flügelmuskel

Ursprung: Proc. pterygoideus.
Ansatz: Innen am Unterkieferwinkel.

Funktionen:
1. Bewegung
   a) Kieferschluß.
2. Haltung
   Fixation des Kiefergelenkes beim Zahnhang.

M. pterygoideus lateralis, lateraler Flügelmuskel

Ursprung: Außenfläche des Proc. pterygoideus.
Ansatz: Dicht unterhalb des Unterkieferkopfes, Discus articularis des Kiefergelenkes.

Funktionen:
1. Bewegung:
   a) Einseitig: Drehen des Unterkiefers, wobei Caput und Discus einer Seite aus der Fossa mandibularis auf das Tuberculum articulare gezogen werden. Wechselseitig: Mahlbewegung. Doppelseitig: Beteiligung beim Öffnen des Kiefers, indem die Muskeln Caput und Discus beider Seiten auf das Tuberculum articulare ziehen.

M. masseter und M. pterygoideus medialis setzen außen und innen am Unterkieferwinkel an. Sie bilden eine *Muskelkette*, welche die Mandibula umgreift und dem Kieferschluß dient. Die Muskeln der Kette wirken als Synergisten.

Gesichtsmuskeln

Unter der Haut des Gesichts liegen sehr viele Muskeln, die dem Gesicht Ausdruck verleihen, von Gemütsbewegungen abhängen und deshalb als mimische Muskeln bezeichnet werden. Außerdem ordnen sich bestimmte Muskeln um die Körperöffnungen ringförmig nach der Art von Schließmuskeln an. Das gilt in erster Linie für die Mund- und Lidspalte, während die äußere Nasenöffnung zwar erweitert und verengt, aber nicht verschlossen werden kann. Im Bindegewebe der Wange befindet sich der *M. buccinator* (Trompetermuskel), welcher für den Kauakt insofern von Wichtigkeit ist, als er die Nahrungsteilchen von außen her zwischen die Zahnreihen drückt.

Verdauungssystem

Zum Verdauungssystem gehören: Mundhöhle, Rachen, Speiseröhre, Magen-Darm-Kanal und als Anhangsorgane Leber, Bauchspeicheldrüse und Milz.

Mundhöhle, Cavum oris (Abb. 102 und 103)

Den Spalt zwischen Lippen- und Zahnreihen bezeichnet man als Mundhöhlenvorhof (Vestibulum oris). Hinter dem letzten Mahlzahn verbindet er sich mit der eigentlichen Mundhöhle (Cavum oris). Die Wände der Mundhöhle sind:
Dach: harter und weicher Gaumen,
Boden: Zunge und M. mylohyoideus,
Seitenwände: Wangen bzw. Zahnreihen.
Der *harte Gaumen* bildet den vorderen Anteil des Mundhöhlendaches und stellt funktionell den Druckteil dar. Er besteht zu $^3/_4$ aus dem Proc. palatinus der Maxilla und zu $^1/_4$ aus der Lamina horizontalis des Gaumenbeins. Der *weiche Gaumen* gliedert sich in vorderen und hinteren Gaumenbogen und das Zäpfchen. Unmittelbar an den harten Gaumen schließt sich der *vordere Gaumenbogen* an, der von hier aus zu den Seitenrändern der Zunge zieht, während der *hintere Gaumenbogen* den Rachen erreicht. Zwischen vorderem und hinterem Gaumenbogen befindet sich jederseits eine Tasche (Gaumentasche, Sinus tonsillaris), welche die *Gaumenmandeln* (Tonsillae palatinae) aufnimmt. Vom oberen Abschnitt des weichen Gaumens hängt das *Zäpfchen* (Uvula) nach abwärts. Gaumenbögen und Zäpfchen sind Schleimhautfalten, die durch quergestreifte Muskulatur hervorgerufen werden. Es sind der M. palatoglossus (im vorderen Gaumenbogen), der M. palatopharyngeus (im hinteren Gaumenbogen) und der M. uvulae im Zäpfchen (Uvula). Außerdem strahlen in den weichen Gaumen, den man in seiner Gesamtheit auch als Gaumensegel (Velum palatinum) bezeichnet, Muskeln ein, die für die normale Funktion des weichen Gaumens von grundlegender Bedeutung sind. Ein Muskel spannt das Gaumensegel, M. tensor veli palatini, ein Muskel hebt das Gaumensegel, M. levator veli palatini. Beim Schluckakt bewirken die Muskeln des weichen Gaumens die Trennung von Pars nasalis und Pars oralis des Pharynx (s. S. 183). Eine Lähmung des Gaumensegels (bei bestimmten Infektionskrankheiten) hat zur Folge, daß Speiseteile über die Nasenöffnungen nach außen gelangen.
Der M. mylohyoideus bildet die Grundlage des *Mundbodens.* Ihm liegt von hinten und oben die Zunge auf. Durch einstrahlende Muskeln ist die Zunge mit folgenden Knochenpunkten verbunden: Innenseite des Kinns, Zungenbein und Processus styloideus. Diese Muskeln gehen in die Eigenmuskulatur der Zunge über.

Abb. 102
Mundhöhle, von vorn

Die *Zunge* besteht aus dem *Körper*, der etwa ⅔ ausmacht, und der *Wurzel* (Radix linguae). Die Grenze zeichnet sich äußerlich durch den V-förmig nach vorn geöffneten *Sulcus terminalis* (Grenzlinie) ab. In seinem Bereich befinden sich die meisten Geschmacksknospen, kleine tonnenförmige Organe, die der Aufnahme von Geschmacksreizen dienen. Am seitlichen Rand der Zungenwurzel liegen jederseits die *Zungenmandeln* (Tonsillae linguales). Vom hinteren Rand der Zungenwurzel gehen eine mittlere und zwei seitliche Schleimhautfalten aus, welche die Vorderfläche des Kehldeckels (Epiglottis) erreichen. In den dazwischenliegenden Schleimhautgruben können sich Fremdkörper verfangen. Von der Unterseite des Zungenkörpers verläuft eine unpaare mediane Schleimhautfalte zum Mundboden; sie heißt *Zungenbändchen* (Frenulum linguae). Seitlich des Zungenbändchens wölben sich vom Mundboden her die *Unterzungendrüsen* (Glandulae sublinguales) vor.

Bei geschlossenen Zahnreihen bilden die *Zähne* die laterale Wand der Mundhöhle. Das Gebiß des Menschen ist *heterodont* und *diphyodont*, das bedeutet, daß es aus verschiedenen Zähnen besteht und zwei Zahngenerationen aufeinander folgen. Die erste Zahngeneration sind die *Milchzähne*, die zweite die *bleibenden Zähne*. Bei den bleibenden Zähnen muß man *Ersatzzähne*, die an die Stelle der Milchzähne treten, von *Zuwachszähnen* unterscheiden, die keine Vorgänger haben und das Milchgebiß ergänzen. Das *Milchgebiß* des Menschen besteht aus 20 Zähnen. Ober- wie Unterkiefer enthalten 4 Schneidezähne, 2 Eckzähne und 4 sog. Milchmolaren, die Mahlzähne der 1. Zahngeneration. Sie schließen sich unmittelbar an die Eckzähne an. Backenzähne (Prämolaren) gibt es zu diesem Zeitpunkt noch nicht. Der Aufbau des *bleibenden Gebisses* beginnt damit, daß hinter dem zweiten Milchmolaren der erste bleibende Molar die Zahnschleimhaut durchbricht, meist im 6. Lebensjahr, weshalb dieser Molar auch *Sechsjahrmolar* heißt. Dadurch erhält das kindliche Gebiß vier funktionell wichtige Stützen, welche die Voraussetzung für den Zahnwechsel und den Durchbruch der weiteren Zuwachszähne bilden. Der Wechsel der Schneide- und Eckzähne erfolgt meist bis zum 11. Lebensjahr, im 11. Lebensjahr werden die Milchmolaren durch Prämolaren ersetzt, im 12. Jahr bricht der 2. Molar durch, deshalb auch *Zwölfjahrmolar* genannt, und zwischen dem 17. und 30. Lebensjahr der 3. Molar, der sog. *Weisheitszahn*.

Das vollständige Gebiß des erwachsenen Menschen besteht aus 32 Zähnen (Abb. 104). Jeder Zahn gliedert sich in Krone, Hals und Wurzel. Als *Krone* bezeichnet man den über das Zahnfleisch herausragenden Teil, als *Wurzel* den im Kiefer befestigten Abschnitt, als *Hals* den meist fließenden Übergang von beiden. Die Krone der Schneidezähne (Incisivi) zeigt eine relativ scharfe Kante. Sie schließt eine leicht nach außen konvex gewölbte Fläche ab. Bei den Eckzähnen (Canini) vereinen sich die Seitenkanten der Kronen zu einer Spitze. Prämolaren und Molaren besitzen Kauflächen, die durch die Ausbildung von Höckern gekennzeichnet sind. So tragen die Kauflächen der oberen Prämolaren 2 Höcker, die der unteren Prämolaren 2–3 Höcker, die der oberen Molaren meist 4 Höcker, selten 3 Höcker, die der unteren Molaren 5 Höcker. Auch die Anzahl der Wurzeln ist unterschiedlich. Im Oberkiefer haben Schneide- und Eckzähne eine Wurzel, die ersten Prämolaren nicht selten zwei Wurzeln, die zweiten Prämolaren meist eine Wurzel und die Molaren drei Wurzeln. Im Unterkiefer sind die Incisivi, Canini und Prämolaren durch eine Wurzel im Kiefer verankert, die Molaren verfügen über zwei Wurzeln.

Die Anordnung der Zähne ist im Ober- und Unterkiefer unterschiedlich. Während sie im Oberkiefer ein Halboval formen, bilden sie im Unterkiefer eine Parabel. Beim *Zahnschluß* (Okklusion) gelangen dadurch die Schneidezähne des Oberkiefers vor die des Unterkiefers. Im Bereich der Prämolaren und Molaren kommt es dagegen zu einer Art Verzahnung, indem sich die Höcker und Vertiefungen der Prämolaren und Molaren des Ober- und Unterkiefers ineinander passen.

Längsschnitte durch Zähne zeigen deren *feingeweblichen Aufbau* (Abb. 105). Im Inneren von Krone, Hals und Wurzel enthält jeder Zahn einen Raum (Cavum dentis), der mit *Zahnmark* (Zahnpulpa), einem gallertartigen Bindegewebe, erfüllt ist. Dieses auch Pulpagewebe genannte Gewebe besteht aus netzig verbundenen Fibrozyten, gallertiger Grundsubstanz und kollagenen

178   Verdauungssystem

und argyrophilen Fasern. Außerdem kommen zahlreiche freie Zellen vor wie Histiozyten, Lymphozyten, Plasmazellen, Monozyten, Mastzellen und eosinophile Granulozyten. Elastische Fasern fehlen. Diejenigen Fibrozyten, welche peripher liegen und unmittelbar in die das Cavum dentis umgebende Schicht, das Dentin, grenzen, sind von besonderer Gestalt und besitzen spezielle Funktionen. Sie bilden während der Zahnentwicklung das Zahnbein (Dentin) und heißen

Abb. 104 Die Zähne des bleibenden Gebisses, von außen dargestellt (nach SCHUMACHER/SCHMIDT)

deshalb *Odontoblasten*. Ihr hochprismatischer bis birnenförmiger Zelleib enthält neben Zentriolen, Golgiapparat und zahlreichen Mitochondrien ein gut entwickeltes Ergastoplasma. Vom Zelleib entspringt ein langer Fortsatz, der in einer Aussparung des Dentins, einem Dentinkanälchen, das Dentin von zentral nach peripher vollkommen durchsetzt. Die Odontoblasten spielen eine entscheidende Rolle im Rahmen des Dentinstoffwechsels. Sicher vollzieht sich über sie der Transport der Mineralien von der Blutbahn zum Dentin. Durch den *Wurzelkanal* gelangen Nerven und eine Arterie in die Zahnpupla. Die Arterie verläuft im Cavum dentis aufwärts und entsendet zahlreiche Äste, die einen peripheren Plexus bilden. Der venöse Abfluß erfolgt im Bereich des Wurzelkanals über zwei klappenlose Venen. Bei den Nerven der Zahnpulpa handelt es sich um markhaltige und marklose Nerven. Sie innervieren die Blutgefäße, formen unter den Odontoblasten ein Geflecht und entsenden Fortsätze in die Dentinkanälchen.

Das Cavum dentis wird mit Ausnahme des Wurzelkanals vollständig vom *Zahnbein* (Dentin) umgeben. Das Dentin gehört zu den Hartsubstanzen und übertrifft in dieser Hinsicht den Kno-

---

Abb. 103 Sagittalschnitt durch den Kopf und die oberen Abschnitte des Halses

1 Adhaesio interthalamica
2 Fornix
3 Commissura anterior
4 Os frontale
5 Hypophyse
6 Sinus sphenoidalis
7 Sinus frontalis
8 Os nasale
9 obere, mittlere, untere Nasenmuschel
10 Nasenknorpel
11 Tonsilla pharyngea
12 Mündung der Tuba auditiva
13 Limen nasi
14 Maxilla
15 Vestibulum oris
16 Cavum oris
17 Os palatinum
18 Uvula
19 Zunge
20 Mandibula
21 Os hyoideum
22 Epiglottis
23 Schildknorpel
24 Ventriculus laryngis
25 Ringknorpel
26 Schilddrüse
27 Trachea
28 Oesophagus
29 Rückenmark
30 Cavum subarachnoideale
31 Tonsilla palatina
32 Pharynx
33 Dens des Axis
34 Atlas
35 Atlas
36 Membrana atlantooccipitalis posterior
37 Cisterna cerebellomedullaris
38 Medulla oblongata
39 IV. Ventrikel
40 Kleinhirn
41 Brücke
42 Aquaeductus cerebri
43 Os occipitale
44 Lamina tecti
45 Sinus rectus
46 Epiphyse
47 Sulcus calcarinus
48 Sinus sagittalis superior
49 Os parietale
50 Commissura posterior
51 Plexus chorioideus
52 III. Ventrikel
53 Sulcus cinguli
54 Corpus callosum

Abb. 105
Zahn und Zahnhalteapparat
a im Längsschnitt
b im Querschnitt

chen. Es ist zellfrei und enthält nur die Fortsätze der Odontoblasten und der Nervenzellen. Wie beim Knochengewebe besteht die Grundsubstanz aus einem organischen und anorganischen Anteil. Zu dem organischen Material gehören kollagene Fasern und eine sie umgebende amorphe Kittsubstanz. Das anorganische Material besteht vorwiegend aus Hydroxylapatit. Die kollagenen Fasern durchziehen den Zahn in Längsrichtung. Ihnen gleichgerichtet sind die Achsen der Apatitkristalle, die sich zwischen den kollagenen Fasern innerhalb der organischen Kittsubstanz befinden. Das gesamte Dentin wird von zentral-peripher gerichteten feinen, 1–3 µm dicken Röhrchen durchsetzt, den sog. Dentinkanälchen. Wie bereits beschrieben, enthalten diese die Fortsätze der Odontoblasten und marklose Nervenfasern.

Im Bereich der Zahnkrone wird das Dentin vom *Zahnschmelz* bedeckt. Der Schmelz stellt die härteste Substanz der tierischen Organismen dar, bedingt durch den hohen Gehalt an Hydroxylapatit. Der Schmelz ist zellfrei. Als Bausteine lassen sich an noch nicht ausgereiften Zähnen langgestreckte, im Querschnitt etwa 3 bis 6 µm messende Gebilde isolieren, die als Schmelzprismen bezeichnet werden. Sie durchziehen den gesamten Zahnschmelz. Eine verkalkte organische Kittsubstanz verbindet die Schmelzprismen. Auf der Schmelzoberfläche liegt das Schmelzoberhäutchen, eine widerstandsfähige, 1 µm dicke, beim Erwachsenen wohl meist durchgekaute Membran.

Im Bereich des Zahnhalses lagert sich dem Dentin das *Zahnzement* an, das den Schmelz meist von unten her umgreift. Das Zement stellt histologisch Knochengewebe dar. Nahe dem Dentin ist es zellfrei, weiter peripher zellhaltig. Die Zellen heißen Zementozyten, gleichen aber morphologisch vollkommen den Osteozyten. Die kollagenen Fasern durchziehen das Zement in radiärer Anordnung und reichen bis in den Zahnhalteapparat.

Die Wurzeln aller Zähne sind in Aussparungen des Kiefers (Alveolen) eingefügt. Über die *Wurzelhaut* (Periodontium) sind Zement und Knochenhaut der Alveolen nach Art einer Syndesmose miteinander verbunden. Da diese Strukturen funktionell eine Einheit bilden, faßt man sie unter dem Begriff *Parodontium* (Zahnhalteapparat) zusammen. Die Wurzelhaut besteht aus kollagenen Fasern und spindelförmigen Fibrozyten. Entsprechend der funktionellen Beanspruchung in vertikaler, horizontaler und tangentialer Richtung verlaufen die kollagenen Fasern im oberen Teil der Zahnwurzel radiär und leicht s-förmig, wobei sie sich vielfältig überkreuzen und mit den kollagenen Fasern des Zementes und der Knochenhaut der Alveolen in unmittelbarem Zusammenhang stehen. Wurzelspitzenwärts ordnen sich die kollagenen Bündel zunächst schräg an, bis sie schließlich steil zur Wurzelspitze absteigen. Im oberen Abschnitt des Parodontiums nehmen somit die kollagenen Elemente horizontale und tangentiale Schübe auf, während sie im sich daran anschließenden Gebiet den vertikalen Druck, der auf dem Zahn lastet, in Zug umwandeln. An der Grenze von Krone und Wurzel strahlen kollagene Fasern des Zahnfleisches in das Zement ein. In den Maschen des kollagenen Faserwerkes liegen Gefäße, Nerven und Lymphkapillaren. Die Gefäße und Nerven stammen sowohl aus Zweigen der Pulpaarterie bzw. der Pulpanerven kurz vor deren Eintritt in den Wurzelkanal wie aus Arterien und Nerven der Alveolarwand. Die Lymphkapillaren fließen in Lymphbahnen des Zahnfleisches und der Kieferknochen ab.

In die Mundhöhle geben mehrere Speicheldrüsen ihr Sekret ab. Die *Ohrspeicheldrüse* (Glandula parotis) liegt vor dem äußeren Gehörgang, lagert sich vorn dem M. masseter auf, reicht nach kaudal bis zum Corpus mandibulae und entsendet hinter dem Ramus mandibulae einen Fortsatz nach medial. Am vorderen Umfang verläßt der Ausführungsgang (Ductus parotideus) die Drüse, zieht durch den M. buccinator und mündet gegenüber dem 2. oberen Molaren in den Mundhöhlenvorhof.

Die *Unterkieferdrüse* (Glandula submandibularis) liegt unterhalb der Mandibula in einem Spalt der oberflächlichen Halsfaszie zwischen den beiden Bäuchen des M. digastricus. Der Ausführungsgang zieht um den hinteren Rand des M. mylohyoideus und gelangt dadurch auf die Mundbodenseite des Muskels. Er mündet lateral vom Zungenbändchen dicht hinter den Schneidezähnen.

Abb. 106 Schematische Darstellung des Zahnhalteapparates
a im Längsschnitt
b im Querschnitt

Die *Unterzungendrüse* (Glandula sublingualis) ruft am Mundboden die Plica sublingualis hervor. Im Bereich dieser Falte enden zahlreiche kleine Ausführungsgänge dieser Drüse.

Rachen, Pharynx (Abb. 103)

Im Bereich des Rachens kreuzen sich Luft- und Speisewege. Der Pharynx ist an die Schädelbasis angeheftet und gliedert sich in drei Etagen. Die oberste grenzt von dorsal an die Nasenhöhle und verbindet sich mit ihr über die Choanen. Man bezeichnet diesen oberen Pharynxabschnitt als *Pars nasalis* (Nasenhöhlenanteil). Seitlich befinden sich die Öffnungen der Ohrtrompeten, die vom Rachen zum Mittelohr führen. Den mittleren Teil des Rachens nennt man *Pars oralis* (Mundhöhlenteil), da er über den Isthmus faucium (Mundhöhlenenge) mit dem Cavum oris in Verbindung steht. Die *Pars laryngea* (Kehlkopfteil) stellt die 3. Etage dar. Sie öffnet sich vorn in den Kehlkopf.
Die Grundlage für die Wand des Pharynx bilden Muskeln, die ihn verengen (Schlundschnürer). Sie überlagern sich dachziegelartig. In sie strahlen von außen Muskeln ein, welche den Pharynx heben (Schlundheber).
Am hinteren Abschnitt des Rachendachs wölbt sich die *Tonsilla pharyngea* (Rachenmandel) vor, an den Öffnungen der Ohrtrompeten liegen die *Tubentonsillen*. Rachen- und Tubenmandeln bilden mit den Gaumen- und Zungenmandeln den *lymphatischen Rachenring*. Jede Tonsille besteht als lymphatisches Organ aus knötchenförmigen Anhäufungen von Lymphozyten, welche ein helleres Zentrum, das vorwiegend Granulozyten und Plasmazellen enthält, umschließen. Diese sog. Reaktionszentren dienen der Abwehr eindringender Keime. Außerdem sollen sie besonders in der Kindheit zur Erreichung einer gewissen Immunität beitragen. Werden die Tonsillen mit den Keimen nicht fertig, erkranken sie häufig selbst.

Speiseröhre, Oesophagus (Tafel VIII)

Etwa in Höhe des 6. Halswirbels setzt sich der Rachen in die Speiseröhre fort. An dieser Stelle befindet sich die erste Enge der Speiseröhre, etwa 15 cm von den Zahnreihen entfernt. Man gliedert die Speiseröhre in einen *Hals-, Brust-* und *Bauchteil*. Der *Halsteil* reicht bis zum Durchtritt durch die obere Thoraxapertur. Er ist leicht nach links gebogen. Der *Brustabschnitt*, der längste der Speiseröhre, endet am Durchtritt durchs Zwerchfell. Im Bereich des 4./5. Brustwirbels wird die Speiseröhre durch den Aortenbogen und den linken Bronchus zum zweiten Mal eingeengt. Die Entfernung der zweiten Enge von den Zahnreihen beträgt 24 cm. Von dieser Stelle aus wölbt sich die Speiseröhre bis zur dritten Enge, hervorgerufen durch den Zwerchfelldurchtritt, nach rechts. Der Abstand dieser sog. Zwerchfellenge von den Zahnreihen mißt 40 cm. Der *Bauchteil* der Speiseröhre ist mit nur 2 cm der kürzeste. Er endet am Eintritt in den Magen.
Die Speiseröhre grenzt mit ihrem ventralen Umfang im oberen Abschnitt an die Luftröhre, im unteren an den Herzbeutel, mit ihrem dorsalen Umfang kranial an die Wirbelsäule, kaudal an die Aorta.

Bauchfell, Peritonaeum (Abb. 107 und 114)

Bauchhöhle und Organe der Bauchhöhle sind von Peritonaeum überzogen. Unter *parietalem*[1] *Peritonaeum* versteht man den Teil des Bauchfells, welcher der hinteren, seitlichen und vorderen

---
[1] paries = Wand

Bauchwand anliegt. Das *viszerale*[1] *Peritonaeum* dagegen bedeckt die Eingeweide. Beide gehen ineinander über. Bilden sich dabei Bauchfellduplikaturen, so spricht man von einem sog. „Meso" des Organs.

Man unterscheidet drei verschiedene Peritonaealbeziehungen (Abb. 107). *Intraperitonaeal* liegt ein Organ, wenn es an einem Meso befestigt und bis auf dessen Ansatz von Peritonaeum überzogen ist. Bei *retroperitonaealer* Lage sind die Organe mit der hinteren Bauchwand breit verwachsen; nur die Vorderwand des Organs trägt Peritonaeum. Eine Zwischenform stellt die *partiell intraperitonaeale* Lage dar, bei welcher das Organ zwar hinten verwachsen ist, aber vorn und seitlich Peritonaealüberzug aufweist.

In der Klinik wird das viszerale Peritonaeum auch als *Serosa* bezeichnet.

Abb. 107 Schematische Darstellung der Bauchfellbeziehungen
a retroperitonaeal
b intraperitonaeal
c partiell intraperitonaeal

Magen-Darm-Kanal (Tafel VII)

Der Magen-Darm-Kanal gliedert sich in Magen, Dünndarm, Dickdarm und Mastdarm.

Der *Magen* liegt *intraperitonaeal*. Die Mündung der Speiseröhre in den Magen bildet die *Cardia* (Magenmund). Von hier aus wölbt sich ein Teil des Magens nach oben, als *Fundus* (Grund) bezeichnet. Er ist meist mit Luft gefüllt. Der Cardia schließt sich nach distal das *Corpus ventriculi* (Magenkörper) an, auf das wiederum die *Pars pylorica* (Pförtnerteil) folgt. Die nach kranial und rechts gerichtete Biegung des Magens heißt *kleine Kurvatur,* die nach links und unten gerichtete Biegung *große Kurvatur*. Die Grenze zwischen Corpus und Pars pylorica zieht man von einem Einschnitt an der kleinen Kurvatur (Incisura angularis) zum tiefsten Punkt der großen Kurvatur, dem *Angulus ventriculi* (Magenwinkel). Der Pylorus (Pförtner), ein verdickter Ringmuskel, verschließt den Magen gegen den Dünndarm. Während der peristaltischen Bewegung, besonders der Pars pylorica, öffnet er sich reflektorisch. Die Schleimhaut des Magens bildet an der kleinen Kurvatur Längsleisten, die auf kürzestem Wege Cardia und Pylorus verbinden und Magenstraße genannt werden. Auf die Wirbelsäule projiziert liegt die Cardia links des 10. Brustwirbels, der Pylorus rechts des 1. Lendenwirbels. Der Fundus grenzt kranial über das Zwerchfell an das Herz, mit der Vorderfläche lagert sich der Magen an die vordere Bauchwand und an die Leber an, dorsal des Magens befindet sich die Bursa omentalis (s. S. 194) und an deren Hinterwand Pankreas, linke Niere und Nebenniere, links vom Magen liegt die Milz.

Die *Teile des Dünndarms* sind Zwölffingerdarm (Duodenum), Leerdarm (Jejunum) und Krummdarm (Ileum).

Das *Duodenum* ist 25–30 cm lang. Es hat die Form eines nach links geöffneten C. Dadurch unterscheidet man einen *oberen, absteigenden, unteren* und *aufsteigenden Teil*. Der obere Teil liegt in Höhe des 1. Lendenwirbels, der absteigende erreicht den 3. Lendenwirbel an seiner rechten Seite, und der aufsteigende Teil endet links am 2. Lendenwirbel. Die Peritonaealbeziehungen sind unterschiedlich. Der obere Teil liegt *intraperitonaeal*, alle anderen Abschnitte befinden sich *retroperitonaeal*. Das Duodenum umfaßt von der rechten Seite den Kopf der Bauchspeicheldrüse

---

[1] viscera = Eingeweide

(Abb. 111). In seinen absteigenden Teil münden Bauchspeicheldrüse und Ductus choledochus[1] (gemeinsamer Gallengang).

Das *Jejunum* beginnt an der Flexura duodenojejunalis (Zwölffingerdarm-Leerdarm-Biegung). Es mißt beim Lebenden etwa 2 m und geht ohne scharfe Grenze in das *Ileum* über. Das Ileum reicht bis zur Einmündung in den Dickdarm. Seine Länge beträgt etwa 3 m. Jejunum und Ileum liegen *intraperitonaeal*. Sie sind mit dem Mesenterium (Dünndarmgekröse) an der hinteren Bauchwand befestigt. Die Anheftungsstelle des Mesenteriums beginnt links am 2. Lendenwirbel und endet am rechten Kreuzbein-Darmbein-Gelenk. An dieser Stelle öffnet sich das Ileum in den Dickdarm. Im Inneren befinden sich zwei größere Schleimhautfalten, die durch die hier etwas verdickte Ringmuskulatur des Ileums hervorgerufen werden, sich periodisch öffnen und normalerweise eine rückläufige Bewegung des Darminhaltes verhindern.

Der *Dickdarm* nimmt mit einem blinden, nach distal gerichteten Teil, dem *Caecum* (Blinddarm), seinen Anfang. Das Caecum hat die Größe von etwa 7 × 7 cm. Ist es mit der hinteren Bauchwand verwachsen, spricht man vom Caecum fixum, ist es dagegen beweglich, heißt es Caecum mobile. An seiner medial-dorsalen Wand, nicht am tiefsten Punkt, entspringt der *Wurmfortsatz* (Appendix vermiformis). Dessen Lage wechselt. Er kann nach medial über die Linea terminalis ins kleine Becken hängen, kann hinter dem Caecum hochgeschlagen sein oder sich auf der rechten Seite des Caecum befinden. Der Wurmfortsatz ist ein lymphatisches Organ, das der Abwehr von Bakterien dient, dabei aber nicht selten selbst erkrankt.

Auf das Caecum folgt der aufsteigende Teil des Dickdarmes, *Colon ascendens,* mit einer Länge von 20 cm. Es reicht bis zur Leber und Gallenblase und geht hier in den quer verlaufenden Dickdarm (Colon transversum) über. Die Umbiegungsstelle wird rechte Kolonflexur[2] genannt. Das Colon ascendens liegt *partiell intraperitonaeal*.

Das *Colon transversum* heftet sich an der hinteren Bauchwand über das Mesocolon transversum an. Es liegt demzufolge intraperitoneal. Von der rechten Kolonflexur, die vorn an die 8. Rippe grenzt, zieht es leicht aufsteigend nach links bis zur linken Kolonflexur, die sich nahe der Milz in Höhe des dorsalen Anteils der 11. Rippe befindet. Seine Länge beträgt 50 cm. Bei älteren Menschen hängt der Querdarm meist girlandenförmig nach unten durch.

Der absteigende Teil des Dickdarmes, *Colon descendens,* verläuft an der linken Körperseite von der Milz nach abwärts bis zum oberen Rand der linken Darmbeingrube. Er ist 30 cm lang und liegt wie das Colon ascendens *partiell intraperitonaeal*. Colon ascendens, transversum und descendens umrahmen die Dünndarmschlingen. Den letzten Abschnitt des Dickdarmes bildet ein S-förmig gebogener Teil, das *Colon sigmoideum*. Dessen Länge schwankt zwischen 15 und 50 cm. Die Befestigung erfolgt über das Mesocolon sigmoideum, wodurch das Colon sigmoideum *intraperitonaeal* liegt.

Man kann den Dickdarm makroskopisch an folgenden Merkmalen erkennen: Alle Abschnitte verfügen über sog. *Taenien*. Es handelt sich dabei um Längsmuskelbänder, die den Dickdarm puffärmelförmig raffen. Auf diese Weise entstehen größere Ausbuchtungen, die sog. *Haustren*. Weiterhin kennzeichnen den Dickdarm die *Appendices epiploicae*, von Peritonaeum überzogene Fettanhängsel.

Etwa in Höhe des dritten Kreuzbeinwirbels setzt sich der Dickdarm ohne scharfe Grenze in den Mastdarm, *Rectum,* fort. Dieser ist 10–20 cm lang und besitzt zwei Teile, die *Ampulla recti* (Mastdarmampulle) und den *Canalis analis* (Analkanal). Die *Ampulla recti* bildet den erweiterten Abschnitt. Sie paßt sich der Kreuzbeinkrümmung an und ist demzufolge nach dorsal gewölbt. Im Inneren befinden sich 3 quere Schleimhautfalten, 2 auf der linken Seite, 1 auf der rechten Seite. Die rechte Falte, *Kohlrausch*-Falte[3], liegt $6\frac{1}{2}$ cm vom After (Anus) entfernt. Der *Canalis analis* beginnt mit einer Biegung des Rectums nach vorn. Er reicht bis zum After. Die Schleim-

---

[1] choledochus = galleaufnehmend
[2] flexura = Biegung
[3] KOHLRAUSCH, Otto Ludwig Bernhard (1811–1854), Arzt in Hannover

haut zeigt Längsfalten. Das Rektum ist nur an seinem vorderen Umfang von kranial her bis zur Höhe der Kohlrausch-Falte von Peritonaeum bedeckt.

Der Verschluß des Rektums erfolgt durch den M. sphincter ani internus und den M. sphincter ani externus. Der *M. sphincter ani internus* (innerer Schließmuskel des Afters) stellt verdickte Ringmuskulatur des Rektums dar. Er öffnet und schließt sich reflektorisch. Der *M. sphincter ani externus* (äußerer Schließmuskel des Afters) besteht dagegen aus quergestreiften Muskelfasern, die den spaltförmigen Anus umgreifen und sich dabei ventral und dorsal kreuzen. Durch diese Anordnung wird ein vollkommener Verschluß der Analöffnung möglich. Der M. sphincter ani externus öffnet und schließt sich willkürlich.

Mikroskopischer Aufbau (Abb. 108)

In allen Abschnitten des Magen-Darm-Kanals kann man einen gemeinsamen Bauplan beobachten, der in den einzelnen Gebieten gering verändert ist. Danach gliedert sich der Magen-Darm-Kanal in Mucosa (Schleimhaut), Submucosa[1], Muscularis (Muskelschicht) und Serosa.

Die *Mucosa* besteht aus einschichtigem Zylinderepithel, dem sich retikuläres Bindegewebe als Tunica propria[2] anschließt. Die Grenze zur Submucosa bildet eine dünne Lage glatter Muskulatur, die sog. Muscularis mucosae (Muskulatur der Schleimhaut). Die Bestandteile der Mucosa sind demnach: Epithel, Tunica propria und Muscularis mucosae.

Abb. 108 Aufbau der Abschnitte des Verdauungskanals (Schema)
I Oesophagus II Magen III Dünndarm IV Dickdarm

[1] submucosus = unter der Schleimhaut
[2] proprius = eigen, alleingehörend

Die *Submucosa* enthält lockeres kollagenes Bindegewebe, das reich an Gefäßen, Nervenfasern und Nervenzellen ist. Sie dient der Ernährung der Darmwand und als Verschiebeschicht der Schleimhaut gegen die Muskulatur.

Die *Muscularis* zeigt Bündel glatter Muskelzellen, die sich lumenwärts ringförmig und peripher längs anordnen. Zwischen den inneren ringförmigen und der äußeren längsgerichteten Schicht bestehen zahlreiche Übergänge. Im Grenzgebiet der beiden Schichten liegen Nervengeflechte und Nervenzellen.

Der Aufbau des *Oesophagus* unterscheidet sich durch die Ausbildung der Schleimhaut. Sie trägt mehrschichtiges unverhorntes Plattenepithel.

An der Cardia des *Magens* geht das mehrschichtige unverhornte Plattenepithel des Oesophagus in einschichtiges Zylinderepithel über, das sich in Form verzweigter Schläuche in die Tiefe senkt. Im Fundus- und Korpusteil des Magens sind die Zellen der Drüsenschläuche differenziert. Man unterscheidet *Hauptzellen,* die Pepsinogen produzieren, *Belegzellen,* die Beziehungen zur Absonderung der Salzsäure besitzen, und *Nebenzellen,* die, im Halsteil der Drüsenschläuche liegend, durch mitotische Teilung für die Regeneration der Epithelzellen sorgen und einen schleimähnlichen Stoff (Mucoid) bilden. Dieses Mucoid überzieht die Schleimhaut des Magens und schützt sie vor Selbstverdauung. Die Pars pylorica des Magens enthält lediglich Nebenzellen. Außer den Epithelzellen konnten in letzter Zeit durch immunhistochemische Reaktionen verschiedene endokrine Zellen nachgewiesen werden. Im Fundus-Korpusteil gibt es endokrine Zellen, die Gastroglucagon (s. S. 192) produzieren, und solche, die Histamin bilden. Die Pars pylorica enthält endokrine Zellen, die Gastrin absondern, und weitere Zellen, die Serotonin abgeben. Die Bildung der Salzsäure stellt man sich heute so vor, daß das Gastrin auf die histaminbildenden Zellen wirkt. Das Histamin aktiviert wiederum in den Belegzellen die Carboanhydrase, durch die H^+-Ionen freigesetzt werden, die sich im Magenlumen mit Cl^--Ionen zur Salzsäure verbinden.

Die Schleimhaut des *Dünndarms* ist durch die Ausbildung von *Falten, Zotten, Krypten* und *Mikrovilli* charakterisiert. Unter Falten versteht man makroskopisch sichtbare Schleimhautfalten mit einer Höhe von 1–2 cm. Von diesen gehen wiederum Ausstülpungen aus, die $\frac{1}{2}$–2 cm messen. Man bezeichnet sie als Zotten. Das bedeutet, daß die Oberfläche der Falten vollkommen mit Zotten besetzt ist. Zwischen jeweils zwei Zotten senkt sich das Epithel schlauchförmig ein. Diesen Abschnitt nennt man Krypte. Die Mikrovilli sind 0,1 µm dicke und 1,5 µm lange parallel verlaufende feine Zytoplasmafortsätze der Zylinderepithelzellen, die exakt nur im Elektronenmikroskop sichtbar sind. Im Bereich der Krypten fehlen sie. Durch die Falten, Zotten, Krypten und Mikrovilli wird eine bedeutende Vergrößerung der aktiven Oberfläche erreicht, welche die Resorptionsvorgänge im Dünndarm begünstigt. Vier verschiedene Zellarten findet man im Bereich der Zotten und Krypten. Die Stammzellen sind die Enterozyten, hochdifferenzierte zylinderförmige Epithelzellen, die in den Krypten entstehen und an den Zottenspitzen abgestoßen werden. Der Weg von der Krypte zur Zottenspitze dauert nur 3–4 Tage, so daß in diesem Zeitraum das gesamte Dünndarmepithel neu gebildet wird. Die Enterozyten enthalten alkalische Phosphatase, Lipase, Glucosidase und Na-K-ATPase. Am Grunde der Krypten liegen *Paneth-Körnerzellen,* die im apikalen[1] Zellbereich azidophile Granula aufweisen. Sie produzieren Lysozym, das die Zellwand der Bakterien abbaut. *Becherzellen* sind birnenförmige, schleimbildende Zellen, die in den Krypten und Zotten vorkommen. Der Schleim bildet einen Schutzfilm. Wie im Magen, treten auch im Dünndarm *endokrine Zellen* auf. Sie produzieren Enteroglucagon bzw. Serotonin.

Im *Duodenum* liegen zusätzlich zu den beschriebenen Zellen in der Submukosa die *Gll. duodenales,* die Brunner[2]-Drüsen. Es sind verzweigte tubuloalveoläre Drüsen, die ein Mukoid als Schutzstoff, ein proteolytisches Enzym und die Enterokinase absondern, die Trypsinogen in Trypsin umwandelt.

---

[1] Apex = Spitze
[2] BRUNNER, Johann Konrad (1653–1727), Professor in Heidelberg

Im Dickdarm kommen lediglich *unregelmäßige Falten* und *Krypten* vor, Zotten fehlen. Zwischen den Zylinderepithelien liegen in diesem Darmabschnitt sehr zahlreiche schleimbildende Becherzellen. Die Muskulatur unterscheidet sich von derjenigen des Dünndarms durch die unvollständige Ausbildung der äußeren Längsmuskelschicht. Diese ist nur in Form der Taenien vorhanden.

Die *Appendix vermiformis* stellt einen besonderen Dickdarmabschnitt dar, dessen Tunica propria zahlreiche Lymphfollikel (B-Lymphozyten) enthält, die bis in die Submukosa reichen.

Man bezeichnet den Wurmfortsatz auch als Darmmandel.

Leber (Tafel VII, Abb. 109)

Die Leber befindet sich im rechten oberen Bauchraum. Ihre kraniale Fläche ist gewölbt und grenzt unmittelbar an das Zwerchfell (*Facies diaphragmatica*). Im Bereich der Area nuda sind beide Organe miteinander verwachsen. Die nach unten gerichtete Fläche heißt *Facies visceralis* (Eingeweidefläche). Beide Leberflächen gehen vorn in einem scharfen Rand und hinten in einem abgerundeten Rand ineinander über. Mit der Facies visceralis lagert sich die Leber der rechten Niere und Nebenniere, der rechten Kolonflexur, dem oberen Teil des Duodenums und dem Magen an.

Die Leber ist 1500 g schwer. Sie besteht aus zwei Lappen. Die Grenze zwischen dem *rechten* und *linken* Leberlappen entspricht auf der Facies diaphragmatica dem Ansatz des *Lig. falciforme hepatis*, einer sichelförmigen Bauchfellfalte, die vom Nabelgebiet zur Leber zieht. Auf der Facies visceralis scheidet beide Leberlappen eine sagittal verlaufende Furche. Der rechte Leberlappen besitzt nahe dem linken zwei kleine Lappen, den *Lobus quadratus* und den *Lobus caudatus*

Abb. 109 Leber, von hinten und unten betrachtet

(quadratischer und schweifförmiger Lappen). Sie werden durch die nahezu horizontale Leberpforte voneinander getrennt. An der *Leberpforte* treten die Leberarterie und die Pfortader in die Leber ein, während der Lebergang das Organ verläßt. Die rechte Begrenzung des Lobus quadratus bildet die Gallenblase, die rechte Begrenzung des Lobus caudatus die untere Hohlvene. Gallenblase und Hohlvene lagern sich der Leber unmittelbar an, wobei sich die untere Hohlvene von hinten her tief in das Lebergewebe eingräbt und in diesem Bereich die 2–3 Lebervenen aufnimmt.

Die äußere Einteilung der Leber in rechten und linken Lappen entspricht nicht der Verteilung der Gefäße und Gallenwege, da die Blutgefäße und Gallenwege des linken Leberabschnittes außer dem linken Leberlappen noch Lobus caudatus und quadratus versorgen. Das bedeutet, daß im Inneren der linke Leberlappen bis zur Gallenblase und unteren Hohlvene reicht.

Lage der Leber: Nach aufwärts reicht die Leber (von vorn betrachtet) auf der rechten Seite bis in Höhe der 5. Rippe, auf der linken Seite endet die obere Lebergrenze an der 6. Rippe, wenig links vom Brustbein. Der untere Leberrand folgt auf der rechten Seite zunächst dem Rippenbogen, verläßt diesen in Höhe der 8. Rippe, zieht etwa in der Mitte zwischen Schwertfortsatz und Nabel nach links aufwärts und endet an der 6. Rippe links vom Brustbein.

Mikroskopischer Aufbau (Abb. 110)

Die Leber wird außen von einer festen kollagenen Kapsel umgeben, von der sich bindegewebige Trennwände ins Innere erstrecken und dadurch die Leber aufgliedern. Als Baueinheit bezeichnet man das *Leberläppchen*. Es enthält in seinem Zentrum eine dünnwandige Vene (Zentralvene), von der strahlenförmig die *Leberzellbalken* abgehen. Die Leberzellbalken bilden ein dreidimensionales Fachwerk von in einfacher oder doppelter Reihe angeordneten polygonalen Leberzellen (*Hepatozyten*). Es sind hoch differenzierte Zellen, die mit Mikrovilli in den Disse-Raum (s. unten) ragen. Zwei aneinander grenzende Hepatozyten bilden mit ihrem Plasmalemm die Wand der Gallenkapillaren. Der Raum zwischen den Leberläppchen ist mit Bindegewebe angefüllt. Er stellt sich im histologischen Schnitt meist dreieckig dar. Man nennt ihn Glisson[1]-Dreieck. Jedes Glisson-Dreieck enthält einen Gallengang, eine Arterie und eine Vene. Die Arterie ist ein Ast der Leberarterie, die Vene ein Ast der Pfortader, welche das an Nährstoffen reiche Blut des Magen-Darm-Kanals der Leber zuführt. Arterie und Vene der Glisson-Dreiecke zweigen sich in der Peripherie der Leberläppchen in kleine Gefäße auf, die in Form miteinander verbundener Kapillaren (auch Sinusoide genannt) zwischen den Leberzellbalken die Läppchen durchströmen. Die Wand der Sinusoide besteht aus gefensterten Endothelzellen und v. Kupffer-Sternzellen, die z. T. ziemlich lange Fortsätze wie Fangarme in die Sinusoide entsenden. Sie vermögen Bakterien, aber auch kleine Fetttröpfchen, Eiweißkörper und Bruchstücke geschädigter Erythrozyten aufzunehmen. Sie enthalten Peroxidase als Ausdruck ihrer bakteriziden Tätigkeit. Endothelzellen und v. Kupffer[2]-Sternzellen sitzen keiner Basallamina auf. Zwischen den Sinusoiden und den Leberzellbalken liegt der Disse[3]-Raum, ein Spaltraum mit retikulären Fasern, Fibrozyten und den Mikrovilli der Hepatozyten. Das Blut der Sinusoide sammelt sich in der Zentralvene der Leberläppchen. Die Zentralvenen aller Läppchen fließen letztendlich zu 2–3 Lebervenen zusammen, die in die untere Hohlvene münden. Die von den Leberzellen gebildete Gallenflüssigkeit wird an die Gallenkapillaren abgegeben. Diese verlassen das Leberläppchen an dessen Peripherie und vereinen sich zu kleinen Gallengängen. Im Bereich der Leberpforte verbindet sich ein großer Gallengang des rechten und linken Leberlappens zum

---

[1] GLISSON, Francis (1597–1677), Anatom in Cambridge
[2] KUPFFER, Karl Wilhelm von (1829–1902), Anatom in Kiel, Königsberg und München
[3] DISSE, Joseph (1852–1912), Anatom in Göttingen, Halle und Marburg

gemeinsamen Lebergang (Ductus hepaticus). Dieser leitet die Gallenflüssigkeit zur Gallenblase.

Die Leber ist ein wichtiges Organ für die Umbauvorgänge des Kohlenhydrat-, Fett- und Eiweißstoffwechsels. Sie bildet weiterhin Gallenflüssigkeit, die nach Konzentration in der Gallenblase in das Duodenum gelangt und hier eine wichtige Rolle im Rahmen der Fettresorption spielt. Diesen unterschiedlichen Funktionen entsprechend, enthalten die Leberzellen Glycogen, Fette und Lipide, Eiweißkörper und Galle, jedoch nicht zu gleicher Zeit in gleichem Umfang. Vielmehr unterliegen die Leberzellen in ihrer Tätigkeit einer Tagesrhythmik. Das bedeutet, daß die genannten Stoffe zu ganz bestimmten Tageszeiten Maxima und Minima aufweisen. So enthalten die Leberzellen morgens 8 Uhr wenig Galle, dagegen in reicherem Maße Glycogen. Danach nimmt die Glycogenmenge bis 20 Uhr ab, die Gallenbildung steigt. Die Fettablagerung erreicht ihr Maximum 2 Uhr, ihr Minimum 14 Uhr. Die Enzymaktivitäten der Leberzellen folgen diesem Rhythmus.

Gallenblase (Abb. 109)

An der Gallenblase unterscheidet man *Fundus* (Grund), *Corpus* (Körper) und *Collum* (Hals). Der Fundus überragt den vorderen Leberrand in Höhe der 8. Rippe. Das Corpus verschmälert sich nach der Leberpforte zu zum Hals, der sich wiederum in den Gallenblasengang (Ductus cysticus) fortsetzt. Eine im Inneren des Ductus cysticus durch die Anordnung der glatten Muskulatur spiralig verlaufende Schleimhautfalte öffnet und verschließt die Gallenblase in beiden Richtungen. *Ductus cysticus* und *hepaticus* vereinen sich an der Leberpforte zum *Ductus choledochus*,

Abb. 110 Mikroskopischer Aufbau der Leber (Schema)

der in den absteigenden Teil des Duodenums mündet. An dieser Stelle wölbt sich die Schleimhaut des Zwölffingerdarms als Papilla duodeni major vor. Unmittelbar proximal der Mündung vereint sich der Ductus choledochus meist mit dem Ductus pancreaticus (s. unten), häufig unter Bildung einer Erweiterung, einer Ampulla hepatopancreatica, die durch einen glattmuskulären Sphinkter (Sphinkter Oddi[1] der Chirurgen) im Bereich der Papille verschlossen oder geöffnet wird. Er regelt unabhängig von der Peristaltik den Abfluß der Gallenflüssigkeit.

Die Funktion der Gallenblase besteht in erster Linie in der Eindickung der Gallenflüssigkeit, wodurch die „Blasengalle" etwa 5–6mal konzentrierter als die „Lebergalle" ist. Lebergalle und Blasengalle unterscheiden sich weiterhin in ihrer Farbe. Lebergalle sieht wegen des Bilirubingehaltes gelb, Blasengalle wegen des oxydativ umgewandelten Bilirubins grün oder dunkelbraun aus.

Bauchspeicheldrüse, Pancreas (Abb. 111)

Die Bauchspeicheldrüse ist mit der hinteren Bauchwand in Höhe des 2. Lendenwirbels verwachsen. Sie liegt *retroperitoneal*. Sie besteht aus *Kopf*, *Körper* und *Schwanz*. Der Kopf paßt sich der Konkavität des Duodenums an, so daß er von rechts vom Zwölffingerdarm umgriffen wird. Der Schwanz erreicht mit seiner Hinterfläche den Hilus der linken Niere und berührt mit der Vorderfläche den Hilus der Milz. Der Längsachse des Pancreas läuft der Ausführungsgang, *Ductus pancreaticus*, parallel. Er mündet entweder mit dem Ductus choledochus zusammen oder dicht neben ihm auf der *Papilla duodeni major* in den absteigenden Teil des Duodenums. In über 90 % der Fälle existiert etwas kranial vom Ductus pancreaticus ein akzessorischer Ausführungsgang, der sich allein in den Zwölffingerdarm öffnet.

Abb. 111 Topographische Beziehungen zwischen Nieren, Pankreas und Duodenum

[1] Oddi, Ruggero (1864–1913), Chirurg in Bologna

Mikroskopischer Aufbau

Die Bauchspeicheldrüse stellt die räumliche Vereinigung einer *exokrinen* und einer *endokrinen* Drüse dar. Der größte Teil gehört der exokrinen Drüse an. Unter exokrinen Drüsen versteht man ganz allgemein solche, die ihr Sekret über einen Ausführungsgang an eine innere oder äußere Oberfläche abgeben. Das *exokrine Pancreas* ist durch lockeres, gefäßführendes Bindegewebe in unregelmäßig geformte Läppchen gegliedert. Diese bestehen aus kubischen bis pyramidenförmigen Zellen, die sich zu beerenartigen Gebilden, sog. Acini, zusammenfügen. Aus den Acini gehen schmale Schläuche hervor. Sie vereinen sich und münden letztendlich in den Ductus pancreaticus. Die exokrinen Pankreaszellen besitzen ein stark entwickeltes Ergastoplasma, meist streifig an der Zellbasis gelegen. Der apikale Zellabschnitt läßt Granula erkennen. Da aus diesen Körnchen das Pankreassekret hervorgeht, heißen sie Prosekretgranula. Im Pankreassekret kommen eiweiß-, fett- und kohlenhydratspaltende Enzyme vor, die dem Speisebrei beigemengt werden.

Der *endokrine Anteil* ist inselförmig in die exokrine Drüse eingelagert. Da diese Inseln von LANGERHANS[1] erstmalig beschrieben worden sind, heißen sie Langerhans-Inseln. Sie bilden in ihrer Gesamtheit eine endokrine Drüse. Jede endokrine Drüse ist durch das Fehlen eines Ausführungsganges gekennzeichnet. Sie gibt ihr Produkt (Inkret) an das Gefäßsystem ab. Die endokrinen Drüsen haben meist regulative Funktionen zu erfüllen. Die Zellen der Langerhans-Inseln werden in A-, B-, D-Zellen unterschieden. Zahlenmäßig kommen am meisten die B-Zellen vor. Sie bilden das *Insulin*, ein Hormon, das den Blutzuckerspiegel senkt, die Permeabilität der Zellmembranen für Glucose erhöht und die Glucoseoxidation fördert. Die A-Zellen produzieren *Glucagon*, welches den Blutzuckerspiegel durch Abbau des Leberglycogens erhöht. In den D-Zellen wird *Somatostatin* synthetisiert, ein Peptidhormon, das dem von den α-Zellen des Hypophysenvorderlappens (s. S. 246) abgesonderten Somatotropin entgegenwirkt. Dabei ist ein vom Hypothalamus gebildeter release inhibiting factor zwischengeschaltet. Das Somatostatin dämpft auch die Aktivität des Inselorgans.

Abb. 112 Milz, von unten betrachtet (Facies visceralis)

[1] LANGERHANS, Paul (1847–1888), Arzt und Pathologe in Freiburg

Tafel VII

Trachea
V. brachiocephalica sinistra
V. jugularis interna dextra
V. subclavia dextra
V. brachiocephalica dextra
V. cava superior
Lungenoberlappen
Herzbeutel
Fissura horizontalis
Lungenmittellappen
Fissura obliqua
Lungenunterlappen
linker Leberlappen
rechter Leberlappen
Ligamentum teres hepatis
Gallenblase
Colon ascendens

V. jugularis interna sinistra
V. subclavia sinistra
A. subclavia sinistra
A. carotis communis sinistra
Truncus brachiocephalicus
Arcus aortae
Lungenoberlappen
Fissura obliqua
Lungenunterlappen
Lingula
Zwerchfell
Milz
Magen
Colon transversum
Dünndarm

Brust- und Baucheingeweide, oberflächlich

Tafel VIII

Left labels	Right labels
V. brachiocephalica sinistra	Trachea
A. carotis communis dextra	V. jugularis interna sinistra
Truncus brachiocephalicus	V. subclavia sinistra
V. brachiocephalica dextra	A. subclavia sinistra
V. cava superior	A. carotis communis sinistra
Bifurcatio tracheae	Arcus aortae
Oesophagus	Mm. intercostales externi
	Mm. intercostales interni
	Aorta thoracica
Zwerchfell (Centrum tendineum)	
Foramen venae cavae inferioris	
Vv. hepaticae	Hiatus oesophageus
V. cava inferior	Truncus coeliacus
rechte Nebenniere	linke Nebenniere
Aorta abdominalis	A. mesenterica superior
rechte Niere	linke Niere
V. renalis sinistra	12. Rippe
A. mesenterica inferior	A. renalis sinistra
rechter Harnleiter	M. quadratus lumborum
M. psoas major	M. transversus abdominis
V. iliaca communis dextra	M. iliacus
A. sacralis mediana	A. iliaca communis sinistra
Promontorium	
V. iliaca interna dextra	A. iliaca externa sinistra
V. iliaca externa dextra	A. iliaca interna sinistra
	Harnblase

Rückwand von Brust- und Bauchhöhle

Milz (Abb. 112)

Die Milz befindet sich im linken Oberbauch etwa in Höhe der 10. Rippe. Sie ist allseitig vom Peritonaeum umgeben und durch das Lig. phrenicolienale und das Lig. gastrolienale in ihrer Lage fixiert. Das Lig. phrenicolienale entspringt an der Vorderfläche der linken Niere und am Zwerchfell, das Lig. gastrolienale an der großen Kurvatur des Magens. Beide Ligamente ziehen zum Hilus der Milz. Sie stellen Bauchfellduplikaturen dar, in denen Blut- und Lymphgefäße sowie Nerven verlaufen. Die Milz ist etwa 12 cm lang, 8 cm breit und 4 cm dick. Man unterscheidet zwei Flächen: die nach kranial gewölbte *Facies diaphragmatica* (Zwerchfellfläche) und die *Facies visceralis* (Eingeweidefläche). Mit der Facies visceralis grenzt die Milz an den Magen, die linke Niere und Nebenniere und die linke Kolonflexur. Den Hilus der Milz erreicht der Schwanzteil des Pancreas. Der hintere Rand der Milz ist abgerundet, der vordere scharf und meist eingekerbt.

Abb. 113 Mikroskopischer Aufbau der Milz. Im unteren Bildteil schematische Darstellung der Gefäßbeziehungen, im oberen Bildteil histologisches Schnittbild

Mikroskopischer Aufbau (Abb. 113)

Die Milz zählt zu den Lymphorganen. Sie wird außen von einer dicken, vorwiegend aus kollagenen, aber auch aus elastischen Fasern und einzelnen glatten Muskelzellen aufgebauten Kapsel umgeben, von der bindegewebige Balken nach innen abgehen. Zwischen Kapsel und Balken spannt sich retikuläres Bindegewebe als Grundgewebe der Milz aus. Dieses kann sich entweder zu bluthaltigen venösen Sinus formieren oder etwa 0,2–0,6 mm große kugelförmige Ansammlungen von Lymphozyten, sog. Milzknötchen oder Malpighi[1]-Körperchen, sowie periarterielle Lymphozytenscheiden bilden. Die Gesamtheit der bluthaltigen Hohlräume heißt *rote Pulpa*, die Gesamtheit des lymphatischen Gewebes *weiße Pulpa*. Die Milzkörperchen liegen in der roten Pulpa verstreut. Der durch die Milz führende Blutstrom bestimmt den weiteren Aufbau. Im Bereich des Milzhilus tritt die meist schon mehrfach geteilte Arterie ein. Sie gliedert sich hier in weitere zahlreiche Äste auf, die dann innerhalb der Milz zunächst in den bindegewebigen Balken verlaufen und deshalb *Balkenarterie* heißen. Äste der Balkenarterien treten in das retikuläre Bindegewebe der Pulpa ein, heißen hier *Pulpaarterien* und werden von T-Lymphozyten scheidenartig umgeben. Danach durchziehen die Pulpaarterien meist exzentrisch die Milzkörperchen. In diesem Bereich werden sie als *Zentralarterien* bezeichnet. Die Milzknötchen bestehen aus B-Lymphozyten und Plasmazellen. Die aus den Malpighi-Körperchen austretenden Arterien zweigen sich pinselförmig auf und gehen in Kapillaren über. Diese münden meist unmittelbar in einen venösen Sinus, nur wenige öffnen sich frei in das retikuläre Grundgewebe und gelangen sekundär durch die Sinuswand in den venösen Hohlraum. Die Abgabe von Sauerstoff und Nährstoffen und die Aufnahme von Kohlendioxyd und von Schlackenstoffen erfolgt in den Kapillaren. Der Abfluß aus den venösen Sinus geschieht über Venen, die in der Pulpa liegen und deshalb *Pulpavenen* heißen. Diese treten danach in die Milzbalken als *Balkenvenen* ein und vereinen sich im Bereich des Milzhilus zur Milzvene.

Die Milz hat vielfältige Funktionen zu erfüllen. 1) Blutfilter, Abbau gealterter Erythrozyten, Leukozyten und Thrombozyten, 2) Immunologische Abwehr durch T- und B-Lymphozyten, 3) Abwehr durch Phagozytose, 4) Bildung von Lymphozyten, 5) Speicherung des aus dem Hämoglobin stammenden Eisens als Ferritin.

Netz und Netzbeutel (Abb. 114)

Großes und *kleines Netz* (Omentum majus und minus) stellen größere Bauchfelldoppelblätter dar, die bestimmte Organe miteinander verbinden. Das *kleine Netz* spannt sich zwischen der Leberpforte einerseits und dem oberen Teil des Duodenums und der kleinen Kurvatur des Magens andererseits aus. Es gliedert sich entsprechend diesen Befestigungen in das Lig. hepatoduodenale (Leber-Zwölffingerdarm-Band) und das Lig. hepatogastricum (Leber-Magen-Band). Das Lig. hepatoduodenale enthält den sog. *Leberstrang*. Man versteht darunter die Organe, welche zur Leberpforte ziehen. Es handelt sich um den Ductus choledochus, der am weitesten rechts liegt, die Vena portae (Pfortader), welche sich medial anschließt, aber etwas weiter dorsal verläuft, und die A. hepatica propria (Leberarterie), die sich am weitesten medial befindet.

Das *große Netz* nimmt von der großen Kurvatur des Magens seinen Ausgang und befestigt sich am Zwerchfell (Lig. gastrophrenicum), am Hilus der Milz (Lig. gastrolienale) und am Colon transversum (Lig. gastrocolicum). Außerdem zieht der freie Teil des großen Netzes (Pars libera) über das Colon transversum nach abwärts und legt sich schürzenartig auf die Dünndarmschlingen.

Durch die Verlagerung der Bauchorgane während der Entwicklung entsteht im rechten Oberbauch eine Bauchfelltasche, die *Bursa omentalis* (Netzbeutel). Sie ist über das *Foramen epiploicum* (Netzbeutelloch) erreichbar. Das Foramen epiploicum befindet sich im rechten Oberbauch zwischen Leber und Duodenum und wird ventral durch das Lig. hepatoduodenale begrenzt. Die Bursa omentalis erstreckt sich zwischen der

---

[1] MALPIGHI, Marcello (1628–1694), Anatom in Rom

Netz und Netzbeutel   195

hinteren Bauchwand und dem Magen nach links bis zum Hilus der Milz. Die Vorderwand wird demnach von der Hinterfläche des Magens, vom kleinen Netz und vom großen Netz (mit Ausnahme der Pars libera) gebildet.

An der Hinterwand liegen Pancreas, linke Niere und linke Nebenniere. Obwohl man vom Netzbeutel spricht, stellt die Bursa omentalis beim Lebenden nur einen kapillären Spalt dar, so daß die Hinterwand des Magens sehr eng an das Pancreas grenzt, was klinisch insofern von Bedeutung ist, als Magengeschwüre in das Pancreas penetrieren können.

Abb. 114 Sagittalschnitt durch die Bauch- und Beckeneingeweide des Mannes (halbschematisch) mit besonderer Berücksichtigung der Peritonaealverhältnisse (nach ALVERDES)

Atmungssystem

Dem Atmungssystem gehören Nase, Kehlkopf, Luftröhre und die Lungen an.

Nase (Abb. 103)

Die Nase gliedert sich in einen äußeren und inneren Teil (äußere Nase und Nasenhöhle). Die Grundlage der *äußeren Nase* bilden der knöcherne Nasenrücken und die Nasenknorpel. Den Innenraum der äußeren Nase bezeichnet man als *Vestibulum nasi* (Nasenvorhof).
Die *Nasenhöhle* wird durch die Nasenscheidewand in einen rechten und linken Abschnitt geteilt. In beide wölben sich von lateral die obere, mittlere und untere Nasenmuschel vor. Dadurch entstehen folgende Nasengänge: Unterhalb der oberen, mittleren und unteren Nasenmuschel, der obere, mittlere und untere Nasengang, zwischen der Scheidewand und dem medialen Umfang der drei Nasenmuscheln der gemeinsame Nasengang und zwischen dem hinteren Rand der drei Nasenmuscheln und den Choanen der Nasen-Rachen-Gang. Der knöchernen Nasenhöhle entsprechend, unterscheidet man den Boden, das Dach und die laterale Wand (Aufbau der Wände s. S. 172). Mit der Nasenhöhle verbinden sich mehrere ebenfalls mit Schleimhaut ausgekleidete sog. *Nasennebenhöhlen*. Die Beziehung zwischen Nebenhöhlen und Nasengängen wurde auf Seite 173 dargelegt. Im Bereich der vorderen Abschnitte der oberen Nasenmuschel befindet sich die Riechgegend in Form von pfenniggroßen Riechfeldern. Gleich große Bezirke liegen auch gegenüber den Nasenmuscheln am Nasenseptum.

Kehlkopf (Abb. 103)

Das Gerüst des Kehlkopfes bilden die Kehlkopfknorpel (Schild-, Ring-, Stell- und Kehldeckelknorpel). Der *Schildknorpel* (Cartilago thyreoidea) besteht aus zwei Platten, die sich beim Mann unter einem Winkel von 90°, bei der Frau und bei Knaben vor der Pubertät unter einem Winkel von 120° vereinen. Vom hinteren Rand beider Platten entspringen zwei nach kaudal und zwei nach kranial gerichtete Schildknorpelhörner. Am *Ringknorpel* (Cartilago cricoidea) unterscheidet man die hintenliegende Ringknorpelplatte von dem sich nach vorn wölbenden Ringknorpelbogen. Die *Stellknorpel* (Cartilago arytaenoidea) besitzen die Form von annähernd dreiseitigen Pyramiden. Der *Kehldeckelknorpel* (Epiglottis) gleicht einem Tennisschläger oder Fahrradsattel.
Die Kehlkopfknorpel sind durch Gelenke, Membranen und Muskeln verbunden. Zwischen Schild- und Ringknorpel besteht ein Gelenk, in dem der Ringknorpelbogen gehoben und gesenkt werden kann. Da auf der Ringknorpelplatte die Stellknorpel liegen und sich an den Stellknorpeln die Stimmbänder befestigen, werden in diesem Gelenk durch die Kontraktion der entsprechenden Muskeln die Stimmbänder gespannt oder entspannt. Obere Kante der Ringknorpelplatte und Basis der Stellknorpel sind in einem weiteren Gelenk verbunden. In diesem Gelenk können bestimmte Muskeln die Stimmbänder voneinander entfernen oder einander nähern, d. h. die Stimmritze erweitern oder verengen.
Der Innenraum des Kehlkopfes zerfällt in drei Etagen: Oberstock oder *Vestibulum laryngis* (Kehlkopfvorhof), Mittelstock oder *Ventriculus laryngis* (Kehlkopfkammer) und Unterstock oder *Pars inferior* (unterer Teil). Das *Vestibulum laryngis* beginnt mit dem *Aditus laryngis* (Kehlkopfeingang). Dieser wird vorn durch den Kehldeckel, hinten durch die Stellknorpel und seitlich durch Schleimhautfalten begrenzt. An dieser Stelle öffnet sich der untere Abschnitt des Rachens nach vorn. Das Vestibulum reicht bis zu den *Taschenfalten* (Plicae vestibulares). Danach schließt sich

der *Ventriculus laryngis* an. Er stellt einen Hohlraum dar, der sich vor allen Dingen nach lateral ausweitet. Er endet kaudal an den *Stimmfalten* (Plicae vocales). Diese wölben sich keilförmig nach medial vor. Sie enthalten im Inneren das *Stimmband* (Lig. vocale, medial) und den *Stimmmuskel* (M. vocalis, lateral). Den Spalt zwischen beiden Stimmbändern bezeichnet man als *Stimmritze* (Rima glottidis). Deren Größe wechselt sehr. Während sie bei der Atmung durch die Kehlkopfmuskeln erweitert wird, ist sie beim Sprechen und Singen nur spaltförmig geöffnet und beim Pressen vollständig verschlossen. Unterhalb der Stimmlippen liegt die Pars inferior. Sie geht am unteren Rand des Ringknorpels ohne scharfe Grenze in die Trachea über.

Luftröhre, Trachea (Tafel VIII)

Die Luftröhre besitzt eine Länge von etwa 12 cm. Sie beginnt am unteren Rand des Ringknorpels und endet an ihrer Aufteilung in den rechten und linken Stammbronchus. Die Grundlage der Wand bilden u förmige hyaline Knorpel, die dorsal durch Bindegewebe und glatte Muskulatur zu einem Rohr geschlossen werden.
Zwischen den Knorpelspangen spannt sich elastisches Bindegewebe aus, wodurch die Luftröhre in sich elastisch ist. Dadurch kann sie beim Schluckakt gedehnt werden, wobei die suprahyalen Muskeln das Zungenbein nach aufwärts ziehen, und der Kehlkopf dieser Bewegung folgen muß. Die Dehnungsreserve besteht also in der Trachea.
Mehrzeiliges Flimmerepithel und Becherzellen kleiden die Trachea innen aus. Unter dem Epithel liegen schleimbildende Drüsen. Während des Verlaufs von kranial nach kaudal tritt die Luftröhre durch die obere Thoraxapertur in den Thorax ein. Die Teilung, *Bifurcatio tracheae*, erfolgt in Höhe des 4.–5. Brustwirbels.

Lungen, Pulmones (Tafel VII, Abb. 115 und 116)

Die Lungen besitzen die Form, die ihnen Brustkorb, Zwerchfell und Herz vorschreiben, d.h., sie füllen dank ihrer Ausdehnungsfähigkeit den Raum zwischen den genannten Organen aus. Beide Lungen lassen eine leicht nach innen gewölbte *Basis* und eine *Spitze* erkennen. Die Basis grenzt ans Zwerchfell und heißt deshalb auch *Facies diaphragmatica*. Den Rippen gegenüber liegt die *Facies costalis* (Rippenfläche), während die mediale, sagittal gerichtete Fläche *Facies medialis* genannt wird. Mit dieser Fläche lagern sich die Lungen den Organen des Mittelfells (Mediastinum) an. Die Facies medialis der rechten Lunge grenzt mit Furchen an den Oesophagus und die obere Hohlvene und mit einem flachen Eindruck ans Herz. Die Facies medialis der linken Lunge zeigt dagegen eine tiefe Aussparung für die Anlagerung des Herzens (Incisura cardiaca) und eine Furche für die Aorta. Auf der Facies medialis beider Lungen, etwa im Zentrum, befindet sich der *Hilus*, die Lungenwurzel. Hier treten der Bronchus und die Lungenarterien ein und die Lungenvenen aus. Dabei liegen die Venen am weitesten vorn, dann folgen Arterie und Bronchus. Die Anordnung von unten nach oben ist am rechten Hilus: Venen, Arterie, Bronchus; am linken: Venen, Bronchus, Arterie.
Rechte und linke Lunge sind unterschiedlich gegliedert. Die rechte Lunge besteht aus drei, die linke aus zwei Lappen. Die Lappen der rechten Lunge heißen Ober-, Mittel- und Unterlappen, diejenigen der linken Lunge Ober- und Unterlappen.

Die Grenze zwischen Ober- und Unterlappen verläuft vom Dornfortsatz des 3. Brustwirbels um den Thoraxumfang bis zum Ansatz der 6. Rippe am Sternum. Sie wird von einer tiefen, bis zum Hilus reichenden Spalte gebildet, die wegen des schrägen Verlaufs *Fissura obliqua* heißt. Der Oberlappen liegt somit vorwiegend vorn, der Unterlappen vorwiegend hinten. Der Mittellappen ist eigentlich ein Teil des Oberlappens. Er

Abb. 115 Rechte Lunge, von medial

Abb. 116 Linke Lunge, von medial

befindet sich nur vorn. Die *Fissura horizontalis* trennt ihn vom Oberlappen. Diese beginnt in der Axillarlinie am Schnittpunkt von Fissura obliqua und 4. Rippe und zieht von hier aus entlang der 4. Rippe bis zum Sternum. Die linke Lunge wird nur durch die Fissura obliqua in Ober- und Unterlappen geteilt. Der linke Oberlappen endet vorn mit einem zungenförmigen Fortsatz, der *Lingula*.

Jeder Lungenlappen besteht aus *Segmenten* (Sublobi). Ein Lungensegment hat die Form eines Kegels, dessen Basis nach peripher und dessen Spitze zum Hilus zeigt.

Jedes Lungensegment besitzt einen eigenen Bronchus, eine eigene Arterie und eine eigene Vene (Segmentbronchus, Segmentarterie, Segmentvene). Die Grenze zwischen den Segmenten verläuft entlang selbständiger Venen. Es sind Venen, die nicht von Arterie und Bronchus begleitet werden. Sie heißen *Intersegmentvenen*. Bei der Präparation der Segmente benutzt man sie als Leitfaden.

Der rechte Oberlappen besteht aus 3 Segmenten, der Mittellappen aus 2 Segmenten und der rechte Unterlappen aus 5 Segmenten. Der linke Oberlappen enthält 5 Segmente, der linke Unterlappen 4 Segmente.

Mikroskopischer Aufbau (Abb. 117)

Der Feinbau der Lunge läßt sich am günstigsten von den Bronchien aus darstellen. Im Bereich der Lungenwurzel teilt sich jederseits der *Stammbronchus* in *Lappenbronchien* und diese dann innerhalb der Lungenlappen in *Segmentbronchien*. Durch weitere Aufzweigungen werden die Bronchien immer kleiner. Von einem Querschnitt von 1 mm an heißen sie Bronchiolen. Ein *Bronchiolus terminalis* versorgt ein Lungenläppchen, das etwa 2×2 cm mißt. Innerhalb des Lungenläppchens teilt sich der Bronchiolus terminalis in 2–3 *Bronchioli respiratorii* und diese wiederum in 2–3 *Alveolengänge*, von denen seitlich Ausbuchtungen, die Alveolen (Lungenbläschen), ausgehen. Bronchien und Bronchiolen stellen in ihrer Gesamtheit den *Bronchialbaum* dar.

Abb. 117 Mikroskopischer Aufbau der Lunge (Schema nach ALVERDES, verändert)

Das mehrzeilige, Becherzellen enthaltende Flimmerepithel der Trachea setzt sich auch auf die Bronchien fort. In die Wände der Bronchien sind neben glatten Muskelzellen hyaline Knorpel von unregelmäßiger Gestalt eingelagert, die bei einem Durchmesser der Atemwege von weniger als 1 mm verschwinden. Die Grundlage der Wände bilden dann ausschließlich glatte Muskelzellen, das Epithel ist ein einschichtiges Flimmerepithel. Mit der weiteren Verkleinerung des Durchmessers der Bronchiolen verringert sich auch die Höhe des Epithels. Es wird flimmerlos und kubisch, Becherzellen fehlen. Die Alveolen, deren Zugang glatte Muskelzellen ringförmig umfassen, werden schließlich von Epithelzellen ausgekleidet. Diese Zellen gliedert man in Pneumozyten vom Typ I und vom Typ II. Die Pneumozyten vom Typ I kommen zu 95 % vor. Es sind flache Zellen mit wenigen Organellen. Die Pneumozyten vom Typ II sind kubisch und enthalten zahlreiche Zellorganellen und Mikrovilli. Beiden Zellformen liegt lumenwärts ein Phospholipidfilm auf, als „surfactant layer" bezeichnet. Den Pneumozyten folgt außen eine Basallamina, die durch Verschmelzung der Basallamina der Pneumozyten und der Kapillaren entstanden ist. Der Basallamina schließt sich das Endothel der Kapillaren an, welche die Alveolen netzartig umgeben. Der Gasaustausch erfolgt somit über die Luft-Blutschranke, die aus Pneumozyten, Basallamina und Endothelzellen besteht. Die Anzahl der Alveolen beträgt etwa 300 Millionen, ihre Oberfläche 70–80 m^2.

Das Zwischengewebe der Lunge ist elastisches Bindegewebe. Es enthält neben Arterien, Venen, Lymphgefäßen und Kapillaren[1] in großer Zahl elastische Fasern, die sich vielfältig verbinden und bedingen, daß die Lunge immer das Bestreben hat, sich zusammenzuziehen. Ihre Entfaltung erfolgt passiv.

Pleura, Rippenfell

Beide Lungen und die Innenfläche des Thorax sind von Pleura bedeckt. Man kann sich vorstellen, daß die Pleura jederseits einen in sich vollkommen geschlossenen Sack bildet, in den sich eine Lunge einstülpt. Auf diese Weise legt sich ein Blatt der Pleura unmittelbar auf die Lungenoberfläche, während ein zweites dem Brustkorb innen anliegt. Beide Blätter gehen am Lungenhilus ineinander über. Die die Lunge bedeckende Pleura heißt *Pleura pulmonalis* (Lungenfell). Sie folgt der Lungenoberfläche auch in die Spalten und ermöglicht, daß sich die Lungenlappen gegeneinander bewegen können. Die Pleura, welche den Brustkorb innen auskleidet, bezeichnet man als *Pleura parietalis* (wandständige Pleura oder Rippenfell). Sie bildet im Bereich der oberen Thoraxapertur die Pleurakuppel, verbindet sich als *Pleura costalis* mit den Rippen, als *Pleura diaphragmatica* mit dem Zwerchfell und begrenzt als *Pleura mediastinalis* von lateral *das Mediastinum* (Mittelfell), einen Raum, in dem das Herz, die großen Gefäße, der Oesophagus und der Thymus bzw. Thymusfettkörper liegen. Als *Lig. pulmonale* (Lungenband) bezeichnet man die Umschlagfalte beider Pleurablätter. Sie zieht vom Lungenhilus an der medialen Seite des Unterlappens nach abwärts (Abb. 115 und 116).

Den zwischen beiden Pleurablättern bestehenden *kapillären Spalt* füllt seröse Flüssigkeit aus, die *undehnbar* ist. Das bedeutet, daß unter normalen Bedingungen beide Pleurablätter nicht voneinander abgehoben werden können. Da die Lunge wegen ihres Gehaltes an elastischen Fasern ständig unter Zug steht, wird auch die Pleuraflüssigkeit auf Zug beansprucht. Man kann diese Zugkraft als „Unterdruck" messen. Sie beträgt in Ruhe 0,3–0,5 kPa (2–4 mm Hg) und erhöht sich auf 2,0–4,0 kPa (15–30 mm Hg) bei tiefer Inspiration. Die Pleuraflüssigkeit bewirkt somit, daß die Lunge den Bewegungen des Brustraumes folgen muß. Andererseits ermöglicht sie, daß sich Pleura visceralis und Pleura parietalis bei der Atmung relativ reibungsarm gegeneinander verschieben können. Ersetzt man die Flüssigkeit durch ein dehnbares Gas, wie es beim Pneu-

---

[1] Kapillare = Haargefäß (abgeleitet von capillum = das Haar), feinstes Blutgefäß, mit anderen Kapillaren netzig verbunden

mothorax der Fall ist, zieht sich die Lunge zusammen und nimmt nicht mehr an den Atembewegungen teil. Da die Pleura von einschichtigem Plattenepithel bedeckt wird, vermag sie jedoch Luft oder Gas zu resorbieren, so daß nach einer gewissen Zeit beide Pleurablätter wieder über seröse Flüssigkeit aneinander grenzen und somit die Lunge entfaltet ist.

Herz und Gefäßsystem

Dazu gehören: das Herz, die Arterien, die Venen, die Kapillaren (Haargefäße) und das Lymphgefäßsystem.

Das Blutgefäßsystem dient der Ernährung des gesamten Organismus und dem Abtransport sowie der Entfernung der im intermediären Stoffwechsel entstehenden Schlackenstoffe. Weiterhin nimmt es durch den Transport von Hormonen Einfluß auf die Steuerung der vegetativen Körperfunktionen und spielt im Rahmen der Wärmeregulation eine wichtige Rolle. Es gliedert sich in drei Kreisläufe. Man unterscheidet den *kleinen* oder *Lungenkreislauf*, den *großen* oder *Körperkreislauf* und den *Pfortaderkreislauf* (Abb. 118). Der *Lungenkreislauf* beginnt in der rechten Herzkammer und erreicht die Lungen über die Lungenarterien. Diese teilen sich vielfältig bis zu den Kapillaren, welche die Lungenalveolen netzartig umgeben. Hier erfolgt der Gasaustausch – Abgabe von Kohlendioxid, Aufnahme von Sauerstoff. Danach transportieren die Lungenvenen das sauerstoffreiche Blut zum linken Vorhof, wo der Lungenkreislauf endet.

Der *Körperkreislauf* nimmt im linken Ventrikel seinen Anfang. Über die große Körperschlagader (Aorta) und deren Äste gelangt das Blut zu den verschiedensten Organen, in deren Bereich sich die Arterien wiederum bis zu den Kapillaren aufgliedern. Wegen ihrer dünnen Wandung sind diese geeignet, Nährstoffe und Sauerstoff zu den Organen durchtreten zu lassen und Schlackenstoffe und Kohlendioxid von den Organen aufzunehmen. Nunmehr fließen die Kapillaren zu kleineren Venen zusammen, die sich wiederum zu großen Venen vereinen. Das verbrauchte Blut der unteren Körperhälfte wird über die untere Hohlvene, das der oberen Körperhälfte über die obere Hohlvene dem rechten Vorhof zugeleitet. Hier findet der Körperkreislauf seinen Abschluß.

Eine Sonderstellung nehmen die Eingeweide des Bauchraumes ein. Ihren Kreislauf bezeichnet man als *Pfortaderkreislauf*. Die Besonderheit besteht darin, daß die Venen des Magen-Darm-Kanals nicht nur Schlackenstoffe und Kohlendioxid, sondern auch resorbierte Nahrungsstoffe enthalten. Indem sich die Venen des Bauchraumes vereinen, entsteht die *Pfortader* (Vena portae). Diese führt das Blut zur Leber. Im Bereich der Leber gliedert sie sich in zahlreiche Äste auf, die sich dem Kapillarnetz der Leber zuordnen. Der Abfluß aus der Leber erfolgt über die Lebervenen, die in die untere Hohlvene münden. Der Pfortaderkreislauf besteht demnach aus folgenden Stationen: Arterien des Bauchraumes, Kapillarnetz der Bauchorgane, Venen des Bauchraumes, Pfortader, Kapillarnetz der Leber, Lebervenen, untere Hohlvene.

Man unterscheidet Arterien und Venen. Unabhängig von ihrem Inhalt heißen diejenigen Blutgefäße, die zum Herzen ziehen, *Venen*, und diejenigen, die vom Herzen ausgehen, *Arterien*. Im Körperkreislauf enthalten die Arterien Sauerstoff und Nährstoffe, die Venen Kohlendioxid und Schlackenstoffe. Im Lungenkreislauf kehren sich die Verhältnisse um. Hier führen die Arterien das verbrauchte kohlendioxidhaltige Blut, während die Venen sauerstoffreiches Blut besitzen.

Die Aufnahme von Sauerstoff erfolgt über die Lungen, die Aufnahme der Nährstoffe über den Magen-Darm-Kanal. Die Entfernung der Endprodukte des Kohlenhydrat- und Fettstoffwechsels in Form von Kohlendioxid geschieht über die Lungen. Die Endprodukte des Eiweißstoffwechsels werden als Harnstoff, Harnsäure und Ammoniak (stickstoffhaltige Abbauprodukte) in den Nieren ausgeschieden.

Den *Bluttransport* bewirkt die rhythmische Kontraktion der Herzkammern. Im Bereich des Körperkreislaufes, der die wesentlich größere Strecke umfaßt, wird während der Systole des linken Ventrikels das Blut in die Aorta gepreßt, die als Arterie vom elastischen Typ (s. S. 219) gespannt und gering gedehnt wird. Dabei wandelt sich die kinetische Energie des Blutdruckes in potentielle Energie um. Während der Diastole unterstützt die sich zusammenziehende Aorta den Weitertransport des Blutes; die potentielle geht wieder in kinetische Energie über. Man bezeichnet diese Funktion der Aorta als „Windkesselfunktion". Sie verhindert, daß während der Diastole der Blutdruck auf 0 absinkt, wie es in einer starren Röhre der Fall wäre. Die systolische Drucksteigerung pflanzt sich wellenförmig als „Pulswelle" fort. In der Peripherie sorgen die glatten Muskelzellen der Arterien vom muskulösen Typ (s. S. 219) für den Tonus der Arterienwand und regeln durch Veränderung der Querschnittsgröße die Durchblutung der zugehörigen Or-

Abb. 118
Kreislauf (Schema)

Herz, Cor (Abb. 119 und 120)

gane. Den venösen Rückstrom bewirken: der nach Passage des Kapillarnetzes verbleibende Restdruck, die Saugwirkung des Herzens, die Atmung und die Kompression der Venen durch die Skelettmuskulatur.

Das Herz besteht aus 4 Hohlräumen: Dem rechten und linken Vorhof (Atrium) und der rechten und linken Herzkammer (Ventrikel). Rechter und linker Teil des Herzens, d. h. also rechter und linker Vorhof sowie rechter und linker Ventrikel, sind durch die Herzscheidewand vollkommen voneinander getrennt, während rechter Vorhof und rechte Kammer sowie linker Vorhof und linke Kammer sich über bestimmte Öffnungen verbinden.

Der *rechte Vorhof* besitzt die Form eines auf der Spitze stehenden Eies. In ihn münden von oben die obere Hohlvene (V. cava superior) und von unten die untere Hohlvene (V. cava inferior) sowie der Sinus coronarius (Herzkranzsinus), welcher das verbrauchte Blut des Herzens enthält. Dieser Teil des rechten Vorhofs grenzt sich innen durch eine Leiste (Crista terminalis), außen durch eine Furche (Sulcus terminalis) ab. Wegen der Einmündung der oberen und unteren Hohlvene bezeichnet man ihn als *Sinus venarum cavarum*, Hohlvenenraum. Den verbleibenden Teil des rechten Vorhofs nennt man den eigentlichen rechten Vorhof. Beide unterscheiden sich auch in ihrem Innenrelief, indem der Sinus venarum cavarum eine glatte innere Oberfläche aufweist, während sich im eigentlichen rechten Vorhof vielfältig verbundene Muskelwülste (Trabeculae carneae) nach innen wölben. Vom eigentlichen rechten Vorhof geht eine Ausstülpung, das *rechte Herzohr*, aus, das sich von rechts der Aorta anlegt.

Die Trennung gegen den linken Vorhof erfolgt durch das *Septum interatriale* (Vorhofseptum). An ihm unterscheidet man einen muskulösen und membranösen Anteil, der in Form einer ovalen Grube (Fossa ovalis) in das muskulöse Septum eingelagert ist. Bei 22 % der Herzen kann das membranöse Septum schlitzförmig geöffnet sein und somit eine Verbindung zwischen rechtem und linkem Vorhof bestehen. Zwischen rechtem Vorhof und rechtem Ventrikel liegt das *Ostium atrioventriculare dextrum* (rechte Vorhof-Kammer-Öffnung). Diese Öffnung wird während der Kontraktion der rechten Kammer durch die *Valva tricuspidalis* (Dreisegelklappe) geschlossen.

Abb. 119 Herz, von ventral. Rechter Vorhof, rechter Ventrikel, linker Ventrikel eröffnet

Abb. 120 Herz, von ventral (nach SPALTEHOLZ)

Wie im Namen angedeutet, besteht die Klappe aus drei Segeln, und zwar aus einem vorderen, hinteren und septalen Segel. Durch Aneinanderlagerung schaffen sie eine vollkommene Trennung zwischen rechter Kammer und rechtem Vorhof. Jedes Segel ist annähernd dreieckig geformt. Es befestigt sich mit seiner Basis an einem Faserring, der an der Grenze von rechtem Vorhof und rechter Kammer liegt und zum Herzskelett (s. S. 206) gehört. Weiterhin verbinden sich die Segel über feine Sehnenfäden (Chordae tendineae) mit der Muskulatur des Herzens, und zwar in der Weise, daß von den Papillarmuskeln, kegelstumpfförmige Vorwölbungen der Herzmuskulatur, die Sehnenfäden immer zu zwei benachbarten Segeln ziehen. Dadurch werden bei der Kontraktion der Ventrikelmuskulatur die Segel einander genähert. Man unterscheidet einen vorderen, einen hinteren sowie mehrere septale Papillarmuskeln. Die Valva tricuspidalis öffnet sich während der Diastole[1] des rechten Ventrikels durch die Systole[2] des rechten Vorhofs und läßt das Blut in den rechten Ventrikel eintreten; sie schließt sich dagegen während der Systole des rechten Ventrikels und verhindert damit den Rückfluß des Blutes in den rechten Vorhof.

Der *rechte Ventrikel* erscheint von außen gesehen pyramidenförmig, wobei die Spitze nach links zur Herzspitze gerichtet ist. Im Querschnitt besitzt er halbmondförmige Gestalt, da er sich dem wesentlich größeren linken Ventrikel von rechts anlagert. Er gliedert sich in einen *Ein-* und *Ausströmungsteil*. Beide stehen spitzwinklig zueinander. Auf den Ausströmungsteil folgt der *Truncus pulmonalis* (Stamm der Lungenarterien). Die Grenze zwischen rechtem Ventrikel und Truncus

---

[1] Diastole = Erschlaffung
[2] Systole = Zusammenziehung

pulmonalis bildet die *Valva trunci pulmonalis* (Pulmonalisklappe). Es handelt sich um eine Taschenklappe, die aus drei kleineren Taschen besteht, welche sich einerseits in Richtung des Blutflusses öffnen und sich andererseits beim Erschlaffen des rechten Ventrikels aneinanderlagern und dadurch verhindern, daß das Blut aus dem Truncus pulmonalis in den rechten Ventrikel zurückfließt.

Der *linke Vorhof* besitzt die Form eines querliegenden Rechteckes. An den vier Ecken münden die vier Lungenvenen klappenlos. Eine ohrenförmige Ausstülpung (*linkes Herzohr*) legt sich von links um den Truncus pulmonalis. Der linke Vorhof verbindet sich mit dem linken Ventrikel über das *Ostium atrioventriculare sinistrum* (linke Vorhof-Kammer-Öffnung). Die beiden Herzräume werden während der Kontraktion des linken Ventrikels durch die *Valva bicuspidalis* (Zweisegelklappe) getrennt. Da diese Klappe in ihrer Form einer Mitra[1] ähnelt, heißt sie auch Mitralisklappe (kurz: Mitralis). Sie besteht aus einem vorderen und hinteren Segel. Wie bei der Valva tricuspidalis sind die Segel mit ihrer Basis an einem zum Herzskelett gehörenden Faserring befestigt und über feine Sehnenfäden mit dem vorderen und hinteren Papillarmuskel verbunden. Auch hier ziehen Chordae tendineae eines Papillarmuskels immer zu beiden Segeln, damit bei der Kontraktion der Verschluß ermöglicht wird. Die Klappe öffnet sich während der Diastole des linken Ventrikels durch die Kontraktion des linken Vorhofs, wodurch das Blut ungehindert in den linken Ventrikel fließen kann. Während der Kontraktion des linken Ventrikels verhindert sie den Rückfluß in den linken Vorhof.

Der *linke Ventrikel* stellt sowohl in bezug auf die Stärke der Wandung wie auf das Ausmaß des Inhaltes den größten Abschnitt des Herzens dar. Er besitzt Kegelform. Die Spitze ist nach links unten gerichtet und bildet die Herzspitze. Rechter und linker Ventrikel sind durch das *Septum interventriculare* (Kammerseptum) getrennt. Es besteht aus einem wesentlich größeren muskulösen Teil, der sich von kaudal nach kranial erstreckt, und dem etwa nur kleinfingernagelgroßen membranösen Abschnitt, der den muskulösen Teil fortsetzt und sich von unten her an das Herzskelett (s. unten) anlagert. Man unterscheidet im linken Ventrikel einen *Ein-* und *Ausströmungsteil*. Dem Ausströmungsteil folgt die große Körperschlagader (Aorta). An der Grenze zwischen linkem Ventrikel und Aorta liegt die *Valva aortae* (Aortenklappe). Es handelt sich wie im Truncus pulmonalis um eine Taschenklappe mit drei kleinen Taschen. Sie öffnet sich in Richtung des Blutstromes und verhindert den Rückfluß des Blutes während der Erschlaffung des linken Ventrikels.

Das Herz gliedert sich in folgende Schichten: *Endokard* (Herzinnenhaut), *Myokard* (Herzmuskulatur) und *Epikard* (viszerales Blatt des Herzbeutels).

Endothel und gefäßführendes lockeres Bindegewebe bauen das *Endokard* auf, das die Herzhöhlen auskleidet. Dabei überzieht es auch beide Seiten aller Klappen, deren Grundlage kollagene Faserbündel und zarte elastische Fasernetze bilden.

Das *Myokard* besteht aus Herzmuskelzellen, lockerem gefäßführenden Bindegewebe und einem ausgeprägten Kapillarnetz. Der mikroskopische Querschnitt zeigt, daß eine Herzmuskelzelle von etwa 4 Kapillaren umgeben ist, wobei jede Kapillare meist zwei Herzmuskelzellen anliegt. Der intensive Stoffwechsel findet damit seinen morphologischen Ausdruck. Das Myokard besitzt eine sehr sinnfällige funktionelle Struktur (Abb. 121). Im Bereich der Ventrikel können drei Schichten isoliert werden, die jedoch alle unmittelbar miteinander verbunden sind. Es sind Muskelzüge, die, vom Herzskelett ausgehend, außen spiralig nach links zu Herzspitze ziehen, hier umkehren und innen spiralig wieder nach rechts und aufwärts zum Herzskelett gelangen. Aus diesen beiden spiraligen Muskelschichten zweigen Herzmuskelzellbündel ab, die ringförmig die Ventrikel umgeben und somit die mittlere der drei Schichten formieren. Im Bereich der muskulösen Herzscheidewand durchflicht sich die Muskulatur beider Ventrikel. Durch die geschilderte Anordnung wird es möglich, daß sich beide Ventrikel gleichzeitig kontrahieren und dabei die Kammerhöhlen in allen drei Dimensionen verkleinern.

---

[1] Mitra = Kopfbedeckung eines Bischofs

Abb. 121 Schematische Darstellung der Struktur des Myokards im Bereich des linken Ventrikels (nach BENNINGHOFF, verändert)

Im Bereich der Vorhöfe besteht das Myokard aus zwei Schichten. Eine äußere transversale Schicht gehört beiden Vorhöfen an, während die Innenschicht in Schleifen verläuft und die Einmündungen der Gefäße ringförmig umgreift. Solche ringartigen Bildungen liegen im linken Vorhof an den Mündungsstellen der Lungenvenen. Sie verhindern den Rückstrom des Blutes während der Vorhofsystole. Im rechten Vorhof greift die Herzmuskulatur auf die herznahen Abschnitte beider Hohlvenen über und formt an der Mündung des Sinus coronarius einen Ring. Das *Epikard* (s. S. 205) liegt dem Myokard außen auf. Es besteht aus lockerem, gefäßführendem Bindegewebe und einschichtigem Plattenepithel.

Die Stärke des *Myokards* hängt von der Leistung der einzelnen Herzabschnitte ab. Da die Vorhöfe das Blut nur bis zu den Ventrikeln weitertransportieren müssen, ist es hier schwach ausgebildet. Der rechte Ventrikel dagegen pumpt das Blut bis in die Lungen. Die Stärke der Wandung beträgt 5–7 mm. Die größte Arbeit leistet der linke Ventrikel, da durch seine Kontraktionskraft das Blut bis in die Körperperipherie gelangen muß. Die Dicke der Wandung mißt 10–14 mm. Die Herzperipherie ist in der Lage, sich besonderen Erfordernissen des Körpers anzupassen. Bei dauernder Mehrbelastung erfährt das Myokard eine Verdickung (Hypertrophie), die man makroskopisch messen kann. Mikroskopisch kommt es dabei zur Verdickung und Verlängerung der einzelnen Herzmuskelzelle. Erst bei einem Herzgewicht von über 500 g, dem *kritischen Herzgewicht*, treten Teilungsvorgänge der Herzmuskelzellen auf. Chronische Stauungszustände führen in den Hohlräumen des Herzens dagegen zur Rückbildung der Muskulatur (Hypotrophie).

Die Muskulatur der Vorhöfe und der Ventrikel ist vollkommen getrennt, indem zwischen Vorhöfen und Kammern bindegewebige Ringe eingeschaltet sind. Zwei weitere Bindegewebsringe befinden sich am Truncus pulmonalis und an der Aorta. Man bezeichnet die Gesamtheit dieser bindegewebigen Strukturen als *Herzskelett*. Es dient der Vorhofs- wie der Kammermuskulatur als Ursprung. Außerdem befestigen sich innen die verschiedenen Herzklappen.

Bestimmte Bezirke der Herzmuskulatur sind in erster Linie befähigt, Erregungen weiterzuleiten. Sie taugen wenig zur Kontraktion. Man faßt sie unter dem Begriff *Erregungsleitungssystem* zusammen (Abb. 122). Dieses beginnt mit dem sog. *Sinusknoten* (auch Keith-Flack-Knoten[1] genannt), der zwischen der Mündung der V. cava superior und dem rechten Herzohr liegt. Von hier aus

---

[1] KEITH, Arthur (1866–1955), Anatom in London; FLACK, Martin (1882–1931), Physiologe in London

laufen mehrere kleine Bahnen zum linken Vorhof. Der größere Anteil des Erregungsleitungssystems gelangt über den rechten Vorhof zum *Aschoff-Tawara-Knoten*[1], der sich an der Grenze von rechtem Vorhof und rechtem Ventrikel befindet und deshalb auch als atrioventrikulärer Knoten bezeichnet wird. Danach beginnt das *His*[2]-*Bündel*. Es durchzieht das Herzskelett und den membranösen Teil des Septum interventriculare. An der oberen Kante des muskulösen Abschnittes des Kammerseptums teilt es sich in einen rechten und linken Schenkel. Die Schenkel ziehen zu beiden Seiten des Septums nach abwärts und gliedern sich danach in zahlreiche feine Fasern (sog. *Purkinje*[3]-*Fasern*) auf, die an den einzelnen Herzmuskelzellen enden. Das Erregungsleitungssystem steuert die Herzaktionen. Es bewirkt, daß sich die Vorhöfe bzw. die Ventrikel gleichzeitig zusammenziehen, während die Kontraktion der Vorhöfe einerseits mit der der Kammern andererseits wechselt.

Betrachtet man das *Herz* als *Ganzes*, so kann man die Gestalt eines Kegels feststellen, an dem *Basis* und *Spitze* zu unterscheiden sind. Die Basis des Herzens liegt dorsal und wird von den Vorhöfen gebildet. Die Spitze zeigt nach links unten. Die kürzeste Verbindung zwischen Basis und Spitze nennt man *Herzachse*. Sie verläuft von rechts, oben und hinten nach links, unten und vorn. Die Größe des Herzens entspricht etwa der Faust des betreffenden Menschen oder in Zahlen ausgedrückt: Herzachse 13 cm, Entfernung von rechts unten nach links oben 9 cm, Entfernung von vorn nach hinten 7 cm. Die Größe hängt von Alter, Konstitution und Beanspruchung ab. Das Gewicht beträgt im Mittel 300 g.

Die Grenzen zwischen den Herzhöhlen zeichnen sich an der Oberfläche des Herzens als Furchen ab. Rechter und linker Ventrikel werden durch den *Sulcus interventricularis* (Zwischenkammerfurche) an der Vorder- und Hinterseite getrennt, während die Grenze zwischen Vorhöfen und Herzkammern durch den *Sulcus coronarius* (Herzkranzfurche) gebildet wird. Außerdem unterscheidet man am Herzen einen scharfen rechten und einen stumpfen linken Rand.

Das Herz steht im Thorax nicht aufwärts wie etwa ein Pfefferkuchenherz, sondern die Herzachse bildet mit der Horizontalebene einen Winkel von 40°. Das bedeutet, daß das Herz im Thorax liegt. Der Sulcus interventricularis verläuft deshalb nicht senkrecht, sondern von rechts oben nach links unten, und der Sulcus coronarius steht nicht waagerecht, sondern ist von rechts unten nach links oben gerichtet. Den Angrenzungen entsprechend, unterscheidet man folgende Flächen: Die vorn liegende *Facies sternocostalis* (Brustbeinrippenfläche), gebildet von rechtem Vorhof, rechter Kammer, linkem Herzohr, linker Kammer; die nach hinten zeigende *Facies pulmonalis* (Lungenfläche oder Herzbasis), gebildet von linkem Vorhof, rechtem Vorhof, linker Kammer; die nach unten gerichtete *Facies diaphragmatica* (Zerchfellfläche), gebildet von linker Kammer, rechter Kammer, rechtem Vorhof.

Gefäße des Herzens

Das Herz verfügt über eigene Gefäße. Eine rechte und linke Herzkranzarterie verlassen unmittelbar oberhalb der Aortenklappe die Aorta.

Die *rechte Herzkranzarterie* zieht im Sulcus coronarius nach rechts und endet im hinteren Sulcus interventricularis. Sie versorgt somit vorwiegend die rechten und hinteren Abschnitte des Herzens. Die *linke Herzkranzarterie* besitzt einen nur etwa 1 cm langen Stamm, der sich in einen vorderen Ramus interventricularis und einen hinteren Ramus circumflexus[4] teilt. Der Ramus interventricularis verläuft im vorderen Sulcus interventricularis, während der Ramus circumflexus nach links und hinten gelangt. Die linke Herzkranzarterie

---

[1] Aschoff, Ludwig (1866–1942), pathologischer Anatom in Freiburg i. Br.; Tawara, Suana (1873–1952), pathologischer Anatom in Fukuoka (Japan)
[2] His, Wilhelm der jüngere (1863–1934), Internist in Basel, Göttingen und Berlin. Sohn des berühmten Anatomen
[3] Purkinje, Johannes Evangelista (1787–1869), Physiologe und Pathologe in Breslau und Prag
[4] circumflexus = umgebogen

ernährt somit vorwiegend die vorderen und linken Abschnitte des Herzens. Die *Venen* des Herzens sammeln sich im *Sinus coronarius* (Herzkranzsinus), der sich in dem hinteren Teil des Sulcus coronarius befindet und in den rechten Vorhof mündet.

Die größeren Arterien und Venen liegen in den Furchen des Herzens. Sie werden von wenig Fettgewebe umgeben, das die Furchen ausgleicht und somit eine glatte Oberfläche des Herzens schafft. Man bezeichnet dieses Fettgewebe wegen seiner Lage als subepikardiales (unter dem Epikard gelegenes) Fettgewebe. Überschreitet es die Furchen, liegt eine krankhafte Vermehrung vor.

Herzbeutel

Wie die Lunge in die Pleura, so ist auch das Herz in einen serösen Beutel, den Herzbeutel eingestülpt. Dadurch lagert sich ein Teil des Beutels unmittelbar dem Herzen als *viszerales Blatt* auf, während der äußere Teil das *parietale Blatt* bildet.

Das viszerale Blatt heißt auch *Epikard*, das parietale Blatt *Perikard*. Beide gehen an den großen Gefäßen in der Nähe ihrer Mündung in die Herzräume und an den dorsalen Wänden der Vorhöfe ineinander über. Zwischen Peri- und Epikard befindet sich das *Cavum pericardii* (Herzbeutelhöhle), das einen kapillaren Spalt darstellt und etwa 10 cm^3 einer klaren, eiweißhaltigen Flüssigkeit enthält. Dadurch wird erreicht, daß bei den Herzaktionen Epi- und Perikard möglichst reibungsarm aufeinander gleiten.

Abb. 122 Erregungsleitungssystem

Gefäße des Lungenkreislaufs

Der *Truncus pulmonalis* (gemeinsamer Stamm der Lungenarterien) entspringt aus dem rechten Ventrikel und teilt sich unterhalb des Aortenbogens in die *A[1]. pulmonalis dextra* (rechte Lungenarterie) und die *A. pulmonalis sinistra* (linke Lungenarterie). Die rechte Lungenarterie verläuft hinter der Aorta nach rechts zum rechten Lungenhilus. Die linke Lungenarterie kreuzt von vorn den linken Stammbronchus und gelangt danach zum linken Hilus. Im Inneren der Lungen gliedern sich beide Lungenarterien vielfältig auf bis zu den Kapillaren, welche die Lungenalveolen umgeben.

An jedem Hilus verlassen jederseits zwei Lungenvenen die Lunge. Sie sind durch den Zusammenfluß der kleineren Venen innerhalb der Lungen entstanden. Sie münden in die vier Ecken des linken Vorhofes.

Gefäße des Körperkreislaufes

Arterien (Abb. 123)

Die größte Arterie des menschlichen Organismus ist die *Aorta*. Sie entspringt aus dem linken Ventrikel und ist hakenförmig gekrümmt. Dadurch unterscheidet man folgende Teile: *Aorta ascendens* (aufsteigende Aorta), *Arcus aortae* (Aortenbogen) und *Aorta descendens* (absteigende Aorta). Die *Aorta ascendens* liegt völlig innerhalb des Herzbeutels. Aus ihr gehen die beiden Herzkranzarterien hervor. Der *Aortenbogen*, der am Austritt aus dem Herzbeutel beginnt, überlagert in etwa 1½ cm Abstand den linken Bronchus. Er zeigt nicht nur eine Krümmung von kaudal nach kranial und wieder nach kaudal, sondern auch von ventral nach dorsal, so daß er sich dem linken Umfang der Brustwirbelsäule nähert. Auf das Skelettsystem bezogen, liegt er in Höhe des 1. und 2. Sternokostalgelenkes. Vom Aortenbogen nehmen die großen Arterien für Hals, Kopf und obere Extremitäten ihren Ausgang. Die *Aorta descendens* beginnt an der linken Seite des 4. Brustwirbels. Kurz vor dem Zwerchfelldurchtritt wendet sie sich dem vorderen Wirbelsäulenumfang zu und gelangt in dieser Weise in den Bauchraum. Sie verläuft danach eine kurze Strecke vor der Lendenwirbelsäule, erreicht dann die linke Seite der Lendenwirbelsäule und teilt sich am unteren Rand des 4. Lendenwirbels in die A. iliaca communis dextra und sinistra (rechte und linke gemeinsame Beckenschlagader).

Äste des Aortenbogens

Aus dem Aortenbogen entspringen der *Truncus brachiocephalicus* (gemeinsamer Stamm der rechten Arm- und Kopfarterien), die *A. carotis communis sinistra* (gemeinsame linke Halsschlagader) und die *A. subclavia sinistra* (linke Schlüsselbeinarterie). Der Truncus brachiocephalicus verläuft nach rechts aufwärts und teilt sich in die A. carotis communis dextra (rechte gemeinsame Halsschlagader) und die A. subclavia dextra (rechte Schlüsselbeinarterie). Die weiteren Aufspaltungen der Arterien sind auf der rechten und linken Seite gleich.

A. carotis communis

Die A. carotis communis zieht im Halsgebiet nach kranial und gabelt sich etwa in Höhe des oberen Schildknorpelrandes in die *A. carotis externa* (äußere Halsschlagader) und die *A. carotis in-*

---

[1] A. = Abkürzung von Arteria (Arterie)

terna (innere Halsschlagader). Die *A. carotis externa* versorgt über zahlreiche Äste die Schilddrüse, den Kehlkopf, die Zunge (A. lingualis), den weichen Gaumen, das Gesicht (A. facialis), die Schläfengegend (A. temporalis superficialis), den mittleren Abschnitt der harten Hirnhaut (A. meningea media), Unter- und Oberkiefer, die Kaumuskeln und die hinteren Abschnitte der Nasenhöhle. Die *A. carotis interna* entsendet zum Halsgebiet keine Äste. Sie gelangt durch den Canalis caroticus in das Schädelinnere. Hier entspringt die A. ophthalmica (Augenarterie), welche sich wieder vielfältig aufgliedert. Die weiteren Zweige der A. carotis interna ziehen zu den mittleren und vorderen Abschnitten des Gehirns (A. cerebri media, A. cerebri anterior).

Abb. 123 Die Arterien des Rumpfes (Übersicht)

A. subclavia

Wie bereits angeführt, kommt die linke A. subclavia aus dem Aortenbogen und die rechte aus dem Truncus brachiocephalicus. Beide gelangen durch die obere Thoraxapertur, biegen nach lateral um und treten zwischen Clavicula und 1. Rippe in die Achselhöhle ein.
Aus der konvexen Seite geht die *A. vertebralis* (Wirbelsäulenarterie) hervor. Diese zieht in den Löchern der Querfortsätze der Halswirbel nach aufwärts, durch das Foramen magnum in den Schädel und vereint sich mit der Arterie der Gegenseite zur A. basilaris. Diese wiederum entsendet jederseits eine A. cerebri posterior (hintere Hirnarterie). Indem sich vordere, mittlere und hintere Hirnarterie miteinander verbinden, entsteht an der Hirnbasis ein Arterienring (*Circulus arteriosus cerebri*).
Gegenüber der A. vertebralis entspringt die *A. thoracica interna* (innere Brusthöhlenarterie). Sie verläuft etwa 1½ cm lateral vom Brustbein nach abwärts. Der *Truncus thyreocervicalis* (gemeinsamer Stamm für Schilddrüse und Hals) geht aus der Konvexität der A. subclavia lateral der A. vertebralis hervor. Mit zahlreichen Ästen versorgt er die Schilddrüse und das Halsgebiet.

A. axillaris

Die A. axillaris stellt die direkte Fortsetzung der A. subclavia dar. Man zieht die Grenze am Durchtritt zwischen 1. Rippe und Clavicula, d.h., hier endet die A. subclavia, und es beginnt die A. axillaris. Diese durchmißt die Achselhöhle und wendet sich dann zur Beugeseite des Oberarmes. Sie geht am lateralen Rand der Endsehne des M. latissimus dorsi ohne direkte Grenze in die A. brachialis (Armarterie) über. Die Äste der A. axillaris versorgen die laterale Brustwand, die Achselhöhle und, indem bestimmte Arterien durch die mediale und laterale Achsellücke ziehen, das Gebiet der Schulter und des Schulterblattes. Über das Schulterblatt besteht ein wichtiger Umgehungskreislauf, der eine Anastomose zwischen A. subclavia und A. axillaris schafft, so daß die A. axillaris in der Achselhöhle unterbunden werden kann.

A. brachialis (Abb. 124)

Die A. brachialis verläuft entlang der medialen Seite des M. biceps brachii und teilt sich in der Ellenbeuge in die *A. radialis* (Speichenarterie) und *A. ulnaris* (Ellenarterie). Etwa in der Mitte des Oberarmes geht aus der A. brachialis die *A. profunda brachii* (tiefe Armarterie) hervor, die im Sulcus n. radialis zur Hinterseite des Oberarmes gelangt und sich mit dem Gefäßgeflecht des Ellenbogengebietes verbindet. Da dieses Geflecht weiterhin mit der A. radialis und ulnaris im Zusammenhang steht, kann die A. brachialis nach dem Abgang der A. profunda brachii unterbunden werden. Der Kollateralkreislauf ist gewährleistet.

A. radialis

Die A. radialis zieht an der radialen Seite des Unterarmes nach distal, wendet sich unmittelbar oberhalb des Handgelenkes zur Handrückenseite, liegt am Boden der sog. Tabatière (Spalt zwischen den Sehnen des M. abductor pollicis longus und M. extensor pollicis brevis einerseits und der Sehne des M. extensor pollicis longus andererseits) und tritt dann zwischen dem 1. und 2. Mittelhandknochen zur Hohlhand. Sie bildet mit einem Ast aus der A. ulnaris den *tiefen Hohlhandbogen*, der den Daumen und die radiale Seite des Zeigefingers sowie die Mittelhand ernährt.

A. axillaris
A. brachialis
A. profunda brachii
A. interossea communis
A. radialis
A. ulnaris
A. interossea anterior
A. interossea posterior
oberflächlicher Hohlhandbogen
tiefer Hohlhandbogen

Abb. 124
Die Arterien der oberen Extremität

A. ulnaris

Die A. ulnaris gelangt an der Innenseite des M. flexor carpi ulnaris zur Hohlhand. Sie verbindet sich mit einem kleinen Ast der A. radialis zum *oberflächlichen Hohlhandbogen*. Dieser versorgt die ulnare Seite des Zeigefingers sowie 3., 4. und 5. Finger.

Die arterielle Versorgung der Hand zusammenfassend, kann man sagen, daß $1\frac{1}{2}$ radiale Finger vom tiefen Hohlhandbogen und $3\frac{1}{2}$ ulnare Finger vom oberflächlichen Hohlhandbogen ernährt werden, wobei die A. radialis in erster Linie den tiefen Hohlhandbogen und die A. ulnaris den oberflächlichen Hohlhandbogen speisen.

Aus der A. ulnaris zweigt unmittelbar distal des Ellenbogengelenks die kurze *A. interossea communis* (gemeinsame Zwischenknochenarterie) ab, die sich wiederum in die A. interossea anterior (vordere Zwischenknochenarterie) und die A. interossea posterior (hintere Zwischenknochenarterie) aufgliedert. Die *A. interossea anterior* zieht auf der Vorderfläche der Membrana interossea; die *A. interossea posterior* zwischen oberflächlichen und tiefen Extensoren bis in das Gebiet der Handwurzelknochen. Der Unterarm besitzt somit 4 Längsarterien.

Aorta descendens (Abb. 123)

An ihr unterscheidet man zwei Abschnitte: *Aorta thoracica* (Brustaorta) – oberhalb des Zwerchfells – und *Aorta abdominalis* (Bauchaorta) – unterhalb des Zwerchfells. Die *Aorta thoracica* entsendet zahlreiche Äste zum Brustkorb (Aa. intercostales), zum Zwerchfell (Aa. phrenicae superiores), zu den Bronchien (Aa. bronchiales) und zur Speiseröhre (Aa. oesophageae).

Aus der *Aorta abdominalis* entspringen paarige und unpaarige Äste. Zu den paarigen Ästen zählen:

A. suprarenalis (Nebennierenarterie), *A. renalis* (Nierenarterie), *A. testicularis* (Hodenarterie) bzw. *A. ovarica* (Eierstockarterie), ferner paarige Äste zum Zwerchfell (Aa. phrenicae inferiores) und zur hinteren Bauchwand (Aa. lumbales).

Die unpaarigen Äste sind: Truncus coeliacus, A. mesenterica superior und A. mesenterica inferior.

Der *Truncus coeliacus*[1] (Abb. 125) entspringt unmittelbar unterhalb des Zwerchfells. Er stellt einen kurzen Arterienstamm dar, der sich in die A. lienalis (Milzarterie), A. gastrica sinistra (linke Magenarterie) und A. hepatica communis (gemeinsame Leberarterie) teilt. Aus der A. lienalis gehen nicht nur Äste hervor, die zum Hilus der Milz ziehen, sondern auch zahlreiche kleine Arterien zum Pankreas, zum Magenfundus (Aa[2]. gastricae breves – kurze Magenarterien) und die A. gastroepiploica sinistra (linke Magen-Netz-Arterie), welche von links her die große Kurvatur des Magens versorgt. Die *A. gastrica sinistra* erreicht den Magen im Bereich der Cardia und verläuft von hier aus an der kleinen Kurvatur nach rechts. Sie verbindet sich mit der A. gastrica dextra (rechte Magenarterie), einer Abzweigung aus der A. hepatica communis oder A. hepatica propria.

Die *A. hepatica communis* selbst gliedert sich in die A. gastroduodenalis (Magen-Zwölffingerdarm-Arterie) und die A. hepatica propria (spezielle Leberarterie). Die A. gastroduodenalis zieht hinter dem Pylorus nach abwärts und gabelt sich danach in die A. gastroepiploica dextra und die A. pancreaticoduodenalis superior (obere Bauchspeicheldrüsen-Zwölffingerdarm-Arterie). Die A. gastroepiploica dextra wiederum gelangt zur großen Kurvatur des Magens und versorgt diese von rechts. Sie geht kontinuierlich in die A. gastroepiploica sinistra über. Beide Arterien liegen der Magenwand nicht unmittelbar an, sondern halten einen Abstand von etwa $1\frac{1}{2}$ cm. Die Arterien der kleinen Kurvatur (A. gastrica dextra und sinistra) berühren den Magen dagegen unmittelbar. Die A. pancreaticoduodenalis superior verläuft in einer Rinne zwischen Duodenum und Pancreas, deren obere Abschnitte sie versorgt. Die A. hepatica propria gelangt zur Leberpforte und teilt sich hier in einen rechten und linken Ast, der in den jeweiligen Leberlappen eintritt.

[1] coeliacus = zur Bauchhöhle gehörend
[2] Aa. = Abkürzung von Arteriae (Arterien)

Abb. 125 Die Arterien des Magens (nach ALVERDES)

Die *A. mesenterica superior* (obere Gekrösearterie entspringt dicht unterhalb des Truncus coeliacus aus der Aorta. Aus ihr gehen zahlreiche Arterien hervor, die den unteren Teil des Duodenums (A. pancreaticoduodenalis inferior), das Jejunum (Aa. jejunales), das Ileum (Aa. ilei), das Caecum (A. ileocolica), das Colon ascendens (A. colica dextra) und das Colon transversum (A. colica media) erreichen.

Die *A. mesenterica inferior* (untere Gekrösearterie), ebenfalls ein direkter Zweig der Aorta, gibt Arterien ab, welche zum Colon descendens (A. colica sinistra), Colon sigmoideum (Aa. sigmoideae) und oberen Rectum (A. rectalis superior) ziehen.

In Höhe des 4. Lendenwirbels teilt sich die Aorta in die *A. iliaca communis dextra* und *sinistra* (rechte und linke gemeinsame Darmbeinarterie). Diese beiden Arterien gabeln sich wiederum in Höhe der Kreuzbein-Darmbeingelenke in eine *A. iliaca interna* (innere Beckenarterie) und eine *A. iliaca externa* (äußere Beckenarterie) auf.

Die *A. iliaca interna* zieht über die Linea terminalis ins kleine Becken und gliedert sich hier in zahlreiche Äste, welche die Beckenwand, die Gesäßgegend und die Eingeweide des kleinen Beckens, insbesondere die inneren Geschlechtsorgane, versorgen. Als wichtige Arterie gelangt bei der Frau die A. uterina (Gebärmutterarterie) zum Seitenrand des Uterus.

Die *A. iliaca externa* tritt durch die Lacuna vasorum zur Vorderfläche des Oberschenkels. Nach Verlassen der Lacuna vasorum wird sie *A. femoralis* (Schenkelarterie) genannt.

A. femoralis

Die *A. femoralis* (Abb. 126) verläuft am Oberschenkel in einer Linie, welche die Mitte des Leistenbandes mit dem Epicondylus medialis femoris verbindet. Dabei durchsetzt die Arterie den Adduktorenkanal und erreicht auf diese Weise die Kniekehle. Sie liegt nunmehr an der Hinter-

Körperkreislauf 215

- A. iliaca communis
- A. iliaca externa
- A. iliaca interna
- A. femoralis
- laterale Verbindung zur A. iliaca interna
- mediale Verbindung zur A. iliaca interna
- A. profunda femoris
- Aa. perforantes
- A. poplitea
- A. tibialis anterior
- A. tibialis posterior
- A. peronaea
- A. plantaris medialis
- A. plantaris lateralis
- Arcus plantaris
- A. dorsalis pedis
- A. arcuata

Abb. 126 Die Arterien der unteren Extremität

seite der unteren Extremität. Der wichtigste Ast der A. femoralis ist die A. profunda femoris (tiefe Schenkelarterie). Aus ihr gehen drei Arterien hervor, die als Arteriae perforantes (hindurchtretende Arterien) zur Hinterseite des Oberschenkels, die über keine eigene Arterie verfügt, ziehen. Weitere, nach medial und lateral gerichtete Äste verbinden sich mit Ästen der A. iliaca interna. Dadurch entsteht ein ausreichender Kollateralkreislauf zwischen A. profunda femoris und A. iliaca interna, weshalb die A. femoralis proximal des Abganges der A. profunda femoris ohne Gefahr unterbunden werden kann. Zu den Arterien des Kniegelenkes besitzt die A. profunda femoris keine ausreichende Kollateralverbindung.

Von der Kniekehle ab wird die Schenkelarterie als *A. poplitea* (Kniekehlenarterie) bezeichnet. Aus ihr zweigen mehrere kleine Äste geringer Bedeutung ab. Sie durchmißt die Kniekehle und teilt sich im Gebiet zwischen den beiden Köpfen des M. gastrocnemius in die *A. tibialis anterior* (vordere Schienbeinarterie) und *A. tibialis posterior* (hintere Schienbeinarterie).

A. tibialis anterior

Die *A. tibialis anterior* durchbricht den proximalen Teil der Membrana interossea und verläuft zwischen den Streckern des Unterschenkels nach distal. Sie erreicht den Fußrücken und heißt von hier ab A. dorsalis pedis (Fußrückenarterie). Diese bildet am Fußrücken entweder ein arterielles Geflecht oder im Bereich der Basen der Mittelfußknochen eine bogenförmige Arterie (A. arcuata). Sie verbindet sich rückläufig mit der lateralen Fußwurzelarterie und mit den Arterien der Fußsohle.

A. tibialis posterior

Die *A. tibialis posterior* liegt zwischen den oberflächlichen und tiefen Beugern. Hinter dem inneren Knöchel teilt sie sich in die *A. plantaris medialis* und *lateralis* (mediale und laterale Fußsohlenarterie). Die *A. plantaris medialis* bleibt während ihres Verlaufs nach distal im Bereich des medialen Fußrandes. Die stärkere *A. plantaris lateralis* wendet sich dagegen zunächst zum äußeren Fußrand und danach in einem nach distal konvexen Bogen zum medialen Fußrand, wo sie sich mit der A. plantaris medialis verbindet. Die bogenförmige Anastomose zwischen A. plantaris medialis und lateralis heißt *Arcus plantaris* (Fußsohlenbogen). Aus ihm entspringen 4 Mittelfußarterien. Sie sind jeweils in zwei Zehenarterien aufgespalten. Dicht unterhalb des Kniegelenkes entspringt aus der A. tibialis posterior die *A. peronaea* (Wadenbeinarterie). Diese endet am äußeren Knöchel.

Venen (Abb. 127)

Die Venen der oberen Körperhälfte führen ihr Blut der *V*[1]. *cava superior* (obere Hohlvene) zu, welche in den rechten Vorhof mündet. Die V. cava superior entsteht durch Zusammenfluß der *V. brachiocephalica dextra* und *sinistra* (rechte und linke Arm-Kopf-Vene). Diese wiederum bilden sich aus der Vereinigung der *V. subclavia* (Schlüsselbeinvene) mit der *V. jugularis interna* (innere Drosselvene).

Die V. jugularis interna sammelt das venöse Blut des Halses und des Kopfes, die V. subclavia das der oberen Extremitäten und des Brust-Achselhöhlen-Gebietes.

Neben der Brustwirbelsäule verlaufen zwei selbständige Venen (V. azygos[2] und hemiazygos[3]).

[1] V. = Abkürzung von Vena (Vene)
[2] azygos = unmittelbar
[3] hemi = halb

Körperkreislauf

Abb. 127 Die Venen des Rumpfes (Übersicht)

Sie gehen aus Längsanastomosen der dünnen Lendenvenen hervor (Abb. 127). In Höhe des 6. Brustwirbels mündet die links liegende *V. hemiazygos* in die *V. azygos*, die sich wiederum mit der V. cava superior vor deren Einmündung in den rechten Vorhof verbindet. V. azygos und hemiazygos nehmen Venen der Brustwand, des Oesophagus und der Bronchien auf.

Die *V. iliaca communis dextra* und *sinistra* (rechte und linke gemeinsame Beckenvene) vereinen sich in Höhe des 4. Lendenwirbels zur *V. cava inferior*, welche von kaudal in den rechten Vorhof eintritt. Die wichtigsten *Zuflüsse* sind: zwei oder drei Vv.[1] hepaticae (Lebervenen), V. renalis dextra und sinistra (rechte und linke Nierenvene), V. suprarenalis dextra (rechte Nebennierenvene),

---
[1] Vv. = Abkürzung von Venae (Venen)

V. testicularis dextra (rechte Hodenvene) bzw. V. ovarica dextra (rechte Eierstockvene). Die linke V. suprarenalis und die linke V. testicularis bzw. die linke V. ovarica münden in die linke V. renalis.

V. iliaca communis dextra und sinistra gehen aus der Vereinigung der V. iliaca externa und interna hervor. Die *V. iliaca interna* (innere Beckenvene) nimmt das venöse Blut der Beckeneingeweide auf, während die *V. iliaca externa* die Fortsetzung der *V. femoralis* (Schenkelvene) darstellt und somit das Blut der unteren Extremitäten führt.

Die meisten kleinen Venen stellen sog. Begleitvenen dar. Sie folgen – meist doppelt – den Arterien und besitzen die gleiche Bezeichnung.

Selbständige Venen sind die *Hautvenen*. Aus dem venösen Geflecht des Handrückens gehen die V. cephalica und die V. basilica hervor. Die *V. cephalica* verläuft an der radialen Seite des Unter- und Oberarmes und mündet dicht unterhalb der Clavicula in die V. axillaris. Die ulnar liegende *V. basilica* gelangt bereits in der Mitte des Oberarmes in die Tiefe zur V. brachialis. In der Ellenbeuge verbinden sich beide Hautvenen vielfältig. Diese Anastomosen werden meist zur intravenösen Injektion benutzt. Das venöse Geflecht des Fußrückens fließt über die V. saphena[1] magna und die V. saphena parva ab. Die *V. saphena magna* liegt zunächst vor dem inneren Knöchel, danach an der Innenseite des Unterschenkels, dann hinter dem Epicondylus medialis femoris und weiter an der Innenseite des Oberschenkels. Sie mündet über den Hiatus saphenus (s. S. 128) dicht unterhalb des Leistenbandes in die V. femoralis. Die *V. saphena parva* zieht hinter dem äußeren Knöchel über die Wade zur Kniekehle und führt hier das Blut der V. poplitea zu. Beide Hautvenen der unteren Extremitäten können sich infolge Wandschwäche oder chronischer Stauung knotenförmig erweitern und sog. Varizen bilden.

Die Hautvenen des Rumpfes bilden im Bereich des Nabels ein Geflecht. Von ihm führt die *V. thoracoepigastrica*[2] nach kranial zur V. axillaris und die *V. epigastrica superficialis* nach kaudal zur V. femoralis. Außerdem kann das Blut aus dem Nabelgebiet über tiefe Venen abfließen, und zwar nach kranial über die *V. epigastrica superior* ⟶ V. thoracica interna zur V. brachiocephalica oder nach kaudal über die *V. epigstrica inferior* zur V. iliaca externa.

Pfortader, V. portae

Das venöse Blut der Bauchorgane gelangt nicht unmittelbar in die untere Hohlvene, sondern wird zunächst der Leber zugeleitet. Im Bereich der Leberpforte besteht ein gemeinsamer Venenstamm von etwa 6 cm Länge, die *V. portae*. Die Wurzeln der Pfortader sind die *V. lienalis* (Milzvene) und die *V. mesenterica superior* (obere Gekrösevene). Ihr Zusammenfluß liegt hinter dem Kopf des Pankreas. Alle weiteren Venen des Bauchraumes münden in die beiden genannten Venen bzw. direkt in die V. portae. Die Pfortader teilt sich an der Leberpforte in einen rechten und linken Ast, der in den jeweiligen Leberlappen eintritt. In den Leberläppchen mischt sich das Blut der Pfortader mit dem der Leberarterie. Der Abfluß erfolgt gemeinsam über die Lebervenen.

Venöse Umgehungskreisläufe

Durch Leberschrumpfung kann die V. cava inferior kurz vor ihrer Mündung in den rechten Vorhof beträchtlich eingeengt werden. Die Folge ist eine Stauung des Blutes. Um den Kreislauf aufrechtzuerhalten, sucht sich das Blut Wege, die zur oberen Hohlvene und damit doch noch zum rechten Vorhof führen. Man bezeichnet sie als *Umgehungskreisläufe* oder Kollateralkreisläufe. Die wichtigsten sind:

[1] saphenus = verborgen
[2] epigastricus = sich auf dem Bauch befindend

Körperkreislauf

1) V. cava inferior ⇢ Vv. lumbales ⇢ Längsanastomosen der Vv. lumbales ⇢ V. azygos bzw. V. hemiazygos ⇢ über die V. azygos in die V. cava superior.
2) V. cava inferior ⇢ Vv. iliacae communes ⇢ Vv. iliacae externae ⇢ dann tief weiter über Vv. epigastricae inferiores ⇢ Vv. epigastricae superiores ⇢ Vv. thoracicae internae ⇢ Vv. brachiocephalicae ⇢ V. cava superior oder von den Vv. epigastricae inferiores und superiores segmental über Vv. intercostales zu V. azygos oder hemiazygos ⇢ V. cava superior oder von den Vv. iliacae externae zu den Vv. femorales ⇢ dann oberflächlich weiter über Vv. epigastricae superficiales ⇢ Vv. thoracoepigastricae ⇢ Vv. axillares ⇢ Vv. subclaviae ⇢ Vv. brachiocephalicae ⇢ V. cava superior.

Die Leberschrumpfung führt gleichzeitig zu Stauungen im Bereich der Pfortader. Auch hier sucht das Blut Wege zur Umgehung der Leber. Es sind vor allem zwei:
1) V. portae ⇢ Magenvenen ⇢ Venengeflecht des Oesophagus ⇢ V. azygos und V. hemiazygos ⇢ V. cava superior.
2) V. portae ⇢ V. lienalis ⇢ V. mesenterica inferior ⇢ Venengeflecht des Rektums ⇢ Vv. iliacae internae ⇢ Vv. iliacae externae ⇢ über die oberflächlichen und tiefen Venen der vorderen Bauchwand zu den Vv. brachiocephalicae ⇢ V. cava superior.
Die aufgeführten, durch Stauung bedingten Umgehungskreisläufe führen bevorzugt zu folgenden venösen Erweiterungen: Oesophagusvarizen, Haemorrhoiden (Erweiterungen der geflechtartigen Venen des Rektums) und Erweiterungen und Schlängelungen der oberflächlichen Rumpfvenen, genannt Caput medusae.

Mikroskopischer Aufbau von Arterien, Venen (Abb. 128), Kapillaren und arteriovenösen Anastomosen

Arterien sind nicht nur dickwandiger als Venen, sondern besitzen auch einen anderen Feinbau. Man unterscheidet zwei Arten des Arterienaufbaus: Arterien vom *elastischen Typ* und Arterien vom *muskulösen Typ*. Bei Arterien elastischen Typs handelt es sich um die großen herznahen Arterien. Je weiter sich die Arterien vom Herzen entfernen, um so mehr wandelt sich ihr Aufbau in denjenigen des muskulösen Typs um. Beide Arterienformen lassen eine Dreiteilung erkennen:
Intima (Innenhaut), *Media* (mittlere Schicht) und *Adventitia*[1] (äußere Schicht). Die *Intima* besteht aus Endothel, Basalmembran, wenigem kollagenem Bindegewebe und einer elastischen Membran, der *Elastica interna*, welche die Grenze zur Media bildet. Die *Media* enthält bei Arterien elastischen Typs vorwiegend elastische, sich lamellenförmig aneinander fügende Fasern und nur wenige glatte Muskelzellen. Bei Arterien muskulösen Typs kehren sich die Verhältnisse um. Hier dominieren die glatten Muskelzellen über die elastischen Bauelemente. Die äußerste Schicht, die *Adventitia*, beginnt vielfach mit der *Elastica externa*, einer ebenfalls elastischen Membran. Sie stellt die Grenze zwischen Media und Adventitia dar. Die übrigen Anteile der Adventitia bauen sich aus reichlich elastischen und kollagenen Fasern sowie kleinen Gefäßen auf. Es ist diejenige Schicht, welche das Gefäß mit der Umgebung verbindet. Die Elastica externa kann fehlen.
Im Prinzip besitzen auch die *Venen* die beschriebene Dreiteilung. Jedoch gehen die drei Schichten kontinuierlich ineinander über, so daß eine scharfe Trennung unmöglich ist. Außerdem sind die Venenwände wesentlich dünner, wodurch das Lumen in histologischen Präparaten nicht voll entfaltet, sondern oval, nicht selten gewellt erscheint.
Unterhalb der Einmündung kleinerer Venen besitzen die größeren Venen *Klappen*, welche den Rückfluß des Blutes verhindern. In Form und Aufbau ähneln sie den Taschenklappen des Herzens. Sie stellen Intimafalten mit einem Gerüst von kollagenen Fasern dar. Während der Durch-

---
[1] adventitius = dazukommend

strömung legen sie sich der Venenwand so eng an, daß sie bei Lebendbeobachtungen häufig nicht zu sehen sind. Venenklappen kommen vor allem in den Venen der Extremitäten vor; in den Venen der Körperhöhle fehlen sie meist.

Die *Kapillaren* stellen die dünnwandigsten Blutgefäße des Organismus dar. Sie sind zwischen den arteriellen und venösen Teil des Blutgefäßsystems eingeschaltet. Sie verbinden sich in kurzen Abständen und formen auf diese Weise ausgedehnte Netze, die der Oberfläche der Organabschnitte, die sie versorgen, aufgelagert sind. Durch die Wand der Kapillaren gelangen die ernährenden Stoffe an das Organ, und es werden in umgekehrter Richtung die Schlackenstoffe vom Organ an das Gefäßsystem abgegeben. Die Kapillarwand besteht im Inneren aus Endothelzellen, sehr flachen epithelartigen Zellen, welche eng aneinandergrenzen und die Kapillare innen auskleiden. An bestimmten Stellen ist das Zytoplasma der Endothelzellen bis auf das Plasmalemm mit einer Stärke von nur 7,5 nm (75 Å) verdünnt. Durch derartige „Poren" soll der Stofftransport besonders begünstigt werden. Außerdem gibt es Kapillaren, die echte Lücken zwischen den Endothelzellen aufweisen. Den Endothelzellen liegt außen eine zarte Basalmembran an, welche aus einem Eiweißlipidsystem aufgebaut ist und im Elektronenmikroskop geschichtet erscheint. Die Basalmembran kann ebenfalls lückenhaft sein oder gar völlig fehlen (z.B. in der Leber). Nicht selten (z.B. im Gehirn) lagern sich der Basalmembran Bindegewebszellen in Form von Perizyten an. Die Durchlässigkeit der Kapillaren ist somit in den einzelnen Organen verschieden. Sie gewinnt damit Einfluß auf die Intensität des Stoffaustausches zwischen Blutgefäßsystem und Organen. Der Durchmesser der Kapillare ist ebenfalls verschieden groß, er beträgt im Mittel 10 µm. Er hängt vor allen Dingen vom Quellungszustand des Zytoplasmas der Endothelzellen ab.

Das Blut der Arterien ergießt sich nicht in jedem Fall in das Kapillarnetz, es kann auch unter Umgehung des Kapillarnetzes über eine Kurzverbindung unmittelbar in die zugehörige Vene abfließen. Man nennt diese Kurzverbindung *arteriovenöse Anastomose*. Sie besitzt als besonders auffälliges Bauelement unter dem Endothel liegende, etwas blasig erscheinende und häufig vielfach übereinander geschichtete epitheloide[1] Zellen. Die arteriovenösen Anastomosen können

Abb. 128 Mikroskopischer Aufbau einer Arterie vom muskulösen Typ (rechts) und einer Vene (links)

[1] epitheloid = epithelähnlich

Körperkreislauf

Abb. 129a Hirnblutleiter, Ansicht von links

Abb. 129b Hirnblutleiter, Ansicht von oben

durch Quellung und Entquellung der epitheloiden Zellen geschlossen und geöffnet werden. Das bedeutet, daß das Blut einmal über das Kapillarnetz geleitet wird oder zum anderen unmittelbar in die Vene fließen kann. Durch diese funktionellen Möglichkeiten wird der Blutstrom im Kapillarnetz geregelt und werden indirekt Stoffwechsel und Temperatur des Kapillargebietes sowie der venöse Blutdruck beeinflußt. Weiterhin können Stauungen vermieden werden. Arteriovenöse Anastomosen kommen an den Spitzen der Extremitäten, in den Darmzotten, in Speicheldrüsen, Zunge, Ovar und Penis vor.

Hirnblutleiter, Sinus durae matris (Abb. 129)

Die Hirnblutleiter stellen besondere Bildungen des venösen Systems dar. Sie liegen innerhalb des Schädels zwischen dem äußeren und inneren Blatt der harten Hirnhaut (Dura mater, s. S. 275), die vornehmlich aus Bindegewebe besteht. Sie besitzen keine eigene Wandung und können somit nicht kollabieren. In sie münden die Venen der Augenhöhle und des Gehirns. Sie leiten das venöse Blut der V. jugularis interna zu. Über kurze, kleine Venen stehen sie mit den Venen der Kopfhaut in Verbindung.

Die wichtigsten Hirnblutleiter sind:
1. *Sinus cavernosus*[1]. Er liegt zu beiden Seiten der Sella turcica. Er nimmt vor allem die Augenhöhlenvenen und die mittlere Hirnvene auf. Die A. carotis interna zieht s-förmig durch ihn.
2. *Sinus sagittalis superior*. Er verläuft auf der Innenseite der Pfeilnaht von vorn nach hinten.
3. *Sinus sagittalis inferior*. Er befindet sich unterhalb des Sinus sagittalis superior im freien Rand der Falx cerebri, Hirnsichel, einer medianen Scheidewand der harten Hirnhaut.
4. *Sinus rectus*[2]. In ihn mündet die große Hirnvene (V. cerebri magna). Er verbindet den Sinus sagittalis inferior mit dem Sinus sagittalis superior.
5. *Sinus transversus*. Er zieht von der Verbindungsstelle des Sinus rectus mit dem Sinus sagittalis superior etwa horizontal nach lateral.
6. *Sinus sigmoideus*[3]. Er bildet die Fortsetzung des Sinus transversus. In s-förmigem Verlauf erreicht er das Foramen jugulare an der Schädelbasis und geht hier in die V. jugularis interna über. Über ihn erfolgt der Abfluß der Hirnblutleiter.

Lymphsystem

Zum Lymphsystem gehören die Lymphknoten und die Lymphgefäße. Wie das Blutgefäßsystem ist das Lymphsystem geschlossen. Es beginnt mit dünnwandigen fingerförmigen Ausläufern, den Lymphkapillaren, welche Flüssigkeit aus dem Zwischengewebe, Interstitium, aufnehmen. Die Lymphkapillaren bestehen aus einer geschlossenen Schicht von flachen Endothelzellen, denen keine Basalmembran anliegt. Vielmehr verbinden feine Filamente die Endothelzellen mit den kollagenen Fasern der Umgebung. Dadurch werden die Lymphkapillaren offen gehalten und kollabieren nicht beim interstitiellen Ödem. Andererseits sind sie dehnbar und damit erweiterbar. Die nachfolgenden Venen sind ähnlich wie kleine Venen aufgebaut. Sie enthalten Klappen, die den Rückfluß verhindern. Die Menge der glatten Muskelzellen wechselt in den peripheren Lymphgefäßen, weshalb sie oft perlschnurartig aussehen. Den Lymphfluß bewirken: Kontraktion der Skelettmuskulatur die selbst frei von Lymphkapillaren ist. Kontraktion der

---
[1] cavernosus = höhlenreich
[2] rectus = gerade
[3] sigmoideus = s-förmig

Lymphsystem

glatten Muskulatur der Eingeweide, der durch die Atmung entstehende Sog und eine Art peristaltische Bewegung der glatten Muskulatur der Lymphgefäße; sie verläuft von Klappe zu Klappe in segmentartigen Schüben. In die Lymphbahnen sind, nach Regionen gegliedert, Lymphknoten eingeschaltet, die der Filtration und der Entgiftung dienen. Lymphknoten, zu denen ein bestimmtes Einflußgebiet gehört, nennt man regionäre Lymphknoten. Sie schwellen bei Entzündungen des entsprechenden Gebietes an und bilden damit einen wertvollen diagnostischen Hinweis. Die Lymphe passiert häufig nicht nur eine Lymphknotenstation sondern mehrere.

Das größte Lymphgefäß stellt der *Ductus thoracicus* (Lymphbrustgang) dar. Er beginnt in Höhe des 1. Lendenwirbels durch Vereinigung der beiden *Trunci lumbales* (Lendenlymphstränge) und des *Truncus intestinalis* (Darmlymphstrang). Er zieht zusammen mit der Aorta durchs Zwerchfell, verläuft an der Brustwirbelsäule nach kranial, schließt sich oberhalb des Aortenbogens dem Oesophagus an und mündet in den Angulus venosus sinister (linker Venenwinkel), der durch Vereinigung der V. jugularis interna sinistra mit der V. subclavia sinistra entsteht. Der Ductus thoracicus nimmt die Lymphgefäße der unteren Extremitäten, des Bauchraums, der linken Thoraxhälfte, der linken Seite von Kopf und Hals und der linken oberen Extremität auf. Die Lymphgefäße der rechten Kopf- und Halsseite, der rechten oberen Extremität und der rechten Thoraxhälfte vereinen sich zu einem etwa 1 cm langen Lymphstamm, dem *Ductus lymphaticus dexter*, der in den Angulus venosus dexter (rechter Venenwinkel), entstanden durch Vereinigung der V. jugularis interna dextra und V. subclavia dextra, mündet.

Die Lymphflüssigkeit, kurz die *Lymphe*, ist in der Zusammensetzung dem Blutplasma (s. S. 229) bis auf den viel geringeren Gehalt an Eiweißkörpern sehr ähnlich, wobei jedoch zu berücksichtigen ist, daß die Menge der Bestandteile generell vom zugehörigen Organ abhängt (z. B. hoher Fettgehalt der Darmlymphe). Da die Lymphe außer den Blutplättchen auch alle Stoffe, die zur Gerinnung nötig sind, enthält, kann sie, wenn auch langsamer, gerinnen.

Regionäre Lymphknoten (Abb. 130)

Nodi lymphatici occipitales (Hinterhauptslymphknoten). Sie liegen im Bereich des Nackens.
Region: Kopfhaut

Nll[1]. *submandibulares* (Unterkieferlymphknoten). Sie bilden eine wichtige Gruppe unmittelbar unterhalb des Unterkiefers.
Region: Haut der Nase, der Lippen, der Wangen, die 1. Station für alle Zähne des Ober- und Unterkiefers.

Nll. cervicales profundi (tiefe Halslymphknoten). Sie verbinden sich kettenförmig entlang der V. jugularis interna.
Region: Lippen, Zunge, Gaumen, Gaumenmandel, Rachen, Kehlkopf, Schilddrüse, 2. Station für alle Zähne.

Nll. axillares (Achsellymphknoten). Sie liegen in der Achselhöhle.
Region: Arm, seitliche Brustwand, Brustdrüse, Schultergegend, Bauchwand oberhalb des Nabels

Nll. inguinales (Leistenlymphknoten). Sie befinden sich in der Leistengegend.
Region: Bein, äußere Genitalien, Bauchwand unterhalb des Nabels, bei der Frau äußeres Drittel der Vagina.

---

[1] Nll. = Abkürzung von Nodi lymphatici (Lymphknoten)

Abb. 130
Oberflächliche
Lymphbahnen und
Lymphknoten

Nll. iliaci (Beckenlymphknoten). Sie liegen an der Seitenwand des kleinen Beckens.
Region: Innere Genitalien von Mann und Frau.

Nll. mesenterici (Gekröselymphknoten). 100–200 Lymphknoten, die im Mesenterium hintereinander geschaltete Ketten bilden.
Region: Dünndarm.

Nll. lumbales (Lendenlymphknoten). Liegen beiderseits der Bauchaorta.
Region: Dickdarm, Niere, Nebenniere, Hoden, Nebenhoden, Ovar, Tube, Corpus uteri.

Nll. coeliaci (Bauchhöhlenlymphknoten). Am Abgang des Truncus coeliacus.
Region: Magen-Darm-Kanal.

Mikroskopischer Aufbau eines Lymphknotens (Abb. 131)

Die Lymphknoten stellen bohnenförmige Gebilde dar. Sie werden außen von einer aus kollagenem Bindegewebe bestehenden Kapsel umgeben. Von dieser gehen dünne Trennwände ins Innere ab. Zwischen Kapsel

Tafel IX

Erythrozyten, Geldrollenbildung, Stechapfelform

Neutrophile Granulozyten. Oben segmentkerniger, Mitte stabförmiger, unten jugendlicher neutrophiler Granulozyt

Eosinophiler Granulozyt, Thrombozyten

Basophiler Granulozyt, Thrombozyten

Monozyt, Thrombozyten

Oben kleiner Lymphozyt, unten großer Lymphozyt; Thrombozyten

Blutausstriche, Färbung nach PAPPENHEIM

Lymphsystem 225

Abb. 131 Mikroskopischer Aufbau eines Lymphknotens
links schematisch, rechts histologisches Schnittbild

und Trennwand spannt sich retikuläres Bindegewebe als Grundgewebe aus. Aus ihm entstehen in erster Linie Lymphozyten. Die Lymphozyten sind peripher sehr dicht gelagert, im Zentrum dagegen locker. Dadurch kann man Rinde und Mark des Lymphknotens unterscheiden. Im Bereich der Rinde enthält das retikuläre Bindegewebe dendritische Retikulumzellen, welche B-Lymphozyten bilden. Sie lagern sich zu 0,2 × 1 mm großen Knötchen zusammen und umschließen Lymphoblasten (Lymphozytenbildungszellen) und Plasmazellen. Dadurch formieren sich die Reaktionszentren oder Primärfollikel. Aus den Retikulumzellen des Markes (interdigitierende Retikulumzellen) entstehen die locker und gleichmäßig angeordneten T-Lymphozyten.

Die Lymphknoten werden von Lymphe durchströmt. Die heranführenden Lymphgefäße heißen Vasa afferentia. Sie durchbrechen die bindegewebige Kapsel und ergießen sich in den sog. Randsinus, der einen mit Lymphe gefüllten Raum zwischen bindegewebiger Kapsel und Lymphgewebe darstellt. Er wird von zahlreichen Retikulumzellen reusenartig unterbrochen. Danach fließt die Lymphe in schmalen Intermediärsinus durch die Rindensubstanz und in Marksinus durch das Lymphknotenmark. Alle Marksinus vereinigen sich und verlassen als Vas efferens (herausführendes Gefäß) im Hilus den Lymphknoten. An dieser Stelle tritt die ernährende Arterie in den Lymphknoten ein. Sie teilt sich in zahlreiche Äste auf, aus denen ein enges Kapillarnetz hervorgeht. Von ihm gelangen zahlreiche kleine Venen zum Hilus, wo sie sich zu einer Vene vereinen und den Lymphknoten verlassen.

Thymus

Der Thymus besteht aus einem rechten und linken Lappen und befindet sich hinter den oberen Abschnitten des Brustbeins. Während der Pubertät bildet sich der Thymus weitgehend zurück, so daß beim Erwachsenen nur noch ein Thymusfettkörper vorkommt. Mikroskopisch enthält der Thymus ein netzartiges Grundgewebe, das sich aus Epithelzellen gebildet hat. Es ist mit Lymphozyten besetzt, die peripher dichter aneinanderliegen als zentral, wodurch Rinde und Mark unterschieden werden können. Im Mark erkennt man als Charakteristikum die Hassall[1]-Körperchen. Es handelt sich um zwiebelschalenartig umeinandergeschichtete epithelähnliche Zellen. Die Rückbildung des Thymus während der Pubertät erfolgt von der Rinde aus.

Die Lymphozyten des Thymus sind kleine Lymphozyten, T-Lymphozyten (s. S. 26). Sie stammen aus dem Knochenmark, vermehren sich in der Rinde des Thymus, werden hier zu T-Lymphozyten geprägt und in das Blut ausgeschwemmt. Ein kleiner Teil gelangt in das Thymusmark.

Der Thymus ist ein übergeordnetes lymphatisches Organ, das kurz vor und nach der Geburt entscheidenden Einfluß auf die Ausbildung der anderen lymphatischen Organe hat. Eine Funktionsminderung führt zur Senkung der Abwehrkraft. Im Zuge der Rückbildung des Thymus wird diese Steuerfunktion offenbar anderen lymphatischen Organen übertragen. Das seit vielen Jahren vermutete Thymushormon konnte bis heute nicht isoliert werden, weshalb der Thymus den lymphatischen Organen zuzuordnen ist. Es bestehen lediglich Verbindungen zu den Geschlechtshormonen und zu den Hormonen der Nebennierenrinde insofern, als Zufuhr dieser Hormone bei beiden Geschlechtern zur Rückbildung führt. In gleichem Sinne ist die Rückbildung während der Pubertät zu erklären.

Blut (Tafel IX)

Das in den Herzhöhlen und den Blutgefäßen strömende Blut verbindet die Organe des Menschen funktionell in mehrfacher Hinsicht. Es versorgt sie mit Sauerstoff und Nährstoffen, nimmt von ihnen Schlackenstoffe des Kohlenhydrat-, Fett- und Eiweißstoffwechsels auf, die in der Lunge bzw. der Niere ausgeschieden werden, und es schaltet sich in den Regelkreis endokrine Drüse – Erfolgsorgan – endokrine Drüse als Träger der regulatorisch wirksamen Substanzen (Hormone und die Hormonproduktion hemmenden Stoffe) ein. Es spielt weiterhin eine bedeutende Rolle im komplexen Geschehen der Abwehr von körperschädigenden Stoffen (Bakterien, Toxine) und bei der Wärmeregulation.

Das Blut besteht aus *Zellen, flüssigem Plasma* und *nichtzelligen geformten Elementen*. Es reagiert schwach alkalisch bei einem pH-Wert von 7,36.

Die Gesamtheit der Blutzellen macht 44 Vol.-% aus. Man unterscheidet *Erythrozyten* (rote Blutzellen) und *Leukozyten* (weiße Blutzellen). Die differenzierte Darstellung von Erythrozyten und Leukozyten erfolgt im gefärbten Blutausstrich. Die klassische Färbemethode ist die nach Pappenheim[2]. Man benutzt dabei zwei Farblösungsgemische, das nach Giemsa[3] und das nach May-Grünwald[4]. Die Giemsa-Lösung besteht aus Methylenblau, Methylenazur und Eosin, die May-

---

[1] Hassall, Arthur (1817–1894), Arzt in London
[2] Pappenheim, Arthur (1870–1916), Hämatologe in Berlin
[3] Giemsa, Gustav (1867–1948), Chemiker in Hamburg
[4] May, Richard (1863–1937), Kliniker in München
  Grünwald, L., 1902 Assistent bei Prof. Dr. May in München

Grünwald-Lösung aus eosinsaurem Methylenblau. Bei der folgenden Beschreibung der einzelnen Blutzellen soll die Pappenheim-Färbung als Grundlage dienen.

Die *Erythrozyten* sind kernlose, bikonkave Scheiben. Zu den Zellen werden sie deshalb gerechnet, weil sie ursprünglich kernhaltig sind und erst während der Reifung im roten Knochenmark den Kern verlieren. Ungefärbt erscheint der einzelne Erythrozyt gelbgrün; durch Überlagerung vieler Erythrozyten entsteht ein roter Farbton. Im Blutausstrich färben sich die Erythrozyten rot an. Die meisten Erythrozyten (*Normozyten*) besitzen einen queren Durchmesser von 7,5 µm und eine Dicke von 1,8–2,4 µm. Daneben enthält das Blut kleine rote Blutzellen (*Mikrozyten*; 2,2–6 µm im Querschnitt) und sehr große rote Blutzellen (*Makrozyten*; 10 bis 15 µm im Querschnitt). Unter *Megalozyten* versteht man besonders große, oval geformte Erythrozyten, die sich wegen des erhöhten Hämoglobingehaltes (s. unten) stärker anfärben, eine Erscheinung, die als Hyperchromasie bezeichnet wird. Kommen im Ausstrich unterschiedlich große Erythrozyten vor, so spricht man von *Anisozytose*. Diese ist beim Neugeborenen normal. Später tritt sie nur bei krankhaften Veränderungen (z. B. bei perniziöser Anämie) auf. Enthält das Blut Erythrozyten nicht nur von verschiedener Größe, sondern auch von verschiedener Gestalt (rechteckige, keulen- und birnenförmige Erythrozyten), liegt eine *Poikilozytose*[1] vor.

Das *Zytoplasma* der Erythrozyten verdichtet sich peripher zu einer Zellmembran, die im Elektronenmikroskop drei Schichten erkennen läßt. Äußere und innere Schicht bestehen aus Eiweißkörpern, die mittlere enthält vorwiegend Lipide. Im Inneren der Erythrozyten ist das Zytoplasma licht- wie elektronenoptisch ohne besondere Struktur. Es fehlen als Einlagerungen Mitochondrien und Golgiapparat. Die Erythrozyten sind kernlos. Aus diesem Grunde haben sie ihre Teilungsfähigkeit verloren und gehen nach 100–120 Tagen zugrunde. Der Abbau erfolgt in Milz und Leber. Das Zytoplasma der Erythrozyten setzt sich vorwiegend aus Eiweißkörpern zusammen, zu denen auch das 34% des Zellvolumens ausmachende *Hämoglobin* gehört. Da die rote Farbe des strömenden Blutes auf das Hämoglobin zurückzuführen ist, wird dieser Eiweißkörper auch Blutfarbstoff genannt. Das Hämoglobin enthält Eisen und reagiert schwach alkalisch, ist also azidophil. Das in das Hämoglobinmolekül eingebaute Eisen vermag Sauerstoff zu binden und abzugeben und dient somit dem Sauerstofftransport. Die Azidophilie bedingt, daß sich Erythrozyten mit Eosin im Blutausstrich rot anfärben. Stärkere oder schwächere Färbung bezeichnet man als *Hyper-*[2] oder *Hypochromasie*[3]. *Polychromasie*[4] liegt dann vor, wenn unausgereifte Erythrozyten neben dem sauren Eosin auch das basische Methylenblau aufnehmen und deshalb blaustichig erscheinen. Mit basischen Farbstoffen, z. B. Brillantkresylblau, gelingt weiterhin in 3–20% der Erythrozyten die Darstellung fädiger, häufig netzig verbundener, teils auch körniger Einschlüsse. Man nennt solche Zellen *Retikulozyten*. Sie sind wie die polychromatischen Erythrozyten noch nicht voll ausgereift. Zeichen der Unreife treten besonders nach Blutverlusten auf, wenn die Regeneration etwas überstürzt erfolgt.

Zu den bemerkenswerten Eigenschaften der Erythrozyten gehören ihre Verformbarkeit und Elastizität. In engen Kapillaren nehmen sie ovale Gestalt an, die sie sofort wieder aufgeben, wenn die räumlichen Verhältnisse es gestatten.

Sehr empfindlich reagieren die Erythrozyten auf Veränderungen des physiko-chemischen Zustandes des Blutplasmas. Hypertonisches Plasma bringt sie durch Wasserabgabe zum Schrumpfen (Stechapfelform), hypotonisches Plasma läßt sie durch Wasseraufnahme größer werden, bis sie schließlich platzen und der Blutfarbstoff in das Blutplasma übertritt, ein Vorgang, den man als *Hämolyse* bezeichnet. Zur Hämolyse kommt es auch, wenn man blutgruppenungleiches Blut zuführt.

Die Anzahl der Erythrozyten beträgt beim Mann etwa $5 \cdot 10^{12}$ pro Liter (5 Mill. pro mm^3), bei der Frau etwa $4,5 \cdot 10^{12}$ pro Liter (4,5 Mill. pro mm^3). Für die Gesamtmenge des Blutes von 5 Litern

---

[1] poikilos = bunt, mannigfaltig   [2] hyper = über   [3] hypo = unter   [4] polýs = viel

ergeben sich somit 25 bzw. 22,5 Billionen Erythrozyten. Da ein Erythrozyt eine Oberfläche von 160 µm² besitzt, errechnet man für das gesamte Blut eine aktive Oberfläche von 4000 m².

Für die Vermehrung der Erythrozytenzahl gebraucht man den Begriff Polyglobulie. Sie tritt vor allem bei verringertem Sauerstoffgehalt der Luft auf (z.B. im Hochgebirge), um den Sauerstoffbedarf des Organismus zu decken.

Lebenduntersuchungen des strömenden Blutes haben ergeben, daß die Erythrozyten im Zentrum der Gefäße fließen, während sich die Leukozyten im Wandstrom fortbewegen. Zwischen Erythrozyten und Leukozyten befindet sich ein zellfreier Plasmastreifen.

100 cm³ Normalblut enthalten 16 g Hämoglobin (Hb), das entspricht 9,9 mmol/l.

Über die Beziehung von Volumen der Erythrozyten zum Volumen des Vollblutes gibt der *Hämatokritwert* Auskunft. Die Bestimmung erfolgt durch Zentrifugieren, wobei die Erythrozyten sedimentieren. An speziellen Glaskapillaren wird das Volumen der Erythrozyten als Bruchteil des Vollblutvolumens abgelesen. Der Normwert liegt bei Männern etwas höher als bei Frauen, im Mittel beträgt er 0,40 (40%). Die *Leukozyten* sind vielgestaltig. Man trennt *Granulozyten, Monozyten* und *Lymphozyten* voneinander ab. Im Gegensatz zu den Erythrozyten besitzen die weißen Blutzellen einen Kern. Ihre Gesamtzahl beträgt 5–8·10⁹ pro Liter (5000–8000 pro mm³).

Granulozyten nennt man solche Leukozyten, die in ihrem Zytoplasma Körnchen (Granula) enthalten. Da diese Körnchen sich im nach PAPPENHEIM gefärbten Blutausstrich teils mit dem sauren Eosin, teils mit dem basischen Methylblau und teilweise mit beiden Farbstoffen – allerdings schwach – darstellen, unterscheidet man azidophile (oder eosinophile), basophile und neutrophile[1] Granulozyten. Alle Granulozyten vermögen sich amöboid zu bewegen und zu phagozytieren. Ihr Kern ist unregelmäßig geformt. Meist gliedert er sich in mehrere Segmente auf, die durch schmale Brücken von Kernmaterial verbunden sind. Man spricht von segmentkernigen Granulozyten. Diese Segmentierung bildet sich während der Blutreifung aus. Die Vorläufer der Granulozyten besitzen zunächst einen großen runden Kern, der sich später streckt, etwas einbuchtet, dann wurstförmig und stabförmig wird und sich schließlich segmentiert. Granulozyten mit wurst- und stabförmigem, zum Teil nach Art eines S gewundenem Kern stellen somit Jugendformen dar, die noch nicht den vollen Reifegrad erreicht haben.

Im strömenden Blut zeigen die Granulozyten Kugelform und einen Durchmesser von 8,5 µm. Im Blutausstrich werden sie platt gedrückt und erlangen dadurch Scheibenform mit dem wesentlich größeren Durchmesser von 11–14 µm.

Die *neutrophilen Granulozyten* stellen unter den Granulozyten den Hauptanteil. Sie machen beim Erwachsenen 65–75%, beim Kleinkind 40–50% der Leukozyten aus. Ihre sehr feinen Granula färben sich mit sauren und mit basischen Farbstoffen nur schwach an. Im elektronenmikroskopischen Bild ist erkennbar, daß sich die Körnchen aus einer strukturlosen Masse, umgeben von einer dünnen Membran, aufbauen. Bei Frauen besitzen die segmentierten Kerne der neutrophilen Granulozyten teilweise trommelschlegelartige Fortsätze, sog. drum-sticks, die Ausdruck von zwei X-Chromosomen sind. Das Häufigkeitsverhältnis beträgt im Mittel 1:36 (1 drum-stick auf 36 segmentierte Kerne von neutrophilen Granulozyten). Man nutzt diese Besonderheit im Rahmen der Geschlechtsdiagnostik.

Nicht alle Kerne der neutrophilen Granulozyten sind segmentiert. Man findet auch beim Erwachsenen 3–5% wurstförmige und stabförmige Kerne. Wie bereits erwähnt, stellen sie unreife Entwicklungsstufen dar. Man bezeichnet die Zellen mit wurstförmigem Kern auch als „Jugendliche" und die mit stabförmigem Kern als „Stabkernige".

Die neutrophilen Granulozyten sind besonders zur amöboiden Beweglichkeit und Phagozytose fähig. Sie vermögen bei Entzündungen die Kapillarwand zu durchwandern und im Gewebe schädigende Stoffe aufzunehmen (*Blutmikrophagen*). Durch ihre Anreicherung entsteht Eiter, weshalb man sie auch Eiterkörperchen nennt. Diese verfetten und gehen zugrunde.

---

[1] neuter = keiner von beiden

Die Granula der *eosinophilen Granulozyten* sind stark lichtbrechend und wesentlich gröber. Sie bestehen aus Eiweißkörpern und Lipiden. Im elektronenmikroskopischen Bild lassen sie eine lamelläre Innenstruktur erkennen. Sie enthalten hydrolytische Enzyme, die im Rahmen des Abbaus von phagozytierten Stoffen eine Rolle spielen. Die eosinophilen Granulozyten kommen zu 2–4% im strömenden Blut vor. Bei Typhus abdominalis, allergischen und parasitären Erkrankungen sind sie vermehrt. Da sie die Kapillarwand zu durchwandern vermögen, trifft man sie auch im Bindegewebe an.

Die *basophilen Granulozyten* sind im strömenden Blut selten. Sie machen nur 0,5 bis 1% der Leukozyten aus. Diese etwas kleineren Zellen (8–11 µm im Durchmesser) besitzen grobe Granula, die wie die der eosinophilen Granulozyten submikroskopisch lamellär strukturiert sind. Sie sollen Heparin enthalten. Bei chronischen Eiterungen vermehren sich die basophilen Granulozyten. Ihre funktionelle Bedeutung ist wenig bekannt.

Die *Monozyten* sind im allgemeinen größer als die Granulozyten. Sie messen 12 bis 20 µm. Der Kern ist meist eingebuchtet und sieht somit nieren- oder bohnenförmig aus. Das Plasma reagiert basophil. Es enthält oft Vakuolen und feine, mit sauren Farbstoffen darstellbare Azurkörnchen. Sie vermögen wie die neutrophilen Granulozyten, Fremdkörper aufzunehmen und werden deshalb auch als *Blutmakrophagen* bezeichnet. Experimentelle Untersuchungen haben ergeben, daß sie sich im lockeren Bindegewebe in Histiozyten umwandeln können. Sie machen 6–8% der Leukozyten aus. Ihre Vermehrung kann Ausdruck einer Abwehrreaktion des retikuloendothelialen Systems sein.

Zwei verschiedene Formen der *Lymphozyten* kommen im Blut vor, die kleinen und großen Lymphozyten, wobei die kleinen bei weitem überwiegen. Der Anteil beider an der Gesamtzahl der Leukozyten beträgt bei Erwachsenen 20–30%, bei Kleinkindern 40–50%. Der Kern ist chromatinreich, groß, rund und füllt fast die gesamte Zelle aus. Das geringe Zytoplasma enthält wenige Azurgranula. Die großen Lymphozyten messen 10–15 µm, die kleinen 7,5 µm im Querschnitt. Beide sind gering amöboid beweglich, sie können jedoch nicht phagozytieren und enthalten kaum Lysosomen. Hinter ihrer morphologischen Gleichförmigkeit verbirgt sich eine Vielfalt von Aufgaben im Rahmen der immunologischen Abwehr. Sie sind die immunkompetenten Zellen in Blut- und Bindegewebe (s. S. 26).

Das flüssige *Plasma* des strömenden Blutes besteht zu 90% aus Wasser. Es stellt eine Lösung von Eiweißkörpern, Salzen und Kohlenhydraten dar, die Fette und Lipide in feinster Verteilung enthält. Der Gesamteiweißgehalt beträgt etwa 7–8%, wobei im Mittel 4,4% auf die *Albumine*, 2,2% auf die *Globuline* und 0,3% auf das *Fibrinogen* entfallen. Aus dem *Fibrinogen* entsteht während der Gerinnung des Blutes *Fibrin*. Fibrin ist ein Faserkörper. Er baut sich aus einem Filz von Fibrinfäden auf, in dessen Maschen die Blutkörperchen liegen. Fibrinfäden und Blutkörperchen bezeichnet man als Blutkuchen, den verbleibenden Rest von Flüssigkeit, der vom Blutkuchen abgepreßt wird, als *Serum*. Anders ausgedrückt: Das Blutplasma nennt man nach Ausfällung des Fibrins Blutserum. Es ist eine klare gelbe Flüssigkeit, die nur wenige Zellen enthält.

Fibrinfäden stellen Kristallnadeln dar, die im elektronenmikroskopischen Bild in regelmäßigen Abständen von 18–20 µm (180–200 Å) quergestreift erscheinen. An frisch entnommenem Blut kann man im Mikroskop verfolgen, wie die „Fibrinkristalle" aussprossen.

Zu den geformten, nichtzelligen Bestandteilen des Blutes gehören die *Blutplättchen* und die *Blutstäubchen*. Die *Blutplättchen* (Thrombozyten) sind im Durchmesser etwa 1–4 µm große, unregelmäßig begrenzte Gebilde. Sie bestehen aus einem zytoplasmatischen Anteil, dem Hyalomer, und einem gekörnten, zentral liegenden Anteil, dem Granulomer. Die Thrombozyten enthalten das Enzym, welches die Blutgerinnung in Gang bringt, die Thrombokinase, auch Thromboplastin genannt. Durch Zerfall der Thrombozyten wird das Enzym frei. Die quantitative Erfassung der Blutblättchen ist schwierig. Mit der von FONIO angegebenen Zählmethode ermittelt man normalerweise $200–300 \cdot 10^9$ pro Liter ($200\,000–300\,000/mm^3$). Die *Blutstäubchen* (Hämatokonien) stellen im Blutplasma fein suspendierte lichtbrechende Granula dar, die ihrer Natur nach zu den Eiweißkörpern gehören. Die Funktion ist unbekannt.

Um die einzelnen Bestandteile des Blutes übersichtlich darzustellen, bedient sich der Kliniker des sog. *Blutbildes* oder Blutstatus. Für den Erwachsenen gelten folgende Normalwerte:

Erythrozyten: $4,5-5 \cdot 10^{12}/l$ ($4,5-5$ Mill./mm^3)
Hämoglobin: 9,9 mmol/l (16 g/100 cm^3 = 100 %)
Hämatokritwert: 0,40 (40 %)
Thrombozyten: $200-300 \cdot 10^9/l$ (200 000–300 000/mm^3)
Neutrophile Granulozyten: 50–70 %; davon 3–5 % Jugendliche und Stabkernige.
Eosinophile Granulozyten: 2–4 %
Basophile Granulozyten: 0,5–1 %
Lymphozyten: 20–35 %
Monozyten: 6–8 %

Urogenitalsystem

Wegen der engen anatomischen und entwicklungsgeschichtlichen Beziehung faßt man im allgemeinen das Harn- und Geschlechtssystem unter dem Begriff Urogenitalsystem zusammen. Es gliedert sich demnach in das System der Harnorgane und der männlichen und weiblichen Geschlechtsorgane.

Harnorgane (Tafel VIII)

Zu den Harnorganen gehören: Niere, Nierenbecken, Ureter, Harnblase und Harnröhre.

Niere (Abb. 132)

Die Niere besitzt eine so charakteristische Form, daß man sie zum Vergleich mit anderen morphologischen Gegebenheiten benutzt. Sie ist 12 cm lang, 6 cm breit und 3 cm dick. Ihr Gewicht beträgt 200 g. Die Konsistenz ist derb, ihre Farbe rotbraun und die Oberfläche beim Erwachsenen glatt. Man unterscheidet eine *Vorder-* und *Hinterfläche*, einen *oberen* und *unteren Nierenpol* und den *Nierenhilus*. Sie liegt *retroperitonaeal*. Mit der hinteren Fläche grenzt die Niere an die hintere Bauchwand (M. quadratus lumborum, M. psoas major, Pars lumbalis des Zwerchfells), während die vordere Fläche zum Teil von Peritonaeum überzogen wird. Am Nierenhilus verläßt am weitesten ventral die *Nierenvene* das Organ. Dahinter befindet sich zunächst die *Nierenarterie* und am weitesten dorsal das *Nierenbecken*, aus welchem der *Ureter* (Harnleiter) hervorgeht. Rechte und linke Niere unterscheiden sich nach Größe und Lage. Die rechte Niere ist etwas kleiner und liegt tiefer (zwischen dem 12. Brustwirbel und 2.–3. Lendenwirbel). Die größere linke Niere befindet sich weiter kranial (zwischen 11. Brustwirbel und 2. Lendenwirbel). Die oberen Nierenpole sind etwa 7 cm, die unteren 11 cm voneinander entfernt, so daß die Längsachsen nach kranial konvergieren. Da die lateralen Ränder beider Nieren etwas nach dorsal gekippt sind, konvergieren die Querachsen nach ventral und bilden einen Winkel von etwa 90°. An die Vorderfläche der rechten Niere lagern sich direkt die rechte Kolonflexur und am Hilus das Duodenum an, während sich zwischen Niere und Leber Peritonaeum einschiebt. An den Hilus der linken Niere grenzen der Schwanzteil des Pankreas und die linke Kolonflexur unmittelbar an.

Harnorgane 231

Abb. 132
Frontalschnitt durch Niere

Zwischen linker Niere und Magen und linker Niere und Milz befindet sich Peritonaeum. Auf den oberen Polen beider Nieren sitzen die Nebennieren, nicht an der höchsten Stelle, sondern etwa nach medial verschoben.

Die Niere wird von der bindegewebigen *Capsula fibrosa* umgeben, die sich am Nierenhilus mit dem Nierenbindegewebe fest verbindet. Ihr Aufbau ist so fest, daß sie bei Schwellungszuständen nur wenig nachgibt. Auf die Capsula fibrosa folgt außen die *Capsula adiposa* (Fettkapsel). Diese enthält zahlreiche Bindegewebsblätter. Sie heftet die Niere an die hintere Bauchwand an und bewirkt, daß die Niere keinen größeren Erschütterungen ausgesetzt ist. Beim Nachgeben der Capsula adiposa kommt es zum Abstieg der Niere (Wanderniere).

Innerer Aufbau (Abb. 132 und 133)

Auf einem Längsschnitt durch die Niere kann man zwei Anteile erkennen: Die äußere, 5–7 mm breite *Rinde*, welche das *Mark* umschließt. Das Mark besteht aus etwa 12 sog. *Nierenpyramiden*. Es handelt sich dabei um pyramidenförmig angeordnetes Nierengewebe. Die Spitzen der Pyramiden zeigen auf den Hilus, die Basen nach peripher. Von den Pyramidenbasen ziehen sog.

Abb. 133 Mikroskopischer Aufbau der Niere (Schema)
links Darstellung der Harnkanälchen, rechts Darstellung der Gefäße

Markstrahlen rindenwärts. Die *Rinde* stellt nicht nur den äußeren Anteil der Niere dar, sondern schiebt sich auch zwischen die Nierenpyramiden als *Nierensäulen*.

Rinde wie Mark bestehen aus den sehr unterschiedlich aufgebauten Nierenkanälchen, aus Arterien, Venen und Bindegewebe. Der Unterschied im Feinbau liegt darin, daß ganz allgemein im Bereich der Rinde die Nierenkanälchen gewunden und im Mark gestreckt verlaufen. Die Baueinheit der Niere ist das *Nephron*. Es beginnt mit dem *Nierenkörperchen*, einem kugelförmigen, durchschnittlich 250 µm großen Gebilde, das in seinem Zentrum ein Knäuel arterieller Kapillaren (Glomerulus) enthält. Dieses ist in den Anfangsteil des Nephron eingestülpt, so daß eine Schicht von Plattenepithelzellen den Kapillaren unmittelbar aufliegt, während eine zweite wandständig sich anordnet. Das Kapillarknäuel wird aus einem zuführenden Gefäß (Vas afferens) gespeist. Ein abführendes Gefäß (Vas efferens) verläßt den Glomerulus an gleicher Stelle, die man deshalb als Gefäßpol bezeichnet. Vas afferens und Vas efferens sind arteriell. In der Wand der Vasa afferentia liegen epitheloide Zellen, als Polkissen zusammengefaßt, welche *Renin* bilden. Dieses proteolytische Enzym wandelt *Angiotensinogen* in *Angiotensin* um, das über die Erhöhung des Blutdruckes den Filtrationsdruck steigert. Außerdem wirkt Renin auf das *Aldosteron* der Nebennierenrinde, das wiederum zur Intensivierung der Na^+-Rückresorption führt. Zwischen Vas afferens und Vas efferens liegen Teile des Mittelstückes (s. unten), die ein hohes Epithel aufweisen und als Macula densa bezeichnet werden. Sie sollen die Zellen des Polkissens über den Gehalt des Sekundärharns an Na^+-Ionen informieren.

Bemerkenswert ist der Aufbau der Blut-Harnschranke. Innen werden die Kapillarschlingen von einem Endothel mit Poren ausgekleidet; es hält die Zellen des Blutes zurück. Die darauffolgende geschlossene Basallamina läßt nur Moleküle mit einem geringerem Molekulargewicht als 400 000 durchtreten, während die der Basallamina aufliegenden Epithelzellen (sog. Podozyten oder Epizyten) über Schlitzporen nur Moleküle mit einem Molekulargewicht von weniger als 70 000 passieren. Der dabei gebildete Primärharn entsteht somit durch eine abgestufte Ultrafiltration. Gegenüber vom Gefäßpol liegt der Harnpol. Hier beginnt der schlauchförmige Teil des Nephrons mit dem *Hauptstück*, das in der Nähe des Nierenkörperchens stark geschlängelt, nahe dem Mark dagegen gestreckt verläuft. Die innere Auskleidung des Hauptstückes bildet kubisches Epithel mit einem Saum von Mikrovilli und etwa senkrecht zur Zellbasis angeordneten Mitochondrien. An der Grenze von Rinde und Mark gehen unvermittelt die kubischen Epithelzellen in flache Epithelzellen über, wobei sich gleichzeitig das Lumen verengt; das Hauptstück setzt sich in das Überleitungsstück fort. Das *Überleitungsstück* ist haarnadelförmig, indem es zunächst gestreckt zur Spitze der Markpyramiden zieht, hier um 180° umbiegt und wieder rindenwärts verläuft. Es ist identisch mit dem dünnen Teil der Henle[1]-Schleife. Auf das Überleitungsstück folgt das *Mittelstück*. Dessen kubische Epithelzellen besitzen dicht nebeneinander und senkrecht zur Zellbasis liegende Mitochondrien und einzelne Mikrovilli. Im Gebiet des Markes verläuft das Mittelstück gerade (entspricht dem dicken Teil der Henle-Schleife), im Rindenbereich legt es sich in starke Windungen, nähert sich dem Nierenkörperchen, bildet zwischen Vas afferens und Vas efferens die Macula densa und geht danach in das Sammelrohr über. Mit dem Sammelrohr beginnen die ableitenden Harnwege, d. h. mit dem Mittelstück endet das Nephron. Die Sammelrohre ziehen in den Markstrahlen und in den Markpyramiden nierenbeckenwärts. Dabei vereinigen sie sich vielfältig und bilden die Ductus papillares (Nierenkelchgänge), welche in das Nierenbecken münden. Das Epithel der Sammelrohre ist kubisch bis zylindrisch, das der Ductus papillares zylindrisch.

In den Nierenkörperchen wird durch Ultrafiltration des Blutplasmas der Primärharn gebildet, der sich vom Plasma insofern unterscheidet, als er eiweißfrei ist. Er enthält jedoch die stickstoffhaltigen Endprodukte des Eiweißstoffwechsels (außer Ammoniak), weiterhin Glucose und in hohem Maße Wasser. Auf dem Wege durch den schlauchförmigen Teil des Nephrons erfährt der Primärharn vielfältige Veränderungen durch Resorption, Sekretion und Exkretion, so daß sich

---

[1] HENLE, Jakob (1809–1885), Anatom in Göttingen

der ausgeschiedene Harn vom Primärharn wesentlich unterscheidet. Im Hauptstück erfolgt die Resorption vor allem von Glucose, aber auch von Wasser und Chloriden sowie die Exkretion körperfremder Stoffe. Das Überleitungsstück dient hauptsächlich der Konzentration des Primärharns durch Resorption von Wasser. In den Epithelzellen des Mittelstückes wird Ammoniak gebildet und sezerniert. Harnstoff soll in allen Abschnitten des Nephrons in geringem Maße resorbiert werden.

Die Gefäße der Niere beteiligen sich an der Strukturbildung der Niere. Die im Bereich des Hilus bereits mehrfach geteilte Nierenarterie gliedert sich innerhalb der Niere weiterhin auf. *Aa. interlobares* (Zwischenlappenarterien) verlaufen in den Nierensäulen nach peripher. Im Bereich der Basen der Nierenpyramiden biegen sie nahezu rechtwinklig um und entsenden sowohl in die Nierenpyramiden wie zur Rinde Äste. Die in der Rinde liegenden Äste heißen *Aa. interlobulares* (Zwischenläppchenarterien). Von ihnen gehen kleinere Arterien ab, die als Vas afferens in das Nierenkörperchen eintreten. Wie bereits erwähnt, bildet sich hier ein arterielles Gefäßknäuel, aus dem das Vas efferens herausführt. Danach verbinden sich die Vasa efferentia zu einem Kapillarnetz, das nunmehr der Ernährung der Niere dient. Aus dem venösen Teil dieses Netzes gehen Venen hervor, welche in die *Vv.*[1] *interlobulares* (Zwischenläppchenvenen) einmünden. Diese ziehen in Richtung auf die Pyramiden, verlaufen hier deren Basen parallel und gelangen als *Vv. interlobares* (Zwischenlappenvenen) über die Nierensäulen zum Nierenhilus. Die Vereinigung sämtlicher Vv. interlobares ergibt die Nierenvene.

Nierenbecken

Das Nierenbecken liegt im Bereiche des Nierenhilus am weitesten dorsal. Es stellt einen Hohlraum individueller Form dar, von dem als Ausstülpung die Nierenkelche ausgehen. Diese umfassen die Spitzen der Nierenpyramiden.

Harnleiter, Ureter

Der Harnleiter bildet die Fortsetzung des Nierenbeckens. Über ihn gelangt der Harn zur Harnblase. Seinem Verlauf entsprechend, unterscheidet man einen *Bauchteil* (Pars abdominalis) und einen *Beckenteil* (Pars pelvina). Die Pars abdominalis liegt an der hinteren Bauchwand und geht im Bereiche der Linea terminalis in die Pars pelvina über. Beim Mann verläuft der Harnleiter an der lateralen Wand des kleinen Beckens und tritt danach von hinten und lateral in die Harnblase ein, wobei er die Harnblasenwand schräg durchsetzt. Bei der Frau befindet sich Pars pelvina des Ureters zunächst hinter dem Eierstock und danach in dem Lig. latum uteri (breites Mutterband). Dabei nähert er sich bis auf $1\frac{1}{2}$ cm dem Uterus. Anschließend durchzieht er zwischen Harnblase und Uterus eine Bauchfellaussackung und tritt wie beim Mann von lateral und hinten durch die Harnblasenwand. Der Ureter besitzt drei enge Stellen: Die erste Enge 7 cm kaudal vom Nierenbecken, die zweite Enge an der Linea terminalis und die dritte am Durchbruch durch die Harnblasenwand.

Mikroskopischer Aufbau

Die Wand des Ureters zeigt folgende Schichtung: Übergangsepithel, kapillarreiche Tunica propria, die ohne scharfe Grenze in das gefäßführende Bindegewebe der Submukosa übergeht, Muskulatur. Im Bereich der Pars abdominalis sind die Züge der glatten Muskelzellen innen längs, außen ringförmig angeordnet. Im Gebiete der Pars pelvina schließt sich außen eine dritte längsgerichtete Muskelzellage an. Alle drei Muskelzell-

---

[1] Vv. = Abkürzung von Venae (Venen)

schichten sind untereinander verbunden. Sie bilden, im Grunde genommen, eine Muskelspirale, deren Steigungswinkel in der ringförmig erscheinenden Schicht flach und in den Längsschichten steil ist. Die Kontraktion erfolgt wellenförmig nach Art einer Peristaltik. Sie beginnt an der Muskulatur des Nierenbeckens und endet an der Harnblase. Da auf diese Weise der Harn transportiert wird, tropft der Harn rhythmisch in die Harnblase.

Harnblase, Vesica urinaria

Die Harnblase stellt ein ovoides Hohlorgan dar, dessen Füllungskapazität beträchtlich individuell schwankt und zwischen 200 und 400 cm^3 beträgt. Man unterscheidet den nach ventral-kranial gerichteten *Harnblasenscheitel*, den *Harnblasenkörper* und den *Harnblasengrund* (Fundus vesicae). Schneidet man die Harnblase von vorn her auf, so erkennt man an ihrer Hinterfläche das Harnblasendreieck, *Trigonum vesicae*, dessen Spitze nach abwärts gerichtet ist. Die beiden oberen äußeren Ecken des Dreiecks werden von den Mündungen der Harnleiter gebildet, die sich halbmondförmig abzeichnen. Die nach distal gerichtete Spitze reicht bis zur inneren Harnblasenöffnung, *Ostium urethrae internum*. In diesem Bereich liegt der willkürliche Sphinkter der Harnblase. In der Klinik wird der untere Abschnitt auch als *Blasenhals* bezeichnet. Die Harnblase verbindet sich über mehrere Bänder mit angrenzenden Organen: Beim Mann nach vorn mit der Symphyse und nach hinten mit dem Rectum, bei der Frau nach vorn ebenfalls mit der Symphyse, nach hinten mit der Vagina.

Vom Harnblasenscheitel bis zur Einmündungsstelle der Ureteren ist die Harnblase mit Peritonaeum bedeckt, das sich beim Mann von hier aus auf das Rectum überschlägt. Die dadurch entstehende Aussackung heißt *Excavatio*[1] *rectovesicalis*. Bei der Frau zieht das Peritonaeum von der Harnblase zum Uterus. Der Raum zwischen beiden Organen wird *Excavatio vesicouterina* genannt. Danach gelangt das Peritonaeum vom Uterus über das hintere Scheidengewölbe zum Rectum und begrenzt die *Excavatio rectouterina* (Douglas[2]-Raum).

Mikroskopischer Aufbau

Wie Nierenbecken und Ureter wird auch die Harnblase von Übergangsepithel ausgekleidet. Es folgen Tunica propria, Submucosa und die Muskulatur, die wesentlich kräftiger als im Ureter ausgebildet ist (bis zu 1 cm Dicke). Im Prinzip läßt die Muskulatur eine Gliederung in äußere und innere Längsschicht und mittlere Ringschicht erkennen, jedoch gehen die Muskelzellbündel der Schichten vielfältig ineinander über. Dadurch wird die Harnblase bei der Kontraktion von allen Seiten her eingeengt. Besondere Muskelzellschlingen umgreifen die innere Harnblasenöffnung von ventral und dorsal. Sie bilden den unwillkürlichen Schließmuskel, den *M. sphincter vesicae*.

Weibliche Harnröhre, Urethra feminina

Ihre Länge beträgt nur 2½–4 cm. Sie ist leicht s-förmig gebogen. Sie beginnt an der Harnblase, durchsetzt den M. transversus perinei profundus (tiefer querer Dammuskel) und endet am *Ostium urethrae externum* (äußere Harnröhrenöffnung) im Bereich der äußeren Geschlechtsorgane etwa 2–3 cm hinter der Clitoris (Kitzler). Am Durchtritt durch den M. transversus perinei profundus ordnet sich die quergestreifte Muskulatur ringförmig an. Sie bildet den willkürlichen Sphinkter, den *M. sphincter urethrae*.

[1] Excavatio = Aushöhlung
[2] Douglas, James (1675–1742), Arzt in London

Männliche Geschlechtsorgane (Abb. 134)

Sie bestehen aus Hoden, Nebenhoden, Samenleiter, Samenblase, Vorsteherdrüse und männlichem Glied.

Hoden, Testis

Der Hoden ist etwa 30 g schwer und von ovoider Gestalt. Man unterscheidet einen *oberen* und *unteren Pol*, eine *mediale* und *laterale Fläche*. Er liegt im Scrotum (Hodensack), das durch ein bindegewebiges Septum in einen rechten und linken Abschnitt geschieden wird. Teile des Bauchfells, die während der letzten Monate der Embryonalentwicklung durch den Leistenkanal in das Skrotum gelangen, nach der Geburt jedoch die Verbindung mit dem Peritoneum der Bauchhöhle verlieren, lagern sich dem Hoden und Nebenhoden seitlich als Epiorchium und Periorchium an. Zwischen beiden befindet sich das mit Flüssigkeit gefüllte Cavum scroti. Bei Vermehrung der serösen Flüssigkeit liegt eine Hydrozele vor.

Mikroskopischer Aufbau

Der Hoden wird außen von einer kräftigen Bindegewebskapsel umgeben, die sich dorsal im kranialen Drittel verdickt. Von dieser Stelle aus dringen bindegewebige Septen in das Innere des Hodens ein. Zwischen Kapsel und Trennwänden liegen die sehr stark gewundenen Hodenkanälchen (Tubuli contorti). Diese münden letztendlich in den *Ductus epididymidis* (Nebenhodengang). Im Inneren enthalten die Tubuli contorti in mehreren Schichten das Keimepithel, aus dem sich über verschiedene Zwischenstadien die Spermien (Samenfäden) bilden.

Die Spermien bestehen aus Kopf, Mittelstück und Schwanz. Insgesamt besitzen sie eine Länge von 50–60 µm. Der Kopf ist verbreitert und enthält den Zellkern.

Im Gewebe zwischen den Hodenkanälchen befinden sich die *Leydig*[1]-*Zwischenzellen*. Diese stellen epithelartige Zellen dar, welche sich kugel- oder strangförmig aneinanderfügen. Sie bilden das männliche Sexualhormon Testosteron und sind demnach innersekretorische Drüsen. Sie werden übergeordnet von ICSH (s. S. 246) gesteuert.

Nebenhoden, Epididymis

Der Nebenhoden liegt dem Hoden von hinten und oben kappenförmig auf. Er besteht aus *Caput, Corpus* und *Cauda* (Schweif). Die Cauda biegt am unteren Hodenpol haarnadelförmig nach cranial um und geht an dieser Stelle in den Ductus deferens (Samenleiter) über. Der Nebenhoden enthält in seinem Inneren den Nebenhodengang, *Ductus epididymidis*. Dieser ist äußerst stark gewunden. Ausgestreckt würde er eine Länge von 4 m aufweisen.

Samenleiter, Ductus deferens

Der Ductus deferens zieht im Scrotum nach aufwärts, gelangt durch den Leistenkanal, wendet sich am inneren Leistenring nach medial und abwärts, verläuft über das Dach der Harnblase ventral-medial der Uretereinmündung, tritt durch die Prostata (Vorsteherdrüse) zwischen Isthmus und Seitenlappen und mündet im Bereiche der Prostata in die Harnröhre. Unmittelbar

---

[1] LEYDIG, Franz von (1821–1908), Physiologe und Anatom in Würzburg

Männliche Geschlechtsorgane

Abb. 134 Sagittalschnitt durch das männliche Becken (nach RAUBER-KOPSCH)

1 Pars libera des großen Netzes
2 Mesenterium
3 Dünndarm
4 Linea alba
5 Harnblase
6 Vesicula seminalis
7 Symphyse
8 Prostata
9 Utriculus prostaticus
10 Corpus spongiosum penis
11 Corpus cavernosum penis
12 Nebenhoden
13 Glans penis
14 Praeputium
15 Ostium urethrae externum
16 Hoden
17 M. transversus perinei profundus
18 Ductus ejaculatorius
19 M. sphincter ani externus
20 Anus
21 Canalis analis
22 Lig. anococcygeum
23 Ampulla recti
24 Kohlrausch-Falte
25 Rectum
26 Cauda equina

vor dem Eintritt in die Prostata ist der Ductus deferens zu einer *Ampulle* erweitert. Diese liegt medial der Samenblase. Den sich in der Prostata befindenden Endabschnitt bezeichnet man als *Ductus ejaculatorius*[1]. Er nimmt kurz vor seiner Mündung den Ausführungsgang der Samenblase auf.

[1] ejaculatorius = zum Herausschleudern dienend

Samenblase, Vesicula seminalis

Die Samenblase stellt ein etwa 4–5 cm langes Gebilde dar, dessen Oberfläche durch zahlreiche Vorbuchtungen unregelmäßig gestaltet ist. Beide Samenblasen liegen der Hinterwand der Harnblase an. Ihre Längsachsen konvergieren nach kaudal. An den medialen Umfang beider Samenblasen grenzen die Ampullen der Samenleiter. Von dorsal lagert sich über Bindegewebe das Rectum an. Die Ausführungsgänge der Samenblasen münden, wie schon erwähnt, jederseits in den Ductus ejaculatorius. Die Samenblasen sind akzessorische[1] Geschlechtsdrüsen. Ihr alkalisches Sekret (pH = 7,3) wird dem Ejakulat beigemengt.

Prostata, Vorsteherdrüse

Die Prostata hat die Form eines abgestumpften Kegels, dessen Basis nach kranial gerichtet ist. Die Basis berührt unmittelbar den Harnblasenfundus, die Spitze ruht auf dem M. transversus perinei profundus. Nach vorn verbindet sich die Prostata mit der Symphyse, nach hinten mit dem Rectum. Sie besitzt keinerlei Beziehung zum Peritonaeum. Sie wird nicht im Zentrum, sondern etwas ventral von der Harnröhre bogenförmig durchzogen. Die Teile der Prostata sind *rechter* und *linker Lappen, Isthmus*[2], der die Seitenlappen verbindet und *Pars praeurethralis*. Man versteht darunter denjenigen Abschnitt der Prostata, der vor der Harnröhre liegt.

Die Harnröhre erscheint innerhalb der Prostata im Querschnitt halbmondförmig, da sich von hinten der Samenhügel (Colliculus seminalis) vorwölbt. Auf ihm münden jederseits der Ductus ejaculatorius und die Ausführungsgänge (15–20) der Prostata. Als Ultriculus prostaticus bezeichnet man einen etwa 1 cm langen nach dorsal gerichteten Blindsack, der entwicklungsgeschichtlich einen Rest der Vagina darstellt.

Auch die Prostata gehört zu den akzessorischen Geschlechtsdrüsen, deren schwach saures Sekret (pH = 6,5) dem Ejakulat beigefügt wird.

Penis, männliches Glied

Am männlichen Glied unterscheidet man äußerlich *Radix* (Wurzel), *Corpus* und *Glans* (Eichel). Es besteht im Inneren aus einem paarigen (Corpus cavernosum penis) und einem unpaaren Schwellkörper (Corpus spongiosum penis). Der unpaare liegt dem paarigen Schwellkörper von unten her in einer Rinne an. Alle drei Schwellkörper werden von einer bindegewebigen Hülle umgeben, der sich die äußere Haut anschließt. Diese bildet im Bereiche der Glans ein Doppelblatt, wodurch die Vorhaut (Praeputium) entsteht, die sich hinter der Glans anheftet. Nach dorsal geht die Haut des Penis in die Bauchhaut bzw. in die Haut des Skrotums über. Der paarige Schwellkörper enthält jederseits eine größere Arterie und ein ausgedehntes venöses Hohlraumsystem, welches durch Blutfüllung die Aufrichtung (Erektion) bewirkt. Im unpaaren kaudalen Schwellkörper verläuft der längste Abschnitt der männlichen Harnröhre. Die Nn. cavernosi penis (s. S. 298) bewirken Erektion und Ejakulation.

Männliche Harnröhre, Urethra masculina

Die männliche Harnröhre ist etwa 25–30 cm lang. Sie ist S-förmig gebogen. Eine Krümmung liegt vor, eine hinter der Symphyse. Man unterscheidet folgende Abschnitte: *Pars intramuralis, Pars prostatica, Pars membranacea* und *Pars spongiosa*. Im Bereiche der Pars intramuralis gelangt

---

[1] akzessorisch = hinzukommend, zusätzlich
[2] Isthmus = Enge

die männliche Harnröhre durch die Harnblasenwand. Dieser Teil ist nur etwa 1 cm lang. Danach durchzieht sie in einem nach vorn konkaven Bogen die Prostata (Pars prostatica) und nimmt hier die bereits beschriebenen Ausführungsgänge auf. Die Länge beträgt 3 cm. Nach Verlassen der Prostata tritt die männliche Harnröhre durch den M. transversus perinei profundus, dessen Muskelfasern sich ringförmig anordnen und den willkürlichen Sphinkter (*M. sphincter urethrae*) bilden (Pars membranacea). Dieser Abschnitt mißt etwa 1 cm. Der längste Teil (20–25 cm) ist die Pars spongiosa. Hier liegt die Harnröhre innerhalb des unpaaren Schwellkörpers. Sie endet am *Ostium urethrae externum* auf der Glans in Form eines sagittalen Spaltes.

Weibliche Geschlechtsorgane (Abb. 135)

Man unterscheidet innere und äußere Geschlechtsorgane. Zu den inneren zählen Eierstock, Eileiter, Uterus und Vagina.

Ovarium, Eierstock

Das Ovar hat die Form einer Mandel. Die Länge beträgt 3 cm, die Entfernung von vorn nach hinten 2 cm und von medial nach lateral 1 cm. Seine Oberfläche ist höckrig. Es liegt intraperitonaeal in der sog. *Ovarialnische*. Diese wird an der seitlichen Wand des kleinen Beckens von der Teilungsstelle der A. iliaca communis in die A. iliaca externa und interna gebildet. Das Ovar befestigt sich über das *Lig. suspensorium ovarii* (Aufhängeband des Eierstockes) an der lateralen Beckenwand. Außerdem heftet sich am Vorderrand des Eierstockes eine Bauchfellduplikatur (Mesovarium) an, welche vom Lig. latum uteri (s. unten) ausgeht. Die arterielle Versorgung erfolgt über die *A. ovarica* und die *A. uterina*, die sich einmal mit ihrem R. tubarius mit einem entsprechenden Ast der A. ovarica verbindet und zum zweiten einen R. ovaricus zum Ovar abgibt.

Mikroskopischer Aufbau (Abb. 136)

Der Eierstock wird außen von Peritonaeum überzogen. Darunter befindet sich kollagenes Bindegewebe, welches die verschiedenen Entwicklungsstadien der Eizellen bzw. der Follikel enthält. Die *Eizelle* besitzt kugelförmige Gestalt. Sie erreicht eine Größe von 150 µm. Der ebenfalls runde Zellkern zeigt wenig Chromatin und läßt regelmäßig einen Nucleolus erkennen. Das Plasma der Eizelle, reich entwickelt, ist glycogenreich und enthält als paraplasmatische Einlagerungen Dottergranula, weiterhin Mitochondrien, Golgiapparat und ein Zentriol
Die Eizelle wird von Epithel umgeben, sog. Follikelepithel. Nach Anordnung des Follikelepithels unterscheidet man *Primär-*, *Sekundär-* und *Tertiärfollikel*. Beim *Primärfollikel* ist das Epithel einschichtig und niedrig. Die Eizelle mißt zu diesem Zeitpunkt nur etwa 30 µm. Durch Erhöhung und Vermehrung des Follikelepithels werden die Primärfollikel zu *Sekundärfollikeln*. Bei ihnen zeigt das Follikelepithel zwei Schichten. An der Grenze zwischen Eizelle und Follikelepithelzellen hat sich eine an Mucopolysacchariden reiche Membran gebildet, die *Zona pellucida*[1]. Eine weitere Erhöhung des Follikelepithels und die teilweise Verflüssigung der Follikelepithelien führt zum *Tertiär-* oder *Graaf*[2]-*Follikel*. Dieser hat folgende Gestalt: Die Eizelle ist herangewachsen und besitzt eine Größe von 105 µm. Sie ist von der Zona pellucida und mehreren Schichten Follikelepithelien (Corona radiata) umgeben. Sie wölbt sich mit ihren Umhüllungen vor und bildet den sog. *Eihügel*. Dieser taucht in den flüssigkeitsgefüllten Raum des tertiä-

[1] pellucidus = durchsichtig
[2] GRAAF, Regnier de (1641–1673), Arzt in Paris und Delft

Abb. 135 Sagittalschnitt durch das weibliche Becken (nach RAUBER-KOPSCH)

1 A. iliaca communis	12 Cervix uteri	23 Ampulla recti
2 Promontorium	13 Labium majus	24 Excavatio rectouterina
3 A. u. V. ovarica	14 Clitoris	25 Kohlrausch-Falte
4 A. iliaca externa	15 Labium minus	26 hinteres Scheidengewölbe
5 V. iliaca externa	16 Ostium urethrae externum	27 Isthmus uteri
6 Tuba uterina	17 Harnröhre	28 Corpus uteri
7 Ovar	18 Vagina	29 Rectum
8 Linea alba	19 M. sphincter ani externus	30 Ureter
9 Plica umbilicalis lateralis	20 Anus	31 A. iliaca interna
10 Harnblase	21 Canalis analis	32 V. iliaca interna
11 Symphyse	22 vorderes Scheidengewölbe	33 Cauda equina

ren Follikels, der ebenfalls von Follikelepithelien ausgekleidet wird. Der Liquor folliculi (Follikelflüssigkeit) enthält die vom Follikel produzierten Oestrogene („Follikelhormone"), die auf die zyklischen Veränderungen der Uterusschleimhaut Einfluß nehmen (s. S. 243). Das angrenzende Bindegewebe hat sich zur gefäßreichen *Theca interna* und zur faserreichen *Theca externa* umgeformt.

Weibliche Geschlechtsorgane

Vor dem Follikelsprung (Ovulation) am 14. bis 16. Tag des Menstruationszyklus gelangt ein Tertiärfollikel an die Oberfläche. Durch inneren Organdruck reißt die Oberfläche des Eierstockes ein, und die Eizelle wird samt der Zona pellucida und Corona radiata herausgeschleudert. Der Anfangsteil des Eileiters legt sich so auf diese Stelle, daß er die Eizelle aufnehmen kann. Der im Ovar verbliebene Rest des Tertiärfollikels wandelt sich in den *Gelbkörper* (Corpus luteum) um, welcher eine innersekretorische Drüse darstellt und die Gestagene, besonders das Progesteron, bildet. Wie die Oestrogene hat auch das Progesteron teil an der Steuerung des Menstruationszyklus (s. S. 243). Erfolgt keine Befruchtung, geht der Gelbkörper zugrunde. An seine Stelle tritt Bindegewebe (Corpus albicans), das schrumpft und narbige Einziehungen auf der Oberfläche des Ovars hinterläßt. Vereinen sich jedoch Samenfaden und Eizelle, wird das Corpus luteum menstruationis zum Schwangerschaftsgelbkörper, Corpus luteum graviditatis. Jedes Ovar enthält etwa 200 000 Follikel, von denen nur etwa 400 zur Entwicklung kommen.

Tuba uterina, Eileiter

Der Eileiter besitzt eine Länge von etwa 12 cm. Man unterscheidet *Ampulle* und *Isthmus*. Die Ampulle macht ⅔, der Isthmus ⅓ aus. Das Lumen der *Ampulle* ist weit und beträgt 6–10 mm im Durchmesser. Es besitzt eine trichterförmige Öffnung, welche von zahlreichen fransenartigen Fortsätzen umgeben wird. Diese Fortsätze legen sich beim Follikelsprung unmittelbar dem Ovar an. Die Ampulle steht im kleinen Becken nahezu senkrecht, läuft also der Vorderseite des Ovars parallel. Der *Isthmus* dagegen zieht fast horizontal. Sein Lumen verengt sich auf etwa 2 mm und während des Durchtritts durch die Uteruswand auf 1 mm. Ampulle und Isthmus des Eileiters

Abb. 136 Schnitt durch das Ovar kurz nach dem Follikelsprung liegen intraperitoneal. Sie sind durch die *Mesosalpinx*, eine Bauchfellduplikatur, am Lig. latum uteri fixiert. Ovar und Tuba uterina faßt man in der Gynäkologie als Adnexe zusammen.

Uterus, Gebärmutter

Die Teile des Uterus sind *Corpus* (Körper), *Isthmus* (Enge) und *Cervix* (Hals). Die Gynäkologen bezeichnen Isthmus und Cervix als *Collum*. Im Isthmus ist das Corpus gegen die Cervix nach vorn gebogen. Man nennt diese innere Lagebeziehung des Uterus *Anteflexio*. Sie beträgt 75–100°. Außerdem ist der Uterus gegen die Beckenachse nach ventral geneigt, wodurch die Cervix auf die hintere Vaginalwand gerichtet wird. Diese Vorwärtsneigung heißt *Anteversio*. Meist befindet sich der Uterus nicht exakt median, sondern liegt leicht rechts, *Dextropositio*. Die *Cervix* liegt in Höhe der Verbindungslinie der beiden Sitzbeinstachel.
Das *Corpus* befindet sich 2 cm hinter der Symphyse und 2 cm unterhalb der Beckeneingangsebene.

Die Lage des Uterus bestimmen folgende Bänder: Von dorsal gelangen zwei Ligg. sacrouterina vom Os sacrum zum Isthmus, von der lateralen Beckenwand erreichen die Ligg. cardinalia ebenfalls den Isthmus uteri. Sie stellen Verdichtungen des sog. Parametriums (s. unten) dar. Vor den Einmündungsstellen der Eileiter entspringt am Corpus uteri das *Lig. teres uteri* (rundes Mutterband), das durch den Leistenkanal zu den großen Schamlippen zieht. Dieses bewirkt die Anteflexio. Das *Lig. latum uteri* (breites Mutterband) stellt eine Bauchfellduplikatur dar, welche sich zwischen Seitenwand des kleinen Beckens und Seitenkante des Uterus ausspannt. Das Bindegewebe, das zwischen beiden Bauchfellblättern liegt, heißt *Parametrium*.

Das Bauchfell erreicht von vorn den Isthmus der Gebärmutter, überzieht den gesamten Körper und geht hinten auf das hintere Scheidengewölbe über. Von dort gelangt es zur Vorderfläche des Rectums.
Der Uterus besitzt eine Länge von 8 cm, eine größte Breite von 5 cm und eine Dicke von 3 cm. Er ist ein Hohlorgan. Im Bereiche des Corpus liegt im Inneren das *Cavum uteri*, das ein auf der Spitze stehendes Dreieck darstellt. In die beiden oberen Ecken münden die Eileiter. Die größte Länge des Cavum uteri beträgt 4 cm. Es setzt sich in den 1 cm langen *Isthmuskanal* und den 2 cm langen *Cervixkanal* fort. Die Gesamtlänge des Innenraumes des Uterus, die man mit der Sonde messen kann, heißt *Sondenlänge*. Sie mißt somit 7 cm. Die Wandung des Uterus ist 1 cm dick.

Mikroskopischer Aufbau (Abb. 137)

Die Uteruswand zeigt folgende Schichten: *Endometrium, Myometrium* (Muskelschicht) und *Perimetrium* (Peritonaeum).
Das *Endometrium* stellt die Schleimhaut dar. Es besteht aus einschichtigem Zylinderepithel, das sich in Form unverzweigter Schläuche in die Tiefe senkt. Zum Teil tragen die Epithelzellen Flimmern. Unter dem Epithel schließt sich retikuläres Bindegewebe an mit einem stark ausgeprägten Kapillarnetz, das aus spiralig verlaufenden Arterien (Spiralarterien) gespeist wird.
Man unterscheidet zwei Abschnitte des Endometriums: Die breite oberflächennahe *Funktionalis* und die schmale *Basalis*. Die Basalis zeigt kaum Veränderungen, während die Funktionalis im Laufe des Menstruationszyklus immer wiederkehrende Umwandlungen erfährt. Am 1. Tag des Zyklus platzen die prall gefüllten Kapillaren und Blutgefäße der Funktionalis, wodurch es zu deren Zerstörung und Ablösung kommt. Dieser Vorgang, als *Desquamation* bezeichnet, dauert bis etwa zum 3. Tag. Schleimhaut und Blut gelangen aus der Uterushöhle über die Scheide nach außen. Das Menstruationsblut gerinnt nicht, da aus der Uterusschleimhaut Enzyme frei werden, welche die Enzyme der Blutgerinnung hemmen. Nach der Desquamationsphase folgt am 4. und

Weibliche Geschlechtsorgane

5. Tag die *Regenerationsphase*. Während dieser Zeit schließt sich von der Basalis aus die Wundfläche. Vom 6.–13. Tag rechnet man die *Proliferationsphase*. Sie besteht in dem Wachstum der Schleimhaut, d. h., die Funktionalis wird wieder aufgebaut. Am Ende der Phase, etwa am 14. Tag, erfolgt im Ovar der Follikelsprung. Damit beginnt die *Sekretionsphase*. Die Schleimhaut erhöht sich weiter, die Drüsenschläuche verlaufen stark geschlängelt, die Epithelzellen sondern Flüssigkeit ab. Unter dem Epithel, im retikulären Bindegewebe, formieren sich Praedeciduazellen, welche die Aufnahme des befruchteten Eies vorbereiten. Diese Phase ist am 26. Tag beendet. Die *Ischämiephase* (Phase der Blutleere) führt am 27. und 28. Tag zu Ernährungsstörungen der Funktionalis und leitet die Desquamationsphase ein.

Die zyklischen Veränderungen des Endometriums werden durch Hormone gesteuert. Die in den Follikeln des Ovars gebildeten Oestrogene bewirken den Aufbau der Funktionalis während der Proliferationsphase. Zum Zeitpunkt des Follikelsprungs erreicht die Oestrogenabsonderung ihr Maximum. Danach sinkt sie bis zum Ende der Sekretionsphase, bleibt zur Zeit der Desquamationsphase niedrig und steigt wieder in der Proliferationsphase. Das Progesteron wird vom Gelbkörper gebildet. Es bewirkt diejenigen Veränderungen der Schleimhaut, die sich während der Sekretionsphase vollziehen, also Erhöhung der Schleimhaut, Schlängelung der Drüsenschläuche und Sekretion der Epithelzellen. Die Hormonproduktion ist in der Mitte der Sekretionsphase am höchsten und nimmt bis zum Beginn der Desquamationsphase kontinuierlich ab. Die letztendlichen Ursachen für das Eintreten der Regelblutung sind unbekannt. Sicher führt die verringerte Bildung von Oestrogenen und Progesteron zu einer erheblichen Flüssigkeitsabnahme im Endometrium und damit verbunden zu Störungen der Blutversorgung auch der Gefäßwände selbst, wodurch die Desquamation eingeleitet wird.

Abb. 137 Schematische Darstellung des Menstruationszyklus und der parallelverlaufenden Veränderungen im Ovar (nach R. Schröder, verändert)

Den Hormonen des Eierstockes sind Hormone des Vorderlappens der Hypophyse (s. S. 246) übergeordnet. Das follikelstimulierende Hormon (FSH) regt das Wachstum der Follikel an, das luteinisierende Hormon (LH) bewirkt die Absonderung von Oestrogen und bereitet die Ausbildung des Corpus luteum vor. Erreichen FSH und LH ein bestimmtes Verhältnis, kommt es zum Follikelsprung. Das luteotrope Hormon (LTH) des Hypophysenvorderlappens fördert im Gelbkörper die Bildung von Progesteron. Es bestehen Rückkopplungen. So hemmen die Oestrogene die Produktion von follikelstimulierendem Hormon und hemmt Progesteron die Bildung von luteotropem Hormon.

Während der Schwangerschaft werden Progesteron und die Oestrogene bis zum 4. Monat vom Schwangerschaftsgelbkörper gebildet. Danach übernimmt die Plazenta die Bildung des größten Anteils dieser Hormone.

Die zur Verhütung einer Schwangerschaft verabreichten Medikamente sind Ovulationshemmer. Sie enthalten im Prinzip Oestrogene und Progesteron, wodurch die für die Ovulation notwendigen Hormone FSH und LH gehemmt werden.

Die Oestrogene wirken nicht nur auf das Endometrium. Sie nehmen auch Einfluß auf das Wachstum der weiblichen Genitalorgane und die Entwicklung der sekundären Geschlechtsmerkmale.

Vagina, Scheide

Die Vagina stellt ein muskulöses, von mehrschichtigem unverhornten Plattenepithel ausgekleidetes, schlauchförmiges Organ dar, welches die Cervix des Uterus von kaudal her umgreift. Dadurch entstehen das *vordere* und das *hintere Scheidengewölbe*. Das hintere Scheidengewölbe ist tiefer und wird in einem Bereich von 1½ cm vom Peritonaeum bedeckt. Es grenzt unmittelbar an den Douglas-Raum (s. S. 235). Im Querschnitt erscheint die Vagina ⊢⊣-förmig, da Vorder- und Hinterwand aufeinanderliegen.

Äußere Geschlechtsorgane, äußere Genitalien

Die Vagina wird nach außen durch den *Hymen* (Jungfernhäutchen) bzw. die *Carunculae hymenales* (warzenförmige Reste) vom Scheidenvorhof getrennt. Diesen begrenzen die haarfreien kleinen *Schamlippen*. Lateral folgen die großen Schamlippen. Hinter deren ventraler Verbindung befindet sich die *Clitoris* (Kitzler). Etwa 2 bis 3 cm dorsal liegt die *äußere Harnröhrenöffnung*. Man faßt die äußeren weiblichen Genitalien auch unter dem Begriff *Vulva* zusammen.

Muskeln des Beckenbodens

Der Ausgang des kleinen Beckens wird von zahlreichen Muskeln verschlossen, die man unter dem Begriff Beckenbodenmuskeln zusammenfaßt. Die wichtigsten sind der *M. levator ani*, der *M. transversus perinei profundus* und der *M. sphincter ani externus*.

M. levator ani, Mastdarmheber

Ursprung: Linie vom oberen Schambeinast bis zum Sitzbeinstachel.
Ansatz: 5. Sakralwirbel, Os coccygis, hinter dem Rectum zur Gegenseite.
Funktion: Hebung des Beckenbodens.
Der Muskel besitzt Trichterform und wird auch als *Diaphragma pelvis* (Zwerchfell des Beckens) bezeichnet. Er öffnet sich nach vorn und abwärts spaltförmig. Durch dieses sog. Levator-Tor treten beim Mann Harnröhre und Rectum, bei der Frau Harnröhre, Vagina und Rectum.

M. transversus perinei profundus, tiefer querer Damm-Muskel

Ursprung: Unterer Schambeinast und Sitzbeinast.
Ansatz: Gegenseite.
Funktion: Willkürlicher Verschluß der Harnröhre.

Da durch diesen nahezu quergerichteten Muskel Harn- und Geschlechtsorgane ziehen, nennt man ihn auch *Diaphragma urogenitale* (Zwerchfell der Harn- und Geschlechtsorgane). Die Durchtrittsstelle der Harnröhre wird bei beiden Geschlechtern von ringförmig angeordneten Muskelfasern umgriffen. Sie bilden den M. sphincter urethrae, den willkürlichen Schließmuskel der Harnröhre. Bei der Frau durchläuft außer der Harnröhre die Vagina den M. transversus perinei profundus.

M. sphincter ani externus, willkürlicher Schließmuskel des Mastdarmes

Ursprung: Lig. anococcygeum (ein Band vom Anus zum Os coccygis).
Ansatz: Lig. anococcygeum.
Funktion: willkürlicher Verschluß des Mastdarms.

Der Muskel umfaßt die sagittale, spaltförmige Öffnung des Rectum, den Anus. Bei der Frau überkreuzen sich die Muskelfasern vor dem Anus und gehen in den M. bulbocavernosus (Schwellkörpermuskel) über. Dieser umzieht den Scheidenvorhof. M. spincter ani externus und M. bulbocavernosus stellen die muskulöse Grundlage des Dammes dar.

Innersekretorische Drüsen

Fast alle Funktionen des menschlichen Organismus werden durch zwei Systeme gesteuert: 1. durch das System der endokrinen Drüsen, 2. durch das vegetative Nervensystem. Da die endokrinen Drüsen die Beeinflussung der Organe durch die Abgabe von Hormonen bewirken, spricht man auch von *humoraler*[1] Steuerung. Das vegetative Nervensystem dagegen leitet die Organfunktion durch nervöse Impulse. Man bezeichnet diesen Vorgang deshalb als *nervale* Steuerung. Nervale und humorale Steuerung arbeiten nicht voneinander unabhängig, sondern beeinflussen sich gegenseitig. Die nervale Steuerung erfolgt schnell und kurz dauernd, die humorale Steuerung langsam und langdauernd.

Unter endokrinen Drüsen oder Drüsen mit innerer Sekretion versteht man solche Drüsen, die ihr Produkt, das man *Inkret* nennt, direkt an das Blutgefäßsystem abgeben. Das Inkret enthält die Hormone. Hormone sind lebensnotwendige Stoffe mit hoher spezifischer Wirkung, die vom Organismus selbst in den endokrinen Drüsen gebildet werden. Man unterscheidet Peptidhormone und Steroidhormone. Die *Peptidhormone* wirken auf die Zellmembran, die *Steroidhormone* über ein Rezeptorprotein auf den Zellkern.

Hypophyse, Hirnanhangsdrüse (Abb. 103)

Im Bereich der Hypophyse und des Hypothalamus besteht die morphologische und funktionelle Verknüpfung von humoraler und nervaler Steuerung, indem der vordere Teil der Hypophyse eine endokrine Drüse darstellt, während der hintere Abschnitt dem Zwischenhirn (Hypophyse) angehört. Die Teile der Hypophyse sind: *Adenohypophyse* (Drüsenteil) und *Neurohypophyse* (Hirnteil).

---

[1] humor = Flüssigkeit, Feuchtigkeit

Die *Adenohypophyse* gliedert sich wiederum in *Vorderlappen, Trichterlappen* und *Zwischenzone*. Der *Vorderlappen* besteht aus Strängen von Epithelzellen, die sich netzartig aneinanderfügen und weitlumige Blutkapillaren umschließen. Aufgrund unterschiedlicher Anfärbbarkeit unterscheidet man azidophile, basophile und chromophobe Zellen. Daneben enthält der Vorderlappen undifferenzierte Zellen, aus denen die spezifischen Zellen entstehen.

1. *Azidophile Zellen.* Sie machen etwa 40 % der Zellen aus. Während früher diese Zellen eine einheitliche Gruppe bildeten, haben immunhistochemische Untersuchungen zur Isolierung von α-Zellen und ε-Zellen geführt.
α-Zellen. Sie produzieren das Wachstumshormon (Somatotropin), dessen Gegenspieler (Somatostatin) von den D-Zellen der Langerhans-Inseln abgegeben wird.
ε-Zellen. Die von diesen Zellen abgesonderten Hormone sind luteotropes Hormon (LTH) und Prolactin. LTH steuert die Funktion des Gelbkörpers (Corpus luteum) und damit die Bildung des Progesterons. Zwischen beiden Hormonen bestehen Rückkopplungen (s. S. 244). Das Prolactin fördert während der Schwangerschaft die Ausbildung der Brustdrüse und bereitet die Sekretion vor.

2. *Basophile Zellen.* Mit nur etwa 10 % bilden sie den geringsten Anteil. Immunhistochemisch unterscheidet man β-Zellen und δ-Zellen.
β-Zellen. Sie bilden das thyreotrope Hormon (TSH), welches die Funktion der Schilddrüse übergeordnet regelt. Es wirkt auf die Synthese von Thyroxin und Triiodthyronin und deren Freisetzung (s. S. 248).
δ-Zellen. Sie sondern die gonadotropen Hormone (die Keimdrüsen steuernden Hormone) ab. Es sind: Follikelstimulierendes Hormon (FSH) und luteinisierendes Hormon (LH). FSH fördert die Bildung der Follikel im Eierstock, LH die Absonderung der Oestrogene. Gleichzeitig bereitet LH die Bildung des Gelbkörpers vor durch Luteinisierung der an die Tertiärfollikel grenzenden Zellen. Durch Zusammenwirken von FSH und LH wird der Follikelsprung ausgelöst (s. S. 244). Beim Mann stimuliert FSH die Bildung der Samenzellen (Spermiogenese), während LH, das auch als ICSH (die interstitiellen Zellen stimulierendes Hormon) bezeichnet wird, auf die Leydig-Zwischenzellen des Hodens Einfluß nimmt und damit die Bildung von Testosteron anregt (s. S. 236).

3. *Chromophobe* (farbfeindliche) *Zellen.*
γ-Zellen. Mit 50 % stellen sie den größten Anteil. Das von ihnen gebildete Hormon ist das adrenocorticotrope Hormon (ACTH). Es regelt die Tätigkeit der Nebennierenrinde (s. S. 247).
Der *Trichterlappen* umgreift von ventral den Hypophysenstiel. Er besteht aus hellen chromophoben Zellen, die den γ-Zellen ähnlich sind, und wenigen basophilen Zellen.
Die *Zwischenzone* enthält Hohlräume, die von Epithel ausgekleidet und mit Kolloid gefüllt sind, und γ-Zellen.
Bei den Hormonen der Adenohypophyse handelt es sich vorwiegend um Hormone, die andere endokrine Drüsen steuern. Das bedeutet, daß die Adenohypophyse eine übergeordnete endokrine Drüse darstellt.

Die *Neurohypophyse* besteht aus dem *Hinterlappen* und dem *Hypophysenstiel*.
Der *Hinterlappen* baut sich aus marklosen Nervenfasern, einem Geflecht von protoplasmatischen Gliazellen (Pituizyten) und einem dazwischenliegenden Kapillarnetz auf.
Der *Hypophysenstiel*, der ebenfalls aus marklosen Nervenfasern und Neuroglia besteht, stellt die Verbindung zum Hypothalamus des Zwischenhirns (s. S. 261) her. Diese Verbindung ist funktionell von großer Bedeutung. In zwei Kernen des Zwischenhirns (Nucleus supraopticus und Nucleus paraventricularis) wird von Nervenzellen Sekret gebildet, das über den Hypophysenstiel in den Hinterlappen gelangt, dort gespeichert und bei Bedarf an die Blutkapillaren abgegeben wird. Auf dem Transportweg treten an den Nervenfasern Verdickungen auf. Den Vorgang der Sekretbildung bezeichnet man als *Neurosekretion*, das Produkt Neurosekret. Das im Nucleus supraopti-

cus abgesonderte Sekret enthält das Hormon *Vasopressin*, das im Nucleus paraventricularis gebildete *Vasopressin* und *Oxytocin*. Vasopressin bewirkt die Kontraktion der glatten Muskulatur der Blutgefäße und damit die Erhöhung des Blutdruckes, Oxytocin führt zur Kontraktion der glatten Muskulatur des Uterus und der Myoepithelien (kontrahierbare Epithelzellen) der Brustdrüse. Der Hinterlappen bildet somit nicht selbst Hormone, sondern stellt den Ort der Speicherung und Abgabe an das Blutgefäßsystem dar.

Über den Blutkreislauf besteht morphologisch und funktionell eine Verbindung des Hypothalamus auch zum Vorderlappen. Blutgefäße gelangen vom Hypothalamus zum Hypophysenstiel, gliedern sich hier in ein Kapillarnetz auf, aus dem Venen hervorgehen, die zum Vorderlappen führen und sich in dessen Kapillarnetz einfügen. Diese Aufeinanderfolge von zwei Kapillarnetzen bezeichnet man als *Pfortadersystem der Hypophyse*. Die außer Vasopressin und Oxytocin im Hypothalamus gebildeten Hormone sind Peptidhormone, welche die Hormonbildung und -abgabe im Vorderlappen steuern. Die „Releasing factors" (freisetzende Faktoren) fördern den Prozeß, die „Release inhibiting factors" (die Freisetzung hemmende Faktoren) hemmen ihn. Damit besteht zwischen Hypothalamus und Hypophysenvorderlappen ein Regelkreis, der die funktionelle Verbindung der Steuerung der vegetativen Funktionen ausdrückt.

Nebenniere, Glandula suprarenalis (Tafel VIII)

Die Nebennieren liegen nicht direkt auf den oberen Polen beider Nieren, sondern sind etwas nach medial verschoben. Die rechte Nebenniere besitzt die Form eines Dreieckes, die linke die eines Halbmondes. Sie bestehen aus *Rinde* und *Mark*.

Die *Rinde* enthält kubische Epithelzellen, die sich verschiedenartig aneinanderlagern, wodurch die einzelnen Schichten der Rinde entstehen. Man unterscheidet: *Zona glomerulosa, Zona fasciculata* und *Zona reticularis*. In der *Zona glomerulosa* bilden die Zellen unregelmäßige Haufen, in der *Zona fasciculata* formen sie senkrecht zur Oberfläche verlaufende Zellstränge und in der *Zona reticularis* fügen sie sich netzartig aneinander. Die Zona fasciculata ist reich an Lipiden.

Die Hormone, welche in der Rinde gebildet werden, faßt man unter dem Begriff *Corticosteroide* zusammen, da es sich ausschließlich um Steroide handelt. Bisher wurden über 30 Steroide isoliert, die aber vorwiegend Zwischenprodukte darstellen. Nach der Wirkungsweise teilt man die Nebennierenrindenhormone in drei Gruppen ein: 1. Glucocorticoide, 2. Mineralocorticoide, 3. androgene Hormone. Die *Glucocorticoide* beeinflussen den Zuckerstoffwechsel, die *Mineralocorticoide* den Mineralstoffwechsel (vor allem den Gehalt an Na- und K-Ionen und damit den Wasserhaushalt; Aldosteron fördert die Na-Rückresorption in der Niere) und die *androgenen Hormone* die sekundären Geschlechtsmerkmale. Dabei stellen die Geschlechtshormone meist Zwischenprodukte dar.

In Bezug auf die Zuordnung der Hormongruppen zu den Schichten der Nebennierenrinde, ist folgende Feststellung möglich: Glucocorticoide werden in allen Zonen gebildet, die Mineralocorticoide vorwiegend in der Zona glomerulosa, die androgenen Hormone in den beiden inneren Zonen.

Das *Mark* besteht aus chromaffinen[1] Zellen, multipolaren Nervenzellen, Nervenfasern, weitlumigen Blutkapillaren und Drosselvenen, die den Blutabfluß regeln. Die chromaffinen Zellen bilden *Adrenalin* und *Noradrenalin*. Adrenalin erhöht den Blutdruck, das Schlagvolumen des Herzens und den Blutzuckerspiegel durch Abbau des Muskel- und Leberglycogens. Noradrenalin ist vorwiegend kreislauf-, weniger stoffwechselwirksam.

---

[1] chromaffin = mit Chromsalzen färbbar

Schilddrüse, Glandula thyreoidea

Die Schilddrüse gliedert sich in zwei *Seitenlappen*, die durch einen schmalen Abschnitt, den *Isthmus*, verbunden werden. Dieser befindet sich etwa in Höhe der 2.–4. Trachealknorpelspange. Die Seitenlappen reichen nach kranial bis zum Schildknorpel. Ein zu 50 % vorhandener Lobus pyramidalis (pyramidenförmiger Lappen) zieht vom Isthmus nach aufwärts.
Mikroskopisch besteht die Schilddrüse aus Follikeln, die im Querschnitt 0,1–0,5 mm messen. Ihre Form ist rund bis oval, z.T. unregelmäßig. Sie enthalten eine eiweißhaltige Flüssigkeit, das *Kolloid*. Zwischen den Follikeln grenzt gefäßführendes Bindegewebe läppchenförmige Bezirke ab. Außerdem liegen im Bindegewebe Zellverbände, die als *parafollikuläre Zellen* bezeichnet werden. Teilweise umschließt die Basallamina diese Zellgruppen. Die Epithelzellen, welche die Schilddrüsenfollikel innen auskleiden, sind von unterschiedlicher Form; sie hängt von der jeweiligen Funktionsphase ab. Folgender Funktionszyklus ist zu beobachten: In der *Sekretionsphase* sind die Epithelzellen hoch, zylinderförmig und tragen Mikrovilli. Sie bilden *Thyreoglobulin*, bei dem es sich an Glycoprotein gebundenes Thyroxin (Tetraiodthyronin) und Triiodthyronin handelt. Durch fortgesetzte Sekretion vergrößern sich die Follikel, die Epithelzellen flachen sich ab: Es folgt der Übergang in die *Speicherphase*, in der das Kolloid konzentriert wird. Während der *Resorptionsphase* erhöht sich das Epithel bis zur Zylinderform und bildet Mikrovilli aus. Ein hydrolytisches Enzym spaltet das Thyreoglobulin in seine Bestandteile, die aufgesaugt werden. In der *Inkretionsphase* werden Thyroxin und Triiodthyronin durch die Epithelzellen geschleust und an das Blutgefäßsystem abgegeben.
Die Hormone der Schilddrüse Thyroxin (Tetraiodthyronin) und Triiodthyronin fördern die Intensität des Stoffwechsels wie das Wachstum. Die Abgabe der Hormone wird übergeordnet durch TSH (s. S. 246) gefördert.
Die parafollikulären Zellen, auch als C-Zellen bezeichnet, produzieren ein weiteres Hormon, das *Thyreocalcitonin*, das den Ca-Spiegel des Blutes durch Hemmung der Calciumabgabe aus dem Skelett senkt. Es gilt als Gegenspieler des Parathyrins (s. unten).

Glandulae parathyreoideae, Beischilddrüsen oder Epithelkörperchen

Es sind vier, etwa erbsengroße Organe, die sich unmittelbar dorsal der Schilddrüsenseitenlappen befinden. Man unterscheidet 2 obere und 2 untere Epithelkörperchen. Sie bestehen aus epithelialen, meist vieleckigen Zellen, die sich strang- oder kugelförmig aneinanderlagern. Eine dünne bindegewebige Kapsel umzieht jedes einzelne Organ. Das lockere Zwischengewebe enthält zahlreiche Gefäße und Kapillaren.
Die Epithelkörperchen bilden ein Hormon, das *Parathyrin*, früher als Parathormon bezeichnet. Es handelt sich um einen Wirkstoff, der den Calciumspiegel des Blutes beeinflußt. Bei Versagen der Hormonabgabe fällt der Calciumspiegel und steigt der Phosphatgehalt des Blutes. Dadurch kommt es zu Krampfanfällen im Bereich der Skelettmuskulatur (Tetanie). Das Parathyrin findet über das Thyreocalcitonin eine Gegenregelung.

Langerhans-Inseln (s. Pankreas)

Keimdrüsen (s. S. 236 und 239)

Epiphyse, Corpus pineale, Zirbeldrüse (Abb. 145)

Die Epiphyse gehört zum Zwischenhirn. Sie ist ein ovales, etwas abgeplattetes Gebilde von etwa 1 cm Länge. Als Hirnabschnitt besteht sie aus Pinealzellen, die teilweise epithelartig, teilweise bizarr geformt sind, und Gliagewebe. Dieses teilt kleine, meist runde Läppchen ab. Nicht selten befinden sich zwischen den Pinealzellen Kalkablagerungen, sog. Hirnsand. Die Pinealzellen geben *Melatonin* ab, ein Hormon, das bei Amphibien durch Konzentration der Melanophoren – Pigmentkörperchen – um den Zellkern zur Aufhellung der Haut führt. Bei Säugetieren erweist sich das Hormon als Gegenspieler der Hypophysenhormone. Melatonin hemmt besonders die basophilen Zellen und damit die Ausschüttung der gonadotropen Hormone (δ-Zellen) und des TSH (β-Zellen). Da die Melatoninbildung wiederum durch Licht angeregt wird, ist der Tagesrhythmus der Hormoninkretion letztendlich auf das Wechselspiel zwischen Epiphyse und Hypophyse zurückzuführen. Wird die Epiphyse durch einen Tumor zerstört, führen die nun nicht mehr gehemmten gonadotropen Hormone der Hypophyse zur Pubertas praecox (frühzeitige Geschlechtsreife).

Paraganglien

Paraganglien sind kleine knötchenförmige Organe von nur wenigen Millimetern Durchmesser, die funktionell ein Bindeglied zwischen endokrinen Drüsen und Nervensystem darstellen. Sie bestehen aus chromaffinen[1] Zellen (s. S. 247), die sich in Nervenzellen umwandeln können. Sie produzieren vor allem Adrenalin und Noradrenalin. Das größte chromaffine Paraganglion stellt das *Nebennierenmark* dar. Weitere wichtige Paraganglien sind: Das *Glomus caroticum*, welches an der Teilungsstelle der A. carotis communis in die A. carotis externa und interna liegt und aus Chemorezeptoren besteht, die gegen Schwankungen des CO_2-Gehaltes empfindlich sind und somit an der Steuerung der Atmung beteiligt sind, und das *Paraganglion supracardiale* zwischen Teilungsstelle des Truncus pulmonalis und Aortenbogen, welches als Chemorezeptor gleichsinnig wie das Glomus caroticum wirkt.

Nervensystem

Das Nervensystem stellt das übergeordnete System des menschlichen Organismus dar, welches alle Organe miteinander verbindet und funktionell aufeinander abstimmt.
Es dient der Reizaufnahme, der Reizverarbeitung und der Reizbeantwortung. Durch die starke Ausprägung des Gehirns beim Menschen ist es Sitz des Intellekts und des Willens. Außerdem dürfte hier die Lokalisation dessen zu suchen sein, was wir als Seele bezeichnen. Sicher ist, daß im Stirnhirn das ethisch-ästhetische Empfinden liegt.
Man unterscheidet zwei Anteile: Das *animale*[2] oder *zerebrospinale* Nervensystem und das *vegetative* oder *autonome* Nervensystem. Unter dem *animalen* Nervensystem versteht man die morphologische Grundlage für die Gesamtheit von Vorgängen, die ins Bewußtsein eintreten. Es gliedert sich in das zentrale und periphere Nervensystem. Zum zentralen gehören Gehirn und Rückenmark, zum peripheren die Hirnnerven und Spinalnerven. Das *vegetative* oder *autonome* Nervensystem (Eingeweidenervensystem) steuert die Eingeweidefunktionen. Reizbildung, -leitung und -beantwortung erfolgen autonom, die Vorgänge werden primär nicht bewußt.
Man unterscheidet den *Sympathikus* und den *Parasympathikus*. Allgemein formuliert, sind Sympathikus und Parasympathikus in ihren Funktionen einander entgegen gerichtet. Auf S. 304 wur-

---

[1] Affinität = Verwandtschaft, Neigung
[2] Animus = Geist

den in einer Tabelle die wichtigsten Wirkungen zusammengestellt. Zwischen animalem und vegetativem Nervensystem bestehen vielfältige Wechselbeziehungen.

```
                           Nervensystem
                    ┌────────────┴────────────┐
            animales Nervensystem       vegetatives Nervensystem
             ┌──────┴──────┐              ┌──────┴──────┐
         zentrales     peripheres     Sympathikus   Parasympathikus
        Nervensystem  Nervensystem
         ┌────┴────┐   ┌────┴────┐
       Gehirn  Rückenmark  Hirnnerven  Spinalnerven
```

Animales oder zerebrospinales Nervensystem

Rückenmark

Die Länge des Rückenmarks beträgt beim Mann im mittleren Lebensalter etwa 45 cm, bei der Frau 41–42 cm. Der Querschnitt mißt 10–14 mm. Das Rückenmark des Neugeborenen besitzt eine Länge von nur 14 cm. Die Gewichte sind: Erwachsene mittleren Lebensalters 25–28 g, Neugeborene 3,5 g, Menschen hohen Alters 20 g. Das Rückenmark beginnt am Foramen magnum und erstreckt sich im Wirbelkanal nach distal bis in Höhe des 1.–2. Lendenwirbels. Beim Neugeborenen reicht es bis zum caudalen Rand des 3. Lendenwirbels. Es setzt sich im Schädelinneren in die Medulla oblongata (verlängertes Mark) fort und endet kaudal konisch verjüngt (Conus medullaris). Das Filum terminale, ein nur aus Gliagewebe bestehendes, funktionell bedeutungsloses fadenförmiges Gebilde, geht vom Conus medullaris aus und gelangt bis zum 2. Kreuzbeinwirbel, an den es sich anheftet. Im Querschnitt ist das Rückenmark nicht gleichmäßig rund, sondern besitzt zwischen dem 3. Halswirbel und dem 2. Brustwirbel und zwischen dem 10. Brustwirbel und dem 1. Lendenwirbel Anschwellungen. Diese Verbreiterungen des Rückenmarks entstehen durch die hier besonders zahlreich abgehenden Nerven für die obere bzw. untere Extremität. An der Oberfläche unterscheidet man Einschnitte und Furchen. Besonders tief ist der vordere Einschnitt, die *Fissura mediana anterior*. Des weiteren befinden sich vorn seitlich, hinten seitlich und hinten in der Mitte Furchen, bezeichnet als Sulcus lateralis anterior, Sulcus lateralis posterior und Sulcus medianus posterior.

Man gliedert das Rückenmark in fünf Abschnitte und 31 Segmente, wobei ein *Segment* den zu einem Spinalnervenpaar (s. unten) gehörigen Rückenmarkabschnitt umfaßt. Entsprechend der Gliederung der Wirbelsäule unterscheidet man einen *Halsteil* (Pars cervicalis), einen *Brustteil* (Pars thoracica), einen *Lendenteil* (Pars lumbalis), einen *Kreuzbeinteil* (Pars sacralis) und einen *Steißbeinteil* (Pars coccygea). Die Pars cervicalis umfaßt 8 Segmente (C_1–C_8), die Pars thoracica 12 Segmente (Th_1–Th_{12}), die Pars lumbalis 5 Segmente (L_1–L_5), die Pars sacralis 5 Segmente (S_1–S_5) und die Pars coccygea 1 Segment (Co).

Querschnitte durch das Rückenmark (Abb. 138) zeigen zwei Substanzen, die *Substantia grisea* (graue Substanz) und die *Substantia alba* (weiße Substanz). Die *Substantia grisea*, die von der Substantia alba allseitig umgeben wird, erscheint im Querschnitt schmetterlingsförmig. Sie besteht aus 2 Vorderhörnern und 2 Hinterhörnern, verbunden durch die Pars centralis (zentraler Teil). Räumlich gesehen, bilden Vorder- wie Hinterhörner Säulen, weshalb man diese Abschnitte auch als Vorder- und Hintersäulen bezeichnet. Die Pars centralis enthält den engen Zentralkanal. Im Bereiche des Brustmarkes liegt zwischen Vorder- und Hinterhorn das Seiten-

Rückenmark

Abb. 138 Querschnitt durch das Rückenmark (nach ALVERDES)

horn oder, räumlich gesehen, die Seitensäule. Die *weiße Substanz* gliedert man in die Vorderseitenstränge, welche an der Fissura mediana anterior beginnen und bis zum Sulcus lateralis posterior reichen, und die beiden Hinterstränge, die durch ein vom Sulcus medianus posterior ausgehendes Septum geschieden werden. Den Vorderseitenstrang teilt man in den Vorderstrang (bis zum Sulcus lateralis anterior) und den Seitenstrang (von Sulcus lateralis anterior bis Sulcus lateralis posterior).

Die *graue Substanz* besteht in erster Linie aus Nervenzellen, die *weiße Substanz* aus markhaltigen Nervenfasern.

In der *grauen Substanz* bilden sich durch Zellverdichtung Kerngebiete heraus. Im Bereich des Vorderhorns liegen 5 Kerne. Da hier die motorischen Anteile der peripheren Nerven entspringen, spricht man auch von motorischen Vorderhornzellen oder kurz vom *motorischen Vorderhorn*. Man unterscheidet einen medial-ventralen Kern (für ventrale Stammesmuskulatur), einen medial-dorsalen Kern (für dorsale Stammesmuskulatur), einen zentralen Kern (für Zwerchfell und muskulösen Beckenboden), einen lateral-ventralen Kern (für die Beuger des Armes und Beines) und einen lateral-dorsalen Kern (für die Strecker des Armes und Beines). Unmittelbar hinter den motorischen Kernen liegen der Nucleus intermediolateralis und der Nucleus intermediomedialis. Der *Nucleus intermediolateralis* bildet zwischen den Segmenten C_8 und L_3 das Zentrum des Sympathikus und zwischen den Segmenten S_2 und S_4 das Zentrum des Parasympathikus im Rückenmark. Der *Nucleus intermediomedialis* stellt ein Umschaltzentrum für den Tractus spinocerebellaris anterior, eine Bahn der Tiefensensibilität, dar. An der Wurzel des Hinterhorns erkennt man am Rückenmarkquerschnitt den *Nucleus dorsalis*. Hier erfolgt die Umschaltung für den Tractus spinocerebellaris posterior, ebenfalls eine Bahn der Tiefensensibilität. Das Hinterhorn selbst enthält den *Nucleus proprius columnae posterioris*. Hier schalten Tractus spinothalamicus und Tractus spinotectalis um, Bahnen der Oberflächensensibilität.

Eigensystem und Bahnensystem des Rückenmarkes (Abb. 139)

Am Rückenmark unterscheidet man das Eigensystem und das Bahnensystem. Das *Eigensystem* besteht aus Schaltzellen, Strangzellen und Kommissurenzellen. *Schaltzellen* bleiben auf derselben Seite des Rückenmarks und im selben Segment. Sie verbinden Hinter- und Vorderhorn. *Strangzellen* bleiben ebenfalls auf derselben Seite des Rückenmarks, verbinden jedoch mehrere Segmente. Sie enden jeweils im Bereich der Vorderhörner. *Kommissurenzellen* dienen prinzipiell der Verbindung beider Seiten des Rückenmarks. Die kurzen Kommissurenzellen liegen nur in Höhe eines Segments, während die langen Kommissurenzellen über mehrere Segmente reichen. Auch die Kommissurenzellen enden an den Zellen des Vorderhorns.

Das *Bahnensystem* des Rückenmarks besteht aus langen Bahnzellen und Kommissurenbahnzellen. *Lange Bahnzellen* bleiben auf der gleichen Seite des Rückenmarks, durchziehen mehrere Segmente und enden im Gehirn. Sie beginnen entweder peripher oder im Rückenmark. *Kommissurenbahnzellen* gelangen immer zur Gegenseite, durchlaufen zahlreiche Segmente und reichen ebenfalls bis zum Gehirn.

Reflexbogen

Die Verbindungen von sensiblen und motorischen Neuronen heißen *Reflexbogen*. Man unterscheidet Eigen- und Fremdreflexe. Der *Eigenreflex* (Abb. 140) ist dadurch gekennzeichnet, daß sich beide Neurone im selben Segment verbinden. Unter Umständen kann zwischen das sensible und motorische Neuron eine Schaltzelle eingeschoben sein. Der Eigenreflex stellt die einfachste Form der Reizbeantwortung dar.

Beispiel: Patellarsehnenreflex. Durch Beklopfen der Patellarsehne werden die Muskelfasern des M. quadriceps femoris gedehnt und die hier vorhandenen Muskelspindeln (s. S. 44) gereizt. Die Erregung verläuft über das sensible Neuron, zum Rückenmark, tritt über die Hinterwurzel in das Rückenmark ein und endet entweder am Vorderhorn oder an der Wurzel des Hinterhorns. In diesem Fall stellt eine Schaltzelle die Verbin-

Animales oder zerebrospinales Nervensystem 253

dung zum Vorderhorn her. Im Bereich des Vorderhorns geht die Erregung auf das motorische Neuron über. Dieses verläßt in der Vorderwurzel das Rückenmark und gelangt zum M. quadriceps femoris, der über die motorischen Endplatten (s. S. 45) zur Kontraktion gebracht wird.

Das Wesen der *Fremdreflexe* (Abb. 141) besteht darin, daß sich die Erregung im Rückenmark über mehrere Segmente ausbreitet und auch auf die andere Seite des Rückenmarkes übergeht. Es verbinden sich dabei mehrere sensible Neurone über Schalt-, Strang- und Kommissurenzellen mit mehreren motorischen Neuronen.

Beispiel: Bauchdeckenreflexe. Der Reiz wird durch Bestreichen der Bauchhaut in den druckempfindlichen Nervenendkörperchen der Haut gesetzt. Über mehrere sensible Neurone gelangt der Reiz zum Rückenmark und pflanzt sich hier auf Schalt-, Strang- und Kommisssurenzellen fort. Dadurch breitet er sich auf beiden Seiten des Rückenmarkes und über mehrere Segmente aus. Letztendlich wird der Reiz auf zahlreiche motorische Neurone beider Seiten übertragen. Durch diese erreicht er die Muskulatur der vorderen Bauchwand, die sich über motorische Endplatten kontrahiert.

Abb. 139 Eigensystem (links) und Bahnensystem (rechts) des Rückenmarks

Schaltzelle   motorisches Neuron   Abb. 140   Eigenreflex

Aufbau eines Spinalnerven (Abb. 165 und 169)

Der segmentalen Gliederung des Rückenmarkes entsprechend, verlassen in jedem Segment Nerven das Rückenmark, die über die Zwischenwirbellöcher nach peripher gelangen. Man bezeichnet sie als *Spinalnerven*. Jeder Spinalnerv besteht aus einer *Radix ventralis* (Vorderwurzel) und einer *Radix dorsalis* (Hinterwurzel). Die Radix ventralis beginnt im Vorderhorn, während die Radix dorsalis am Hinterhorn endet. In die Radix dorsalis ist das *Spinalganglion* eingeschaltet. Die Radix ventralis tritt in dieses Ganglion nicht ein, sondern legt sich von ventral an das Ganglion an. Die Vereinigung von Radix ventralis und dorsalis stellt den Spinalnerven dar. Dieser zieht als kurzer Stamm durch das Foramen intervertebrale und teilt sich danach in einen *Ramus ventralis* (vorderer Ast) und *Ramus dorsalis* (hinterer Ast) auf. Während die Radix dorsalis sensibler Natur ist, enthält die Radix ventralis motorische Fasern. Im Bereich des kurzen Spinalnervenstammes mischen sich beide Faserarten, so daß nach der Aufteilung der Ramus ventralis wie auch der Ramus dorsalis motorische und sensible Fasern aufweist. Jeder Spinalnerv verbindet sich mit dem Sympathikus. Das sympathische Zentrum liegt im Rückenmark im Nucleus intermediolateralis. Hier beginnt der Ramus communicans albus[1]. Dieser verläßt mit der motorischen Radix ventralis das Rückenmark, trennt sich jedoch von ihr und gelangt zu einem Grenzstrangganglion. In diesem schaltet der Ramus communicans albus auf den Ramus communicans griseus[2] um. Der Ramus communicans griseus zieht wiederum zum Spinalnerven zurück. Seine Fasern ordnen sich sowohl dem Ramus ventralis wie auch dem Ramus dorsalis zu, so daß beide Äste nunmehr motorische, sensible und sympathische Fasern enthalten.

Den 31 Rückenmarksegmenten entsprechend, gibt es 31 Paare von Spinalnerven.

Die Rami dorsales der Spinalnerven bleiben segmental gegliedert. Sie innervieren die dorsale Stammesmuskulatur und die Haut des Rückens. Die Rami ventrales zeigen nur im Brustbereich segmentale Gliederung, während sie sich in den übrigen Abschnitten zu Geflechten, sog. Plexus, vereinen.

---

[1] Ramus communicans albus = wörtlich verbindender weißer Ast, deshalb weiß genannt, weil die Nervenfasern markhaltig sind

[2] Ramus communicans griseus = wörtlich grauer verbindender Ast, grau deshalb, weil es sich um markarme Nervenfasern handelt

Animales oder zerebrospinales Nervensystem 255

motorisches Neuron
lange Kommissurenzelle
Strangzelle
Schaltzelle

Abb. 141
Fremdreflex (nach ALVERDES, verändert)

Cauda equina, Pferdeschweif (Abb. 142)

In den oberen Abschnitten des Rückenmarkes verlassen die Spinalnerven den Wirbelkanal etwa in gleicher Höhe, da die Foramina intervertebralia fast den Rückenmarksegmenten entsprechen. In den unteren Abschnitten des Rückenmarkes jedoch verschiebt sich diese Beziehung, da während der Entwicklung nach der Geburt die Wirbelsäule in höherem Maße als das Rückenmark wächst. Auf diese Weise werden die zugehörigen Zwischenwirbellöcher weiter nach kaudal verlagert. Das bedeutet, daß die unteren Spinalnerven zunächst eine bestimmte Strecke im Wirbelkanal verlaufen und erst danach durch das Zwischenwirbelloch gelangen.
Man hat die innerhalb des Wirbelkanals liegenden Abschnitte der Spinalnerven mit einem Pferdeschweif verglichen und deshalb als Cauda equina bezeichnet.

Gehirn

Man unterscheidet am Gehirn folgende Teile:
1. Telencephalon (Endhirn);
2. Diencephalon (Zwischenhirn);

Abb.142 Cauda equina

3. Mesencephalon (Mittelhirn);
4. Metencephalon (Nachhirn);
5. Myelencephalon (Markhirn).

Zum Metencephalon gehören Brücke und Kleinhirn (Pons und Cerebellum). Das Myelencephalon wird auch Medulla oblongata (verlängertes Rückenmark) genannt. Vielfach faßt man Pons und Medulla oblongata unter dem Begriff Rhombencephalon (Rautenhirn) zusammen.

Eine weitere Einteilung des Gehirns ist diejenige in Großhirn (Cerebrum), Kleinhirn (Cerebellum) und Hirnstamm (Diencephalon, Mesencephalon und Rhombencephalon).

Das Gehirn besitzt beim Mann ein durchschnittliches Gewicht von 1375 g, bei der Frau von 1245 g. Das Gehirn des männlichen Neugeborenen wiegt um 400 g, das des weiblichen Neugeborenen um 380 g. Das Maximalgewicht wird mit dem 20. Lebensjahr erreicht und fällt danach auf 1285 g beim Mann und 1130 g bei der Frau. Das absolute Hirngewicht sagt nichts über den Grad der Intelligenz aus. Clara formuliert sehr treffend: „Eine Turmuhr muß nicht besser gehen als eine Armbanduhr." Es wird angenommen, daß für die Intelligenz die Anzahl der Hirnwindungen bedeutsam ist.

Myelencephalon, Medulla oblongata, verlängertes Rückenmark (Abb. 143)

Oberhalb des Foramen magnum, d. h. nach dem Eintritt in das Schädelinnere, verbreitert sich das Rückenmark zur Medulla oblongata. Diese reicht nach kranial bis zur Brücke.

Gehirn 257

Abb. 143 Gehirn, von unten (nach Spalteholz)

Auf Vorder- und Hinterseite setzen sich die Furchen des Rückenmarkes fort. Seitlich der Fissura mediana anterior beobachtet man jederseits eine Vorwölbung, die *Pyramiden*. Lateral davon befinden sich ebenfalls in Form von Vorwölbungen die *Oliven*. Dicht unterhalb der Pyramiden wird die Fissura mediana anterior durch vielfältig sich kreuzende Nervenfasern überbrückt. Da diese Fasern der Pyramidenbahn angehören, bezeichnet man sie als *Pyramidenkreuzung*. An der Hinterseite befinden sich zwischen dem Sulcus medianus posterior und dem Sulcus intermedius posterior das *Tuberculum nuclei gracilis* (Höcker des Graziliskernes) und lateral des Sulcus intermedius posterior das Tuberculum nuclei cuneati (Höcker des Kuneatuskernes). Die lateral und oberhalb liegenden *Pedunculi cerebellares inferiores* (untere Kleinhirnstiele) verbinden Medulla oblongata und Kleinhirn.

Brücke, Pons (Abb. 143)

Die Brücke liegt zwischen Medulla oblongata und den Hirnschenkeln. Sie verbindet sich über *Pedunculi cerebellares medii* (mittlere Kleinhirnstiele) mit dem Kleinhirn, das sich von hinten her der Brücke anlagert.

Rautengrube, Fossa rhomboidea (Abb. 144)

Wie oben bereits angeführt, vereinen sich Brücke und Medulla oblongata zum Rhombencephalon (Rautenhirn). Diese Bezeichnung ist von der Rautengrube abgeleitet, welche den dorsalen Abschnitt beider Hirnteile darstellt. In der Tat hat die Fossa rhomboidea die Form einer auf der Spitze stehenden Raute. Sie beginnt kranial am Eingang in den Aquaeductus cerebri, verbreitert sich nach lateral zu den Recessus laterales und endet kaudal mit dem Calamus scriptorius (Schreibgriffel). Ein Sulcus medianus teilt sie längs, die Striae medullares (Markstreifen) in querer Richtung. Gleichzeitig bilden die Striae medullares die dorsale Grenze zwischen Medulla oblongata und Brücke. Am Boden der Rautengrube befinden sich die meisten Hirnnervenkerne. Der Ursprungskern des Nervus facialis liegt oberhalb der Striae medullares und lateral vom Sulcus medianus. Er zerfällt in einen oberen und unteren Anteil (s. auch S. 278).

Kleinhirn, Cerebellum (Abb. 145 und 146)

Das Kleinhirn besteht aus dem zentral gelegenen Wurm, an dessen Unterseite sich der Nodulus (kleiner Kern) abzeichnet, und den lateralen Hemisphären, an deren Unterfläche sich der Flocculus (Flöckchen) aufwirft. Das Kleinhirn gliedert sich in die zellhaltige Rinde und das aus Ner-

Abb. 144 Rautengrube (nach SPALTEHOLZ)

Gehirn

Abb. 145 Hirnstamm und Kleinhirn, sagittal aufgeschnitten (nach SPALTEHOLZ)

Labels (linke Seite, von oben nach unten):
- Corpus callosum
- Septum pellucidum
- Fornix
- Foramen interventriculare
- Commissura anterior
- Lamina terminalis
- Chiasma opticum
- Hypophysenstiel
- Hypophyse
- Tuber cinereum
- Corpus mamillare
- N. oculomotorius
- Tegmentum und Crus cerebri
- Brücke
- IV. Ventrikel
- Medulla oblongata
- Plexus chorioideus
- Apertura mediana des IV. Ventrikels

Labels (rechte Seite, von oben nach unten):
- Plexus chorioideus
- Thalamus
- Adhaesio interthalamica
- Commissura posterior
- Epiphyse
- Lamina tecti
- Aquaeductus cerebri
- Kleinhirn
- Fastigium

Abb. 146 Horizontalschnitt durch das Kleinhirn in Höhe der Kleinhirnkerne

Labels:
- Nucleus fastigii
- Nucleus globosus
- Nucleus dentatus
- Nucleus emboliformis
- Vermis

venfasern aufgebaute Mark. Außerdem sind Nervenzellen ins Mark verlagert und bilden die Kleinhirnkerne (Abb. 146).

Man unterscheidet von medial nach lateral den Nucleus fastigii (Giebelkern), Nucleus globosus (kugelförmiger Kern), Nucleus emboliformis (pfropfenförmiger Kern) und Nucleus dentatus (mit zahnförmigen Ausbuchtungen versehener Kern).

Das Kleinhirn stellt ein äußerst wichtiges Zentrum für das *extrapyramidale System* (Muskelkoordination und Muskelautomatie), für das *Gleichgewicht* und für die *Tiefensensibilität* dar. Es verbindet sich mit dem Mesencephalon über die Pedunculi cerebellares superiores (obere Kleinhirnstiele), mit der Brücke über die Pedunculi cerebellares medii (mittlere Kleinhirnstiele) und mit der Medulla oblongata über Pedunculi cerebellares inferiores (untere Kleinhirnstiele).

IV. Ventrikel (Abb. 145)

Der Innenraum des Gehirns erweitert sich zwischen Rhombencephalon und Kleinhirn zum IV. Ventrikel. Dieser wird folgendermaßen begrenzt: Den Boden bildet die Fossa rhomboidea, das Dach, das Velum medullare superius (oberes Marksegel) und das Velum medullare inferius (unteres Marksegel). Beide Marksegel vereinigen sich spitzwinklig und formen dadurch das Fastigium (Giebel). Der Plexus chorioideus des IV. Ventrikels lagert sich an die Innenseite des unteren Marksegels an. In diesem Bereich bestehen drei Öffnungen, eine unpaare mittlere und zwei seitliche. Sie stellen die praktisch sehr wichtige Verbindung zwischen dem mit Liquor cerebrospinalis[1] gefüllten IV. Ventrikel und dem ebenfalls Liquor enthaltenden Cavum subarachnoideale (s. S. 275) her. Kommt es zum Verschluß dieser Öffnung, staut sich der Liquor im Inneren des Gehirns. Es entsteht ein Hydrocephalus internus, dessen Druck zur weitgehenden Rückbildung der Hirnsubstanz führt.

Mesencephalon, Mittelhirn (Abb. 147)

Es schließt sich oberhalb des Rhombencephalon an. Seine Teile sind *Crura cerebri* (Hirnschenkel), *Tegmentum* (Haube) und *Lamina tecti* oder *quadrigemina* (Vierhügelplatte).

Die *Hirnschenkel* enthalten ausschließlich Bahnen, die vom Großhirn nach abwärts verlaufen, also absteigende Bahnen. Im Zentrum der Hirnschenkel befinden sich die Bahnen der Willkürmotorik (Pyramidenbahn, Tractus corticonuclearis, Tractus corticospinalis). Medial und lateral verlaufen Bahnen, welche alle Abschnitte der Hirnrinde mit der Brücke verbinden und zum extrapyramidalen System (s. S. 268) gehören. Das *Tegmentum* besteht aus grauer und weißer Substanz. Zur grauen Substanz gehören zahlreiche Kerngebiete. Die wichtigsten Kerne sind:
1. Substantia nigra (schwarze Substanz). Sie liegt an der Grenze von Tegmentum und Crura cerebri. Sie gehört zum extrapyramidalen System.
2. Nucleus ruber (roter Kern). Einer der wichtigsten Kerne des extrapyramidalen Systems. In ihm schaltet eine Vielzahl von Bahnen um.
3. Formatio reticularis tegmenti. Unter diesem Begriff faßt man zahlreiche verstreute Nervenzellen zusammen, die funktionell ebenfalls dem extrapyramidalen System zuzuordnen sind. Die Formatio reticularis setzt sich nach kaudal in die Brücke fort und reicht über die Medulla oblongata bis ins Halsmark.
4. Die willkürmotorischen Kerne von N. oculomotorius und N. trochlearis
5. Die parasympathischen Kerne von N. oculomotorius für den M. sphincter pupillae und den M. ciliaris (s. S. 310). Sie liegen medial der willkürmotorischen Kerne.
6. Nucleus interstitialis. Kern des extrapyramidalen Systems.

---

[1] Liquor cerebrospinalis = Hirnflüssigkeit

Abb. 147 Querschnitt durch das Mesencephalon (nach ALVERDES)

Die weiße Substanz enthält Nervenbahnen, die das Tegmentum durchlaufen. Man unterscheidet den Lemniscus medialis (mediale Schleife für Druck, Berührung und Tastempfindungen) und den Lemniscus lateralis (laterale Schleife für die Hörbahn). Außerdem durchzieht das Tegmentum der Tractus spinothalamicus, der Schmerz- und Temperaturempfindungen führt. Weiterhin gibt es eine Vielzahl von Bahnen, die im Tegmentum beginnen oder enden.

Das Tegmentum wird in seinem dorsalen Teil vom Aquaeductus cerebri durchzogen, einer kanalförmigen Verengung des Gehirninnenraumes.

Die *Lamina tecti* oder *quadrigemina* setzt sich aus zwei oberen und zwei unteren Hügeln (Colliculi superiores und inferiores) zusammen. Diese enthalten im Inneren Nervenkerne. Die oberen Hügel stellen wichtige Umschaltzentren für die optische Reflexbahn, die unteren für die akustische Reflexbahn dar. In den oberen Hügeln schaltet außerdem die Reflexbahn für Schmerz- und Temperaturempfindungen um.

Diencephalon, Zwischenhirn (Abb. 145)

Das Zwischenhirn gliedert sich in *Thalamus* (Sehhügel), *Hypothalamus* (unterhalb des Thalamus), *Epithalamus* (auf dem Thalamus) und *Metathalamus* (nach dem Thalamus).

Der *Thalamus* besteht vorwiegend aus Nervenzellen, die sich zu Kernen konzentrieren. Der vordere Teil enthält den *Nucleus anterior*, er gehört zum limbischen System (s. S. 266). Im *Nucleus medialis* schalten Bahnen des extrapyramidalen Systems um, die vom Stirnhirn kommen. Er ist morphologisch und funktionell mit dem Globus pallidus (s. S. 264) verbunden. Der *Nucleus lateralis* stellt ein Kerngebiet dar. Hier schalten sämtliche Bahnen der Oberflächensensibilität um, die zur Großhirnrinde ziehen.

Der *Hypothalamus* stellt das vegetative Zentrum des Gehirns dar. Er besitzt zahlreiche Kerngebiete, die für bestimmte vegetative Funktionen verantwortlich sind. Es ist jedoch bisher nicht vollständig gelungen, exakt einzelne vegetative Funktionen bestimmten Kernen zuzuordnen. Die *Corpora mamillaria* (mamillenähnliche Vorwölbungen) sind Teile des limbischen Systems und mit den *Tubera cinerea* (graue Höcker) verbunden, in denen der Brechreiz ausgelöst wird. Zwei weitere wichtige Kerne sind der *Nucleus paraventricularis* und der *Nucleus supraopticus*. Von ihnen entspringen Bahnen, die den Hypothalamus über den Hypophysenstiel mit dem Hypophysenhinterlappen verbinden. Auf diese Beziehung und auf die Bedeutung der Neurosekretion ist bei der Besprechung der Hypophyse bereits eingegangen worden (s. S. 245). Zur Funktion des Hypothalamus kann man zusammenfassend sagen, daß er das übergeordnete nervöse Regulationszentrum aller Eingeweidefunktionen bildet.

Zum *Epithalamus* gehört die Epiphyse (s. S. 249), die sich über Habenulae (Zügel) mit dem Thalamus verbindet.

Der *Metathalamus* besteht aus dem Corpus geniculatum mediale und laterale (medialer und lateraler Kniehöcker). Im Corpus geniculatum mediale schaltet die Hörbahn, im Corpus geniculatum laterale die Sehbahn um. Die lateralen Kniehöcker verbinden sich mit den Colliculi superiores, die medialen mit den Colliculi inferiores.

Zwischen dem rechten und linken Anteil des Diencephalon befindet sich in Form eines senkrechten Spaltes der *III. Hirnventrikel*. Er geht hinten in den Aquaeductus cerebri über, während er sich vorn nach jeder Seite in die Seitenventrikel öffnet.

Telencephalon, Cerebrum, Endhirn, Großhirn (Abb. 148a und b)

Das Telencephalon stellt denjenigen Hirnabschnitt dar, der sich beim Menschen besonders stark entwickelt hat. Man kann ganz allgemein behaupten, daß die Entwicklungshöhe einer Tierart von der Entfaltung des Telencephalon abhängt.
Die Teile sind: Hirnrinde, graue Kerne, weiße Substanz, Riechhirn mit limbischem System und Seitenventrikel.

1. Cortex, Hirnrinde

Die Großhirnrinde besteht aus den beiden sehr stark nach außen vorgewölbten *Hemisphären*, die durch eine tiefe Längsfurche voneinander getrennt werden. Die Verbindung zwischen rechter und linker Hemisphäre erfolgt durch den *Balken* (Corpus callosum). Die Oberfläche der Hirnrinde ist in zahlreiche *Windungen* (Gyri) gelegt, zwischen denen sich *Furchen* (Sulci) eingraben. Man unterscheidet, den Angrenzungen an den Schädel entsprechend, folgende Lappen: *Lobus frontalis* (Stirnlappen), *Lobus parietalis* (Scheitellappen), *Lobus temporalis* (Schläfenlappen) und *Lobus occipitalis* (Hinterhauptslappen). Die Grenzen bilden Hauptfurchen, die sich etwas tiefer einsenken. Es sind der *Sulcus centralis*, der *Sulcus cerebri lateralis* und der *Sulcus parietooccipitalis* (Abb. 148). Die Außenflächen der Hemisphäre sind konvex, die Innenseiten plan bzw. leicht konkav geformt.

Rindenfelder (Abb. 148a und b)

Die Hirnrinde ist der Sitz des Bewußtseins, des ethisch-ästhetischen Empfindens, des Willens, des Gedächtnisses, der sensiblen Empfindungen und der Persönlichkeit. Sie besteht vorwiegend aus vielfältig übereinandergeschichteten Nervenzellen, die sich in bestimmten Abschnitten verdichten und Funktionsfelder bilden. Dazwischen befinden sich stumme Zonen, denen keine bestimmte Funktion zugeordnet werden kann. Die wichtigsten Rindenfelder sind:

Gyrus praecentralis (vordere Zentralwindung). Sitz der Willkürmotorik. Die Zentren für das Bein liegen oben, die für den Kopf unten. Bei Rechtshändern links stärker entwickelt.

Abb. 148
a Rindenfelder an der Außenfläche des Großhirns (nach ALVERDES);
b Rindenfelder an der Innenfläche des Großhirns (nach ALVERDES)

Da die von einem Neuron innervierte Anzahl von Muskelfasern, sog. Motoneuron (s. S. 39), unterschiedlich groß ist, sind auch die Rindenfelder von unterschiedlicher Größe. Muskeln, die feine, abgestimmte Bewegungen ausführen, enthalten kleine Motoneurone und besitzen dementsprechend große Rindenfelder. So ist z. B. das Rindenfeld für die Hand viel größer als das für den Fuß.

Pars triangularis (dreieckiger Teil). Ein Rindenfeld im unteren Abschnitt des Stirnlappens. Enthält das motorische Sprachzentrum nach Broca[1], ein Koordinationszentrum für die Muskeln des Sprechens (Zunge, weicher Gaumen, Wangen, Lippen, Kehlkopf).

[1] BROCA, Paul (1824–1880), Chirurg in Paris

Gyrus frontalis medius (mittlere Stirnwindung). Steuert die Bewegung der Augen beim Schreiben und Lesen (motorisches Schreib- und Lesezentrum).

Gyrus postcentralis (hintere Zentralwindung). Hier liegen die Zentren für die Wahrnehmung von Druck, Berührung, Tastsinn, Schmerz und Temperatur (Oberflächensensibilität, Körperfühlsphäre). Die Anordnung entspricht derjenigen des Gyrus praecentralis, d. h., die Empfindungen für das Bein liegen oben, für den Kopf unten.

Gyri temporales transversi (quere Schläfenwindungen). Sie werden auch als Heschl[1]-Querwindungen bezeichnet. Bilden das akustische Wahrnehmungszentrum.

Gyrus temporalis superior (obere Schläfenwindung). Enthält das Wernicke[2]-Zentrum, die akustische Erinnerung oder das akustische Sprachzentrum. Das Wernicke-Zentrum ist mit den Heschl-Querwindungen verbunden.

Sulcus calcarinus[3]. Eine tiefe Furche an der medialen Seite des Lobus occipitalis. Zu beiden Seiten der Furche liegt das Zentrum für die optische Wahrnehmung, auch Area striata genannt.

Cuneus[4]. Keilförmiger Hirnrindenabschnitt oberhalb des Sulcus calcarinus. Enthält das Zentrum für die optische Erinnerung.

Gyrus angularis[5]. Hakenförmige Windungen im hinteren Anteil des Lobus parietalis. Stellt ein spezialisiertes optisches Erinnerungszentrum für Buchstaben und Zahlen, d. h. für die Schrift dar. Deshalb bezeichnet man es auch als optisches Schreib- und Lesezentrum.

Gyrus parahippocampalis[6]. Enthält das Zentrum für den Geschmack.

Uncus (Haken). Vorderer Abschnitt des Gyrus parahippocampalis, Geruchszentrum.

2. Graue Kerne (Abb. 149)

Die grauen Kerne des Telencephalon, auch Basalganglien genannt, stellen Anhäufungen von Nervenzellen dar, die in die Tiefe verlagert sind. Zu ihnen gehören: der *Nucleus caudatus* (schweifförmiger Kern), der *Nucleus lentiformis* (linsenförmiger Kern), das *Claustrum* (Schranke) und das *Corpus amygdaloideum* (Mandelkern).

Der *Nucleus caudatus* besteht aus *Caput* (Kopf), *Corpus* (Körper) und *Cauda* (Schweif). Er lagert sich von oben und seitlich dem Thalamus auf. Der *Nucleus lentiformis* folgt lateral und gliedert sich in den medialen Globus pallidus (blasser kugelförmiger Teil) und das Putamen (Mantel). Nucleus caudatus und Nucleus lentiformis werden anatomisch unter dem Begriff *Corpus striatum* (Streifenkörper) zusammengefaßt. Funktionell sind folgende Kerngebiete miteinander verbunden: Der Globus pallidus mit dem medialen Kern des Thalamus, kurz als *Pallidum* bezeichnet, der Nucleus caudatus mit dem Putamen, kurz *Striatum* genannt. Pallidum und Striatum sind wichtige Zentren des extrapyramidalen Systems. Zahlreiche Nervenbahnen enden bzw. beginnen hier. Zusammenfassend formuliert, *beschleunigt* das *Pallidum* die Bewegungsabläufe, während das *Striatum* sie *hemmt*. Somit erblickt man im *Pallidum* den *Antrieb* und im *Striatum* die *Bremse* (Alverdes).

Das *Claustrum* ist ein schmales, sagittales Blatt grauer Substanz. Es liegt lateral vom Nucleus lentiformis. Das *Corpus amygdaloideum* befindet sich nahe der Spitze des Schläfenlappens und

---

[1] HESCHL, Richard (1824–1881), Pathologe in Wien
[2] WERNICKE, Karl (1848–1905), Psychiater und Neurologe in Breslau und Halle
[3] Calcar = Vogelsporn
[4] Cuneus = Keil
[5] Angulus = Winkel
[6] Parahippocampalis = dem Hippocampus parallel, Hippocampus = seepferdeähnlicher Hirnabschnitt

besitzt verbindende Nervenbahnen zum Claustrum und Nucleus caudatus. Claustrum und Corpus amygdaloideum gehören zum limbischen System.

Die Kerne des Telencephalon werden durch weiße Substanz getrennt. Zwischen Nucleus caudatus und Thalamus einerseits und dem Nucleus lentiformis andererseits schiebt sich die *Capsula interna* (innere Kapsel). Durch sie ziehen alle Bahnen, die vom Großhirn absteigen bzw. zum Großhirn aufsteigen. Damit drängen sich die lebensnotwendigen Bahnen auf engstem Raum. Eine Blutung in diesem Bereich hat besonders weittragende Folgen. Nucleus lentiformis und Claustrum sind durch die wenig bedeutsame Capsula externa (äußere Kapsel) geschieden.

3. Weiße Substanz

Je nach dem Verlauf der Nervenfasern, welche die weiße Substanz aufbauen, unterscheidet man verschiedene Systeme. *Kommissurensysteme* verbinden einander entsprechende Abschnitte der rechten und linken Hemisphäre. Das wichtigste Kommissurensystem ist das *Corpus callosum* (Balken). Es liegt am Grunde des Einschnitts zwischen beiden Hemisphären. Die von ihm ausgehenden Nervenfasern bilden nach beiden Seiten die *Balkenstrahlung*. Da diese die einzelnen Lappen der rechten und linken Hemisphäre verbindet, teilt sie sich in Pars frontalis, Pars parietalis, Pars occipitalis und Pars temporalis auf. Zum Kommissurensystem gehört weiterhin die Commissura anterior (vordere Kommissur). In ihr verlaufen Riechbahnen.

Projektionssysteme umfassen alle Nervenbahnen, die vom Großhirn zur Peripherie und in umge-

Abb. 149   Gehirn, Horizontalschnitt (nach RAUBER/KOPSCH, verändert) kehrter Richtung verlaufen. Sie gliedern sich in zahlreiche spezielle Nervenbahnen, die später zusammengefaßt besprochen werden.

Assoziationssysteme verbinden verschiedene Abschnitte der gleichen Hemisphäre. Zu ihnen gehören das *obere Längsbündel* (zwischen Hinterhauptslappen und Stirnlappen) und das *untere Längsbündel* (zwischen Hinterhauptslappen und Schläfenlappen).

4. Riechhirn und limbisches System

Der Mensch gehört zu den Mikrosmaten[1]. Im Laufe der Evolution haben sich Abschnitte des Riechhirns umgebildet und völlig neue Funktionen übernommen. Sie dienen der Regulation und der Modulation der Emotionen wie Liebe, Freude, Angst, Haß, Lust, Unlust und bilden somit die morphologische Grundlage der Psyche. Diese Teile des Riechhirns bezeichnet man als limbisches System. Das limbische System ist mit zahlreichen Gebieten des Gehirns verbunden – unter anderem mit dem extrapyramidalen System – und dadurch in die Körperfunktionen einbezogen. Körper (Soma) und Psyche werden durch den Begriff Psychosomatik zusammengefaßt.

Teile des Riechhirns, die der Aufnahme und Weiterleitung des Geruchs dienen:
Bulbus olfactorius. Er liegt an der Unterfläche des Lobus frontalis (s.S.257). In ihm treten die von den Riechfeldern der Nasenhöhle kommenden Nn. olfactorii (Riechnerven) ein.
Tractus olfactorius. Setzt den Bulbus olfactorius nach dorsal fort und endet am Uncus, dem Rindenfeld für die Wahrnehmung des Geruchs.
Teile des limbischen Systems:
Fornix (Gewölbe) s. Abb. 145. Beginnt jederseits an Uncus und Hippocampus als Fimbria hippocampi und setzt sich als Crus fornicis (Fornixschenkel) fort. Beide Fornixschenkel vereinen sich als Corpus fornicis, das bogenförmig von hinten nach vorn verläuft, sich wiederum in je eine Columna fornicis (Fornixsäule) teilt und am *Corpus mamillare* des Zwischenhirns endet. Während des Verlaufs zweigen vom Fornix Fasern zum *Nucleus anterior* des Thalamus ab.
Tractus mamillothalamicus. Verläuft von dem Corpus mamillare zum Nucleus anterior thalami.
Tractus mamillotegmentalis. Zieht vom Corpus mamillare zur Formatio reticularis des Tegmentum und stellt somit die Verbindung des limbischen Systems mit dem extrapyramidalen System her. Auf diese Weise werden die Bewegungsabläufe emotional geprägt.

5. Seitenventrikel

Im Inneren der Großhirnhemisphären befinden sich als Fortsetzung des dritten Ventrikels die Seitenventrikel. Sie beginnen im Lobus frontalis, laufen nach dorsal zum Lobus occipitalis und von hier aus nach abwärts zum Lobus temporalis. Die Teile sind *Cornu anterius* (Vorderhorn), *Pars centralis* (zentraler Teil), *Cornu posterius* (Hinterhorn), *Cornu inferius* (Unterhorn). Beide Seitenventrikel sind durch je eine Öffnung mit dem dritten Ventrikel verbunden. Über diese Löcher gelangt der Plexus chorioideus vom Dach des dritten Ventrikels in die Seitenventrikel, zieht hier am Boden bis zum Hinterhorn und biegt nach unten in das Unterhorn um.

Hirnventrikel (Abb. 150)

Alle Hirnabschnitte besitzen in ihrem Inneren Hohlräume, die man, wenn sie größer sind, Ventrikel nennt. In den Großhirnhemisphären liegen die paarigen *Seitenventrikel.* Sie gehen im Be-

---
[1] Mikrosmaten = Säugetiere mit gering ausgebildetem Geruchsvermögen

reich des Diencephalon in den spaltförmigen *dritten Ventrikel* über. Dieser verengt sich zum Aquaeductus cerebri, der das Mesencephalon durchläuft. Im Rhombencephalon erweitert sich der Hirninnenraum zum *vierten Ventrikel*. Die untere Spitze des vierten Ventrikels setzt sich in den Zentralkanal des Rückenmarkes fort. Im Gebiet des Daches des vierten Ventrikels bestehen drei Öffnungen zur Verbindung mit dem Cavum subarachnoideale (s. auch S. 275).

Die Hirnventrikel enthalten *Liquor cerebrospinalis*, eine klare Flüssigkeit mit geringem Gehalt an Eiweiß (20–30 mg% = 150–350 mg/l) und Zucker (60–80 mg% = 3,33–4,44 mmol/l) sowie Zellen (8 auf 1 mm^3, meist Lymphozyten, angegeben als $\frac{8}{3}$ Zellen, da die Zählkammer 3,2 mm^3 groß ist). Die Menge des in den Hirnventrikeln vorkommenden Liquors beträgt 35 ml. Er wird von den Plexus chorioidei abgesondert, zottenförmigen, von der Pia mater aus in die Hirnventrikel ragenden Gebilden. Sie bauen sich aus sehr zahlreichen Blutgefäßen und Kapillaren auf, die von kubischem Epithel überzogen werden. Zwischen Blutkapillaren und Innenraum der Ventrikel besteht die *Blut-Liquor-Schranke*, das bedeutet, daß die Produktion des Liquors nicht allein durch Ultrafiltration des Blutplasmas, sondern auch durch aktive Sekretion der Epithelzellen erfolgt. Andererseits können im Plasma vorkommende Stoffe zurückgehalten werden.

Der Liquor füllt alle Hirnventrikel aus und gelangt durch die genannten drei Öffnungen im vierten Ventrikel in das Cavum subarachnoideale, das in gleicher Weise Liquor (etwa 115 ml) enthält.

Leitungsbahnen des Zentralnervensystems

Unter diesem Begriff versteht man Nervenfasern, die eine gleiche Funktion ausüben und die einen gemeinsamen Verlauf nehmen. Man unterscheidet *absteigende* (efferente) und *aufsteigende* (afferente) *Bahnen*. Die motorischen Bahnen bestehen prinzipiell aus 2 Neuronen, während sich die Bahnen der Oberflächensensibilität aus 3 Neuronen, die Bahnen der Tiefensensibilität aus 2 Neuronen aufbauen. Die Gliederung in efferente (vom Zentralnervensystem ausgehende) und afferente (zum Zentralnervensystem ziehende) Bahnen folgt streng morphologischen Gesichtspunkten. Für das Verständnis der Zusammenhänge erscheint jedoch folgende Einteilung günstig, die funktionellen Gesichtspunkten Rechnung trägt:

Abb. 150 Hirnventrikel, Darstellung nach Metallausgüssen links von lateral, rechts von oben

1. Pyramidenbahn
2. Bahnen der Oberflächensensibilität
3. Bahnen der Tiefensensibilität
4. Bahnen des extrapyramidalen Systems
5. Reflexbahnen für Schmerz und Temperatur, optische Reflexbahn und akustische Reflexbahn.

1. Pyramidenbahn (Abb. 151)

Sie stellt die alleinige Bahn der Willkürmotorik dar. Sie gliedert sich in:

a) *Tractus corticonuclearis.* Er bildet das *erste Neuron* für die motorischen Anteile der Hirnnerven. Er beginnt im unteren Drittel des Gyrus praecentralis und endet an den motorischen Kernen der Hirnnerven. Dabei

Abb. 151 Pyramidenbahn (nach ALVERDES, vereinfacht)

kreuzen die Fasern fast durchweg zur Gegenseite. Nur der obere Teil des motorischen Fazialiskerns erhält auch Fasern von der gleichen Seite. Das zweite Neuron verläuft von den motorischen Hirnnervenkernen mit den Hirnnerven zur Muskulatur des Kopfes, Halses und Schultergürtels.

b) *Tractus corticospinalis.* Er bildet das *erste Neuron* für den motorischen Anteil der Spinalnerven. Er beginnt in den oberen zwei Dritteln des Gyrus praecentralis und kreuzt zu 80 % in der Decussatio pyramidum (Pyramidenkreuzung) zur Gegenseite. Der gekreuzte Anteil heißt *Tractus corticospinalis lateralis.* Dieser zieht im Vorderseitenstrang des Rückenmarks nach abwärts und endet an den motorischen Vorderhornzellen. Der ungekreuzte Anteil heißt *Tractus corticospinalis anterior.* Er verläuft nahe der Fissura mediana anterior nach abwärts und kreuzt segmental zur Gegenseite. Er endet etwa in Höhe von Th_4. Das *zweite Neuron* des Tractus corticospinalis anterior und lateralis geht von den motorischen Vorderhornzellen aus und gelangt über die Spinalnerven zur Skelettmuskulatur.

2. Bahnen der Oberflächensensibilität (Abb. 152)

Die Bahnen der Oberflächensensibilität enden im Gyrus postcentralis. Man muß unterscheiden zwischen *epikritischer* Sensibilität, welche über Neuhirnbahnen verläuft und die abgestuften Empfindungen von Druck, Berührung und Tastsinn führt, und *protopatischer* Sensibilität, welche die groben Empfindungen von Druck, Berührung und Tastsinn sowie von Schmerz und Temperatur enthält und über Urhirnbahnen zum Gyrus postcentralis gelangt.

1. *Tractus spinobulbaris.* Liegt im Hinterstrang. Leitet Druck, Berührung, Tastsinn und zu einem geringen Teil Tiefensensibilität. Gliedert sich in:

a) *Pars medialis* (Goll[1]-Strang). Das *1. Neuron* beginnt an den Endorganen der Haut der unteren Körperhälfte, verläuft in den Spinalnerven nach zentral, tritt über die Hinterwurzel ins Rückenmark ein und zieht im Hinterstrang nach aufwärts bis zur Medulla oblongata (Nucleus gracilis).

b) *Pars lateralis* (Burdach[2]-Strang). Das *1. Neuron* geht von den Endkörperchen der Haut der oberen Körperhälfte aus und gelangt ebenfalls über Spinalnerven zum Rückenmark und im Hinterstrang nach aufwärts zur Medulla oblongata (Nucleus cuneatus).

2. *Tractus bulbocerebellaris. 2. Neuron* des Goll- und Burdach-Stranges, das die Tiefensensibilität führt. Der Tractus gehört im Grunde genommen zur Gruppe 3 der Bahnen, wird aber wegen seiner morphologischen Beziehungen an dieser Stelle erwähnt. Er verläuft von Nucleus gracilis und Nucleus cuneatus über den unteren Kleinhirnstiel zur Rinde der Kleinhirnhemisphären.

3. *Tractus bulbothalamicus. 2. Neuron* des Goll- und Burdach-Stranges, das Druck, Berührung und Tastsinn leitet. Nimmt seinen Weg von der Medulla oblongata nach vollständiger Kreuzung über den Lemniscus medialis zum lateralen Thalamuskern.

4. *Tractus thalamocorticalis. 3. Neuron.* Zieht vom Thalamus zum Gyrus postcentralis der Großhirnhemisphären.

5. *Tractus nucleothalamicus.* Bildet das *2. Neuron* des sensiblen Anteils der Hirnnerven. Von den sensiblen Hirnnervenkernen zum lateralen Thalamuskern und von hier im Tractus thalamocorticalis (3. Neuron) zur Großhirnrinde.

6. *Tractus spinothalamicus* (Abb. 152). Leitet Schmerz, Temperatur und zu einem geringen Teil Tastempfindung. Das *1. Neuron* beginnt an den Endkörperchen der Haut und gelangt über die Spinalnerven zum Nucleus proprius columnae posterioris des Rückenmarkes. Das *2. Neuron* kreuzt hier vollständig zur Gegenseite, verläuft im Vorderseitenstrang nach aufwärts und schaltet im lateralen Thalamuskern auf das *3. Neuron* um. Dieses erreicht als Tractus thalamocorticalis den Gyrus postcentralis der Großhirnrinde.

Schmerz- und Temperaturempfindungen der Hirnnerven ziehen über Tractus nucleothalamicus und Tractus thalamocorticalis.

---

[1] GOLL, Friedrich (1829–1903), Pharmakologe in Zürich
[2] BURDACH, Karl-Friedrich (1776–1847), Anatom in Dorpat und Königsberg

Abb. 152 Aufsteigende sensible Bahnen (nach ALVERDES, vereinfacht)

3. Bahnen der Tiefensensibilität (Abb. 153)

Die Tiefensensibilität wird auch als Muskel- oder Sehnengefühl bezeichnet. Man versteht darunter die Fähigkeit, sich ohne Zuhilfenahme des Auges räumlich orientieren zu können. Beim Abwärtssteigen von Treppen muß man z. B. nicht jede Stufe einzeln ins Auge fassen.

1. *Tractus spinocerebellaris anterior* (GOWERS[1]). Das *erste Neuron* beginnt an den Muskel- und Sehnenspindeln und erreicht über Spinalnerven das Hinterhorn des Rückenmarkes. Es endet am Nucleus intermediomedialis. Das *zweite Neuron* kreuzt zu $\frac{1}{5}$ zur Gegenseite, zieht im Vorderseitenstrang nach aufwärts und über den oberen Kleinhirnstiel zur Rinde des oberen Anteils des Kleinhirnwurmes.

Abb. 153 Bahnen der Tiefensensibilität
1 Kleinhirnwurm
2 Kleinhirnhemisphäre
3 Spinalganglion
4 Spinalganglion
5 Nucleus gracilis
6 Nucleus cuneatus
7 Spinalganglion
8 Tractus spinocerebellaris anterior (1. Neuron)
9 Tractus spinocerebellaris posterior (1. Neuron)
10 Tractus spinocerebellaris posterior (2. Neuron)
11 Tractus spinocerebellaris anterior (2. Neuron)
12 Tractus spinocerebellaris anterior (2. Neuron)
13 Tractus bulbocerebellaris
14 Pedunculus cerebellaris inferior
15 Pedunculus cerebellaris medius
16 Pedunculus cerebellaris superior
17 Rückenmark
18 Medulla oblongata
19 Tractus spinobulbaris lateralis
20 Tractus spinobulbaris medialis

[1] GOWERS, William Richard (1845–1915), Professor der klinischen Medizin in London

Abb. 154 Bahnen des extrapyramidalen Systems

1 Hirnrinde
2 Nucleus caudatus
3 Nucleus medialis thalami
4 Nucleus lateralis thalami
5 Globus pallidus nuclei lentiformis
6 Putamen nuclei lentiformis
7 Capsula interna
8 Seitenventrikel
9 Foramen interventriculare
10 III. Ventrikel
11 Nucleus ruber
12 Formatio reticularis
13 Nucleus olivaris
14 Nucleus pontis
15 Nucleus vestibularis lateralis
16 Formatio reticularis
17 Nucleus dentatus
18 Nucleus fastigii
19 Kleinhirnrinde
20 Tractus frontothalamicus
21 Tractus frontorubralis
22 Tractus frontopontinus
23 Tractus thalamostriatus
24 Tractus striatorubralis
25 Tractus thalamorubralis
26 Tractus rubroreticulospinalis
27 Tractus cerebellorubralis
28 Tractus cerebelloolivaris
29 Tractus pontocerebellaris
30 Tractus olivospinalis
31 Tractus vestibuloreticulospinalis
32 Tractus rubroolivaris
33 Tractus cerebellovestibularis

2. *Tractus spinocerebellaris posterior* (FLECHSIG[2]). Dient ebenfalls der Leitung der Tiefensensibilität. Das *erste Neuron* verläuft von den Muskel- und Sehnenspindeln über das Hinterhorn zum Nucleus dorsalis. Das *zweite Neuron* gelangt ungekreuzt im Vorderseitenstrang nach aufwärts und über den unteren Kleinhirnstiel zu allen Anteilen der Rinde des Kleinhirnwurmes. Im unteren Kleinhirnstiel kreuzt $\frac{1}{3}$ der Fasern zur Gegenseite.

3. *Tractus bulbocerebellaris.* Anteile des Goll- und des Burdach-Stranges, die die Tiefensensibilität führen (s. S. 269). Vom Nucleus gracilis und Nucleus cuneatus zur Rinde der Kleinhirnhemisphären.

4. Bahnen des extrapyramidalen Systems (Abb. 154)

Unter dem Begriff extrapyramidales System faßt man eine Vielzahl von Bahnen, die der Entlastung der Pyramidenbahn dienen und ihr zugeordnet sind, zusammen. Die Leistung der extrapyramidalen Bahnen besteht im wesentlichen in der *Koordination* bestimmter Muskelgruppen und in der *Muskelautomatie*. Dadurch wird man der Mühe enthoben, die einzelnen Muskeln bewußt zu innervieren, sondern es genügt z.B., daß man sich den Impuls gibt, den Arm zu beugen. Das extrapyramidale System koordiniert daraufhin alle Muskeln, die zur Ausführung dieser Bewegung nötig sind. Bei der Muskelautomatie steuert das extrapyramidale System auch die Bewegungsfolge von Muskelgruppen. Beispiel: Es genügt, sich den Impuls zum Laufen zu geben; man muß nicht fortwährend willkürlich Beuger und Strecker zur Kontraktion bringen. Das bedeutet, daß das extrapyramidale System automatisch die Kontraktionsfolge der für das Laufen notwendigen Muskelgruppen regelt. Ein Ausfall des extrapyramidalen Systems bedeutet, daß die Muskeln einzeln willkürlich innerviert werden müssen, was wiederum eine Verlangsamung der Bewegungen und Bewegungsarmut nach sich zieht.

Das extrapyramidale System ist nicht sofort nach der Geburt voll leistungsfähig. Die Bewegungen müssen erst aufeinander abgestimmt, die Bahnen des extrapyramidalen Systems erst „eingefahren" werden. So erlernt das Kind das Laufen in dem Maße, wie sich seine extrapyramidalen Bahnen für die bewegenden und für die das Gleichgewicht aufrechterhaltenden Muskeln einfahren. Auch noch beim Erwachsenen kann das extrapyramidale System ständig neue Aufgaben übernehmen, z.B. beim Erlernen des Autofahrens. In höherem Alter ist allerdings die Aufnahmemöglichkeit für neue Bewegungsfolgen eingeschränkt. Durch Einbeziehung des Stirnhirns in das extrapyramidale System werden die Bewegungen individuell geprägt.

Für die Bahnen des extrapyramidalen Systems bestehen drei Etagen, in denen die Umschaltung erfolgt. Die *erste Etage* besteht in Höhe der grauen Kerne des Telencephalon, der Basalganglien. Die Bahnen schalten um in Pallidum und Striatum. Die *zweite Etage* liegt im Bereich des Mesencephalon. Die Umschaltstellen sind Nucleus ruber und Formatio reticularis. Die *dritte Etage* befindet sich in der Brücke und dem Kleinhirn. Die Umschaltung erfolgt in den Nuclei pontis, dem Nucleus olivaris, dem Nucleus vestibularis lateralis und in unterschiedlichen Abschnitten des Kleinhirns.

1. *Tractus frontothalamicus.* Schaltet das Stirnhirn in das extrapyramidale System ein. Zieht vom Stirnhirn zum medialen Thalamuskern.

2. *Tractus frontorubralis.* Dient ebenfalls der Einschaltung des Stirnhirns ins extrapyramidale System. Verbindet Stirnhirn und Nucleus ruber des Mittelhirns.

3. *Tractus corticopontini.* Bahnen, die den Stirn-, Schläfen-, Scheitel- und Hinterhauptslappen in das extrapyramidale System einbeziehen. Beginnen am Stirn-, Schläfen-, Scheitel- und Hinterhauptslappen, enden an den extrapyramidalen Brückenkernen.

4. *Tractus thalamostriatus.* Verbindet den Nucleus medialis thalami mit dem Nucleus lentiformis und dem Nucleus caudatus. Dadurch Verschaltung der Kerne der 1. Etage.

5. *Tractus thalamorubralis.* Vom Nucleus medialis thalami zum Nucleus ruber. Verbindet somit 1. und 2. Etage.

6. *Tractus striatorubralis.* Vom Corpus striatum zum Nucleus ruber. Verbindet ebenfalls 1. und 2. Etage.

---

[2] FLECHSIG, Paul Emil (1847–1929), Professor der Psychiatrie in Leipzig

7. *Tractus rubroreticulospinalis.* Eine der wichtigsten Bahnen des extrapyramidalen Systems. Geht von dem Nucleus ruber und der Formatio reticularis tegmenti aus, kreuzt vollständig im Mittelhirn in der vorderen Haubenkreuzung, zieht über die Brücke und Medulla oblongata zum Rückenmark, liegt hier im Seitenstrang und endet an den motorischen Vorderhornzellen der einzelnen Segmente.

8. *Tractus rubroolivaris.* Vom Nucleus ruber zum Nucleus olivaris. Nach Umschaltung weiter als

9. *Tractus olivospinalis* (Helweg[1]-Dreikantenbahn). Ungekreuzt zu den motorischen Vorderhornzellen nur des Halsmarkes. Koordiniert die Halsmuskeln.

10. *Tractus pontocerebellares.* Verschalten die Nuclei pontis mit dem Kleinhirn. Von den Nuclei pontis über den Pedunculus cerebellaris medius gekreuzt zu den Kleinhirnhemisphären.

11. *Tractus cerebellorubralis.* Rückkopplung zum Nucleus ruber. Von der Rinde des Wurmes zum Nucleus dentatus; nach Umschaltung über den Pedunculus cerebellaris superior zum Nucleus ruber.

12. *Tractus cerebelloolivaris.* Rückkopplung zum Nucleus olivaris. Von der Rinde der Kleinhirnhemisphären zum Nucleus dentatus; nach Umschaltung über den Pedunculus cerebellaris inferior zum Nucleus olivaris.

13. *Tractus cerebellovestibularis.* Im Kleinhirn enden die sensorischen Kleinhirnbahnen, welche zur Wahrnehmung des Gleichgewichtes führen. Die Rückkopplung führt von Nodulus und Flocculus zunächst zum Nucleus fastigii und nach Umschaltung weiter über den Pedunculus cerbellaris inferior zum Nucleus vestibularis lateralis.

14. *Tractus vestibuloreticulospinalis.* Gliedert sich in:

a) *Tractus vestibulospinalis,* Gleichgewichtsbahn des Rückenmarkes. Es handelt sich um eine extrapyramidale Bahn, welche alle diejenigen Muskeln koordiniert, die zur Aufrechterhaltung des Gleichgewichts nötig sind. Beginnt am Gleichgewichtskern der Rautengrube (Nucleus vestibularis lateralis) und endet an den motorischen Vorderhornzellen verschiedener Segmente.

Abb. 155 Reflexbahnen für Schmerz und Temperatur; optisch-akustischer Fluchtreflex (nach ALVERDES)

---

[1] HELWEG, Hans Christian Saxtorph (1847–1901), Psychiater in Vedinborg (Dänemark)

b) *Tractus reticulospinalis,* das „Atmungsbündel". Diese extrapyramidale Bahn koordiniert die an der Atmung beteiligten Muskeln. Beginnt in der Formatio reticularis des Rhombencephalon und endet an den motorischen Vorderhornzellen verschiedener Segmente.

15. *Fasciculus longitudinalis medialis.* Vom Nucleus interstitialis und von der Formatio reticularis zu den motorischen Vorderhornzellen des Rückenmarkes; endet im oberen Brustmark. Koordiniert die Bewegungen der Augen und des Kopfes.

5. Reflexbahnen für Schmerz und Temperatur, optische und akustische Reflexbahnen
(Abb. 155)

Die Reflexbahnen für Schmerz und Temperatur sind der Tractus spinotectalis und der Tractus tectospinalis. Das erste Neuron des *Tractus spinotectalis* beginnt an den Endkörperchen der Haut und erreicht über Spinalnerven den Nucleus proprius columnae posterioris. Das 2. Neuron kreuzt danach vollständig zur Gegenseite und endet an der Vierhügelplatte (Lamina tecti). Nach der Umschaltung geht der Reiz sofort auf den *Tractus tectospinalis* über, der im Tegmentum vollständig kreuzt, im Vorderseitenstrang nach abwärts zieht und an den motorischen Vorderhornzellen zahlreicher Segmente endet. Von hier gelangt der Reiz über die Fasern der Spinalnerven zu den Muskeln. Das bedeutet, daß in kürzester Zeit auf einen starken Schmerz- oder Temperaturreiz eine motorische Antwort folgt, oder – am Beispiel dargelegt – daß man die Hand schnell von dem zu heißen Gegenstand zurückzieht. Die Wahrnehmung des Schmerzes erfolgt wesentlich später. Dabei gelangt die Erregung über den Tractus spinothalamicus → Tractus thalamocorticalis zum Gyrus postcentralis. Die Umschaltung im lateralen Kern des Thalamus mindert die Intensität des Reizes.

Der Tractus tectospinalis bildet gleichzeitig den efferenten Schenkel des *optischen und akustischen Fluchtreflexes,* d. h., daß auch starke optische und akustische Reize schnell eine motorische Antwort nach sich ziehen (z. B. Fliehen bei Explosion). Weiterhin stellt er eine Bahn der optisch-akustischen Mitbewegung dar (z. B. Tanzen, Marschieren). An der Vierhügelplatte schalten die optische und die akustische Reflexbahn um.

Häute des Rückenmarkes und Gehirns (Abb. 156)

Rückenmark und Gehirn sind von mehreren bindegewebigen Häuten umgeben. Unmittelbar der Oberfläche liegt eine dünne, sehr gefäßreiche Bindegewebsschicht auf, die man wegen ihrer zarten Beschaffenheit als *Pia mater* (weiche Hirnhaut) bezeichnet. Sie folgt allen Vertiefungen und Furchen und enthält die Blutgefäße, die von hier aus in das Rückenmark bzw. das Gehirn eintreten. Im Bereich der Hirnventrikel bildet die Pia mater Adergeflechte (Plexus chorioidei), die sich in diese einstülpen. Von ihnen wird der Liquor cerebrospinalis abgesondert (s. S. 267).
Die nach peripher folgende Hülle ist die *Arachnoidea* (Spinnwebenhaut). Sie besteht aus locker gefügten Bindegewebsfasern und ist frei von Gefäßen. Im Gegensatz zur Pia mater senkt sie sich nicht in die Vertiefung der Oberfläche ein, sondern bedeckt Rückenmark und Gehirn als glatte Schicht. Durch diese Anordnung entsteht zwischen Pia mater und Arachnoidea ein Spaltraum, das *Cavum subarachnoideale* (Hohlraum unter der Arachnoidea). Dieser ist mit Liquor cerebrospinalis gefüllt und kommuniziert, wie bereits geschildert, im Bereich des vierten Ventrikels mit dem Ventrikelsystem. Durch die allseitige Umgebung von Gehirn und Rückenmark mit Liquor cerebrospinalis wird das zentrale Nervensystem im Schädel bzw. im Wirbelkanal möglichst erschütterungsarm gelagert. Das Cavum subarachnoideale erweitert sich an verschiedenen Stellen, indem sich Arachnoidea und Pia mater voneinander entfernen, zu sog. *Zisternen.* Die wichtigste ist die *Cisterna cerebellomedullaris* (Abb. 103). Sie ist unpaar und liegt, wie es der Name verrät, zwischen Medulla oblongata und Kleinhirn. An dieser Stelle kann durch Subokzipitalpunktion Liquor cerebrospinalis gewonnen bzw. eine Luftfüllung der Ventrikel vorgenommen werden, wobei aber die intakte Kommunikation zwischen Cavum subarachnoideale und viertem Ventrikel Voraussetzung ist. Auf die Arachnoidea folgt die *Dura mater* (harte Hirnhaut). Sie legt sich dem

Abb. 156 Häute des Rückenmarkes im Bereich der Halswirbelsäule (nach CLARA, verändert)
Pia mater = rot, Arachnoidea = weiß, Dura mater = blau

Wirbelkanal bzw. dem Schädel von innen her an und bildet dadurch das innere Periost. Sie besteht aus straffem kollagenen Bindegewebe. Im Bereich des Gehirns gehen von ihr zwei wichtige Septen aus. Eines senkt sich von oben als *Großhirnsichel* (Falx cerebri) zwischen beide Großhirnhemisphären und reicht bis zum Balken nach abwärts. Es ist vorn an der Crista galli und hinten am Os occipitale befestigt. Das zweite Blatt der Dura mater schiebt sich von hinten her zwischen Groß- und Kleinhirn und reicht nach vorn bis zur Felsenbeinpyramide. Man bezeichnet es, da es von oben das Kleinhirn bedeckt, als *Kleinhirnzelt* (Tentorium cerebelli). In der Medianebene verbinden sich Großhirnsichel und Kleinhirnzelt in Form der sog. Giebelkante. Die Dura mater des Rückenmarkes gliedert sich in zwei Blätter.
Zwischen Dura mater und Arachnoidea liegt ein kapillarer Spalt, das Cavum subdurale (Hohlraum unter der Dura mater).

Hirnnerven (Abb. 143)

Man numeriert die Hirnnerven durchgehend von I bis XIII.
I.   N[1]. olfactorius (Riechnerv)
II. N. opticus (Sehnerv)
III. N. oculomotorius (augenbewegender Nerv)
IV. N. trochlearis (Rollennerv)
V.   N. trigeminus (dreigeteilter Nerv)

[1] N. = Abkürzung von Nervus (Nerv)

Hirnnerven

VI. N. abducens (Abducensnerv)
VII. N. facialis (Gesichtsnerv)
VIII. N. vestibulocochlearis (Gleichgewichts- und Hörnerv)
IX. N. glossopharyngeus (Zungenrachennerv)
X. N. vagus (Vagusnerv)
XI. N. accessorius (zusätzlicher Nerv)
XII. N. hypoglossus (Unterzungennerv)
XIII. N. intermedius

I. N. olfactorius

Der N. olfactorius ist der Riechnerv. Entwicklungsgeschichtlich ist er nicht eigentlich ein Nerv, sondern ein vorgeschobener Hirnteil. Über die Riechfäden, die von den Riechfeldern ausgehen, werden die Reize dem Bulbus olfactorius, dem verdickten Teil des Riechlappens, zugeleitet. Von hier gelangen sie über den Tractus olfactorius zu verschiedenen Hirnabschnitten, besonders zum Uncus des Gyrus parahippocampalis, dem Geruchszentrum. Der Fornix (Gewölbe) verbindet wiederum den Uncus mit dem vegetativen Kerngebiet des Hypothalamus. Die Auswirkung der Gerüche auf das vegetative Nervensystem liegt auf der Hand. So erzeugen Gerüche Lust oder Unlust. Nicht selten führen unangenehme Gerüche zu Erbrechen und Kollaps.

II. N. opticus

Er bildet den Sehnerven. Auch er ist eigentlich kein peripherer Nerv, sondern ein vorgeschobener Hirnteil. Er beginnt an der Netzhaut des Auges, durchzieht den Canalis opticus und verbindet sich vor der Sella turcica mit der Gegenseite im Chiasma opticum (Sehnervenkreuzung). Dabei kreuzen diejenigen Fasern, die von den medialen Abschnitten der Netzhaut (s. S. 310) ausgehen, vollständig, diejenigen, die von der Stelle des schärfsten Sehens kommen, kreuzen nur zum Teil, während diejenigen Fasern, die aus den lateralen Regionen der Netzhaut stammen, nicht kreuzen. Danach gelangt der N. opticus zum Corpus geniculatum laterale des Diencephalon und zu den oberen Hügeln der Lamina tecti. Während in den oberen Hügeln der Lamina tecti die optische Reflexbahn umschaltet, nimmt vom Corpus geniculatum laterale die Sehstrahlung ihren Ausgang, die bis zum Sulcus calcarinus, dem optischen Wahrnehmungszentrum, reicht.

III. N. oculomotorius

Die Bezeichnung wurde getroffen, da er die Augenmuskeln mit Ausnahme des seitlichen geraden und des oberen schrägen Augenmuskels innerviert. Außerdem enthält er parasympathische Fasern für den M. sphincter pupillae, der die Pupille verengt, und den M. ciliaris, welcher der Akkommodation dient.

IV. N. trochlearis[1]

Dieser Nerv versorgt den oberen schrägen Augenmuskel, dessen Endsehne über eine knorpelige Trochlea führt.

V. N. trigeminus

Er ist der dreigeteilte Nerv. Er gliedert sich in *N. ophthalmicus*, *N. maxillaris* und *N. mandibularis*.

[1] Trochlea = Rolle

Der *N. ophthalmicus*¹ versorgt die äußere und mittlere Augenhaut, das Oberlid, die Stirn und den vorderen Abschnitt der Nasenhöhle. Der *N. maxillaris*² innerviert den hinteren Abschnitt der Nasenhöhle, das Unterlid und über drei verschiedene Nerven die Zähne des Oberkiefers. Der *N. mandibularis*³ enthält als einziger Ast des Trigeminus neben sensiblen auch motorische Fasern. Sensible Fasern ziehen zu den Zähnen des Unterkiefers, zu den vorderen ⅔ der Zunge und zur Wangenschleimhaut. Motorische Fasern gelangen zu allen Kaumuskeln.

VII. N. abducens⁴

Er innerviert den äußeren geraden Augenmuskel, welcher den Augapfel nach außen führt.

VII. N. facialis (Abb. 157)

Er wird wegen der Versorgung der mimischen Muskulatur als Gesichtsnerv bezeichnet. Da das Lähmungsbild praktisch von Wichtigkeit ist, soll er näher beschrieben werden. Sein motorischer Kern liegt am Boden der Rautengrube, lateral vom Sulcus medianus und oberhalb der Striae medullares. Der N. facialis verläßt das Gehirn zwischen Brücke und Olive, verläuft dann im inneren Gehörgang, danach an der medialen Wand der Paukenhöhle und verläßt am Foramen stylomastoideum, einem Loch zwischen Griffel- und Warzenfortsatz, die Schädelbasis. Er gelangt in die Ohrspeicheldrüse und gliedert sich hier vielfältig auf. Über

Abb. 157
Ursprung und Ausbreitungsgebiet des N. facialis

¹ ophthalmicus = zum Auge gehörend
² Maxilla = Oberkiefer
³ Mandibula = Unterkiefer
⁴ abducens = wegführend

zahlreiche Äste erreicht er die mimische Muskulatur einschließlich der ringförmigen Muskeln an Auge und Mund. Diejenigen Fasern, welche aus dem oberen Abschnitt des Fazialiskerns entspringen, gelangen zu den Muskeln der Stirn und des Auges. Man bezeichnet diesen Anteil des Fazialis deshalb als *oberen Fazialis*. Die aus dem unteren Kerngebiet kommenden Fasern innervieren die Gesichtsmuskeln unterhalb des Auges. Sie heißen *unterer Fazialis*.

Die Trennung ist wegen der verschiedenartigen Lähmungsbilder notwendig. Da der obere Teil des Fazialiskerns von Fasern aus beiden Hemisphären, der untere jedoch nur von Fasern der gegenseitigen Hemisphäre versorgt wird, kommt es bei der *zentralen* Lähmung – die also proximal vom Fazialiskern liegt – nur zum Ausfall des unteren Fazialis. Der obere Fazialis bleibt intakt. Dadurch können die Stirn gerunzelt und das Auge geschlossen werden. Bei der *peripheren* Lähmung – distal vom Fazialiskern – fällt der gesamte Fazialis aus.

VIII. N. vestibulocochlearis

Er ist der Hör- und Gleichgewichtsnerv. Er zerfällt in zwei entsprechende Anteile. Der *Hörnerv* beginnt an der Schnecke des Innenohrs, durchläuft den inneren Gehörgang und gelangt zur Rautengrube. Von hier aus führen Nervenfasern nach mehreren Umschaltungen zu den beiden unteren Hügeln der Lamina tecti (akustische Reflexbahn) und zum Corpus geniculatum mediale (Bahn der akustischen Wahrnehmung). Nach Umschaltung im Corpus geniculatum mediale gelangen die Nervenfasern zu den Heschl-Querwindungen, dem akustischen Wahrnehmungszentrum.

Der Gleichgewichtsnerv geht von den Bogengängen und von Sacculus und Utriculus (s. S. 313) aus, durchzieht ebenfalls den inneren Gehörgang und erreicht den lateralen Abschnitt der Rautengrube. Von hier ziehen Fasern über den unteren Kleinhirnstiel zur Kleinhirnrinde.

IX. N. glossopharyngeus

Er versorgt Zunge (Glossa) und Pharynx (Schlund), und zwar gelangen motorische Fasern zur Pharynxmuskulatur und sensible und Geschmacksfasern zum hinteren Drittel der Zunge. Über eine weitere Verbindung erreichen parasympathische Fasern die Ohrspeicheldrüse.

X. N. vagus[1]

Der N. vagus enthält in erster Linie parasympathische Fasern, weshalb er auch schlechthin als parasympathischer Nerv vielfach bezeichnet wird. Er zieht im Halsgebiet zwischen Halsschlagader und V. jugularis interna nach abwärts, durch den Thorax im dorsalen Mediastinum und mit dem Ösophagus durchs Zwerchfell. Von hier aus gelangt er in der Wandung des Magens, des Dünndarms und des Dickdarms bis zum sog. Cannon-Boehm[2]-Punkt (liegt an der Grenze zwischen mittlerem und linkem Drittel des Querkolons). Im Halsgebiet zweigen Fasern ab, welche zum Herzen ziehen. An der Kreuzungsstelle des linken N. vagus mit dem Aortenbogen und des rechten N. vagus mit der A. subclavia dextra entspringt jederseits der N. laryngeus recurrens (rückläufiger Kehlkopfnerv), welcher wieder nach kranial verläuft und die innere Kehlkopfmuskulatur versorgt. Zusammengefaßt ergibt sich folgendes Innervationsgebiet: Haut des äußeren Gehörgangs, hinteres Drittel der Zunge, Schleimhaut und Muskulatur des Pharynx und des Larynx, Muskulatur des Herzens, Schleimhaut und Muskulatur der Trachea, der Bronchien und des Oesophagus, Muskulatur und Schleimhaut des Magen-Darm-Kanals bis zum Cannon-Boehm-Punkt.

---

[1] vagus = umherschweifend

[2] CANNON, Walter (1871–1945), Physiologe in Breadford (USA); BOEHM, Gottfried (1879–1925), Internist und Röntgenologe in München

XI. N. accessorius[1]

Der N. accessorius ist ein motorischer Nerv für den M. sternocleidomastoideus und den M. trapezius.

XII. N. hypoglossus[2]

Er ist rein motorisch und innerviert die Eigenmuskulatur der Zunge und die in die Zunge einstrahlende Muskulatur.

XIII. N. intermedius

Er tritt aus dem Gehirn zwischen N. facialis und N. vestibulocochlearis aus und hat deshalb diese Bezeichnung erhalten. Er wird in verschiedenen Lehrbüchern dem N. facialis zugerechnet. Er gliedert sich in N. petrosus major und Chorda tympani. Der *N. petrosus major* innerviert über parasympathische Fasern die Tränendrüse und die Drüsen der Nase und des Gaumens. Die *Chorda tympani* enthält Geschmacksfasern aus den vorderen $\frac{2}{3}$ der Zunge und parasympathische Fasern für die Drüsen der Zunge sowie die Unterkiefer- und Unterzungendrüse.

Rückenmarknerven, Nn.[3] spinales

Wie bereits oben erwähnt, teilen sich die Spinalnerven in Rami ventrales und Rami dorsales. Die Rami ventrales bilden bis auf das Brustgebiet Geflechte (Plexus), während die Rami dorsales segmental gegliedert bleiben (s. auch S. 290).

Rami ventrales

Die Rami ventrales des Halsteils der Spinalnerven vereinen sich zum Plexus cervicalis.

Plexus cervicalis, Halsgeflecht

Der Plexus cervicalis umfaßt die Segmente C_1–C_4. Er besitzt sensible und motorische Äste. Die sensiblen Äste versorgen die Haut des Halses. Motorische Äste bilden die *Ansa cervicalis*, eine Nervenschlinge, die Zweige zur infrahyalen Muskulatur entsendet.
N. phrenicus (der Nerv des Zwerchfells). Er entspringt aus C_3 und C_4 oder aus C_4 und C_5 und verläuft auf dem M. scalenus anterior nach abwärts, durch das vordere Mediastinum zum Zwerchfell. Er enthält in erster Linie motorische Fasern für die Muskulatur des Zwerchfells, daneben sensible Fasern für die Pleura, welche die Oberseite des Zwerchfells bedeckt, und das Peritonaeum auf der Unterseite des Zwerchfells.
Kurze *Rami musculares* des Plexus cervicalis gelangen zum M. sternocleidomastoideus und zum M. trapezius. Sie reichen für die Innervation dieser Muskeln nicht aus. Zur vollständigen Versorgung gehört unbedingt der N. accessorius.

---

[1] accessorius = hinzukommend
[2] hypoglossus = unter der Zunge liegend
[3] Nn. = Abkürzung von Nervi (Nerven)

Plexus brachialis, Armgeflecht (Abb. 158)

Die Wurzeln des Plexus brachialis sind die Segmente C_5, C_6, C_7, C_8 und Th_1. C_5 und C_6 bilden den *oberen Primärstrang*, C_7 wird zum *mittleren Primärstrang*, C_8 und Th_1 ergeben den *unteren Primärstrang*. Oberer und mittlerer Primärstrang vereinen sich zum *Fasciculus lateralis* (laterales Bündel), während der untere Primärstrang sich direkt in den *Fasciculus medialis* (mediales Bündel) fortsetzt. Vom oberen, mittleren und unteren Primärstrang abzweigende Nervenfasern formieren den *Fasciculus posterior* (hinteres Bündel). Aus dem Fasciculus lateralis geht der *N. musculocutaneus*, aus dem Fasciculus posterior der *N. axillaris* und der *N. radialis*, aus dem Fasciculus medialis der *N. ulnaris* hervor. Außerdem entsenden Fasciculus lateralis und medialis Nervenfasern, welche sich vor der A. axillaris spitzwinklig zum *N. medianus* vereinen (Medianusgabel).

Abb. 158 Plexus brachialis (nach ALVERDES), I, II, III; oberer, mittlerer und unterer Primärstrang

I. Äste zum Schultergürtel

1. *N. dorsalis scapulae*, dorsaler Schulterblattnerv. Zieht durch den M. scalenus medius zum M. levator scapulae und zum M. rhomboideus.

2. *N. thoracicus longus*, langer Brustnerv. Durch den M. scalenus medius in der hinteren Axillarlinie zum M. serratus anterior. Bei Lähmung steht die Scapula flügelförmig ab und hoch (Scapula alata), der Arm kann nicht über 90° erhoben werden.

3. *Nn. pectorales*, Brustnerven. Kurze Nerven zum M. pectoralis major und M. pectoralis minor.

4. *N. suprascapularis*, oberer Schulterblattnerv. Entspringt aus dem oberen Primärstrang und zieht mit dem M. omohyoideus nach dorsal zur Scapula, innerviert M. supraspinatus und M. infraspinatus.

5. *Nn. subscapulares*, untere Schulterblattnerven. Zwei kurze Nerven zur Innenfläche des M. subscapularis.

6. *N. thoracodorsalis*, Brust-Rückennerv. Zieht schräg von kranial-medial nach kaudal-lateral durch das Fett- und Bindegewebe der Achselhöhle zu M. latissimus dorsi und M. teres major.

7. *N. axillaris*, Achselnerv. Aus dem Fasciculus posterior, durch die laterale Achsellücke, liegt hier unmittelbar am Collum chirurgicum des Humerus. Mit *Rami musculares* zu M. deltoideus und M. teres minor. Ein

sensibler Ast ist der *N. cutaneus brachii lateralis* (lateraler Hautnerv des Oberarmes), der um den dorsalen Rand des M. deltoideus zum lateralen Hautgebiet des Oberarmes gelangt. Der N. axillaris ist bei Frakturen am Collum chirurgicum gefährdet.

Die Symptome der Lähmung sind: Schlottergelenk, spitze Schulter (durch Atrophie des Muskels), Unvermögen, den Arm gleichmäßig zu adduzieren; der Arm kann nur durch den M. supraspinatus und das Caput longum des M. triceps brachii mit Schwung zur Seite geführt werden.

II. Äste zum Arm (Abb. 159)

1. *N. musculocutaneus*, Muskelhautnerv. Stellt die Fortsetzung des Fasciculus lateralis dar, durchbohrt schräg von medial nach lateral den M. coracobrachialis, erreicht die laterale Seite des Oberarmes und zieht an der lateralen Seite des Unterarmes oberflächlich als *N. cutaneus antebrachii lateralis* zur Haut bis zum proximalen Handgelenk.

Äste: *Rami musculares* zu den Beugern des Oberarmes (M. coracobrachialis, M. biceps brachii, M. brachialis).

2. *N. medianus*, Mittelnerv. Entspringt aus dem Fasciculus lateralis und medialis. Die Medianusgabel liegt vor der A. axillaris, hinter dem M. pectoralis minor. Er zieht lateral der A. brachialis nach distal, überkreuzt die A. brachialis und liegt danach medial von ihr. Durchbohrt in der Ellenbeuge den M. pronator teres, gelangt unter den M. flexor digitorum superficialis. Er verläuft proximal vom Handgelenk zwischen M. flexor carpi radialis und M. palmaris longus, durch den Canalis carpi zur Hohlhand. Hier Aufteilung in die Endäste.

a) Äste am Unterarm:

Rami musculares. Zu M. pronator teres, M. flexor carpi radialis, M. palmaris longus, M. flexor digitorum superficialis, zu den beiden radialen Köpfen des M. flexor digitorum profundus, M. flexor pollicis longus, M. pronator quadratus. Zusammengefaßt: Alle Beuger des Unterarmes außer M. flexor carpi ulnaris und den beiden ulnaren Köpfen des M. flexor digitorum profundus.

b) Äste an der Hand:

α) *Drei Nn. digitales palmares communes*, die in der Hohlhand aus dem N. medianus hervorgehen und sich proximal der Fingergrundgelenke in je zwei *Nn. digitales palmares proprii* aufteilen. Diese gelangen zu beiden Seiten des 1., 2. und 3. und zur radialen Seite des 4. Fingers. Insgesamt werden $3\frac{1}{2}$ Finger, von radial aus gerechnet, sensibel versorgt.

β) *Rami musculares* für M. abductor pollicis brevis, M. opponens pollicis, oberflächlichen Kopf des M. flexor pollicis brevis, Mm. lumbricales I und II. Zusammengefaßt: Die Muskulatur des Daumenballens außer dem M. adductor pollicis und dem tiefen Kopf des M. flexor pollicis brevis, weiterhin die Mm. lumbricales I und II.

3. *N. ulnaris*, Ellennerv. Stellt die Fortsetzung des Fasciculus medialis dar. Er liegt ulnar der A. brachialis und verläuft nach dorsal zum Sulcus nervi ulnaris hinter dem Epicondylus medialis. Durchbohrt den M. flexor carpi ulnaris, an dessen Innenseite er nach distal zieht. Proximal vom Handgelenk teilt er sich in einen Ast zum Handrücken, *Ramus dorsalis manus*, und in einen Ast zur Hohlhand, *Ramus palmaris manus*. Der Ramus palmaris manus gelangt über dem Retinaculum flexorum zur Hohlhand.

a) Äste am Unterarm:

Rami musculares für M. flexor carpi ulnaris und die ulnaren zwei Köpfe des M. flexor digitorum profundus. Zusammengefaßt: Er innerviert diejenigen Muskeln der Beugeseite des Unterarmes, die nicht vom N. medianus versorgt werden.

b) Äste an der Hand:

α) *Ramus dorsalis manus*. Aus ihm gehen am Handrücken fünf *Nn. digitales dorsales* hervor, welche beide Seiten des 4. und 5. und die ulnare Seite des 3. Fingers versorgen. Insgesamt innervieren sie an der Dorsalseite $2\frac{1}{2}$ Finger sensibel, von ulnar aus gerechnet.

β) *Ramus palmaris manus*. Aus ihm gehen hervor:

Rückenmarknerven

Abb. 159 Nerven der oberen Extremität von palmar, Nerven der Hand von dorsal

Zwei *Nn. digitales palmares communes,* die sich in drei *Nn. digitales palmares proprii* teilen; sie versorgen beide Seiten des 5. und die ulnare Seite des 4. Fingers; insgesamt 1½ Finger an der Palmarseite sensibel, von ulnar aus gerechnet.

Rami musculares für alle Mm. interossei palmares und dorsales, die Muskeln des Kleinfingerballens (M. abductor digiti minimi, M. flexor digiti minimi, M. opponens digiti minimi), für die Mm. lumbricales III und IV, den M. adductor pollicis und den tiefen Kopf des M. flexor pollicis brevis. Zusammengefaßt: Alle Muskeln der Hohlhand, die nicht vom N. medianus innerviert werden.

Der N. ulnaris ist im Sulcus nervi ulnaris gefährdet.

4. *N. cutaneus brachii medialis,* Hautnerv der medialen Oberarmseite. Aus dem Fasciculus medialis zur Haut der Medialseite des Oberarmes.

5. *N. cutaneus antebrachii medialis,* Hautnerv der medialen Unterarmseite. Aus dem Fasciculus medialis zur Haut der Medialseite des Unterarmes.

6. *N. radialis,* Speichennerv. Aus dem Fasciculus posterior. Mit der A. profunda brachii im Sulcus nervi radialis um die Hinterfläche des Humerus zu dessen lateraler Seite. Zwischen M. brachialis und M. brachioradialis nach vorn in die Ellenbeuge. Hier Teilung in *Ramus superficialis* und *Ramus profundus.*

a) Äste am Oberarm:
Rami musculares zum M. triceps. Entspringen proximal vom Sulcus nervi radialis.
N. cutaneus brachii posterior. Zur Hinterseite der Oberarmes.
N. cutaneus antebrachii posterior. Zur Hinterseite der Haut des Unterarmes.

b) Äste am Unterarm:
α) *Ramus superficialis.* Er gelangt innen am M. brachioradialis nach distal, unterkreuzt dessen Sehne und erreicht auf diese Weise den Handrücken. Aus ihm entspringen fünf *Nn. digitales dorsales.* Sie ziehen zu beiden Seiten des 1. und 2. und zur Radialseite des 3. Fingers. Insgesamt versorgen sie $2\frac{1}{2}$ Finger an der Dorsalseite sensibel, von radial aus gerechnet.

β) *Ramus profundus.* Er durchbohrt den M. supinator, erreicht dadurch die Streckseite des Unterarmes und verläuft zwischen oberflächlichen und tiefen Streckern nach distal. Aus ihm gehen *Rami musculares* für *alle* Strecker des Unterarmes und die Muskeln der radialen Gruppe (M. brachioradialis, M. extensor carpi radialis longus und brevis) hervor.

Der N. radialis ist am Humerusschaft im Sulcus n. radialis gefährdet, sein Ramus profundus am Collum radii.

Nn. thoracici, Brustnerven

Im Brustbereich bilden die Rami ventrales keine Geflechte, sondern bleiben segmental gegliedert. Da sie zwischen den Rippen verlaufen, heißen sie *Nn. intercostales,* Zwischenrippennerven (Abb. 161a)
Sie treten zwischen die Mm. intercostales externi und interni ein. Die oberen 6 ziehen nach vorn zum Sternum, die unteren 6 verlassen die Zwischenrippenräume und gelangen zwischen dem M. transversus abdominis und dem M. obliquus abdominis internus in der Bauchwand nach vorn. Sie enden neben der Medianlinie. Der 10. Interkostalnerv endet in Höhe des Nabels, der 12., auch N. subcostalis genannt (unter der 12. Rippe liegender Nerv), eine Handbreite oberhalb der Symphyse.

Äste der Nn. intercostales:
1. *Rami musculares* für Interkostalmuskeln und die Muskeln der vorderen Bauchwand.
2. *Rami pleurales.* Aus den oberen 6 Interkostalnerven zur Pleura, sensibel.
3. *Rami peritonaeales.* Aus den unteren 6 Interkostalnerven zum Peritonaeum, sensibel.
4. *Rami cutanei laterales.* Sensible Äste zur Haut der seitlichen Brust- und Bauchwand.
5. *Rami cutanei anteriores.* Die sensiblen Endäste der Interkostalnerven. Sie liegen lateral vom Sternum bzw. lateral der Linea alba. Aus den oberen Rami cutanei anteriores zweigen sensible Äste für die Brustdrüse ab.

Plexus lumbalis, Lendengeflecht (Abb. 160)

Das Lendengeflecht bildet sich aus den Rami ventrales der Segmente Th_{12} (zum Teil), L_1, L_2, L_3, L_4 (zum Teil).

Äste:

1. Direkte kurze *Rami musculares* für M. quadratus lumborum und M. psoas major.

2. *N. iliohypogastricus,* unterer Bauchwandnerv. Ein motorischer und sensibler Nerv. Liegt unterhalb des N. subcostalis, diesem parallel. Zieht zwischen M. quadratus lumborum und Niere nach lateral. Tritt in die

Rückenmarknerven

Abb. 160 Nerven der unteren Extremität
a von vorn; b von hinten

vordere Bauchwandmuskulatur ein, endet oberhalb des äußeren Leistenringes. Entsendet *Rami musculares* für die breiten Bauchmuskeln und *Hautäste* (Rami cutanei) zur Hüfte und dem Gebiet oberhalb der Symphyse.

3. *N. ilioinguinalis,* Bauchwand-Leistennerv. Ein motorischer und sensibler Nerv. Verläuft caudal von N. iliohypogastricus, diesem etwa parallel, schräg durch die Bauchwandmuskulatur, durch den äußeren Leistenring zur Haut des Scrotums bzw. der großen Schamlippen. Er gibt *motorische Äste* für die breiten Bauchwandmuskeln ab und *sensible* zur Haut des Scrotums bzw. bei der Frau zur Haut der großen Schamlippen.

4. *N. genitofemoralis,* Oberschenkel-Geschlechtsnerv. Zieht schräg durch den M. psoas major und vor diesem nach abwärts. Teilt sich in *Ramus genitalis* und *Ramus femoralis.* Der *Ramus genitalis* gelangt durch den Leistenkanal zum M. cremaster (Hodenheber) und zur Haut des Skrotums. Bei der Frau versorgt der Ramus genitalis nur die Haut der großen Schamlippen. Der *Ramus femoralis* zieht durch die Lacuna vasorum und innerviert die Haut unterhalb des Leistenbandes.

5. *N. cutaneus femoris lateralis,* Hautnerv der lateralen Oberschenkelseite. Ein sensibler Nerv, der von kranialmedial nach kaudal-lateral die Darmbeingrube durchzieht und dicht medial der Spina iliaca anterior superior die laterale Seite der Haut des Oberschenkels erreicht.

6. *N. femoralis,* Oberschenkelnerv. Ein motorischer und sensibler Nerv. Zwischen M. psoas major und M. iliacus unterhalb des Leistenbandes durch die Lacuna musculorum. Entsendet *Rami musculares* zum M. iliacus, M. psoas major, M. pectineus, M. sartorius, M. quadriceps femoris. Mehrere *Rami cutanei femoris anteriores* versorgen die Haut der Vorderseite des Oberschenkels. Ein besonders langer Hautast ist der *N. saphenus*[1]. Er zieht an der Innenseite der unteren Extremität bis zum inneren Knöchel und gibt während seines Verlaufs zahlreiche Hautäste ab.

7. *N. obturatorius,* Nerv des Canalis obturatorius. Motorisch und sensibel. Gelangt durch den Canalis obturatorius in der Seitenwand des kleinen Beckens zur Adduktorengruppe. Entsendet *Rami musculares* für den M. obturatorius externus, M. adductor longus, M. adductor brevis, M. pectineus, M. gracilis und M. adductor magnus (ventraler Teil). Ein *sensibler Endast* verläuft zwischen M. adductor longus und adductor brevis zur Innenseite der Haut des Oberschenkels.

Plexus sacralis, Kreuzbeingeflecht (Abb. 160 und 161)

Er umfaßt die Segmente L_4 (zum Teil), L_5, S_1, S_2, S_3. Die Rami ventrales dieser Segmente vereinigen sich in der seitlichen Wand des kleinen Beckens zu einer dreieckigen Nervenplatte.

Äste:

1. Direkte kurze *Rami musculares* für die kleinen Hüftmuskeln (M. gemellus superior, M. gemellus inferior, M. obturatorius internus, M. quadratus femoris, M. piriformis).

2. *N. glutaeus superior,* oberer Gesäßnerv. Durch das Foramen suprapiriforme zu M. glutaeus medius, M. glutaeus minimus und M. tensor fasciae latae.

3. *N. glutaeus inferior,* unterer Gesäßnerv. Durch das Foramen infrapiriforme zum M. glutaeus maximus.

4. *N. cutaneus femoris posterior,* Hautnerv der hinteren Oberschenkelseite. Ein sensibler Nerv, der durch das Foramen infrapiriforme zur Haut der Hinterseite des Oberschenkels gelangt und als *Nn. clunium inferiores* zur unteren Gesäßgegend zieht.

5. *N. ischiadicus,* Ischiasnerv, Sitzbeinnerv. Motorisch und sensibel. Bildet die Fortsetzung des Plexus sacralis. Durch das Foramen infrapiriforme. Liegt danach auf einer Verbindungslinie zwischen Trochanter major und Tuber ischiadicum an der Grenze zwischen innerem und mittlerem Drittel. Unter der ischiocruralen Gruppe nach distal. Teilt sich meist im Bereiche der proximalen Begrenzung der Kniekehle in seine Äste, den *N. tibialis* und den *N. peronaeus communis.* Nicht selten liegt die Teilung des N. ischiadicus weiter proxi-

---

[1] saphenus = verborgen

mal, in einzelnen Fällen bereits im Foramen infrapiriforme. Er entsendet *Rami musculares* zum M. adductor magnus (dorsaler Teil, M. semitendinosus, M. semimembranosus und M. biceps femoris).

a) *N. tibialis,* Schienbeinnerv. Setzt den Verlauf des N. ischiadicus in der Kniekehle fort, gelangt unter den M. soleus und zieht am Unterschenkel zwischen diesem und den tiefen Beugern in Richtung auf den inneren Knöchel.

Äste:

α) *N. suralis,* Wadennerv. Sensibel. Entspringt in der Kniekehlengegend und versorgt die Haut der Wade und des lateralen Fußrandes (*N. cutaneus dorsalis lateralis*).

β) *Rami musculares.* Für alle Beuger des Unterschenkels (M. popliteus, M. triceps surae, M. tibialis posterior, M. flexor digitorum longus, M. flexor hallucis longus).

γ) Endäste am inneren Knöchel:
N. plantaris medialis, medialer Fußsohlennerv. Versorgt über 3 *Nn. digitales plantares communes,* die sich jeweils in 2 *Nn. digitales plantares proprii* aufteilen, beide Seiten der 1., 2., 3. und die mediale Seite der 4. Zehe. Zusammengefaßt: 3½ Zehen an der Plantarseite sensibel, von medial aus gerechnet. *Rami musculares* innervieren den M. flexor digitorum brevis, den M. abductor hallucis, den M. flexor hallucis brevis und den M. lumbricalis I.
N. plantaris lateralis, lateraler Fußsohlennerv. Er zieht zwischen M. flexor digitorum brevis und M. quadratus plantae zum äußeren Fußrand. Versorgt über 2 *Nn. digitales plantares communes,* die sich wiederum in *Nn. digitales plantares proprii* aufteilen, die laterale Seite der 4. und beide Seiten der 5. Zehe. Insgesamt 1½ Zehen an der Plantarseite sensibel, von lateral gerechnet. *Rami musculares* verlaufen zum M. quadratus plantae, zu den Muskeln des Kleinzehenballens (M. abductor digiti minimi und M. flexor digiti minimi brevis), dem M. adductor hallucis, den Mm. lumbricales II, III und IV und den Mm. interossei plantares und dorsales.

b) *N. peronaeus communis,* gemeinsamer Wadenbeinnerv. Ein motorischer und sensibler Nerv. Durchzieht an der Innenseite des M. biceps femoris die Kniekehle und teilt sich unmittelbar unterhalb vom Caput fibulae in den *N. peronaeus superficialis* und den *N. peronaeus profundus.*

α) *N. peronaeus superficialis,* oberflächlicher Wadenbeinnerv. Er tritt zwischen M. peronaeus longus und M. peronaeus brevis hindurch zur Streckseite des Unterschenkels und danach zum Fußrücken. Er innerviert über *Rami musculares* den *M. peronaeus longus* und *brevis* und über den *N. cutaneus dorsalis medialis* und den *N. cutaneus dorsalis intermedius,* die sich wiederum in *Nn. digitales dorsales* aufteilen, die Haut am Fußrücken und der Dorsalseite der Zehen.

β) *N. peronaeus profundus,* tiefer Wadenbeinnerv. Er gelangt unterhalb des Caput fibulae, indem er den M. extensor digitorum longus durchbohrt, zwischen die Strecker des Unterschenkels. Er liegt zunächst zwischen M. tibialis anterior und M. extensor digitorum longus und weiter distal zwischen M. tibialis anterior und M. extensor hallucis longus. Er innerviert mit *Rami musculares* die Strecker des Unterschenkels (M. tibialis anterior, M. extensor digitorum longus, M. extensor hallucis longus) und am Fußrücken den M. extensor hallucis brevis und den M. extensor digitorum brevis. Ein kleiner sensibler Ast, der sich in 2 *Nn. digitales dorsales* teilt, innerviert die Haut der einander zugekehrten Seiten der 1. und 2. Zehe.

Plexus pudendus, Schamgeflecht

Der Plexus pudendus bildet sich aus den Rami ventrales der Segmente S_1, S_2, S_3, S_4.
N. pudendus, Schamnerv. Motorisch und sensibel. Er stellt die Fortsetzung des Plexus dar. Verläßt durch das Foramen infrapiriforme das kleine Becken und zieht durch das Foramen ischiadicum minus wieder in das kleine Becken zu dessen lateraler Wand

Äste:

a) *Nn. rectales inferiores,* untere Mastdarmnerven. Zur Haut des Anus und zum M. levator ani und M. sphincter ani externus.

b) *N. perinei,* Dammnerv. Zur Haut des Dammes und des Scrotums (bei der Frau zur Haut der großen und kleinen Schamlippen).

Abb. 161 Ausbreitung der Hautnerven (nach BENNINGHOFF, verändert)
a von vorn; b von hinten

Rückenmarknerven

Rami dorsales der Spinalnerven
N. cutaneus brachii posterior
N. cutaneus antebrachii posterior
Nn. clunium superiores
Nn. clunium inferiores
Nn. clunium medii
N. cutaneus femoris posterior
N. suralis

b

c) *N. dorsalis penis,* dorsaler Nerv des Gliedes (bei der Frau: N. dorsalis clitoridis – dorsaler Nerv des Kitzlers). Zum M. transversus perinei profundus, M. sphincter urethrae, zur Haut des Penis (der Clitoris) und zur Schleimhaut der Harnröhre.

Plexus coccygeus, Steißgeflecht

Es entstammt den Segmenten S_4, S_5 und Co. Es entsendet sensible Äste zur Haut der Steißbeingegend.

Rami dorsales (Abb. 161)

Alle Rami dorsales ziehen zur Dorsalseite des Stammes. Sie gliedern sich in einen Ramus medialis und lateralis. Sie enthalten sensible, motorische und sympathische Fasern. Nur der Ramus dorsalis von C_1 besitzt keine sensiblen Fasern.

Besonders benannte Rami dorsales sind:
1. *N. occipitalis major,* großer Hinterhauptsnerv. Er kommt aus C_2 und versorgt zum Teil die Nackenmuskulatur und die Kopfhaut bis zum Scheitel.
2. *Nn. clunium superiores,* obere Gesäßhautnerven. Entstammen L_1, L_2, L_3. Innervieren den oberen Teil der Gesäßhaut.
3. *Nn. clunium medii,* mittlere Gesäßhautnerven. Aus S_1, S_2, S_3. Zu den mittleren Abschnitten der Gesäßhaut.

Man kann das sensible Innervationsgebiet *aller Rami dorsales* in folgender Weise zusammenfassen (Abb. 162): Die Begrenzungslinie beginnt im Bereiche des Scheitels, erstreckt sich über den Processus mastoideus zum Acromion und von hier, leicht einwärts gewölbt, zum Trochanter major. An diesem biegt sie spitzwinklig nach kranial um und verläuft, nach proximal stark konvex geformt, zur Steißbeinspitze. Hier vereinen sich die Linien beider Seiten.
Motorisch versorgen die Rami dorsales Nackenmuskulatur und dorsale Stammesmuskulatur.

Abb. 162   Innervationsgebiet der Rr. dorsales

Die segmentale Innervation der Körperoberfläche

Abbildung 161 zeigt die sensible Versorgung der Haut, wie sie durch die Hautnerven erfolgt. Die aus Rami ventrales stammenden Hautnerven entspringen aber meist aus mehreren Segmenten, so daß die Abbildung 161 nichts über die direkte Beziehung zwischen den *einzelnen* Rückenmark*segmenten* und den dazugehörenden *Hautgebieten* aussagt. Die Korrelation wird erst deutlich, wenn man von den speziellen Hautnerven absieht und lediglich die Ausbreitung der aus *einem Segment* entspringenden sensiblen Nervenfasern ins Auge faßt. Daraus ergibt sich die *segmentale Innervation* der Körperoberfläche, wie sie auf Abbildung 163 (a–i) dargestellt ist. Man bezeichnet die segmental gegliederten Hautbezirke als *Dermatome*. Diese beginnen mit dem zweiten Cervicalsegment (C_2)[1] und reichen bis zum Coccygealsegment (Co). Sie verlaufen am Rumpf quer, an den Extremitäten in Längsrichtung. Sie überschreiten die Mittellinie nur im Bereich des Dammes und Anus. Aneinandergrenzende Dermatome überlagern sich dachziegelförmig.

Zur Bestimmung der Dermatomgrenzen dienen zahlreiche Methoden. Man kann sie unter anderem durch Prüfung des Reiz- und Ausfalleffektes einer Wurzel festlegen. Dabei ergibt sich, daß die Ausdehnung der Dermatome für die verschiedenen Reizqualitäten unterschiedlich ist. Die größten Unregelmäßigkeiten und Überlagerungen zeigen die Tastdermatome, so daß bei Ausfall eines Segmentes keine Tastminderung eintritt. Die Schmerzdermatome sind kleiner. Sie decken sich vielfach nicht mit den Tastdermatomen. Den geringsten Raum nehmen die Temperaturdermatome ein.

Vegetatives Nervensystem

Man gliedert das vegetative Nervensystem in den *Sympathikus* und den *Parasympathikus*. Wenn man von Einzelheiten absieht, kann man allgemein formulieren, daß der Sympathikus den Ablauf der Lebensvorgänge beschleunigt und der Parasympathikus diese hemmt. Sympathische wie parasympathische Funktionen laufen ohne Kontrolle des Bewußtseins ab. Um diese Selbständigkeit zu kennzeichnen, nennt man das vegetative Nervensystem auch *autonomes Nervensystem*. Es besitzt enge Beziehung zu seelischen Vorgängen (Schmerz, Freude). Auf diese Weise kann das Gefühlsleben auf das vegetative Nervensystem Einfluß nehmen und umgekehrt das vegetative Nervensystem die Seelenlage (Stimmung) beeinträchtigen.

Die Trennung in Sympathikus und Parasympathikus ist in erster Linie funktioneller Natur, da man morphologisch sympathische und parasympathische Nervenfasern auch mikroskopisch nicht unterscheiden kann. Bestimmte Teile des vegetativen Nervensystems werden jedoch durch entsprechende pharmakologische Drogen gehemmt, andere angeregt. So lähmt z. B. das Atropin den Parasympathikus, während der Sympathikus unbeeinflußt bleibt, und das Adrenalin fördert den Sympathikus, während es auf den Parasympathikus keine Wirkung zeigt. Es sind also experimentell erhobende Befunde, welche die Unterscheidung gebieten.

Sympathikus

Man gliedert den Sympathikus in einen *zentralen* und einen *peripheren Anteil*. Der *zentrale Teil* befindet sich im *Rückenmark* im Nucleus intermediolateralis zwischen den Segmenten C_8 und L_3. Der *periphere Anteil* des Sympathikus besteht aus dem sog. *Grenzstrang* und unpaaren Ganglien vor der Wirbelsäule, den *prävertebralen Ganglien*. Die *sympathischen Nervenfasern* verlaufen entweder selbständig, in Spinalnerven oder als Gefäßgeflechte.

---

[1] C_1 enthält keine sensiblen Fasern (s. o.)

Abb. 163a – i Dermatome (nach HANSEN-SCHLIACK)
--- Grenzen zwischen fortlaufenden Segmenten
++ ++ Hiatuslinien = Axiallinien, die nichtfortlaufende Segmente voneinander trennen
a Dermatome von ventral; b Dermatome von dorsal; c Armdermatome von lateral; d Dermatome des Rumpfes von lateral; e Gliederung der drei Trigeminusäste (V_1, V_2, V_3) und der oberen Halsdermatome; f Dermatome der Achselhöhle; g Dermatome der Außenseite des linken Beines; h Dermatome der Innenseite des linken Beines; i Dermatome des Dammes

Vegetatives Nervensystem 293

Abb. 163

Truncus sympathicus, Grenzstrang (Abb. 164)

Er besteht aus 22–25 Ganglien, die paarig seitlich der Wirbelsäule liegen. Sie sind in Längsrichtung durch Rami interganglionares[1] verbunden. Man unterscheidet eine *Pars cervicalis* (Halsteil), *Pars thoracica* (Brustteil), *Pars abdominalis* (Bauchteil) und *Pars pelvina* (Beckenteil).

Pars cervicalis

Die Pars cervicalis besteht aus 3 Ganglien, dem *Ganglion cervicale superius*, dem *Ganglion cervicale medium* und dem *Ganglion cervicale inferius*.
Ganglion cervicale superius (oberes Halsganglion). Es liegt in Höhe des Querfortsatzes des 2. und 3. Halswirbels. Seine präganglionären Fasern (vor dem Ganglion liegende Fasern) stammen aus dem Nucleus intermediolateralis der Segmente C_8–Th_3. Das bedeutet, daß diese Fasern zunächst mit den Vorderwurzeln der entsprechenden Spinalnerven das Rückenmark verlassen, sich dann von den Vorderwurzeln lösen und in das untere Halsganglion bzw. das 1.–3. Brustganglion eintreten. In den genannten Ganglien schalten die Fasern jedoch nicht um, sondern ziehen über Rami interganglionares nach kranial bis zum Ganglion cervicale superius. Erst hier erfolgt die Umschaltung.
Die postganglionären Fasern verlaufen vom oberen Halsganglion nach peripher. Dabei handelt es sich um folgende Äste:

Nach kranial:

1. Der *N. jugularis*, Drosselnerv. Verbindet sich mit dem N. vagus und dem N. glossopharyngeus.

2. *N. caroticus externus*, äußerer Halsschlagadernerv. Schließt sich der A. carotis externa an und formt sich durch vielfältige Verzweigungen zum *Plexus caroticus externus* um. Dieser entsendet sympathische Äste zum *Ganglion submandibulare* (Unterkieferganglion) für die Glandula submandibularis, die Glandulae sublinguales und die Zungendrüsen. Außerdem entspringen aus dem Plexus caroticus externus sympathische Fasern zum *Ganglion oticum* (Ohrganglion) für die Glandula parotis.

3. *N. caroticus internus*, innerer Halsschlagadernerv. Er gelangt zur A. carotis interna und bildet an der Arterie den *Plexus caroticus internus*. Aus diesem entspringt der *N. petrosus profundus* (tiefer Felsenbeinnerv) zum *Ganglion pterygopalatinum* (Ganglion der Flügelgaumengrube) für die Glandulae nasales (Nasendrüsen), Glandulae palatinae (Gaumendrüsen) und Glandulae lacrimales (Tränendrüsen). Der Plexus caroticus internus entsendet weiterhin einen sympathischen Ast zum *Ganglion ciliare* (Strahlenkörperganglion) für den M. dilatator pupillae (Pupillenerweiterer), M. orbitalis (Augenhöhlenmuskel) und die Mm. tarsales (Lidmuskeln).

Nach kaudal:
1. *Rami laryngopharyngei* (für Kehlkopf und Schlund).
2. *N. cardiacus cervicalis superior*, oberer Herznerv. Zum Plexus cardiacus (Herzgeflecht).

Ganglion cervicale medium (mittleres Halsganglion). In Höhe des 6. Halswirbelquerfortsatzes, kann auch fehlen. Der wichtigste Ast ist der *N. cardiacus cervicalis medius* (mittlerer Herznerv) zum Plexus cardiacus.
Ganglion cervicale inferius (unteres Halsganglion). Ist in 75 % der Fälle mit dem 1. Brustganglion des Grenzstranges zum Ganglion stellatum[2] verschmolzen. Es liegt zwischen dem 7. Halswirbelquerfortsatz und dem Köpfchen der 1. Rippe. Die präganglionären Fasern stammen aus dem Nucleus intermediolateralis der Segmente C_8–Th_4. Die postganglionären Fasern bilden folgende Äste:

1. *Rami communicantes grisei*, graue verbindende Fasern. Zum Plexus brachialis.
2. *Gefäßgeflechte* für Kopf und Hals. Bewirken Gefäßkontraktion und regen die Schweißdrüsensekretion an.

[1] interganglionaris = zwischen den Ganglien
[2] Ganglion stellatum = sternförmiges Ganglion

Abb. 164 Schematische Darstellung des Sympathikus (rot) und Parasympathikus (blau)

Vegetatives Nervensystem

3. *N. cardiacus cervicalis inferior,* unterer Herznerv. Zum Plexus cardiacus.
4. *Direkte Äste* zu Trachea, Bronchien, Lunge, Oesophagus, Schilddrüse und Nebenschilddrüse.

Pars thoracica

Sie besteht aus 10–12 Ganglien, *Ganglia thoracica* (Brustganglien), welche jederseits vor den Köpfchen der Rippen liegen. Sie sind segmental über präganglionäre Rami communicantes albi (weiße verbindende Äste) mit dem Nucleus intermediolateralis der Segmente Th_1 bis Th_{12} und über Rami communicantes grisei mit den Spinalnerven verbunden.

Postganglionäre Fasern (Äste):
1. *Rami communicantes grisei.* Zum Plexus brachialis und zu den Nn. intercostales.
2. *Nn. cardiaci thoracici,* Herznerven des Brustgebietes. Von den kranialen 5 Brustganglien zum Plexus cardiacus.
3. *Rami bronchiales.*
4. *Rami oesophagei.*
6. *Plexus aorticus thoracicus.* Gefäßgeflecht des Brustteils der Aorta. Setzt sich in den Plexus aorticus abdominalis (Geflecht des Bauchteils der Aorta) fort.
6. *N. splanchnicus major,* großer Eingeweidenerv. Entspringt aus dem Nucleus intermediolateralis von Th_5, Th_6, Th_7, Th_8 und Th_9. Verläßt mit den entsprechenden Vorderwurzeln das Rückenmark und durchzieht ohne Umschaltung das 6.–9. Brustganglion des Grenzstranges. Er gelangt als einheitlicher Nerv durchs Zwerchfell zum *Ganglion coeliacum* (Bauchganglion), das als unpaares Ganglion in Höhe des 12. Brustwirbels liegt, und zum *Ganglion mesentericum superius* (oberes Gekröseganglion), ebenfalls ein unpaares Ganglion, unterhalb des Ganglion coeliacum. In diesen beiden Ganglien erfolgt die Umschaltung. Danach begleiten die Nervenfasern als Geflechte die Arterien. Da das Ganglion coeliacum den Truncus coeliacus umlagert, folgen die aus ihm hervorgehenden postganglionären Fasern den Ästen des Truncus coeliacus. Das Ganglion mesentericum superius umgibt den Abgang der A. mesenterica superior. Die postganglionären Fasern schließen sich dieser Arterie und deren Ästen an. Über die Gefäßgeflechte gelangen die sympathischen Fasern, welche aus dem N. splanchnicus major hervorgehen, zu den Organen, die von den entsprechenden Arterien versorgt werden.
7. *N. splanchnicus minor,* kleiner Eingeweidenerv. Entspringt aus dem Nucleus intermediolateralis der Segmente Th_{10}, Th_{11}, Th_{12}. Verläßt über die entsprechenden Vorderwurzeln das Rückenmark und durchzieht unumgeschaltet das 10.–12. Brustganglion des Grenzstranges. Als einheitlicher Nerv tritt er durchs Zwerchfell zum *Ganglion coeliacum, Ganglion mesentericum superius* und *Ganglion mesentericum inferius* (unteres Gekröseganglion), das als unpaares Ganglion unterhalb des Ganglion mesentericum superius am Abgang der A. mesenterica inferior liegt. In den drei genannten Ganglien wird auf die postganglionären Fasern umgeschaltet. Danach ziehen die sympathischen Nervenfasern über Geflechte der entsprechenden Arterien zu den Organen.
N. splanchnicus major und N. splanchnicus minor versorgen: Magen, Dünndarm, Dickdarm, Leber, Gallenblase, Niere, Nebenniere, Pankreas und Milz sowie Hoden bzw. Eierstock.

Pars abdominalis

Sie umfaßt 4–5 paarige Ganglien, die sich seitlich der Lendenwirbelsäule befinden und deshalb *Ganglia lumbalia* (Lendenganglien) heißen. Sie sind mit den Brustganglien des Grenzstranges und untereinander wiederum durch Rami interganglionares verbunden. Die präganglionären Rami communicantes albi stammen aus dem Nucleus intermediolateralis von L_1–L_3.

Postganglionäre Fasern (Äste):

1. *Rami communicantes grisei.* Zum Plexus lumbalis.
2. *Plexus aorticus abdominalis.* Die Fortsetzung des Plexus aorticus thoracicus. Besitzt Verbindungen zu den unpaaren prävertebralen Ganglien (Ganglion coeliacum, Ganglion mesentericum superius und inferius).
3. *Plexus hypogastricus*[1] *superior.* Zwischen der Teilung der Aorta und dem Promontorium.

Pars pelvina

Sie wird von 4 paarigen *Ganglia sacralia* (Kreuzbeinganglien) gebildet, die auf der Beckenfläche des Kreuzbeines liegen. Der distale Abschluß erfolgt durch das unpaare *Ganglion coccygeum* (Steißbeinganglion).
Da das sympathische Rückenmarkzentrum bei L_3 aufhört, können die präganglionären Fasern der Pars pelvina nicht segmental in gleicher Höhe entspringen, sondern müssen ihren Weg vom Nucleus intermediolateralis der Segmente L_1, L_2, L_3 über die Ganglia lumbalia und deren Rami interganglionares nehmen, um zu den Ganglia sacralia zu gelangen.

Postganglionäre Fasern (Äste):

1. *Rami communicantes grisei.* Zum Plexus sacralis und Plexus pudendus.
2. *Plexus hypogastricus inferior.* Erstreckt sich an der seitlichen Wand des kleinen Beckens vom Rectum bis zur Harnblase. Steht mit dem Plexus hypogastricus superior in Verbindung. Beide Plexus enthalten nicht nur sympathische Fasern, sondern besitzen auch Verbindungen mit den *parasympathischen* Nn. splanchnici pelvini (Beckeneingeweidenerven). Vom Plexus hypogastricus inferior gehen die Organgeflechte des kleinen Beckens aus. Es sind bei beiden Geschlechtern der Plexus rectalis (Mastdarmgeflecht) und der Plexus vesicalis (Harnblasengeflecht). Außerdem zweigen beim Mann ab: der Plexus prostaticus (Geflecht der Prostata), der Plexus deferentialis (Geflecht des Samenleiters), der Plexus vesiculae seminalis (Geflecht der Samenbläschen) und die Nn. cavernosi penis (Nerven für den Schwellkörper des Penis, bewirken Erektion und Ejakulation); bei der Frau: der Plexus uterovaginalis (Frankenhäuser[2]-Geflecht an Uterus und Vagina) und die Nn. cavernosi clitoridis (Nerven für den Schwellkörper der Clitoris).

Prävertebrale Ganglien, Ganglien vor der Wirbelsäule

Es handelt sich um unpaare Ganglien, welche die Abgangsstellen großer Arterien umgeben. Zu ihnen gehören das *Ganglion coeliacum* (Bauchganglion) am Abgang des Truncus coeliacus, das *Ganglion mesentericum superius* (oberes Gekröseganglion) am Abgang der A. mesenterica superior und das *Ganglion mesentericum inferius* (unteres Gekröseganglion) am Abgang der A. mesenterica inferior. In diesen drei Ganglien schalten die efferenten sympathischen Fasern um und schließen sich danach den entsprechenden Arterien an, über die sie die einzelnen Organe des Bauches erreichen. Zusammengefaßt, versorgen die postganglionären Fasern dieser drei prävertebralen Ganglien folgende Organe: Nebenniere, Niere, Hoden bzw. Eierstock, Magen, Leber, Gallenblase, Pancreas, Milz, Dünn- und Dickdarm.

Eingeweidereflexbogen (Abb. 165)

Die Verbindungen zwischen Rückenmark und Eingeweiden bestehen nicht nur aus efferenten[3], sondern auch aus afferenten[4] Fasern. Das bedeutet, daß sowohl Reize vom Rückenmark zur Pe-

---

[1] hypogastricus = unterhalb des Magens
[2] Frankenhäuser, Ferdinand (1832–1894), Gynäkologe in Zürich
[3] efferent = wegtragend
[4] afferent = herantragend

Vegetatives Nervensystem

ripherie gelangen als auch von der Peripherie zum Rückenmark. Die Verknüpfung von efferenten und afferenten sympathischen Fasern nennt man *Eingeweidereflexbogen*. Dessen Aufbau ist folgender:
Die Zellen der *efferenten Fasern* liegen im Nucleus intermediolateralis. Sie verlassen das Rückenmark über die Vorderwurzel, durchziehen unumgeschaltet das entsprechende Grenzstrangganglion und gelangen zu einem prävertebralen Ganglion. Erst hier erfolgt die Umschaltung vom 1. auf das 2. Neuron. Die Fasern des 2. Neurons erreichen als Gefäßgeflechte die Eingeweide. Die *afferenten Fasern* bestehen aus einem einzigen Neuron, und zwar handelt es sich um bipolare Nervenzellen mit einem langen peripheren und einem kürzeren zentralen Fortsatz. Die afferenten Fasern beginnen an den Eingeweiden, durchlaufen unumgeschaltet die prävertebralen Ganglien und Grenzstrangganglien und gliedern sich in die Hinterwurzel der Spinalnerven ein. So erreichen sie das Spinalganglion. Hier liegt der Körper der pseudounipolaren Ganglienzelle. Der Weg von den Eingeweiden bis hierher umfaßt also den peripheren Fortsatz der pseudounipolaren Ganglienzelle. Ihr zentraler Fortsatz tritt über die Hinterwurzel ins Hinterhorn des Rückenmarkes ein und endet in den Zellen des Nucleus intermediolateralis. Auf diese Weise wird der Eingeweidereflexbogen geschlossen. Durch seine Verbindungen mit sensiblen und motorischen Neuronen bildet er die morphologische Grundlage für zahlreiche klinische Erscheinungen.

Abb. 165 Links Eingeweidereflexbogen; rechts Aufbau eines Spinalnerven (ohne Berücksichtigung der Faserart)

Abb. 166 Erregungsablauf (unterbrochene Linien), der zur Bildung einer Head-Zone führt (s. Text)

Head[1]-Zonen (Abb. 166 und 167)

Unter Head-Zonen versteht man abgrenzbare überempfindliche Hautgebiete, die bestimmten Eingeweiden entsprechen. Die anatomische Grundlage der Head-Zonen ist in folgendem zu suchen:
Im Spinalganglion liegen die Nervenzellen der afferenten *sensiblen* Nervenfasern, die von der Haut kommen, und die Nervenzellen von afferenten *sympathischen* Fasern, die von den Eingeweiden ihren Ausgang nehmen, nebeneinander und sind häufig durch Schaltzellen verbunden. Dadurch ist es möglich, daß Reize, die in den Eingeweiden entstehen, im Spinalganglion auf sensible Bahnen übertragen werden. Das bedeutet, daß durch Reizung der Eingeweidenerven auch entsprechende Hautgebiete überempfindlich werden können.

Beispiel: Bei Entzündung der Magenschleimhaut tritt eine Überempfindlichkeit des Hautgebietes auf, das zum linken 8. Thorakalsegment gehört. Dabei verläuft der Reiz von der Magenschleimhaut unumgeschaltet durch das Ganglion coeliacum und durch das 8. Grenzstrangganglion zum Ganglion spinale des linken 8. Interkostalnerven. Hier springen die Erregungen auf sensible Bahnen über, die vom Hautgebiet des 8. Interkostalnerven kommen. Über diese sensiblen Bahnen wird die Erregung nach zentral weitergeleitet bis zum Gyrus postcentralis des Großhirns und hier so wahrgenommen, als würde sie direkt dem Hautgebiet des 8. Thorakalsegmentes entstammen.

Die Head-Zonen leisten wertvolle Dienste bei der Diagnostik innerer Erkrankungen (Abb. 167). Andererseits kann man über sie auf die Eingeweide therapeutisch Einfluß nehmen. Sie bilden die Grundlage für die Segmentmassage.

---

[1] HEAD, Henry (1861–1940), Neurologe in London

Vegetatives Nervensystem 301

Abb. 167 Wichtige Head-Zonen (schraffiert) des Rumpfes (nach CLARA und TREVES-KEITH)

Verbindung zwischen Eingeweiden und Muskulatur (Abb. 168)

Reize, die im Bereiche der Eingeweide entstehen, springen nicht nur auf sensible Bahnen über, sondern können auch über diese sensiblen Bahnen motorische Neuren erreichen und dadurch die Muskulatur zur Kontraktion bringen.

Beispiel: Bauchdeckenspannung bei akuten Erkrankungen des Bauchraumes. Der Reiz entsteht im Bauchraum und gelangt über afferente sympathische Fasern zum Spinalganglion. Hier erfolgt der Übersprung auf sensible Bahnen. Sie führen den Reiz zum Rückenmark und im Rückenmark nicht nur zum Großhirn, sondern auch zu motorischen Vorderhornzellen. Diese übertragen die Erregung auf die Bauchmuskeln. Eine zweite Möglichkeit besteht darin, daß der Reiz über afferente sympathische Fasern unmittelbar ins Rückenmark bis zum Nucleus intermediolateralis gelangt und über eine Schaltzelle zu motorischen Vorderhornzellen.

Verbindung zwischen Eingeweiden und Blutgefäßen (Abb. 168)

In den Eingeweiden entstehende Reize können auch über afferente und efferente sympathische Fasern verlaufen und auf diese Weise die Blutgefäße der Körperperipherie erreichen.

Beispiel: Hautrötung oder -blässe mit sekundärer Schwellung bei Erkrankung eines Bauchorgans. Der Reiz wird über afferente sympathische Fasern dem Rückenmark zugeleitet. Im Nucleus intermediolateralis geht er auf efferente sympathische Fasern über, welche durch die Vorderwurzel austreten und als Ramus communicans albus zum Grenzstrangganglion ziehen. Nach der Umschaltung auf den Ramus communicans griseus schließen sich die efferenten sympathischen Fasern den Spinalnerven an, wodurch der Reiz die Körperoberfläche erreicht. Die sympathischen Fasern treten sodann an die Blutgefäße heran. Sie sind die Vasokonstriktoren (Gefäßverengerer). Der von den Eingeweiden ausgehende Reiz bewirkt nunmehr eine Störung der geordneten Innervation, auf welche Weise es entweder zur Hautrötung oder -blässe kommt. Die Schwellung tritt sekundär auf.

Die Segmentmassage hat zum Ziel, die Erregungsabläufe umzukehren. Sie will von der Körperoberfläche aus die inneren Organe günstig therapeutisch beeinflussen. Abbildung 169 zeigt den wahrscheinlichen Weg, den die Erregung nimmt. Sie gelangt über sensible Fasern in das Spinalganglion und springt hier z. T. auf sympathische Fasern über. Beide Faserarten erreichen über die Hinterwurzel den Nucleus intermediolateralis. Hier wird die Erregung auf efferente sympathische Fasern umgeschaltet. Diese passieren unumgeschaltet das Grenzstrangganglion und ziehen zu einem prävertebralen Ganglion. Nach erneuter Umschaltung treten sie an die Organe heran.

Die segmentale sympathische Innervation der inneren Organe ist der folgenden Tabelle zu entnehmen.

Abb. 168 Links Ablauf einer Erregung (unterbrochene Linien), die in den Eingeweiden beginnt, über das prävertebrale Ganglion, das Grenzstrangganglion und das Spinalganglion das Rückenmark erreicht und hier auf motorische Bahnen übergeht. – Rechts Ablauf einer Erregung (unterbrochene Linien), die von den Eingeweiden ausgeht, über das prävertebrale Ganglion, das Grenzstrangganglion und das Spinalganglion zum Rückenmark gelangt und hier auf sympathische Bahnen überspringt, welche nach Umschaltung im Grenzstrangganglion zu den Gefäßen ziehen.

Vegetatives Nervensystem

Abb. 169 Links Auflauf einer Erregung (unterbrochene blaue Linien), die durch die Massage in der Körperperipherie entsteht, über das Spinalganglion das Rückenmark erreicht und hier auf efferente sympathische Bahnen übergeht, welche zu den Eingeweiden ziehen. – Rechts Aufbau eines Spinalnerven mit Berücksichtigung der Faserarten

Parasympathikus (Abb. 164)

Die parasympathischen Zentren liegen im Mesencephalon, Rhombencephalon und im sakralen Abschnitt des Rückenmarkes. Zwischen diesen räumlich weit voneinander getrennten Anteilen bestehen Verbindungen, die jedoch in ihrem genauen Verlauf noch nicht bekannt sind. Man unterscheidet eine *Pars encephalica* (Hirnteil) und eine *Pars sacralis* (sakraler Teil) des Parasympathikus.

Pars encephalica

Zu ihr gehören die parasympathischen Kerne folgender Hirnnerven:
1. *N. oculomotorius*. Er besitzt einen unpaaren Kern für den M. ciliaris und einen paarigen Kern für den M. sphincter pupillae.
2. *N. glossopharyngeus* und *N. vagus*. Sie verfügen über zwei gemeinsame parasympathische Kerne, den Nucleus salivatorius inferior (unterer Speichelkern für Glandula parotis, Drüsen des Pharynx, der Trachea und des Ösophagus) und den Nucleus visceromotorius (für die glatte Muskulatur des Magen-Darm-Kanals bis zum Cannon-Böhm-Punkt).
3. *N. intermedius*. Seine parasympathischen Fasern entspringen aus dem Nucleus salivatorius superior (obe-

Die segmentale sympathische Innervation der inneren Organe (nach FÖRSTER)

Organe	Segmente
Herz und Aorta ascendens	Th_1-Th_4 (Th_5)
Lunge[1] und Bronchien	(Th_1) Th_2-Th_5 (Th_6-Th_9)
Oesophagus	Th_4, Th_5 (Th_6)
Magen { Cardia	(Th_5) Th_6, Th_7
Corpus	Th_7, Th_8
Pylorus	Th_8, Th_9
Dünndarm und Colon ascendens	(Th_9) $Th_{10}-L_1$
Appendix	(Th_{12}) L_1 (rechts)
Colon descendens und Rektum	L_1-L_3
Leber und Gallenblase	(Th_7) Th_8-Th_{11}
Pankreas	Th_8 (links)
Niere	$Th_{10}-L_1$
Ureter	(Th_8) Th_9-L_2
Harnblase	$Th_{11}-L_1$ (L_2, L_3)
Hoden und Nebenhoden	(Th_{11}) $Th_{12}-L_3$
Ovarium und Adnexe	(Th_{12}) L_1-L_3
Uterus	(Th_{12}) L_1-L_3
Mamma	Th_4-Th_6

[1] Nach Bestimmungen von MARTIN und GRATZEL sind der Lunge die Segmente C_5-Th_4 (Th_5), der Pleura hingegen die Segmente C_4, Th_5-Th_{10} zuzuordnen.

rer Speichelkern für Glandula lacrimalis, Glandula submandibularis, Glandulae sublinguales und Glandulae linguales).

Der wichtigste periphere Anteil der Pars encephalica des Parasympathikus ist der N. vagus, da dieser Nerv vom Kopf bis zu den Baucheingeweiden reicht. (Über das Ausbreitungsgebiet dieses Nerven s. S. 279.)

Die peripheren parasympathischen Fasern gliedern sich prinzipiell in unmittelbarer Nähe der Erfolgsorgane in sympathische Geflechte ein, so daß die Organgeflechte immer gemischt sind, das heißt aus sympathischen wie parasympathischen Anteilen bestehen. Während die sympathischen Fasern meist weit vor dem Erreichen des Erfolgsorgans umschalten (z.B. im Grenzstrang oder in den prävertebralen Ganglien), endet das 1. Neuron der parasympathischen Fasern meist erst in unmittelbarer Nähe oder in der Wandung des zu innervierenden Organs und schaltet auf das 2. Neuron um. Man bezeichnet diese Art der Umschaltung als intramurale[1] Umschaltung. Im Magen-Darm-Kanal erfolgt z. T. die parasympathische Umschaltung innerhalb der glatten

	Sympathikus	Parasympathikus
Herz	Erhöhung der Frequenz	Senkung der Frequenz
Herzkranzarterien	Erweiterung	Verengung
Periphere Arterien	Verengung	Erweiterung
Muskulatur des Magen-Darm-Kanals	Hemmung der Peristaltik	Erregung der Peristaltik
Muskulatur der Bronchien	Erweiterung der Bronchien	Verengung der Bronchien
Speicheldrüsen	Hemmung der Sekretion (spärlicher zähflüssiger Speichel)	Anregung der Sekretion (reichlicher dünnflüssiger Speichel)
Nebennierenmark	Anregung der Adrenalinausschüttung	Hemmung der Adrenalinausschüttung
Schilddrüse	Anregung der Hormonabgabe	Hemmung der Hormonabgabe
Pupille	Erweiterung	Verengung
Penis	Ejakulation	Erektion

[1] murus = Mauer

Tafel X

Körperoberfläche eines 18jährigen Mädchens (aus: BAMMES, Die Gestalt des Menschen, VEB Verlag der Kunst, Dresden)

Tafel XI

Körperoberfläche eines 26jährigen Mannes (aus: BAMMES, Die Gestalt des Menschen, VEB Verlag der Kunst, Dresden)

Haut, Cutis

Muskulatur und unterhalb der Schleimhaut (Plexus myentericus – Muskelgeflecht – und Plexus submucosus – Schleimhautgeflecht).

Pars sacralis

Der Ursprung liegt im Nucleus intermediolateralis der Segmente S_2, S_3, S_4. Die von hier ausgehenden Nerven sind die *Nn. splanchnici pelvini* (Eingeweidenerven des Beckens). Sie verbinden sich mit dem *Plexus pudendus* und mit dem sympathischen *Plexus hypogastricus superior* und *inferior*. Der Plexus hypogastricus inferior ist als Grundgeflecht in der lateralen Wand des kleinen Beckens beschrieben worden. Von ihm gehen die einzelnen Organgeflechte aus. Das bedeutet, daß auch die parasympathischen Äste der N. splanchnici pelvini über diese Geflechte zu den Organen des kleinen Beckens gelangen. Die Umschaltung vom 1. auf das 2. Neuron erfolgt an den zahlreichen im kleinen Becken verstreut liegenden parasympathischen Ganglien.
Außer zum Becken entsenden die Nn. splanchnici pelvini Äste zum Darmkanal, distal vom Cannon-Böhm-Punkt. Zusammengefaßt werden von der Pars sacralis des Parasympathicus folgende Organe innerviert: Darmkanal distal vom Cannon-Böhm-Punkt und sämtliche Organe des kleinen Beckens.

Wie bereits eingangs aufgezeigt, wirken Sympathikus und Parasympathikus oft einander entgegen. Während der Sympathikus die Lebensvorgänge anregt, sorgt der Parasympathikus mehr für deren Ökonomie. Die wichtigsten sympathischen und parasympathischen Wirkungen sind in der Tabelle auf Seite 304 zusammengestellt.

Haut und Sinnesorgane

Haut, Cutis (Abb. 170)

Die Haut bedeckt die gesamte Körperoberfläche. Da zahlreiche Nervenendkörperchen in sie eingelagert sind, die der Wahrnehmung von Druck-, Berührungs- und Temperaturreizen dienen, rechnet man sie zu den Sinnesorganen. Sie gliedert sich in *Epidermis* (Oberhaut) und *Corium* (Lederhaut). Darunter befindet sich die *Subcutis* (Unterhautfettgewebe).

Oberhaut, Epidermis

Sie besteht aus mehrschichtigem verhorntem Plattenepithel. Der Grad der Verhornung und damit die Höhe der Epidermis sind unterschiedlich. Sie mißt an den Stellen der stärksten Verhornung bis zu 5 mm, an denen geringer Verhornung nur etwa 30 µm. Das Verhornungsausmaß hängt von der mechanischen Beanspruchung ab. Stellen, die besonders Druck ausgesetzt sind, zeigen eine hohe Epidermis (Fußsohlenballen und Zehenballen, Fingerbeeren, Handballen, Rücken), Regionen mit geringer mechanischer Beanspruchung eine flache Epidermis (Beugestellen des Körpers: Ellenbeuge, Leistenbeuge, Kniekehle).
Die Epidermis ist mit dem darunterliegenden Corium aufs engste verbunden, indem sich einerseits Epithelzapfen in das Corium einschieben und andererseits bindegewebige Papillen zwischen das Epithel vordringen. Auf diese Weise kommt eine Verzahnung von Epithel und Corium zustande. Außerdem wird dadurch die Berührungsfläche von Epidermis und Corium bedeutend vergrößert und somit die Möglichkeit für eine bessere Ernährung geschaffen.

Abb. 170 Mikroskopischer Aufbau der Haut
links Übersicht, rechts Epidermis und angrenzendes Corium bei starker Vergrößerung (nach ALVERDES und BENNINGHOFF)

Die Schichten der Epidermis sind:

Stratum cylindricum, Zylinderzellenschicht. Besteht aus zylinderförmigen Zellen, von denen die Regeneration aller Epidermiszellen ausgeht. Aus diesem Grund wird die Schicht auch Stratum germinativum (Keimschicht) genannt. Die Zellen enthalten schwarzbraunes Pigment (Melanin).

Stratum polygonale, Schicht der vielgestaltigen Zellen. Es handelt sich um unregelmäßig begrenzte Epithelzellen. Sie sind untereinander über Interzellularbrücken durch Tonofibrillen verbunden. Dadurch wird ein besonders fester Zusammenhang erreicht. Die Tonofibrillen ordnen sich insgesamt gesehen in Form von Spitzbögen an. Auf diese Weise sind sie besonders geeignet, von außen her einwirkenden Druck abzufangen und von dem darunterliegenden Gewebe fernzuhalten, da fortwährender Druck eine Rückbildung des Gewebes bewirken würde. Da die isolierten Epithelzellen dieser Schicht stachelförmiges Aussehen besitzen, heißt die Schicht auch Stratum spinosum (Stachelzellenschicht).

Stratum granulosum, Körnerschicht. In dieser Schicht beginnt die Verhornung in Form von Einlagerung kleiner Körnchen, die aus Keratohyalin bestehen.

Stratum lucidum, lichtbrechende Schicht. Die Keratohyalinkörnchen haben sich in Eleidin umgewandelt, welches die Zellen diffus durchdrängt und dadurch die Zellgrenzen verwischt, so daß insgesamt diese Schicht stark lichtbrechend und homogen erscheint.

Stratum corneum, Hornschicht. Das Eleidin ist zu Keratin, der entgültigen Hornsubstanz, geworden. Die Zellkerne degenerieren, die Zellen sterben an der Oberfläche ab und lösen sich in Form von Hornschuppen.

Für einen geordneten Ablauf des Verhornungsprozesses ist Vitamin A unbedingte Voraussetzung. Bei Vitamin-A-Mangel kommt es zur Austrocknung und Rißbildung in der Epidermis. Die Dauer der Verhornung beträgt etwa 10–30 Tage, so daß innerhalb dieser Zeit eine Zelle vom Stratum cylindricum bis zur Oberfläche gelangt. Stratum granulosum und Stratum lucidum fehlen bei schwacher Verhornung.

Als Anhangsorgane der Epidermis gelten die Haare und Nägel.

Lederhaut, Corium

Im Corium unterscheidet man das Stratum papillare (Papillenschicht) und das Stratum reticulare (netzförmige Schicht). Unter dem *Stratum papillare*, auch Papillarkörper genannt, versteht man die Gesamtheit des Bindegewebes, das sich in das Epithel einschiebt und somit die Papillen ausfüllt. Diese Schicht enthält vor allen Dingen neben kollagenen und elastischen Bindegewebsfasern Kapillarschlingen sowie Meissner-Tastkörperchen und Krause-Endkolben (s. S. 43). Das *Stratum reticulare* baut sich aus vielfältig verflochtenen kollagenen und elastischen Fasern auf. Diese Schicht des Coriums ist besonders fest gefügt und stellt in erster Linie denjenigen Anteil der Haut dar, aus dem man durch Gerben Leder gewinnt.

An der Grenze von Haut und Unterhaut liegen die Vater Pacini-Lamellenkörperchen und die Ruffini-Körperchen (s. S. 43) sowie die Schweißdrüsen. Bei diesen handelt es sich um schlauchförmige Drüsen, deren Endabschnitt stark geknäuelt ist. Der Ausführungsgang gelangt korkenzieherartig zur Hautoberfläche.

Unterhaut, Subcutis

Sie besteht vor allen Dingen aus Fettgewebe, das durch lockeres gefäßreiches Bindewebe vielfältig in einzelne Bezirke aufgeteilt wird. Sie bildet diejenige Schicht, welche die Haut mit den darunterliegenden Organen verbindet, bzw. stellt sie eine Schicht dar, welche die Verschiebung der Organe gegeneinander ermöglicht. Auf diese Weise werden z. B. die Bewegungen der Mus-

keln nicht wesentlich durch die Haut beeinträchtigt. Bei dem Fettgewebe handelt es sich um sog. *Speicherfett*, das bei Überangebot in erhöhtem Maße abgelagert und bei Bedarf abgebaut wird. Die Gesamtheit des subkutanen Fettgewebes faßt man unter dem Begriff Panniculus adiposus (Fettmantel) zusammen.
Die Menge des Fettgewebes ist unterschiedlich. Fettfrei sind die Augenlider, Ohrmuscheln, der äußere Gehörgang, der Nabel und der Penis.

Brustdrüse, Mamma

Man unterscheidet zwei Funktionszustände der Brustdrüse, die ruhende oder nichtlaktierende Brustdrüse und die laktierende Brustdrüse.
Die *nichtlaktierende Brustdrüse* besteht aus einem kleinen Drüsenkörper, der von Bindegewebe und vor allen Dingen von Fettgewebe umgeben ist. Der Drüsenkörper enthält schlauchförmige Drüsenabschnitte, die zur Brustwarze ziehen.
Während der Schwangerschaft bildet sich die Brustdrüse um und bereitet sich für die Sekretion (Laktation) vor. Dabei sprießen aus den schlauchförmigen Anteilen des Drüsenkörpers zahllose bläschenförmige Knospen, wodurch sich der Drüsenkörper bedeutend vergrößert. Gleichzeitig nehmen Bindegewebe und Fettgewebe an Ausdehnung ab. Nach der Entbindung, zu Beginn der Stillperiode stellt die Brustdrüse eine tubulo-alveoläre Drüse dar mit apokrinem Sekretionstyp. Das Sekret ist die fettreiche Muttermilch, die außerdem die notwenigen Mineralien und Vitamine enthält. Nach der Stillzeit bildet sich die Brustdrüse wieder zur nichtlaktierenden Drüse zurück.

Geruchsorgan

Das Geruchsorgan besteht aus vier Riechfeldern, die jeweils die Größe eines Fünfpfennigstückes besitzen. Sie liegen im Bereich des vorderen Anteils der oberen Nasenmuschel und gegenüber am Nasenseptum. Die Schleimhaut dieses Gebietes unterscheidet sich von derjenigen der übrigen Anteile der Nasenhöhle, indem Neuroepithelien eingelagert sind. Diese vermögen Geruchsreize aufzunehmen. Es können nur die Substanzen gerochen werden, die flüchtig sind, d. h., die Teile in Dampfform absondern. An den Riechfeldern entspringen die Riechnerven. Diese ziehen durch die Lamina cribrosa in die Schädelhöhle und gelangen hier zum Bulbus olfactorius, dem verdickten Teil des Riechlappens des Gehirns. Über diesen werden die Geruchsreize den verschiedenen Anteilen des Riechhirns zugeleitet.

Geschmacksorgan

Das Geschmacksorgan setzt sich aus 1 500–2 000 einzelnen *Geschmacksknospen* zusammen, die in das Epithel der Zunge eingelagert sind. Besonders häufig trifft man Geschmacksknospen im Bereich der sog. Wallpapillen. Sie stellen pilzförmige Papillen dar, die von einer Epitheleinsenkung nach der Art eines Wallgrabens umgeben werden. Im Epithel, das die Wandung des Wallgrabens auskleidet, liegen die Geschmacksknospen. Bei diesen handelt es sich um ovale Gebilde mit einer Länge von 80 µm und einer Breite von 40 µm. Sie bestehen aus länglichen Epithelzellen, die sich zwiebelschalenartig umeinanderlagern. Man unterscheidet hellere Sinneszellen und dunklere Stützzellen. Die Sinneszellen besitzen an der Oberfläche einen kurzen stiftchenförmigen Fortsatz. Dieser ermöglicht die Aufnahme von Geschmacksreizen. Nur gelöste Stoffe

Sehorgan (Abb. 171)

Zum Sehorgan gehören der Augapfel, der Sehnerv, die äußeren Augenmuskeln, die Augenlider, die Bindehaut, die Tränendrüse und die ableitenden Tränenwege.

Augapfel, Bulbus oculi

Er besteht aus drei Schichten:

1. *Tunica externa*, äußere Schicht. Diese gliedert sich wiederum in die *Sclera* (Lederhaut) und *Cornea* (Hornhaut). Die *Sclera* macht 4/5 der Fläche des Augapfels aus. Sie besteht aus straffem

Abb. 171 Horizontalschnitt durch das rechte Auge (nach ALVERDES)

kollagenem Bindegewebe. Ihre Dicke beträgt im Mittel 1 mm. Ihr ist die stärker gekrümmte Cornea nach der Art eines Uhrglases aufgelagert. Die *Cornea* wird außen von mehrschichtigem unverhornten Plattenepithel bedeckt. Darauf folgen kollagene Fasern und Fibrozyten. Den hinteren Abschluß bildet Endothel. Der Wassergehalt der Cornea ist sehr hoch (73%). Es ist anzunehmen, daß dadurch die kollagenen Fasern beträchtlich gequollen und deshalb durchsichtig sind. Die Cornea besitzt keine Gefäße.

2. *Tunica media*, mittlere Schicht. Zu ihr gehören die *Chorioidea* (Aderhaut), das *Corpus ciliare* (Strahlenkörper) und die *Iris* (Regenbogenhaut). Die *Chorioidea* ist die gefäßführende Schicht des Augapfels und deshalb für die Ernährung des Augapfels von Wichtigkeit. Nach der Retina zu besteht sie ausschließlich aus Kapillaren (Choriokapillaris), welche die Stäbchen und Zapfen versorgen. Das Corpus ciliare erscheint im Querschnitt als nach medial vorspringender dreieckiger Wulst. Dieser enthält im Inneren den M. ciliaris, der aus Bündeln glatter Muskelzellen besteht, die sich radiär, zirkulär und meridional anordnen. Der M. ciliaris ist der Akkommodationsmuskel. Ziehen sich die radiären Muskelzellbündel zusammen, vergrößert sich der Muskelring, wodurch die Linse abgeflacht wird. Kontrahieren sich die zirkulären Muskelzellbündel, verengt sich der Muskelring, wodurch die Linse weniger gespannt wird und sich ihre Vorderfläche stärker vorwölben kann. Diese Einstellung auf Fixpunkte der Nähe oder der Ferne nennt man Akkommodation. Die Verbindung zwischen Corpus ciliare und Linse erfolgt über zarte Fasern (sog. Zonulafasern), die von nach innen gerichteten Fortsätzen des Corpus ciliare ausgehen und zur Linse ziehen. Dabei überkreuzen sie sich, indem die hinten entspringenden Fasern zur Vorderfläche der Linse gelangen und die vorderen Fasern zur Hinterfläche der Linse verlaufen. Die *Iris* setzt das Corpus ciliare nach medial hin fort. Ihr freier Rand begrenzt das Sehloch, die Pupille. Sie enthält neben vielen Gefäßen zwei Muskeln. Der M. sphincter pupillae (Pupillenschließmuskel) liegt nahe dem medialen Rand und dient der Verengung der Pupille. Der M. dilatator pupillae (Pupillenerweiterer) befindet sich nahe der Hinterfläche der Iris. Er wirkt dem M. sphincter pupillae entgegen und dient der Erweiterung der Pupille. Die Farbe der Iris hängt von der Menge des in die Bindegewebszellen eingelagerten Pigments ab.

3. *Tunica interna*, innere Schicht. Sie wird von der *Retina* (Netzhaut) gebildet. Die Netzhaut gliedert sich in *Pars optica* (Sehteil) und *Pars caeca* (blinder Teil). Die Pars caeca liegt vorn. Sie geht etwa 4 mm vor dem Äquator des Auges in die Pars optica über. Nur die *Pars optica* enthält Sinneszellen in Form von Stäbchen und Zapfen. Die Stäbchen dienen dem Schwarzweißsehen, die Zapfen dem Farbsehen. In den hinteren Anteilen der Retina überwiegen die Zapfen, in den vorderen die Stäbchen. Von den Stäbchen und Zapfen werden die optischen Reize noch in der Retina auf zwei Schichten von Nervenzellen übertragen und erst dann über den N. opticus (Sehnerv) dem Gehirn zugeleitet.

Die Stäbchen und Zapfen enthalten den Sehpurpur, Rhodopsin, eine Verbindung eines Eiweißkörpers, Opsin, mit dem Retinin, das chemisch dem Vit. A nahesteht. Beim Auftreten der Lichtquanten wird das Rhodopsin in Opsin und Retinin gespalten, wodurch Potentiale entstehen, die als optische Erregung dem Gehirn zugeleitet werden. Für die normale Funktion der Aufnahme optischer Reize bildet die Zufuhr von Vit. A demnach eine wichtige Voraussetzung.

An der Pars optica der Retina zeichnen sich zwei Stellen besonders ab: Der gelbe Fleck und der blinde Fleck. Der *gelbe Fleck* (Macula lutea) bildet die Stelle des schärfsten Sehens. Er liegt etwa 4 mm lateral vom blinden Fleck. Er enthält vor allen Dingen Zapfen. Am *blinden Fleck* fehlen Stäbchen und Zapfen. Er bildet diejenige Stelle, wo alle Nervenfasern sich vereinen und als Sehnerv die Netzhaut verlassen. Etwa im Zentrum des blinden Flecks teilt sich die wichtige A. centralis retinae (zentrale Netzhautarterie) in ihre Äste auf und verläßt als V. centralis retinae die Netzhaut. Diese beiden Gefäße versorgen alle Schichten der Retina außer Stäbchen und Zapfen.

Der Augapfel umschließt die *Linse*, den *Glaskörper* und die *Augenkammern*.

Linse. Sie ist völlig durchsichtig und besteht zu 70 % aus Wasser. Ihr Durchmesser beträgt 10 mm, die Entfernung von vorn nach hinten, die Linsenachse, 4 mm. Die Hinterfläche ist stärker, aber unveränderlich gekrümmt. Die Krümmung der Vorderfläche dagegen ist um 0,4 mm variabel. Auf diese Weise vermag sich die Linse den verschiedenen optischen Verhältnissen anzupassen. Die Linse wird von einer Kapsel umgeben und besteht aus sog. Linsenprismen epithelialer Herkunft, die sich in bestimmter Weise aneinanderfügen und dadurch die unterschiedliche Vorwölbung der vorderen Linsenfläche ermöglichen. Wie bereits angeführt, verbindet sich die Linse über zarte Fasern mit den Fortsätzen des Ziliarkörpers.

Glaskörper. Sein Wassergehalt beträgt 99 %. Er füllt den Raum zwischen Netzhaut und Hinterfläche der Linse aus. An der Oberfläche verdichtet sich die Glaskörpersubstanz. Die der Linse zugewandte Seite ist zur Aufnahme der Linsenhinterfläche etwas eingebuchtet.

Augenkammern. Der Raum zwischen Linse und Cornea bildet die Augenkammern. Die Iris trennt vordere und hintere Augenkammer. Die Augenkammern sind mit Kammerwasser gefüllt. Dieses wird von den Fortsätzen des Ziliarkörpers abgesondert. Das Kammerwasser fließt zunächst in der hinteren Augenkammer zwischen Hinterfläche der Iris und Linse zur Pupille und gelangt durch die Pupille in die vordere Augenkammer. Im Winkel zwischen Cornea und Iris wird das Kammerwasser resorbiert.

Äußere Hilfsorgane

Zu den äußeren Hilfsorganen des Augapfels gehören die *äußeren Augenmuskeln*, die *Augenlider*, die *Tränendrüse* und die *ableitenden Tränenwege*.

Äußere Augenmuskeln. Sie umgeben den Augapfel. Man unterscheidet einen *oberen, unteren, medialen* und *lateralen geraden Augenmuskel* und einen *oberen* und *unteren schrägen Augenmuskel*. Durch das Zusammenspiel dieser Muskeln ist es möglich, daß der Augapfel sich nach Art eines Kugelgelenkes um eine Vielzahl von Achsen bewegen kann.

Die *Augenlider* liegen am vorderen Eingang zur Augenhöhle. Sie haben eine bindegewebige Platte (Tarsus) zur Grundlage. An diese grenzt von ventral der M. orbicularis oculi (ringförmiger Augenmuskel). Außerdem setzt der M. levator palpebrae (Lidheber) am Tarsus an. Diese beiden Muskeln vermögen die Lidspalte willkürlich zu schließen bzw. zu öffnen. Zwischen der Endsehne des M. levator palpebrae und dem Tarsus spannen sich glatte Muskelzellen aus, die in ihrer Gesamtheit den M. tarsalis (Lidmuskel) ausmachen. Dieser vom Sympathikus innervierte Muskel sorgt dafür, daß die Lidspalte offengehalten wird. Läßt der Sympathikotonus nach (Müdigkeit), sinken die Augenlider herab und müssen durch willkürliche Innervation des M. levator palpebrae gehoben werden. Die Augenlider werden außen von zarter äußerer Haut und innen von Bindehaut bedeckt. Die Bindehaut geht an der Vorderfläche des Auges in das Epithel der Cornea über.

Tränendrüse. Sie liegt lateral und oben in der knöchernen Augenhöhle. Ihre 10 bis 12 Ausführungsgänge münden in die Bindehaut. Die Tränenflüssigkeit bespült die Vorderfläche des Augapfels und wird im medialen Augenwinkel von den *abführenden Tränenwegen* aufgenommen. Diese beginnen an Ober- und Unterlid, etwa 6 mm vom inneren Augenwinkel entfernt mit je einem Punctum lacrimale (Tränenpunkt), denen sich dünnwandige Gänge anschließen. Diese stehen zunächst senkrecht und biegen danach fast rechtwinklig nach medial um, verlaufen also nunmehr horizontal. Beide horizontalen Gänge münden dicht nebeneinander in einen aufrechtgelagerten, etwas erweiterten Schlauch, Ductus nasolacrimalis (Tränennasengang) genannt, welcher die Tränenflüssigkeit dem unteren Nasengang zuleitet.

Statoakustisches Organ (Abb. 172)

In diesem Organ vereinen sich Gleichgewichts- und Gehörorgan. Man unterscheidet *äußeres Ohr, Mittelohr* und *Innenohr*. Äußerer Gehörgang, Mittelohr und Innenohr liegen im Os temporale.

Äußeres Ohr

Es besteht aus der Ohrmuschel und aus dem äußeren Gehörgang, der eine Länge von etwa 2½ cm besitzt. Er ist leicht s-förmig gekrümmt und wird zu 1/3 aus Knorpel und zu 2/3 aus Knochen aufgebaut.

Mittelohr

Es gliedert sich in die *Paukenhöhle*, den *Warzenfortsatz* und die *Ohrtrompete*. Die *Paukenhöhle* besitzt die Form einer bikonkaven Linse. Sie ist etwa 20 mm hoch, 10 mm lang, an der dünnsten Stelle 2 mm, an der breitesten 4 mm breit. Ihre laterale Wand wird vom Trommelfell, ihre mediale Wand vom angrenzenden Labyrinth gebildet. Nach dorsal setzt sie sich in die Hohlräume des Warzenfortsatzes fort, nach ventral entspringt die Ohrtrompete, das Dach bildet das Tegmen tymani (eine besonders dünne Stelle der Felsenbeinpyramide), den Boden die Fossa jugularis, in die sich eine Verbreiterung der V. jugularis interna einlagert. Die Paukenhöhle enthält die Gehörknöchel. Der Hammer ist mit dem Trommelfell fest verbunden und steht in gelenkiger Verbindung mit dem Amboß und dieser wiederum mit dem Steigbügel. Der Steigbügel ist mit seiner Steigbügelplatte in das ovale Fenster eingelassen und über das Ringband mit dem ovalen Fenster verbunden. Zwei Muskeln beeinflussen die Gehörknöchelkette. Der M. tensor tympani setzt am Hammer und damit am Trommelfell an; er spannt das Trommelfell. Der M. stapedius befestigt sich am Steigbügel und dämpft dessen Bewegung im ovalen Fenster.

Abb. 172 Äußeres Ohr, Mittelohr und inneres Ohr, Übersicht (nach BENNINGHOFF)

Die *Ohrtrompete* (Tuba auditiva) stellt die praktisch sehr wichtige Verbindung zwischen Paukenhöhle und oberem Anteil des Rachens (Pars nasalis) her. Über diese Röhre gelangt Luft in die Paukenhöhle, die für die normale Funktion der Gehörknöchel und des Trommelfells wegen des Druckausgleichs unbedingt nötig ist. Die Ohrtrompete belüftet die Paukenhöhle.

Innenohr

Das Innenohr enthält die Sinneszellen, die der Wahrnehmung von akustischen und statischen Reizen dienen. Es liegt in der Felsenbeinpyramide und gliedert sich in das *knöcherne* und *häutige Labyrinth*. Unter *knöchernem Labyrinth* versteht man eine Vielzahl miteinander verbundener Knochenkanäle. Es besteht aus dem Vorhof, der Schnecke und den knöchernen Bogengängen. Dabei liegt der Vorhof zentral, die Schnecke vorn, die Bogengänge befinden sich hinter dem Vorhof. Im knöchernen Labyrinth liegt das *häutige Labyrinth*, und zwar in der Schnecke der *Schneckengang*, im Vorhof *Sacculus* (Säckchen) und *Utriculus* (kleiner Schlauch) und in den knöchernen Bogengängen die *häutigen Bogengänge*. Den Raum zwischen knöchernem und häutigem Labyrinth füllt eine Flüssigkeit, die Perilymphe. In seinem Inneren enthält das häutige Labyrinth die Endolymphe. Im Schneckengang befindet sich das sog. *Corti*[1]-*Organ*. Dieses besteht aus verschiedenartigen Stützzellen und Sinneszellen, welche der Aufnahme akustischer Reize dienen. Aufnahme und Übertragung der akustischen Reize verlaufen über folgende Stationen. Die akustischen Wellen teilen dem Trommelfell Schwingungen mit, die über die Kette der Gehörknöchel bis zum Steigbügel, dem letzten Glied der Gehörknöchelkette, gelangen. Dadurch führt die Steigbügelplatte im ovalen Fenster Drehbewegungen aus, welche wiederum die Perilymphe des Innenohrs in Schwingung versetzt. Die Schwingung der Perilymphe wird auf die Endolymphe übertragen, die zur Erregung der Sinneszellen führt. Sacculus und Utriculus enthalten solche Sinneszellen, die durch Verschiebungen in der Vertikalen (Hoch-Tief-Empfindungen) erregt werden, während die Sinneszellen der häutigen Bogengänge Seitwärtsverschiebungen registrieren. Vom Corti-Organ gehen Nervenfasern aus, welche sich zum Hörnerven vereinen. Von den Sinneszellen des Sacculus und Utriculus sowie der Bogengänge entspringende Nervenfasern bilden den Gleichgewichtsnerven. Hörnerv und Gleichgewichtsnerv verbinden sich zum VIII. Hirnnerven, dem *N. vestibulocochlearis*, welcher akustische und statische Reize dem Gehirn zuleitet.

Konstitution

Unter Konstitution versteht man das Erscheinungsbild des Menschen, aus dem sich bestimmte Reaktionsweisen im Gesunden wie im Kranken ableiten. Viele Faktoren beteiligen sich an der Prägung des Bildes. Es sind vor allem anatomische Faktoren. So hängt die Konstitution von der Beschaffenheit sämtlicher Organsysteme ab, besonders vom Zustand des Stütz- und Bewegungsapparates und des Fettgewebes, vom Mengenverhältnis von Muskulatur und Fettgewebe, vom Größenverhältnis von Rumpf und Gliedmaßen. Auch die Funktion des Nervensystems und das Zusammenspiel der Drüsen mit innerer Sekretion beeinflussen die Konstitution. Sie machen die psychischen Faktoren aus.
Die Konstitution wird in ihrem Bauplan vererbt. Jedoch können äußere Momente (Nahrungsaufnahme, Sport) bedeutende Veränderungen hervorrufen. Da die Konstitution des einzelnen Menschen bereits bei der Befruchtung bestimmt wird, besitzt jeder Mensch seine eigene. Man

---

[1] CORTI, Marchese Alfonso de (1822–1876), Anatom in Turin

hat sich bemüht, Merkmale der Konstitution herauszuarbeiten und diese mit dem Einzelmenschen zu vergleichen. Das Ergebnis dieser Untersuchungen sind die *Konstitutionstypen*.

Man unterscheidet den *athletischen*, den *leptosomen*[1] und den *pyknischen*[2] *Typ*. Die Konstitutionsunterschiede sind bei beiden Geschlechtern vorhanden, jedoch beim Mann meist deutlicher ausgeprägt. Die Beschreibung der Konstitutionstypen richtet ihr Augenmerk vor allem auf den Zustand der Muskulatur, auf die Körperlänge, die Körperbreite, die Form des Kopfes, des Brustkorbes, des Bauches und der Gliedmaßen.

Der *athletische Typ* beim Mann eine durchschnittliche Körperlänge von 170 cm, bei der Frau von 163 cm. Skelett und Muskulatur sind kräftig entwickelt, wodurch sich die Muskulatur an der Oberfläche deutlich abzeichnet. Der Kopf ist etwas derb und hoch (mesocephaler Schädel). Der Brustkorb wölbt sich (Umfang 92 cm ♂; 86 cm ♀) kräftig nach seitlich und vorn. Es handelt sich um eine Normalbrust mit einem epigastrischen Winkel von etwa 80°. Die gut entwickelte Schultergürtelmuskulatur erzeugt das Bild der breiten Schultern. Die Extremitäten sind mittellang (Beine um 91 cm) und durch eine wohlgebildete Muskulatur gekennzeichnet.

Der *leptosome Typ* weist normales Längenwachstum und geringeres Dickenwachstum auf. Die Muskulatur formt wegen ihrer geringen Ausbildung wenig die Oberfläche. Das Fettgewebe ist reduziert. Der Kopf erscheint schmal mit etwas eingefallenen Wangen und tiefliegenden Augen (dolichocephaler Schädel). Der Hals wirkt lang. Der Thorax zeigt die Form einer Schmalbrust mit kleinem epigastrischem Winkel und steil nach abwärts gerichteten Rippen. Die wenig entwickelte Schultergürtelmuskulatur bedingt schmale, hängende Schultern. Die Extremitäten erscheinen grazil mit hervortretenden Knochenpunkten und flachen Muskelbäuchen. Den leptosomen Typ verkörpern die mageren, aufgeschossenen Menschen.

Ist das Fettgewebe völlig geschwunden und die Muskulatur weitgehend reduziert, die Gestalt klein und unterentwickelt, sprechen wir vom *Astheniker*[3]. Dieser Typ gehört nicht mehr zu den normalen Variationen der Konstitution, sondern zu den krankhaften Erscheinungsformen, Besonders charakteristisch ist die Diastase der Oberschenkeladduktoren, d.h., die Adduktoren sind derart geschwunden, daß sie einander nicht berühren, daß zwischen den Innenseiten beider Oberschenkel eine breite Lücke klafft. Astheniker altern vorzeitig. Trotz normaler, z.T. überreicher Ernährung ist das Fettgewebe völlig geschwunden und die Haut trocken, schlaff und runzlig.

Der *pyknische Typ* weist beim männlichen Geschlecht eine Körpergröße von etwa 168 cm, beim weiblichen Geschlecht von etwa 156 cm auf. Er ist durch die bedeutende Breitenentwicklung des Stammes gekennzeichnet. Das in reichem Maße vorhandene Unterhautfettgewebe gleicht die Unregelmäßigkeit der Körperoberfläche aus und läßt diese glatt erscheinen. Muskeln können sich dadurch nicht abzeichnen. Der Kopf ist breit (brachycephaler Schädel), das Gesicht weich, der Hals gedrungen und kurz. Die Schultern erscheinen, verglichen mit dem Brustkorb, schmal. Hierin besteht ein wesentlicher Unterschied zu den Athleten. Diese zeigen breite Schultern, die den Brustkorb weit überragen. Der Thorax des Pyknikers entspricht der Weitbrust mit einem epigastrischen Winkel von mehr als 80° und flach verlaufenden, nur wenig nach abwärts gerichteten Rippen. Der Brustkorb steht insgesamt etwas hoch und nähert sich in seiner Form dem Faßthorax. Das Fettgewebe des Bauches ist vermehrt, wodurch sich der Bauch vorwölbt. Bemerkenswert sind die ziemlich kurzen und fast zierlichen Extremitäten, deren Oberflächenrelief durch Fettgewebe abgerundet erscheint, die aber keine bedeutende Vermehrung des Fettgewebes aufweisen. Die gesteigerte Fettbildung betrifft also in erster Linie den Stamm.

Krankhaft vermehrtes Fettgewebe führt zum Typ des *Fettsüchtigen*. Besonders mächtig tritt die Fettablagerung im Bereiche des Bauches (Fettschürze) und der Oberschenkel (Reithosenfett) auf. Der Formenreichtum der Fettsüchtigen ist so groß, daß die Fettsucht (Adipositas) ein spezielles Gebiet der inneren Medizin darstellt.

[1] leptos = schmal
[2] pyknos = derb, gedrungen
[3] asthenos = kraftlos, schwach

Man schreibt nach den Untersuchungen von KRETSCHMER den Konstitutionstypen bestimmte Geisteshaltungen zu. Die *Leptosomen* neigen zur Grübelei, Haarspalterei, sie sind etwas streitsüchtige Naturen, die im Leben vielfach „anecken". Sie stellen aber auch die problematischen Naturen dar, welche den Dingen auf den Grund gehen. Sie sind kontaktarme Individualisten und Einzelgänger. Die *Pykniker* sind gesellige Menschen. Sie gewinnen wegen ihres aufgeschlossenen Wesens schnell Kontakt. Sie bemühen sich, mit der Umwelt nicht in Konflikt zu geraten. Dabei ist ihr Urteil nicht selten etwas oberflächlich. Neben Phasen besonderen Tatendranges machen sie Phasen der Niedergeschlagenheit und Schwermütigkeit durch, von GOETHE treffend charakterisiert: „Himmelhoch jauchzend, zu Tode betrübt".

Körperoberfläche (Tafeln X und XI)

Das Oberflächenrelief des Körpers wird durch Skelett, Muskeln und subkutanes Fettgewebe bestimmt. Schon aus diesem Grunde ist es abhängig vom Geschlecht und – wie dem vorausgegangenen Kapitel zu entnehmen – von der Konstitution. Außerdem prägen Erbfaktoren die Körperoberfläche und gewinnen Umwelt und funktionelle Beanspruchung Einfluß auf das Erscheinungsbild des Menschen. Man kann also schwerlich von *der* Körperoberfläche sprechen; sie ist individuell und damit einmalig. Deshalb muß versucht werden, die Oberfläche so zu schildern, daß die wesentlichsten Befunde enthalten sind und daraus die Besonderheiten des einzelnen Menschen abgeleitet werden können. Im Abschnitt „Körpertypen" wurde der Athlet als der Typ geschildert, welcher in der Mitte zwischen Extremen steht. Die folgende Beschreibung wird sich deshalb vor allem auf diesen Typ beziehen.

Das Oberflächenrelief des *Kopfes* hängt in erster Linie von der Form des Schädels ab. Wichtige tastbare Knochenpunkte sind: Zugang zu Orbita, Nasenrücken, die Nervenaustrittsstellen des N. trigeminus (etwas medial der Mitte des unteren Randes des Augenhöhlenzuganges, etwa 1 cm unterhalb der Mitte des oberen Randes der Orbita und etwa einen Querfinger seitlich der Kinnspitze), das Jochbein, darunter das Kiefergelenk, der Warzenfortsatz und die Protuberantia occipitalis externa an der Außenseite der Hinterhauptsschuppe. Der M. masseter tritt in der seitlichen Wangengegend besonders beim Kauen deutlich hervor. Bei der Beurteilung der Gesichtsmuskulatur ist auf das Mienenspiel zu achten, um eine eventuell vorhandene Fazialislähmung zu erkennen.

Der M. sternocleidomastoideus teilt das *Halsgebiet* in zwei Dreiecke. Durch seinen Verlauf von dorsal-kranial nach medial-kaudal unterscheidet man das mediale und laterale Halsdreieck. Der Muskel zeichnet sich besonders bei der Seitwärtsdrehung des Kopfes ab. Die Grenze gegen den Nacken bildet der Vorderrand des M. trapezius, den man einwandfrei tasten kann. Unmittelbar am medialen Rand des M. sternocleidomastoideus ist die pulsierende A. carotis communis zu fühlen und in der Mittellinie des Halses – von oben nach unten – Zungenbein, Schildknorpel und Schilddrüse. Die untere Begrenzung des Halses bilden die sich nach außen deutlich abzeichnende Clavicula und das Manubrium sterni. Oberhalb des Schlüsselbeins, lateral vom M. sternocleidomastoideus, senkt sich die Haut zur Fossa supraclavicularis (obere Schlüsselbeingrube, im Volksmund „Salznäpfchen") ein. Bei geringem subkutanem Fettgewebe ist auch unterhalb der Clavicula eine Vertiefung sichtbar, die Fossa infraclavicularis (untere Schlüsselbeingrube). Zwischen den Ursprüngen beider Mm. sternocleidomastoidei, oberhalb des Manubrium sterni, liegt eine weitere Grube, die Fossa jugularis (Drosselgrube). In der Tiefe tastet man hier die Trachea.

Die äußeren Flächen des Manubrium sterni und der Clavicula sind in ganzer Ausdehnung zu palpieren, ebenso das innere und äußere Schlüsselbeingelenk. Im Bereich der *Schulter* tritt als höchste Stelle das Acromion hervor. Von ihm läuft die ebenfalls sicht- und tastbare Spina scapulae nach dorsal. Bei Lähmung des M. serratus anterior steht die Scapula flügelförmig ab und höher (Scapula alata). Das Oberflächenrelief der übrigen Schulterabschnitte bestimmt der M. deltoideus. Bei kräftiger Ausbildung zeichnen sich deutlich der vordere und hintere Rand des kappenförmigen Muskels ab. Unterhalb der Clavicula ist durch den Muskel der Proc. coracoideus zu fühlen. Den distalen Ansatz des M. deltoideus kann man an der Außenseite des Humerus tasten. Die Lähmung des Muskels führt zur sog. spitzen Schulter, da der Muskel atrophiert. Zwischen M. deltoideus, Clavicula und M. pectoralis major senkt sich die Haut in die Fossa deltoideopectoralis ein. Die vordere Achselfalte wird durch den M. pectoralis major, die hintere Achselfalte durch den M. latissimus dorsi und den M. teres major hervorgerufen. Dazwischen liegt die Achselgrube, die bei der Abduktion des Armes besonders gut zu sehen ist.

Das Oberflächenbild der Vorderseite des *Oberarmes* prägt der M. biceps brachii. Seine Wulstung ruft zwei Furchen hervor, den Sulcus bicipitalis medialis und den Sulcus bicipitalis lateralis (mediale und laterale Bizepsfurche). Die Hinterseite des Oberarmes besitzt durch den M. triceps brachii eine etwa gleichmäßige Rundung, bis auf den Sulcus n. radialis. Hier ist der Humerusschaft palpabel. Sicht- und tastbar sind im Gebiet des Ellenbogengelenkes die beiden Epikondylen und das Olecranon. Sie befinden sich in Streckstellung auf einer Linie (Hueter-Linie). Bei Beugung gelangt das Olecranon nach distal, wodurch ein gleichschenkliges Dreieck entsteht (s. auch S. 69). Hinter dem Epicondylus medialis liegt nahe der Haut in einem Sulcus der N. ulnaris, der durch Anstoßen leicht gereizt wird (Musikantenknochen). In der Mitte der Ellenbeuge zeigt sich die Sehne des M. biceps brachii während der Beugung als derber Strang. Nach distal begrenzen zwei Muskelwülste die Ellenbeuge. Der mediale Muskelwulst wird durch die oberflächlichen Beuger des *Unterarmes*, der laterale durch die radiale Muskelgruppe hervorgerufen. Vom Olecranon aus kann man die gesamte hintere Kante der Ulna bis zum Proc. styloideus tasten, vom Radius dagegen nur den distalen Teil der lateralen Kante bis zum Proc. styloideus. Oberhalb des Handgelenkes hebt sich auf der palmaren Seite bei Beugung die Sehne des M. palmaris longus hervor. Diese Vorwölbung kann fehlen, da der Muskel nicht immer vorhanden ist.

Von den *Handwurzelknochen* sind das Os pisiforme, der Hamulus ossis hamati und am Grunde der Tabatière das Os scaphoideum zu tasten. Die Hohlhand gliedert sich in Daumenballen, Kleinfingerballen und Hohlhandmitte. Am Handrücken treten die Streckersehnen und die oberflächlichen Venen hervor. Alle Fingergelenke können palpiert werden.

Die Form des *Rumpfes* hängt von Thorax, Wirbelsäule und Becken ab. Frauen besitzen eine relativ enge untere Brustkorböffnung. Sie ist kleiner als das Becken. Dadurch verjüngt sich der Rumpf nach kranial. Bei Kindern und Männern kehren sich die Verhältnisse um. Hier besitzt das Becken einen geringeren Umfang als die untere Thoraxapertur. Der Rumpf verbreitert sich nach kranial. Bei beiden Geschlechtern sind folgende Knochenpunkte tastbar: Brustbein und Proc. xiphoideus, Rippen, oberer Rand der Darmbeinschaufel mit der Spina iliaca anterior superior, Tuberculum pubicum, Symphyse und die Dornfortsätze der Brust- und Lendenwirbel. Man muß beachten, daß die Spitzen der Dornfortsätze von Brustwirbeln etwa um einen Wirbel tiefer als der zugehörige Wirbelkörper liegen, während sich die Spitzen der Dornfortsätze von Lendenwirbeln etwa in gleicher Höhe befinden. Die Dornfortsätze der oberen sechs Halswirbel sind nicht fühlbar, da sie vom Nackenband bedeckt werden. Erst der Dornfortsatz des 7. Halswirbels grenzt unmittelbar an die Haut. Da man von ihm aus die Wirbel abzählt, bezeichnet man ihn auch als *Zählwirbel*.

Das Oberflächenrelief der *Brustwand* wird bei der Frau durch die Mamma[1] bestimmt. Diese besteht aus einem kleinen Drüsenkörper, den ein bindegewebiger Mantel und Fettgewebe umgeben. Die Menge des Fettgewebes variiert beträchtlich, weshalb die äußere Form der weiblichen Brust individuell ist. Sie liegt etwa zwischen der 3. und 7. Rippe, die Brustwarze etwa in Höhe des 4. Zwischenrippenraumes. Die Lage soll rechts und links ungefähr gleich sein. Für die klinische Beurteilung ist die Tatsache, daß man die Brustdrüse auf der Unterlage verschieben kann,

---

[1] Mamma = die (weibliche) Brust

von großer Bedeutung. Männer besitzen nur Brustwarzen und keine Drüsenkörper (mit Ausnahme krankhafter Befunde). Während der embryonalen[1] Entwicklung verläuft von der Achselhöhle zur Leistenbeuge die sog. Milchleiste. Sie ist eine Verdickung des Epithels. Auf ihr entsteht die Brustdrüse. Auch nach der Geburt können bei Frauen und Männern als Ausdruck einer Mißbildung überzählige Brustwarzen auf dieser Linie vorkommen.

Die Oberfläche der vorderen *Bauchwand* wird durch die Mittellinie – hervorgerufen durch die Linea alba – geteilt. Etwa in der Mitte zwischen Proc. xiphoideus und Symphyse liegt der Nabel, eine fettfreie Hautnarbe. Der Mittellinie laufen die Paramedianlinien[2] parallel. Hier zeichnen sich die Übergänge der Muskelfasern des Obliquus abdominis externus in seine Aponeurose ab. Auf der Grenze zwischen äußerem und mittlerem Drittel der Verbindungslinie von Nabel und Spina iliaca anterior superior biegen die Muskel-Sehnen-Übergänge rechtwinklig nach lateral um und rufen dadurch die Muskelecke hervor. Die Trennung der Bauchwand gegen den Oberschenkel bildet die Leistenbeuge, unter der Haut das Leistenband. Das Gebiet oberhalb der Symphyse heißt Regio pubica, Schamgegend. Sie ist behaart. Bei Frauen hat die Schambehaarung die Form eines Dreiecks, dessen Basis nach kranial zeigt, bei Männern die Form eines auf der Spitze stehenden Rhombus.

Als Michaelis[3]-Raute bezeichnet man bei Frauen das Feld zwischen Dornfortsatz des 5. Lendenwirbels, den beiden Spinae iliacae posteriores superiores und der Spitze der Gesäßfurche. Der Rhombus soll bei normalen Verhältnissen gleich lange Schenkel besitzen. Unregelmäßigkeiten weisen auf Veränderungen des kleinen Beckens hin. Deshalb spielt die Michaelis-Raute in der Geburtshilfe eine Rolle. Muskelkräftige Männer lassen von dorsal den M. trapezius und den M. latissimus dorsi erkennen. Durch beide Muskeln kann man, wenn sie entspannt sind, den vielgliedrigen M. erector spinae tasten.

Es ist leicht verständlich, daß die beschriebenen Muskelerhabenheiten des Rumpfes bei reich entwickeltem Fettgewebe nivelliert und verdeckt werden.

Die Haut des Rumpfes besitzt, entsprechend der differenten Beanspruchung, recht unterschiedliche Dicke und Konsistenz. Die dünnsten Hautgebiete befinden sich in den Leistenbeugen und am Hals, während die Haut des Rückens besonders derb und fest ist.

Die Vorderseite des *Oberschenkels* erfährt durch den M. quadriceps femoris eine fast gleichmäßige Abrundung, die lediglich der M. sartorius, der spiralig von der Spina iliaca anterior superior zur Tuberositas tibiae verläuft, unterbricht. Die Seitenfläche ist unterhalb des Darmbeinkammes eingezogen. Hier tastet man in der Tiefe den Trochanter major.

Die Gesäßgegend schließt distal mit einer Furche ab. Sie entspricht nur ungefähr dem distalen Rand des M. glutaeus maximus. Medial, schon an der Innenseite des Oberschenkels, fühlt man den Sitzbeinhöcker, der im Stehen vom M. glutaeus maximus bedeckt wird, im Sitzen unter der Haut liegt. Tuber ischiadicum, Trochanter major und Spina iliaca anterior superior befinden sich bei um 45° gebeugtem Oberschenkel auf einer Linie (Roser-Nélaton Linie, Abb. 173a, s. auch S. 119). Zur Bestimmung der Lage des Trochanter major dient weiterhin das *Bryant*[4]-*Dreieck* (Abb. 173c). Am liegenden Patienten werden Spina iliaca anterior superior und Spitze des Trochanter major markiert und verbunden. Von der Spina iliaca anterior superior fällt man nach dorsal das Lot, von der Trochanterspitze aus zieht man eine waagerechte Linie, die der Verlängerung der Schaftachse über den Trochanter major hinaus entspricht. Senkrecht und horizontale Linie schneiden sich rechtwinklig und sind außerdem gleichlang. Man erhält also ein gleichschenkliges, rechtwinkliges Dreieck. Die von SHOEMAKER[5] angegebene Linie stellt die Verbindung der Trochanterspitze mit der Spina iliaca anterior superior dar (Abb. 173b).

---

[1] Embryo = ungeborene Leibesfrucht
[2] Paramedian = der Medianlinie parallel
[3] MICHAELIS, Gustav Adolf (1798–1848), Gynäkologe in Kiel
[4] BRYANT, Thomas (1828–1914), Chirurg in London
[5] SHOEMAKER, J. (1871–1940), Chirurg in Den Haag

Abb. 173 Linien zur Bestimmung der Lage des Trochanter major (nach v. LANZ-WACHSMUTH)
a Roser-Nélaton-Linie; b Shoemaker-Linie; c Bryant-Dreieck

Diese Linie, über die Spina iliaca anterior superior nach kranial medial verlängert, schneidet die Mittellinie des Körpers in Nabelhöhe oder etwas oberhalb. Nur bei pathologischem Hochstand des Trochanter major liegt der Schnittpunkt unterhalb des Nabels.

Auf der Hinterseite des Oberschenkels weichen die Muskeln der ischiocruralen Gruppe nach distal auseinander, so daß die proximale Begrenzung der Kniekehle entsteht. Die Sehnen des M. semitendinosus und des M. semimembranosus sind medial als derbe Bindegewebsstränge zu fühlen; lateral verläuft die Sehne des M. biceps femoris. Den distalen Abschluß der Kniekehle bilden die beiden Köpfe des M. gastrocnemius. Im Bereich des Kniegelenkes kann man außerdem tasten: Die Kondylen des Femur und der Tibia, die Patella, das Lig. patellae, das Caput fibulae, die Tuberositas tibiae und die Seitenbänder.

An der medialen Seite des *Unterschenkels* liegt die Tibia unmittelbar unter der Haut. Sie ist bis zum inneren Knöchel palpabel. Die Fibula kann im distalen Drittel bis zum äußeren Knöchel getastet werden. Der innere und äußere Knöchel befinden sich auf einer queren Linie.

Längs- und Quergewölbe bestimmen die Form des *Fußes*. Das Längsgewölbe reicht vom Fersenballen über den medialen Fußrand bis zu metatarsalen Ballen, das Quergewölbe vom äußeren Fußrand bis zum medialen Fußrand, der den Boden nicht berührt. Die mediale Kante überragt die Tuberositas des Os naviculare, die laterale die Tuberositas des fünften Mittelfußknochens. Grund-, Mittel- und Endgelenke der Zehen sind in allen Teilen zu tasten. Die Endphalangen rufen die Zehenballen hervor.

Über die topographischen Beziehungen der Knochenpunkte der gesamten unteren Extremität

Körperoberfläche

gibt die *von Mikulicz[1]-Linie* (Abb. 174) Auskunft. Im Normalfall liegen Zentrum des Oberschenkelkopfes, Mitte der Patella, Mitte des oberen Sprunggelenkes und zweite Zehe auf einer Linie. Als *Längenmeßpunkte* (Abb. 174) benutzt man Spina iliaca anterior superior, Trochanter major, Kniegelenkspalt (medialer oder lateraler Rand) und Malleolus medialis. Unter *absoluter* oder *anatomischer Länge* des Beines versteht man die Entfernung zwischen der Spitze des Trochanter major und dem inneren Knöchel.

Abb. 174 Von Mikulicz-Linie (rot) und Meßpunkte für die untere Extremität

[1] Mikulicz, Johann von (1850–1905), Chirurg in Krakau, Königsberg und Breslau

Sachwortverzeichnis

Abduktionswinkel 117
Abduktoren-Adduktoren-Kette 143
Acetabulum 105, 112
Acetylcholin 42, 251
Acetylcholinesterase 42, 251
Achillessehne 122, 127, 142f.
Achselhöhle 89
Achsellücke, laterale 89
–, mediale 89
Achsenzylinder 41
Acromion 62f., 66
ACTH 246
Adduktoren 128, 131
Adduktorenkanal 135
Adduktorenschlitz 135
Adenohypophyse 246
Adipositas 314
Aditus laryngis 196
Adnexe 242
Adrenalin 42, 247
adrenocorticotropes Hormon 246
Adventitia 219
Akkommodation 277, 310
Aktin 38
Aktomyosin 38
Ala ossis ilii 106
Alae majores 167
– minores 167
Albumine 229
Aldosteron 233
Alveolen 199
Amboß 312
Amitose 21
Amphiarthrose 48, 73, 108, 125
Ampulla recti 185
Anaphase 19
Anastomosen, arteriovenöse 219
Angiotensin 233
Angiotensinogen 233
Angulus scapulae inferior 62
– – lateralis 62
– – superior 62
– sterni 58, 60, 63

– ventriculi 184
Anisozytose 227
Ansa cervicalis 280
Ansatz 75
Antagonist 76
anterior 47
Antigene 27f.
Antikörper 26
Anulus femoralis 155
– fibrosus 54
– inguinalis profundus 154
– – superficialis 151, 154
– umbilicalis 150
Anus 185
Aorta 209
– abdominalis 213
– ascendens 209
– descendens 209
– thoracica 213
–, Windkesselfunktion 202
Aortenbogen 209
Aortenklappe 205
Apertur, obere 60
–, untere 60
Apertura externa canalis carotici 166
– piriformis 172
Aponeurose 74
Aponeurosis lumbalis 146
– palmaris 89
– plantaris 127f.
Appendices epiploicae 185
Appendix vermiformis 185, 188
Aquaeductus cerebri 262
Äquatorialplatte 19
Arachnoidea 275
Arcus aortae 209
– plantaris 216
– vertebrae 51
– zygomaticus 166
Area intercondylaris anterior 115
– – posterior 115
– nuda 188
Armaußenwinkel 69

Arteria arcuata 216
– axillaris 211
– basilaris 211
– brachialis 211
– carotis communis sinistra 209
– – externa 209
– – interna 209f.
– cerebri anterior 210
– – media 210
– – posterior 211
– colica dextra 214
– – media 214
– – sinistra 214
– dorsalis pedis 216
– facialis 210
– femoralis 214
– gastrica sinistra 213
– gastroduodenalis 213
– gastroepiploica dextra 213
– – sinistra 213
– hepatica communis 213
– – propria 213
– iliaca communis dextra 214
– – – sinistra 214
– – externa 214
– – interna 214
– ileocolica 214
– interossea anterior 213
– – communis 213
– – posterior 213
– lienalis 213
– lingualis 210
– meningea media 210
– mesenterica inferior 214
– – superior 214
– ophthalmica 210
– ovarica 213, 239
– pancreaticoduodenalis inferior 214
– – superior 213
– peronaea 216
– plantaris lateralis 216
– – medialis 216
– poplitea 216

Sachwortverzeichnis

Arteria profunda brachii 211
– – femoris 216
– pulmonalis dextra 209
– – sinistra 209
– radialis 211
– rectalis superior 214
– renalis 213
– subclavia 211
– – sinistra 209
– suprarenalis 213
– temporalis superficialis 210
– testicularis 213
– thoracica interna 211
– tibialis anterior 216
– – posterior 216
– ulnaris 211
– uterina 214, 239
– vertebralis 211
Arteriae bronchiales 213
– gastricae breves 213
– ilei 214
– intercostales 213
– interlobares 234
– interlobulares 234
– jejunales 214
– lumbales 213
– oesophageae 213
– perforantes 216
– phrenicae inferiores 213
– – superiores 213
– sigmoideae 214
Arterien der oberen Extremität 212
– – unteren Extremität 215
– des Magens 214
Articulatio acromioclavicularis 64
– carpometacarpea I 73
– coxae 112
– cubiti 68
– genus 116
– humeri 65
– humeroradialis 68
– humeroulnaris 68
– mediocarpea 73
– radiocarpea 72
– radioulnaris distalis 70
– – proximalis 68, 70
– sarcoiliaca 108
– sternoclavicularis 62
– talocruralis 123
– talotarsalis 124
– temporalis superficialis 210
– temporomandibularis 173
Articulationes 48
– carpometacarpeae 73
– costovertebrales 60

– interphalangeae 126
– intertarseae 125
– intervertebrales 56
– metatarsophalangeae 126
– tarsometatarseae 125
Aschoff-Tawara-Knoten 207
Assoziationssysteme 266
Atemmechanik 157f.
athletischer Typ 314
Atlas 51f.
Atlaskreuzband 58
Atlasquerband 57
Atmung, basale 159
–, paradoxe 160
Atmungssystem 196
Augapfel 309
Augenhöhle 171
Augenkammern 311
Augenbilder 311
Augenmuskeln, äußere 311
Autosomen 16
Axis 52f.
Axon 41

Bahnen, afferente 267
–, efferente 267
Bahnensystem des Rückenmarks 252
– – Zentralnervensystems 267
Balken 265
Balkenarterie 193f.
Balkenstrahlung 265
Balkenvenen 193
Bandhemmung 113
Basalmembran 21
Basalzellen 24
Bauchatmung 157, 159
Bauchdeckenreflexe 253
Bauchfell 183
Bauchmuskeln 150
– Strecker des Hüftgelenkes-Kette 144
Bauchpresse 157
Bauchspeicheldrüse 191
Baufett 29
Becherzellen 187
Becken 105
–, großes 109
–, kleines 109
Beckenboden, Muskeln 244
Beckeneingangsebene 109
Beckenenge 109f.
Beckenneigungswinkel 109
Beckenweite 109
Beischilddrüsen 248
Belegzellen 187

Berührungsempfänger 43
Bewegungsfunktion 76
Bifurcatio tracheae 197
Bilirubin 191
Bindegewebe, elastisches 28
–, embryonales 25
–, kollagenes 25
–, lockeres, kollagenes 25
–, retikuläres 28
–, straffes, kollagenes 28
Bindegewebsknorpel 31
Bizeps-Trizeps-Kette 103
Blasenhals 235
Blinddarm 185
blinder Fleck 310
Blut 226
Blutbild 230
Blut-Harnschranke 233
Blut-Liquor-Schranke 267
Blutmakrophagen 229
Blutmikrophagen 228
Blutplättchen 229
Blutstatus 230
Blutstäubchen 229
B-Lymphozyten 27f.
Bogengänge, häutige 313
–, knöcherne 313
Brachialis-Trizeps-Kette 103
Bronchialbaum 199
Bronchiolus respiratorius 199
– terminalis 199
Brücke 257
Brunner-Drüsen 187
Brustatmung 159
Brustbein 59f.
Brustbeinwinkel 60
Brustdrüse 308
–, laktierende 308
–, nichtlaktierende 308
Brustkorb 56
Brustkyphose 58
Brustwirbel 52f., 59
Bulbus oculi 309
– olfactorius 266
Burdach-Strang 269
Bursa infrapatellaris 115
– omentalis 194
– praepatellaris 115
– – subcutanea 115
– – subfascialis 115
– suprapatellaris 115, 117
Bursae synoviales 49

Caecum 185
– fixum 185
– mobile 185

Calamus scriptorius 258
Calcaneus 119ff., 123
Canales optici 170
Canalis analis 185
– caroticus 171
– carpi 89, 100
– hypoglossi 171
– infraorbitalis 168, 172
– inguinalis 154
– nasolacrimalis 169, 172
– opticus 167, 172
– pterygopalatinus 171
– vertebralis 55
Canini 177
Cannon-Boehm-Punkt 279
Capitulum humeri 65
Capsula articularis 48
– interna 265
Caput femoris 106, 111f.
– fibulae 114
– humeri 63, 66
– mandibulae 174
– ulnae 70
Cardia 184
Cartilago arytaenoidea 196
– cricoidea 196
– thyreoidea 196
Carunculae hymenales 244
Cauda equina 255f.
Cavitas glenoidalis 65f.
Cavum dentis 177
– oris 177
– pericardii 208
– scroti 236
– subarachnoideale 267, 275
Cellulae mastoideae 166
Centrum tendineum 149
Cerebellum 258
Cerebrum 262
Chiasma opticum 277
Choanen 172
Choncha nasalis inferior 165
Chondroitinschwefelsäure 29
Chondroklasten 35
Chondromukoid 29
Chondron 29
Chondronbildung 31
Chorda tympani 280
Chordae tendineae 203
Chorioidea 310
Choriokapillaris 310
Chromatiden 17
Chromatin 13f.
Chromosomen 16f.
Chromosomensatz 16
–, diploider 20
–, haploider 20

Circulus arteriosus cererbri 211
Cisterna cerebellomedullaris 275
Claustrum 264
Clavicula 61ff.
Clitoris 244
Colliculus seminalis 238
Collodiaphysenwinkel 110
Collum femoris 111
Colon ascendens 185
– descendens 185
– sigmoideum 185
– transversum 185
Commissura anterior 265
Concha nasalis inferior 169
Condyli occipitales 166, 171
Condylus lateralis 111, 114
– medialis 111, 114f.
Conjugata diagonalis 109f.
– externa 109
– vera 109f.
Cor 203
Corium 307
Cornea 309
Corona radiata 239
Corpora mamillaria 261
Corpus adiposum infrapatellare 117
– albicans 241
– amygdaloideum 264
– callosum 262, 265
– cavernosum penis 238
– ciliare 310
– geniculatum laterale 262
– – mediale 262
– fibulae 114
– humeri 65
– luteum 241
– – graviditatis 241
– – menstruationis 241
– pineale 249
– spongiosum penis 238
– sterni 58
– striatum 264
– ventriculi 184
– vertebrae 51
Cortex 262
Corti-Organ 313
Cranium 164
Crista galli 168
– iliaca 105ff., 110
– intertrochanterica 111
– sacralis media 110
– tuberculi majoris humeri 77
Crura cerebri 260
Cuneus 264
Cutis 305

Darmbein 105f.
– Lendenmuskel 128
Daumenballen, Muskeln 97
Daumengrundgelenk 74
Deckgewebe 21
Dendriten 40
Dentin 178, 180
Dermatome 291f.
Desoxyribonucleinsäure (DNS; DNA) 17
Desquamation 242
Diaphragma 149
– pelvis 244
– urogenitale 245
Diaphyse 32
Diastole 204
Diencephalon 261
Diplosom 15
Disci articulares 48
– intervertebrales 54
Discus articularis 174
– intervertebralis 56
distal 47
Distantia cristarum 110
– spinarum 110
– trochanterum 110
Darmfortsätze 51
dorsal 47
Dorsalflexion 123
dorsale Stammesmuskulatur 146
Douglas-Raum 235
Dreiecksbein 71
Drehgelenke 48
Drosselgrube 60
Druckempfänger 43
Ductus choledochus 188, 190
– cysticus 188, 190
– deferens 154, 236
– ejaculatorius 237
– epididymidis 236
– hepaticus 188, 190
– lymphaticus dexter 223
– nasolacrimalis 311
– pancreaticus 191
– parotideus 181
– thoracicus 223
Dünndarm 184
Dünndarmgekröse 185
Duodenum 184, 187
Dura mater 275

Eierstock 239
Eigelenke 48, 73
Eigenreflex 252, 254
Eihügel 239
Eileiter 241

Sachwortverzeichnis

Eingeweidereflexbogen 298
Eizelle 239
Ejakulat 238
Elastica externa 219
- interna 219
Eleidin 23, 307
Elektronenmikroskop 12
Elle 66
Ellenbogengelenk 68f.
Eminentia iliopectinea 105, 108
- intercondylaris 114f.
Enarthrosis 112
Endhirn 262
Endokard 205
Endolymphe 313
Endometrium 242
Endomitose 21
Endphalanx 71, 121
Endplatten, motorische 45
Enteroglucagon 187
Enterokinase 187
Epicondylus lateralis 68, 111f.
- medialis 111f.
- - humeri 68
Epidermis 305
Epididymis 236
Epiglottis 196
Epikard 205, 208
Epiphyse 36, 249
Epiphysenfuge 36
Epistropheus 53
Epithalamus 262
Epithel(gewebe) 21
Epithelkörperchen 248
Erbsenbein 71
Erektion 238
Ergastoplasma 15
Erregungsleitungssystem 40
- des Herzens 206, 208
Erythrozyten 226f.
Excavatio rectouterina 235
- rectovesicalis 235
- vesicouterina 235
Exspiration 158

Facies articularis 48
- - carpea 67, 72
- - cuboidea 121
- auricularis 107
- lunata 105, 112
- patellaris 111f.
Falten 187
Falx cerebri 276
Fascia antebrachii 89
- axillaris 86

Fascia brachii 88
- cervicalis 164
- clavipectoralis 86
- cruris 128
- lata 127
- pectoralis 86
- thoracolumbalis 146
- transversalis 152ff.
Fasciculus longituinalis medialis 275
Faserknorpel 31
Fasern, elastische 25, 28
-, kollagene 25
-, retikuläre 25, 28
Faszie 74
Faszien der unteren Extremität 127
- - vorderen Bauchwand 152
Felsenbein 166
Felsenbeinpyramide 312
Femur 110f.
Fersenballen 126
Fersenbein 121
Fettgewebe 29
Fibrae intercrurales 151
Fibrin 229
Fibrinogen 229
Fibrozyten 26
Fibula 114, 116, 122
fibulare Muskeln 137
Finger 71
Fingergelenke 74
Fissura horizontalis pulmonis 199
- obliqua pulmonis 197
- orbitalis inferior 172
- - superior 167, 172
Flächenkrümmung (Rippen) 59
Flankenatmung 159
Fleck, blinder 310
-, gelber 310
Flexor carpi radialis-Extensor carpi radialis longus und brevis-Kette 104
- - ulnaris-Extensor carpi ulnaris-Kette 105
Flexura duodenojejunalis 185
Flimmerepithel 24
-, einschichtiges 24
-, mehrzeiliges 24
Fluchtreflex, akustischer 275
-, optischer 275
Follikelhormone 240
follikelstimulierendes Hormon (FSH) 246
Fontanelle, große 170
-, kleine 170

Foramen epiploicum 194
- ethmoidale anterius 172
- - posterius 172
- infraorbitale 168
- intervertebrale 55f.
- ischiadicum majus 106, 109
- - minus 106, 109
- jugulare 166, 171
- lacerum 170
- obturatum 105f., 108
- occipitale magnum 58, 166, 171
- ovale 167, 170f.
- palatinum majus 171
- rotundum 167, 170
- spinosum 167, 170f.
- stylomastoideum 166, 171
- vertebrale 51
Formatio reticularis tegmenti 260
Fornix 266
Fossa acetabuli 105
- iliopectinea 128, 135
- infraclavicularis 62
- infraspinata 62
- infratemporalis 172f.
- intercondylaris 111
- intervertebralis 58
- jugularis 166
- mandibularis 166, 171, 173f.
- olecrani 65
- ovalis 203
- pterygoidea 167
- pterygopalatina 172f.
- rhomboidea 258
- supraclavicularis 62
- supraspinata 62
- trochanterica 111
Fovea capitis femoris 112
Fremdreflexe 253, 255
Frenulum linguae 177
FSH 244, 246
Fundus ventriculi 184
Funiculus spermaticus 154
Fuß 122
-, Bänder 125
-, Form 126
-, Muskeln 140
Fußmitte, Muskeln 141
Fußskelett 119f.
Fußwurzel 121
Fußwurzelknochen 121
Fußwurzel-Mittelfußgelenke 125
Fußwurzelzwischengelenke 124

Gallenblase 190
Gallertkern 54

21*

Ganglien, prävertebrale 291, 298
Ganglion cervicale inferius 295
– – medium 295
– – superius 295
– ciliare 295
– coccygeum 298
– coeliacum 297f.
– mesentericum superius 297f.
– – inferius 297f.
– oticum 295
– pterygopalatinum 295
– stellatum 295
– submandibulare 295
Gastroglucagon 187
Gaumen, harter 176
–, weicher 176
Gaumenbein 166, 168
Gaumenbogen, vorderer 176
Gaumenmandel 176
Gaumensegel 176
Gebärmutter 242
Gedächtniszellen 28
Gebiß 177
Gefäßlücke 155
Gefäßpol 233
Gefäßsystem 201
Geflechtknochen 32
Gehirn 255, 257
Gehörgang, äußerer 312
Gehörknöchel 312
Gehörorgan 312
Gelbkörper (Corpus luteum) 241
Gelenke 48
Gelenkflächen 48
Gelenkfortsätze 51
Gelenkkapsel 48
Gelenkknorpel 30
Gelenkkopf 48
Gelenklippen 48
Gelenkpfanne 48
Gelenkschmiere 48
Gelenkzwischenscheiben 48
Gene 18
Genitalien, äußere 244
Genu valgum 117
– varum 117
Geruchsorgan 308
Geschlechtsorgane, äußere 244
–, männliche 236
–, weibliche 239
Geschmacksknospen 25
Geschmacksorgan 308
Gesichtsmuskeln 175
Gesichtsnerv 278
Gesichtswinkel 165
Gestagene 241
Gewebe 21

Glandula parotis 181
– sublingualis 183
– submandibularis 181
– suprarenalis 247
– thyreoidea 248
Glandulae duodenales 187
– sublinguales 177
– parathyreoideae 248
Glans penis 238
Glanzstreifen 40
Glaskörper 311
Gleichgewicht 260
Gleichgewichtsnerv 279
Gleichgewichtsorgan 312
Glisson-Dreieck 189
Globuline 229
Globus pallidus 261, 264
Glomerulus 233
Glomus caroticum 249
Glucagon 192
Glucocorticoide 247
Glutaeus maximus-Quadrizeps-
   Soleus-Kette 143, 145
Golgi-Apparat 15
Goll-Strang 269
Graaf-Follikel (Tertiärfollikel)
   239
Granulozyten, basophile 26, 229
–, eosinophile 26, 229
–, neutrophile 26, 228
Grenzstrang 291, 295
Großhirn 262
Großhirnsichel 276
Großzehenballen 140
–, Muskeln 141
Grundlamellen 33
Grundphalanx 71, 121
Gyri 262
– temporales transversi 264
Gyrus angularis 264
– frontalis medius 264
– parahippocampalis 264
– postcentralis 264, 269
– praecentralis 262
– temporalis superior 264

Haare 307
Hakenbein 71
Halsfaszie 164
Halshautmuskel 160
Halslordose 58
Halsmuskeln 160
Halsrippen 59
Halswirbel 50
Haltefunktion 76
Hämatokritwert 228

Hammer 312
Hämoglobin 227
Hämolyse 227
Handgelenk, distales 72
–, proximales 72
Handwurzel 71
Handwurzelknochen 71
Handwurzel-Mittelhand-Gelenke
   73
Harnblase 235
Harnleiter 230, 234
Harnorgane 230
Harnpol 233
Harnröhre, männliche 238
–, weibliche 235
Hauptstück 233
Hauptzellen 187
Haustren 185
Haut 305
Hautnerven 288
Havers-Kanal 33
Havers-Lamellen 33
Havers-System 33
Head-Zonen 300f.
Hebelarm, virtueller 75
Hemisphären 262
Henle-Schleife 233
Heparin 26
Hepatozyten 189
Herz 201, 203
Herzachse 207
Herzbeutel 208
Herzkranzarterien 207
Herzkranzsinus 203
Herzmuskulatur 37, 39, 205
Herzohr, linkes 205
–, rechtes 203
Herzskelett 206
Heterochromosomen 16
Hiatus aorticus 150
– oesophageus 150
– saphenus 128, 155
– semilunaris 168
Hilfsatemmuskeln 160
Hilus 197
Hinterhauptsbein 165f.
Hinterhauptsloch, großes 58
Hirnanhangsdrüse 245
Hirnblutleiter 221f.
Hirnhaut 275
Hirnnerven 276
Hirnrinde 262
Hirnsand 249
Hirnschenkel 260
Hirnstamm 259
Hirnventrikel 266f.
His-Bündel 207

Sachwortverzeichnis

Histamin 26, 187
Histiozyten 26
Histochemie 12
Histologie 11
Hoden 236
Hohlhandbogen, oberflächlicher 213
–, tiefer 211
Hohlhandfurche 89
Hohlhandkanal 89
Hohlvene, obere 203, 216
–, untere 203
Hörnerv 279
Hüftbein 105
Hüftgelenk 112
Hüftmuskeln 128
Humerus 64f.
Hyaloplasma 14
Hyaluronsäure 26
Hydrocephalus internus 260
Hydroxylapatit 181
Hydrozele 236
Hymen 244
Hypophyse 245, 262
Hypophysenstiel 246
Hypothalamus 261

ICSH 246
Ileum 185
Iliopsoas-Ischiocrurale Muskeln-Extensoren-Kette 143, 145
Immunglobuline 27
Immunität, humorale 27
Incisivi 177
Incisura acetabuli 105, 112
– angularis 184
– cardiaca 197
– clavicularis sterni 63
– ethmoidalis 167
– ischiadica major 105, 107f.
– – minor 105, 107
– radialis ulnae 67f.
– scapulae 62
– trochlearis 67
– – ulnae 68
– ulnaris radii 67, 70
inferior 47
infrahyale Muskeln 162
Inkret 245
Innenohr 313
Innervation, segmentale 291
Inspiration 158
Insulin 192
Intermediärsinus 225
Intermediärzellen 24
Intersectiones tendineae 152

Interterritorialsubstanz 29
Interzellularsubstanz 29
Intima 219
intraperitoneal 184
Iris 310
Ischiasnerv 286
Ischiocurale Muskelgruppe 134, 143
Isthmus faucium 183

Jejunum 185
Jugendliche (Granulozyten) 228
Jochbein 165, 168
Juncturae cartilagineae 48
– fibrosae 48
– osseae 48
– sacrococcygeae 56
– synoviales 48
Jungfernhäutchen 244

Kallus 36
Kammerseptum 205
Kammerwasser 311
Kantenkrümmung (Rippen) 59
Kapillaren 220
Karyolyse 21
Karyoplasma 13f.
Karyorrhexis 21
kaudal 47
Kaumuskeln 174
Kehldeckelknorpel 196
Kehlkopf 196
Keilbein 165, 167
Keilbeinhöhle 167
Keith-Flack-Sinusknoten 206
Keratin 23
Keratohyalin 307
Kernmembran 13
Kiefergelenk 173f.
Kittlinien 32
Kittsubstanz 21, 32
–, organische 32
Kitzler 244
Kleinfingerballen, Muskeln 97
Kleinhirn 258
Kleinhirnkerne 259
Kleinhirnzelt 276
Kleinzehenballen 140
–, Muskeln 141
Knieaußenwinkel 117f.
Kniebasis 118
Kniegelenk 116
Kniescheibe 112f.

Knöchel, äußerer 122
–, innerer 122
Knochen, Fuß 121
–, Hand 71
Knochenarten 32
Knochenbildung 32
Knochenentwicklung 34
Knochenfreßzellen 35
Knochengewebe 31
Knochengrundsubstanz 31
Knochenmanschette 35
Knochenverbindungen 48
Knochenzellen 31
Knorpel, elastischer 31
–, hyaliner 30f.
Knorpelfreßzelle 35
Knorpelgewebe 29
Knorpelgrundsubstanz 29
Knorpelhof 29
Knorpelhöhle 29
Knorpelkapsel 29
Knorpelzellen 29
Kohlrausch-Falte 185
Kollateralkreisläufe 218
Kommissurenbahnzellen 252
Kommissurensysteme 265
Kommissurenzellen 256
Kompakta 33
Konstitution 313
–, athletische 314
–, leptosome 314
–, pyknische 314
Konstitutionstypen 314
Kopfbein 71
Kopfgelenk, oberes 57
–, unteres 57
Korbzellen 25
Körperkreislauf 201, 209
Kortikalis 33
Kraftarm 49, 54, 75
Kraftentfaltung eines Muskels 75
kranial 46
Krause-Endkolben 43, 307
Kreuzbein Darmbein Gelenk 100
Kreuzbeinkyphose 58
Krummdarm 184
Krypten 187
Kugelgelenk 48
Kubisches Epithel 23
v. Kupffer-Sternzellen 189
Kurvatur, große 184
–, kleine 184

Labium laterale 111
– mediale 111
Labrum acetabulare 112

Labyrinth, häutiges 313
–, knöchernes 313
Labyrinthus ethmoidalis 168
Lacuna musculorum 155
– vasorum 155
Laktation 308
Lamellenknochen 32
Lamina cribrosa 168, 170
– perpendicularis (ossis ethmoidalis) 168
– praetrachealis fasciae cervicalis 164
– praevertebralis fasciae cervicalis 164
– quadrigemina 261
– superficialis fasciae cervicalis 164
– tecti (quadrigemina) 261
Langerhans-Inseln 192
Längen-Breiten-Index 164
Längsgewölbe (Fuß) 126
Lappenbronchien 199
Lastarm 75
lateral 47
Leber 188
Leberpforte 189
Leberstrang 194
Lederhaut 307
Leerdarm 184
Lendenwirbel 50, 54
Leistenband 128
Leistenkanal 154
–, Wände 154
Leistenring, äußerer und innerer 154
Lendenlordose 58
Lendenrippen 59
leptosomer Typ 314
Leukozyten 226
Levator-unterer Trapezius-Kette 84, 86
Leydig-Zwischenzellen 236
LH 244, 246
Ligamenta flava 58
Ligamentum anulare radii 68
– calcaneonaviculare plantare 123, 125
– capitis femoris 112
– collaterale fibulare 116f.
– – radiale 68
– – tibiale 116f.
– – ulnare 68
– coracoacromiale 66
– coracoclaviculare 63f.
– costoclaviculare 63
– cruciatum anterius 116
– – posterius 116

– falciforme hepatis 188
– flavum 55
– gastrocolicum 194
– gastrolienale 193f.
– gastrophrenicum 194
– hepatoduodenale 194
– hepatogastricum 194
– iliofemorale 106, 112
– interclaviculare 63f.
– interspinale 55
– inguinale 106, 150, 154
– ischiofemorale 107, 112
– lacunare 150
– longitudinale anterius 55f.
– – posterius 55f.
– metatarseum transversum profundum 125
– patellae 116
– phrenicolienale 193
– plantare longum 125, 127
– pubofemorale 106, 112
– pulmonale 200
– reflexum 150
– sacrospinale 106, 109
– sacrotuberale 106f., 109
– supraspinale 55f., 107
– suspensorium ovarii 239
– talocalcaneum interosseum 123f.
– teres uteri 154
– tibiofibulare anterius 122
– transversum acetabuli 112
– – atlantis 57
– – genus 116f.
– vocale 197
Limbus acetabuli 105, 112
Linea alba 150, 153
– arcuata 106
– aspera 111
– intertrochanterica 110ff.
– terminalis 109
Linse 310f.
Liquor cerebrospinalis 260, 267
– folliculi 240
Lobus caudatus (hepatis) 188
– frontalis (Gehirn) 262
– occipitalis (Gehirn) 262
– parietalis (Gehirn) 262
– quadratus (hepatis) 188
– temporalis (Gehirn) 262
LTH 224, 246
Luft-Blutschranke 200
Luftröhre 197
Lungen 197
Lungenatmung 157
Lungenbläschen 199
Lungenkreislauf 201, 209

Lungenvenen 209
Lungenwurzel 197
luteinisierendes Hormon (LH) 246
luteotropes Hormon (LTH) 246
lymphatischer Rachenring 183
Lymphbahnen 224
Lymphe 223
Lymphknoten 224
–, regionäre 223
Lymphoblasten 26
Lymphozyten 26
Lymphsystem 222
Lysosomen 15
Lysozym 187

Macula lutea 310
Magen 184, 187
Magen-Darm-Kanal 184
Magenstraße 184
Makrozyten 227
Malleolengabel 123
Malleolus lateralis 114, 116
– medialis 114f.
Malpighi-Körperchen 194
Mamma 308
Mandibula 164f., 169
Manubrium sterni 63
Margo interosseus 67
– scapulae lateralis 62
– – medialis 62
– – superior 62
Markscheide 41
Marksinus 225
Massae laterales 52
Mastdarm 185
Mastzellen 26
Maxilla 164f., 168
Meatus acusticus externus 166
– – internus 166, 171
– nasi communis 173
– – medius 173
– – inferior 173
– – superior 173
Media 219
medial 47
Medianusgabel 281
Mediastinum 197
Medulla oblongata 250, 256
Megalozyten 227
Meiose 20
Meissner-Tastkörperchen 43, 307
Melanin 26, 307
Melatonin 249
Membrana fibrosa 48
– interossea 70, 91, 120, 122

Sachwortverzeichnis

Membrana obturatoria 106f.
- synovialis 48
Meniscus lateralis 116
- medialis 116
Menstruationszyklus 241, 243
Mesenchym 25
Mesencephalon 260f.
Mesenterium 185
Mesocolon transversum 185
Mesosalpinx 242
Mesovarium 239
Metaphase 19
Metaplasma 16
Metathalamus 262
Mikrosmaten 266
Mikrovilli 187
Mikrozyten 227
Milchgebiß 177
Milchzähne 177
Milz 193
Milzknötchen 193
Mineralcorticoide 247
Mitochondrien 15
Mitose 16
Mitosedauer 20
Mitralis 205
Mittelfuß 121
Mittelfußknochen 122
Mittelhand 71
Mittelhirn 260
Mittelohr 312
Mittelphalanx 71, 121
Mittelstück 233
Molaren 177
Monaster 19
Mondbein 71
Monozyten 26, 229
Motoneuron 39
Motorische Endplatten 45
Mucosa 186
Mundboden 176
Mundhöhle 176
Muscularis 186
- mucosae 186
Musculi intercostales externi 148, 159
- - interni 148, 159
- interossei dorsales (manus) 99
- - - (pedis) 141, 287
- - palmares 99
- - plantares 141, 287
- levatores costarum 147
- lumbricales (manus) 98, 282f.
- - (pedis) 141, 287
- rotatores 147
- tarsales 295

Musculus abductor digiti minimi (manus) 97, 283
- - - - (pedis) 141, 287
- abductor hallucis 141, 287
- - pollicis brevis 97, 282
- - - longus 96
- adductor brevis 132, 286
- - hallucis 141
- - longus 132, 286
- - magnus 132, 286f.
- - pollicis 97, 283
- anconaeus 88
- biceps brachii 86, 282
- - femoris 135, 287
- brachialis 87, 282
- brachioradialis 91, 93, 284
- buccinator 175
- bulbocavernosus 246
- ciliaris 277, 310
- coracobrachialis 87, 282
- cremaster 286
- deltoideus 66, 80, 281
- digastricus 161
- dilatator pupillae 295, 310
- erector spinae 146f.
- extensor carpi radialis brevis 94, 284
- - - - longus 94, 284
- - - ulnaris 95
- - digiti minimi 95
- - digitorum 95
- - - brevis 140, 142, 287
- - - longus 136, 287
- - hallucis brevis 142, 287
- - - longus 136, 287
- - indicis 96
- - pollicis brevis 96
- - - longus 96
- - radialis 90, 282
- flexor carpi ulnaris 92, 282
- - digiti minimi 97, 282
- - digiti minimi brevis 141, 287
- - digitorum brevis 141, 287
- - - longus 139, 287
- - - profundus 93, 282
- - - superficialis 92, 282
- - hallucis brevis 140f., 287
- - - longus 140f., 287
- - pollicis brevis 97, 282f.
- - - longus 93, 282
- gastrocnemius 131, 138
- gemellus inferior 131, 286
- - superior 131, 286
- geniohyoideus 161
- glutaeus maximus 129, 143, 286

- - medius 129, 286
- - minimus 130, 286
- gracilis 132, 286
- iliacus 128, 286
- iliocostalis 146f.
- iliopsoas 128, 143
- infraspinatus 82, 181
- latissimus dorsi 79, 82, 281
- levator ani 244, 287
- - palpebrae 311
- - scapulae 80, 83, 281
- - veli palatini 176
- longissimus 146f.
- longus capitis 163
- - colli 163
- masseter 174
- multifidus 147
- mylohyoideus 161, 176
- obliquus abdominis externus 151, 153f.
- - - internus 130, 151, 153f.
- obturatorius externus 131, 286
- - internus 130, 286
- omohyoideus 162
- opponens digiti minimi (manus) 97, 283
- - pollicis 97, 282
- orbicularis oculi 311
- orbitalis 295
- palatoglossus 176
- palatopharyngeus 176
- palmaris longus 91, 282
- pectineus 131, 286
- pectoralis major 77, 82f., 281
- - minor 77, 83, 281
- peronaeus brevis 122, 125, 137, 142
- - longus 122, 125, 137, 142, 144, 287
- - tertius 136, 142
- piriformis 130, 286
- plantaris 138
- popliteus 139, 287
- pronator quadratus 91, 93, 282
- - teres 90f., 282
- psoas major 129, 286
- pterygoideus lateralis 175
- - medialis 175
- pyramidalis 152
- quadratus femoris 131, 286
- - lumborum 152
- - plantae 141, 287
- quadriceps femoris 133, 143, 286

Musculus rectus abdominis 152f.
- - femoris 133
- rhomboideus 80, 82f., 281
- sartorius 128, 133, 286
- scalenus anterior 163
- - medius 163
- - posterior 163
- semimembranosus 134, 287
- semispinalis capitis 147
- - cervicis 147
- - thoracis 147
- semitendinosus 134, 287
- serratus anterior 78, 82f., 281
- - posterior inferior 149
- - - superior 149
- soleus 138, 143
- sphincter ani externus 186, 246, 287
- - - internus 186
- - pupillae 277, 310
- - urethrae 235, 239, 290
- - vesicae 235
- spinalis 146f.
- splenius capitis 146
- - cervicis 146
- stapedius 312
- sternocleidomastoideus 83, 161, 280
- sternohyoideus 162
- sternothyreoideus 162
- stylohyoideus 162
- subclavius 79
- subscapularis 82, 281
- supinator 91, 97
- supraspinatus 81, 281
- tarsalis 311
- temporalis 174
- tensor fasciae latae 130, 286
- - tympani 312
- - veli palatini 176
- teres major 80, 281
- - minor 82, 281
- thyreohyoideus 162
- tibialis anterior 122, 136, 144, 287
- - posterior 125, 139, 287
- transversus abdominis 151, 153f.
- - perinei profundus 245, 290
- - thoracis 149
- trapezius 79, 82f., 280
- triceps brachii 88, 284
- - surae 138, 287
- uvulae 176
- vastus intermedius 133
- - lateralis 128, 133

- - medialis 128, 133
- vocalis 197
Muskelautomatie 273
Muskelfaser 38
Muskelgewebe 37
Muskelketten 76
-, Ellenbogengelenke 103
-, Handgelenke 104
-, obere Extremitäten 101
-, Radioulnargelenke 104
-, Rumpf 156
-, Schultergelenke 101
-, Schultergürtel 82
-, untere Extremitäten 142
Muskellücke 155
Muskelspindeln 44
Muskelzelle, glatte 37
Muskulatur, glatte 37
-, quergestreifte 37
Myelencephalon 256
Myelin 41
Myoepithel 25
Myofibrillen 16, 37f., 40
Myofilamente 38
Myoglobin 38
Myokard 205
Myometrium 242
Myosin 38

Nase 196
Nasenbein 165, 169
Nasengang, mittlerer 196
-, oberer 196
-, unterer 196
Nasenhöhle 172, 196
Nasenmuschel, mittlere 168, 196
-, obere 168, 196
-, untere 169, 196
Nasennebenhöhlen 196
Nasenscheidewand 196
Nasenvorhof 196
Nebenhoden 236
Nebenniere 247
Nebennierenmark 249
Nebenzellen 187
Nephron 233
Nervenendkörperchen 42
Nervenfasern 41
-, markarme 41
-, marklose 41
-, markreiche 41
Nervengewebe 40
Nervenstützgewebe 40
Nervensystem, animales 250
-, autonomes 291
-, vegetatives 291

-, zerebrospinales 250
Nervenzelle 40
Nervi cardiaci thoracici 297
- cavernosi clitoridis 298
- - penis 238, 298
- clunium inferiores 286
- - medii 290
- - superiores 290
- digitales dorsales (Nervus peronaeus superficialis) 287
- - - (Nervus radialis) 284
- - - (Nervus ulnaris) 282
- - palmares communes 282f.
- - - proprii 282f.
- - plantares communes 287
- - - proprii 287
- intercostales 284
- pectorales 281
- rectales inferiores 287
- spinales 280
- splanchnici pelvini 298, 305
- subscapulares 281
- thoracici 284
Nervus abducens 278
- accessorius 280
- axillaris 281, 297
- cardiacus cervicalis inferior 297
- - - medius 295
- - - superior 295
- caroticus externus 295
- - internus 295
- cutaneus antebrachii lateralis 282
- - - posterior 284
- - brachii lateralis 282f.
- - - medialis 284
- - - posterior 284
- - dorsalis intermedius 287
- - - lateralis 287
- - - medialis 287
- - femoris lateralis 286
- - - posterior 286
- - dorsalis penis (clitoridis) 290
- - scapulae 281
- facialis 278
- femoralis 286
- genitofemoralis 286
- glossopharyngeus 279, 303
- glutaeus inferior 286
- - superior 286
- hypoglossus 280
- iliohypogastricus 284
- ilioinguinalis 286
- intermedius 280, 303
- ischiadicus 286
- jugularis 295

Sachwortverzeichnis

- laryngeus recurrens 279
- mandibularis 278
- maxillaris 278
- medianus 281 f.
- musculocutaneus 281 f.
- obturatorius 286
- occipitalis major 290
- oculomotorius 277, 303
- olfactorius 277
- ophthalmicus 278
- opticus 277
- perinei 287
- peronaeus communis 286 f.
- - profundus 287
- - superficialis 287
- petrosus major 280
- - profundus 295
- phrenicus 280
- plantaris lateralis 287
- - medialis 287
- pudendus 287
- radialis 281, 284
- saphenus 286
- splanchnicus major 297
- - minor 297
- suprascapularis 281
- suralis 287
- thoracicus longus 281
- thoracodorsalis 281
- tibialis 286 f.
- trigeminus 277
- trochlearis 277
- ulnaris 281 f.
- vagus 279, 303
- vestibulocochlearis 279, 313

Netz 194
-, großes 194
-, kleines 194
Netzbeutel 194
Netzhaut 310
Neurit 40
Neurocranium 165
Neuroepithel 25
Neurofibrillen 16, 40 f.
Neuroglia 40, 42
Neurohypophyse 246
Neurolemm 41
Neuron 42
Neuroplasma 40 f.
Neurosekretion 246
Neurotubuli 41
Niere 230
Nierenbecken 230, 234
Nierenhilus 230
Nierenkörperchen 233
Nierenpyramiden 231
Nissl-Schollen 40

Nodi lymphatici axillares 223
- - cervicales profundi 223
- - coeliaci 224
- - iliaci 224
- - inguinales 223
- - lumbales 224
- - mesenterici 224
- - occipitales 223
- - submandibulares 223
Noradrenalin 247
Normalbrust 60
Normozyten 227
Nucleolus 13
Nucleus 12
- caudatus 264
- dentatus 260
- dorsalis 252
- emboliformis 260
- fastigii 260
- globosus 260
- intermediolateralis 252, 291
- intermediomedialis 252
- interstitialis 260
- lentiformis 264
- paraventricularis 247, 262
- proprius columnae posterioris 252
- pulposus 54 f.
- ruber 260
- salivatorius inferior 303
- - superior 303
- supraopticus 262
- visceromotorius 303
Nußgelenk 48, 112

Oberarmknochen 64
Oberarm, Muskeln 87
obere Extremitäten, Faszien 81
- -, Nerven 283
Oberflächensensibilität, Bahnen 269
Oberhaut 305
Oberkiefer 163, 168
Oberkieferhöhle 168
Oberschenkel, hintere Muskeln 134
-, vordere Muskeln 133
Oberschenkelknochen 110
Odontoblasten 179
Oesophagus 183, 187
Oestrogene 243 f.
Ohr, äußeres 312
Ohrmuschel 312
Ohrspeicheldrüse 181
Ohrtrompete 313
Okklusion 177

Olecranon 67
Olive (verlängertes Rückenmark) 256
Omentum majus 194
- minus 194
Opsin 310
Opposition 73
Orbita 171
Os capitatum 71 f.
- coccygis 49, 54, 105
- coxae 105
- cuboideum 119 ff.
- cuneiforme intermedium 119 ff.
- - laterale 119 ff.
- - mediale 119 ff.
- ethmoidale 164 f., 168
- frontale 164 f., 167
- hamatum 71 f.
- hyoideum 160
- ilium 105 f.
- ischii 105, 108
- lacrimale 164 f., 168
- lunatum 71 f.
- nasale 164 f., 169
- naviculare 119 ff., 125
- occipitale 164 ff.
- palatinum 165, 168
- parietale 164 f., 167
- pisiforme 71
- pubis 105, 108
- sacrum 49, 54
- scaphoideum 71 f.
- sphenoidale 164 f., 167
- temporale 164 ff.
- trapezium 71 f.
- trapezoideum 71 f.
- triquetrum 71 f.
- zygomaticum 164 f., 168
Ossa carpi 71
- metacarpalia 71
- metatarsalia 119 ff.
Ossifikation 32
-, chondrale 34 f.
-, desmale 34
-, enchondrale 36
-, perichondrale 36
Osteoblasten 34
Osteoid 34
Osteoklasten 34 f.
Osteon 33
Osteozyten 31
Ostium atrioventriculare dextrum 203
- - sinistrum 205
- urethrae externum 235, 238
- - internum 235

329

Ovarialnische 239
Ovarium 239
Ovulation 241
Oxytocin 247

Pallidum 264
Pancreas 191
Paneth-Körperzellen 187
Papilla duodeni major 291
Papillarmuskeln 204
Parodontium 181
Paraganglien 249
Paraganglion supracardiale 249
Parametrium 242
Paraplasma 16
Parasympathicus 296, 303
Parathyrin 248
Pars pylorica 184
– triangularis (Gehirn) 263
partiell intraperitoneal 184
Patella 112f., 116
Patellarsehnenreflex 252
Paukenhöhle 312
Pecten ossis pubis 105, 108
Pectoralis major-Infraspinatus-
  Teres minor-Kette 104
– – – Latissimus dorsi-Kette
  101f.
– minor-oberer Trapezius-Kette
  85f.
Pedunculi cerebellares inferiores
  257, 260
– – medii 257, 260
– – superiores 260
Penis 238
Perichondrium 29
Perikard 208
Perikaryon 40
Perilymphe 313
Perimetrium 242
Periodontium 180f.
Periost 33
Peritonaeum 150, 153, 183
– parietale 183
– viscerale 184
Perizyten 26
Peroxisomen 15
Pflugscharbein 165, 169
Pfortader 201, 218
Pfortaderkreislauf 201
Phagozytose 26
Pharynx 183
Pia mater 275
Pigmentzellen 26
Pinealzellen 249
Pinselarterie 193

plantar 121
Plantaraponeurose 127
Plantarflexion 123
Plasma 229
Plasmahauben 24
Plasmalemm 14
Plasmazellen 26
Plattenepithel 22
–, einschichtiges 22
–, mehrschichtiges 22
–, unverhorntes 22
–, verhorntes 22
Platysma 160
Pleura 200
– diaphragmatica 200
– mediastinalis 200
– parietalis 200
– pulmonalis 200
Plexus aorticus abdominalis
  297f.
– – thoracicus 281
– brachialis 281
– cardiacus 295, 297
– caroticus externus 295
– – internus 295
– cervicalis 280
– chorioidei 267, 275
– coccygeus 290
– deferentialis 298
– hypogastricus inferior 298
– – superior 298
– lumbalis 284
– prostaticus 298
– pudendus 287, 305
– rectalis 298
– sacralis 286
– vesiculae seminalis 298
– uterovaginalis 298
Plica sublingualis 183
Plicae vestibulares 196
– vocales 197
Pneumozyten 200
Podozyten 233
Poikilozytose 227
Polkissen 233
Polyglobulie 228
Polyploidie 21
Pons 257
Porus acusticus internus 166, 171
posterior 47
Prämolaren 177
Praeputium penis 238
Primärfollikel 239
Primärharn 233
Processus alveolaris (maxillae)
  168
– articulares 51

– coracoideus 62f., 66, 86f.
– frontalis (maxillae) 168
– – (ossis zygomatici) 168
– mastoideus 166, 171
– maxillaris (ossis zygomatici)
  168
– palatinus (maxillae) 168
– pterygoidei 167, 171
– spinosus 51
– styloideus 67, 166, 171
– temporalis (ossis zygomatici)
  168
– xiphoideus 58, 60
– zygomaticus (maxillae) 168
– – ossis temporalis 166
Progesteron 241
Projektionssysteme 265
Prolactin 246
Promontorium 109
Pronation 70, 124
Prophase 19
Prosekretgranula 15
Prostata 238
Protuberantia occipitalis externa
  166
proximal 47
Pubertas praecox 249
Pulmones 197
Pulpa, rote 194
–, weiße 194
Pulpaarterien 193f.
Pulpavenen 193
Punctum fixum 75
– lacrimale 311
– mobile 75
Purkinje-Fasern 207
Putamen 264
pyknischer Typ 314
Pyknose 21
Pylorus 184
Pyramide 257
Pyramidenbahn 260, 267
Pyramidenkreuzung 257

Quergewölbe (Fuß) 126f.

Rabenschnabelfortsatz 62
Rachen 183
Rachenmandel 183
Rachenring, lymphatischer 183
radial 68
Radialabduktion 73
Radioulnargelenk, distales 70
–, proximales 70
Radius 66f.

Radix linguae 177
Ramus communicans albus 254
– – griseus 254
– dorsalis manus (Nervus ulnaris) 282
– inferior ossis pubis 105, 108
– ossis ischii 105
– palmaris manus (Nervus ulnaris) 282
– profundus (Nervus radialis) 284
– superficialis (Nervus radialis) 284
– superior ossis pubis 105, 108
Randsinus 225
Ranvier-Schnürringe 41
Rautengrube 258
Rautenhirn 258
Recussus axillaris 66
Rectum 185
Reduktionsteilung 20
Reflexbogen 252
Regenbogenhaut 310
Rektusscheide 153
–, Aufbau 153
Release inhibiting factors 247
Releasing factors 247
Renin 223
Replikation 19
Reposition 73
Retikulozyten 227
Retikulum, endoplasmatisches 14 f.
Retikulumzellen 28
Retina 310
Retinaculum extensorum 89, 100
– flexorum 89, 100
– musculorum extensorum inferius 128, 142 f.
– – superius 128, 142 f.
– – flexorum 128, 143
– – peronaeorum 128
Retinin 310
retroperitoneal 184
Rhodopsin 310
Rhombencephalon 258
Rhomboideus-Serratus anterior-Externus-Adduktor longus-Kette 156 f.
– – – – Internus-Glutaeus medius-Kette 156 f.
Ribonucleinsäure (RNS, RNA) 19
Ribosomen 15
Riechhirn 266
Rima glottidis 197
Rindenfelder 262 f.

Ringknorpel 196
Rippen 59
Rippenfell 200
Rippenfurche 59
Roser-Nelaton-Linie 113
Rückenmark 250
–, Häute 276
–, verlängertes 256
Rückenmarksnerven 280
Rückenstrecker-Beuger des Hüftgelenkes-Kette 144
Ruffini-Körperchen 43, 307
Rumpfstrecker 146

Sakrospinales System 146
Salzsäure 187
Samenblase 238
Samenfäden 236
Samenhügel 238
Samenleiter 236
Samenstrang 154
Sarkolemm 37, 40
Sarkoplasma 37
Sattelgelenk 48, 73
Scapula 61 f.
Schädel 164 f.
Schädelbasis 170
Schädeldach 169
Schädelgrube, hintere 170
–, mittlere 170
–, vordere 170
Schädelnähte 170
Schaltlamellen 33
Schambein 105, 108
Schambeinfuge 108
Schamlippen 244, 286
Scharniergelenke 48, 74, 123, 126
Scheide 244
Scheidengewölbe, hinteres 244
–, vorderes 244
Scheitelbein 165, 167
Schenkeldreieck 135
Schienbein 114
Schilddrüse 248
Schildknorpel 196
Schläfenbein 165 f.
Schleimbeutel 49
Schlottergelenk 282
Schlußrotation 118
Schlüsselbein 61
Schlüsselbeingelenk, äußeres 63 f.
–, inneres 62 f.
Schmalbrust 61
Schmerzempfänger 43
Schulterblatt 61
Schulterblattgräte 62

Schultergelenk 63, 65
Schultergürtel 61, 77
–, Muskeln 77
Schultergürtelmuskeln, Faszien 86
Schulterhöhe 62
Schwann-Scheide 41
Schwann-Zellen 41
Schwertfortsatz 60
Sclera 309
Scrotum 236, 286
Sechsjahrmolar 177
segmentale Muskeln 147
Segmentbronchien 199
Sehhügel 261
Sehnen 74
Sehnenscheiden der Hohlhand 100
– des Fußes 142 f.
– des Handrückens 100 f.
Sehnenspindeln 45
Sehorgan 309
Seitenventrikel 266
Sekundärfollikel 239, 241
Sella turcica 167
Septum interatriale 203
– intermusculare 75
– – anterius 128
– – brachii laterale 89
– – – mediale 88
– – femoris laterale 128
– – – mediale 128
– – posterius 128
– interventriculare 205
Serosa 184, 186
Serotonin 187
Serratus-Rhomboideus-Kette 84
Serum 229
Sesambeine 120 f.
Siebbein 165, 168
Siebbeinzellen 168
Sinnesepithel 25
Sinus cavernosus 222
– coronarius 203
– durae matris 222
– frontalis 167
– maxillaris 168
– rectus 222
– sagittalis inferior 222
– – superior 222
– sigmoideus 222
– sphenoidalis 167
– tarsi 121
– tonsillaris 176
– transversus 222
– venarum cavarum 203
Sinusknoten 206

Sinusoide 189
Sitzbein 105, 108
Skalenuslücke 163
Skoliose 59
Somatostatin 192
Somatotropin 246
Speiche 66
Speichen-Ellen-Gelenk, distales 70
–, proximales 70
Speicherfett 29, 308
Speiseröhre 183
Spermien 236
Speziallamellen 33
Sphinkter Oddi 191
Spina iliaca anterior inferior 105
– – – superior 105 ff., 110
– – posterior inferior 105
– – – superior 105, 107, 110
– ischiadica 105, 108
– scapulae 62
Spinalganglion 254
Spinalnerven 254
spinotransversales System 146 f.
Spongiosa 33
Sprungbein 121
Sprunggelenk, oberes 123
–, unteres 123 f.
Squama frontalis 167
– occipitalis 166
Stäbchen 25
Stabkernige (Granulozyten) 228
Stabzellen 25
Stammbronchus 199
Steigbügel 312
Steißbein 49, 54
Stellknorpel 196
Sternum 60
Stimmband 197
Stimmfalten 197
Stimmuskel 197
Stimmritze 197
Stirnbein 165, 167
Stirnbeinschuppe 167
Stirnhöhle 167
Stratum corneum 22, 307
– cylindricum 307
– germinativum 22, 307
– granulosum 22, 307
– lucidum 22, 307
– papillare 307
– polygonale 22, 307
– reticulare 307
– spinosum 307
Striae medullares 258
Striatum 264
Struktur, trajektorielle 34

Stützgewebe 25
Subcutis 307
Submucosa 186
Subscapularis-Infraspinatus-Teres minor-Kette 102
Substantia alba 250
– grisea 250
– nigra 260
– reticularis tegmenti 260
Sulcus bicipitalis lateralis 86
– – medialis 86
– calcanei 121
– calcarinus 264
– carpi 89
– centralis 262
– cerebri lateralis 262
– coronarius 207
– deltoideopectoralis 81
– infraorbitalis 172
– interventricularis 207
– nervi radialis 65, 283 f.
– – ulnaris 65
– parietooccipitalis 262
– superior 47
Supination 70, 124
Supinator-Pronator teres-Kette 104
suprahyale Muskeln 161
surfactant layer 200
Sustentaculum talare 121
Sutura coronalis 164, 170
– lambdoidea 170
– sagittalis 170
– squamosa 184
Sympathicus 291, 296
Symphyse 106 f., 110
Symphysis pubica 108
Synapsen 42
Synarthrosen 48
Synchondrosen 48
Syndesmosen 48
Syndesmosis tibiofibularis 123
Synergist 76
Synostosen 48
Synovia 48
System, extrapyramidales 260, 273
–, –, Bahnen 272 f.
–, limbisches 266
Systole 204

Tabatière 211
Taenien 185
Talus 120 f., 123, 125
Taschenfalten 196
Tegmentum 260
Telencephalon 262

Telophase 19
Temperaturempfänger 43
Telophase 19
Temperaturempfänger 43
Tentorium cerebelli 276
Territorium 29
Tertiärfollikel (Graaf-Follikel) 239, 241
Testis 236
Testosteron 236
Tetraiodthyronin 248
Thalamus 261
Thorax 58 f.
– emphysematicus 61
– paralyticus 61
Thrombokinase (Thromboplastin) 229
Thrombozyten 229
Thymus 226
Thymusfettkörper 226
Thyreocalcitonin 248
Thyreoglobulin 248
thyreotropes Hormon 246
Thyroxin 248
Tibia 114
Tiefensensibilität 44, 260
–, Bahnen 271
T-Lymphozyten 26 ff., 266
Tonofibrillen 16, 307
Tonsilla pharyngea 183
Tonsillae linguales 177
– palatinae 176
Torsionskrümmung (Rippen) 59
Trabeculae carneae 203
Trachea 197
Tractus bulbocerebellaris 269
– bulbothalamicus 269
– cerebelloolivaris 274
– cerebellorubralis 274
– cerebellovestibularis 274
– corticonuclearis 260, 268
– corticopontini 273
– corticospinalis 260, 269
– – anterior 269
– – lateralis 269
– frontorubralis 273
– frontothalamicus 273
– iliotibialis 127
– mamillothalamicus 266
– mamillotegmentalis 266
– nucleothalamicus 269
– olfactorius 266
– olivospinalis 274
– pontocerebellares 274
– reticulospinalis 275
– rubroolivaris 273
– rubroreticulospinalis 274

Tractus spinobulbaris 269
- spinocerebellaris anterior 271
- - posterior 273
- spinotectalis 275
- spinothalamicus 269
- striatorubralis 273
- tectospinalis 275
- thalamocorticalis 269
- thalamorubralis 273
- thalamostriatus 273
- vestibuloreticulospinalis 274
- vestibulospinalis 274
Traglinie des Beines 117
Trajektorien 33f.
Tränenbein 165, 168
Tränendrüse 311
Tränenwege, abführende 311
Translation 19
Transversospinales System 147
Trapezknochen 71
Triiodthyronin 248
Trigonum deltoideopectorale 81
- femorale 135
- rectale 110
- urogenitale 110
- vesicae 235
Trochanter major 106, 110ff.
- minor 106, 110f.
Trochlea humeri 65, 68
Trommelfell 312
Trunci lumbales 223
Truncus brachiocephalicus 209
- coeliacus 213
- intestinalis 223
- pulmonalis 204, 209
- sympathicus 295
- thyreocervicalis 211
Trypsin 187
Trypsinogen 187
TSH 246
Tuba auditiva 313
- uterina 241
Tuber calcanei 120ff., 125
- ischiadicum 105ff., 110
Tubera cinerea 262
Tuberculum articulare 171, 173f.
- infraglenoidale 62
- nuclei gracilis 257
- pubicum 105f., 108, 110
- supraglenoidale 62
Tuberositas ossis navicularis 121
- radii 67, 86
- tibiae 114f.
Tubuli contorti 236

Übergangsepithel 24

Überleitungsstück 233
Ulna 66f.
ulnar 68
Ulnarabduktion 73
Umgehungskreisläufe, venöse 218
Uncus 264
untere Extremität, Nerven 285
unterer Serratus-oberer Trapezius-Kette 85f.
Unterhaut 307
Unterkiefer 165, 169
Unterkieferdrüse 181
Unterschenkel, Muskeln 136
Unterzungendrüsen 177, 183
Ureter 230, 234
Ureterengen 234
Urethra feminina 235
- masculina 238
Urogenitalsystem 230
Ursprung 75
Uterus 242
Uvula 176

Vagina 244
Valva aortae 205
- bicuspidalis 205
- tricuspidalis 203
- trunci pulmonalis 205
Varizen 218
Vas afferens (Niere) 233
- efferens (Niere) 233
Vasopressin 247
Vater-Pacini-Lamellenkörperchen 43, 307
Velum medullare anterius 260
- - posterius 260
- palatinum 176
Vena axillaris 218
- azygos 216f.
- basilica 218
- brachiocephalica dextra 216
- - sinistra 216
- cava inferior 203, 217
- - superior 203, 216
- cephalica 218
- epigastrica inferior 218
- - superficialis 218
- - superior 218
- femoralis 218
- hemiazygos 216f.
- iliaca communis dextra 217
- - - sinistra 217
- - externa 218
- - interna 218
- jugularis interna 216
- lienalis 218

- mesenterica superior 218
- ovarica dextra 218
- poplitea 218
- portae 201, 218
- renalis dextra 217
- - sinistra 217
- saphena magna 218
- - parva 218
- subclavia 216
- suprarenalis dextra 217
- testicularis dextra 218
- thoracica interna 218
- thoracoepigastrica 218
Venae hepaticae 217
- interlobares 234
- interlobulares 234
Venen des Rumpfes 217
Venenklappen 219
ventral 47
ventrale Stammesmuskulatur 148
Ventriculus laryngis 196
Ventrikel, rechter 204
Verdauungssystem 175
Vesica urinaria 235
Vesicula seminalis 238
Vestibulum laryngis 196
- nasi 196
- oris 176
Viscerocranium 165
Volkmann-Kanäle 33
Vomer 165, 169
Vorderhorn, motorisches 252
Vorhaut 238
Vorhof, rechter 203
Vorhofseptum 203
Vorsteherdrüse 238
Vulva 244

Wachstumshormon 246
Wadenbein 116
Warzenfortsatz 312
Weisheitszahn 177
Weithrust 61
Windkesselfunktion 202
Winkel, epigastrischer 60
Wirbel, Verbindungen 54
Wirbelbogen 51
Wirbelkanal 55, 58
Wirbelkörper 51
Wirbelloch 51
Wirbelsäule 49, 55
-, Form 58
Würfelbein 121
Wurmfortsatz 185
Wurzelkanal 180

X-Chromosom 16

Y-Chromosom 16

Zahn 105
Zahnbein 178
Zähne 177
Zahnfleisch 180
Zahnhalteapparat 180 ff.
Zahnmark 177
Zahnpulpa 177, 180
Zahnschmelz 180 f.
Zahnzement 180 f.
Zäpfchen 176
Zapfen 25
Zehenendgelenke 122, 126
Zehengrundgelenke 122, 126
Zehenknochen 121
Zehenmittelgelenke 122, 126
Zellatmung 157
Zelle 12
–, elektronenmikroskopischer Aufbau 13
Zellkern 12
Zellorganellen 14
Zellteilung 16
Zelltod 21
Zentriolen 15
Zentromer 17
Zirbeldrüse 249
Zona pellucida 239
Zotten 187
Zunge 177
Zungenbändchen 177
Zungenbein 160
Zungenmandeln 177
Zwerchfell 149, 159, 250, 280
Zwerchfellatmung 159
Zwerchfellkuppel 150
Zwischenhirn 261
Zwischenrippenmuskeln 148
Zwischenwirbelgelenk 56
Zwischenwirbellöcher 58
Zwischenwirbelscheiben 54
Zwölffingerdarm 177
Zwölfjahrmolar 177
Zylinderepithel 23
–, einschichtiges 23
–, mehrschichtiges 23
–, zweischichtiges 23
Zytologie 12
Zytoplasma 14

Maxim Zetkin
Herbert Schaldach

Wörterbuch der Medizin

55.000 Stichwörter aus 110 Fachgebieten, von 213 Wissenschaftlern erarbeitet – alles in einem Band in der neuen Auflage des Wörterbuches Medizin. Es orientiert sich am tatsächlichen Informationsbedarf der medizinischen Praxis und deckt das gesamte Spektrum der medizinischen Disziplinen ab, nicht nur die klinische Medizin, sondern auch die Randgebiete und die theoretischen Grundlagen.

Fünfzehnte, vollständig überarbeitete Auflage, 1992.
2361 Seiten.
Format 14,5 cm x 21,5 cm.

Halbleder
ISBN 3-86126-018-2

Studienausgabe
Gebunden.
ISBN 3-86126-015-8

ULLSTEIN MOSBY

Johannes Staudt
Hans-Joachim Merker

**Funktionelle
Anatomie
und Histologie**
in Text und Bild

Nachdruck, 1992.
158 Seiten,
69 Farbabbildungen.
Format 16,5 x 23,5 cm.
Gebunden.
ISBN 3-86126-016-6

Der anatomische Aufbau und die lebenswichtigen funktionellen Zusammenhänge des menschlichen Körpers werden in 69 Tafeln mit zum Teil mehreren Abbildungen thematisch erläutert.
Der Aufbau des Atlasses mit dem Begleittext bleibt nicht im makroskopischen Bereich stehen, sondern berücksichtigt die Grundzüge des zellulären Aufbaus mit, um die Überleitung in die pathologische Anatomie und die Deutung von Fehlentwicklungen anzusprechen. Auszubildende und Mitarbeiter in den Heilberufen, Pädagogen in der Medizin und in der Krankenpflege sowie im Fach Biologie erhalten eine Fülle von guten didaktischen Hinweisen, die ihnen das weitere Studium des menschlichen Körpers ermöglichen.

ULLSTEIN
MOSBY